（形態学的に同定可能．ただし，好中性，好酸性および好塩基性前骨髄球は明確に区別できないことが多く，まとめて前骨髄球と算定することが多い）

	血液中	組織中
好塩基性赤芽球　多染性赤芽球　正染性赤芽球　網赤血球　赤血球		
	単球	マクロファージ
好中球 neutrophil		
好中性骨髄球　好中性後骨髄球　好中球桿状核球　好中球分葉核球		好中球分葉核球
好酸球 eosinophil		
好酸性骨髄球　好酸性後骨髄球　好酸球桿状核球　好酸球分葉核球		好酸球分葉核球
好塩基球 basophil		
好塩基性骨髄球　好塩基性後骨髄球　好塩基球桿状核球　好塩基球分葉核球		好塩基球分葉核球
	肥満細胞	肥満細胞
巨核球	血小板	
	Tリンパ球　小リンパ球　大リンパ球　LGL	小・大リンパ球
IL-4,5,6　Bリンパ球　形質細胞	小リンパ球　大リンパ球	小・大リンパ球　形質細胞

FL: Flk2 ligand

血液細胞アトラス 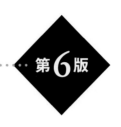第6版

Atlas of Blood Cells
Sixth Edition

通山 薫　張替秀郎
川崎医科大学教授　東北大学大学院教授

[編集]

文光堂

第6版執筆者一覧

●編集者

通山　薫	川崎医科大学検査診断学（病態解析学）　教授	
張替　秀郎	東北大学大学院医学系研究科血液・免疫病学分野　教授	

●執筆者（執筆順）

通山　薫	川崎医科大学検査診断学（病態解析学）　教授
張替　秀郎	東北大学大学院医学系研究科血液・免疫病学分野　教授
坂場　幸治	防衛医科大学校病院検査部／ピーシーエルジャパン病理・細胞診センター　細胞診検査部
野田　幸代	川崎医療福祉大学医療技術学部臨床検査学科
東　克巳	杏林大学大学院保健学研究科臨床検査・生命科学分野　特任教授
川田　勉	東海大学医学部付属八王子病院臨床検査技術科
定平　吉都	川崎医科大学病理学1　教授
森　康雄	九州大学病院血液・腫瘍・心血管内科
赤司　浩一	九州大学大学院医学研究院病態修復内科学　教授
川端　浩	金沢医科大学血液免疫内科学　特任教授
宮地　勇人	東海大学医学部基盤診療学系臨床検査学　教授
三谷　絹子	獨協医科大学内科学（血液・腫瘍）　教授
市川　幹	獨協医科大学内科学（血液・腫瘍）　准教授
米山　彰子	虎の門病院中央検査部　部長
宮﨑　泰司	長崎大学原爆後障害医療研究所血液内科学研究分野（原研内科）　教授
吉野　正	岡山大学大学院医歯薬学総合研究科病理学（第二病理／腫瘍病理）分野　教授
佐藤　康晴	岡山大学大学院保健学研究科病態情報科学　教授
坂東　史郎	国立病院機構四国がんセンター臨床検査科
大畑　雅彦	静岡赤十字病院検査部　技師長
常名　政弘	東京大学医学部附属病院検査部
阿南　建一	福岡大学医学部腫瘍血液感染症内科学
大倉　貢	川崎医科大学総合医療センター中央検査部　技師長
近藤　弘	関西医療大学保健医療学部臨床検査学科　教授
竹田　知広	関西医療大学保健医療学部臨床検査学科　講師
矢冨　裕	東京大学医学部附属病院検査部　教授／部長
松田　晃	埼玉医科大学国際医療センター造血器腫瘍科　教授
真部　淳	聖路加国際病院小児科（血液腫瘍）　医長
平林　真介	聖路加国際病院小児科
波多　智子	長崎大学原爆後障害医療研究所血液内科学研究分野　准教授
生田　克哉	旭川医科大学内科学講座消化器・血液腫瘍制御内科学分野　講師
髙橋　裕之	旭川医科大学病院臨床検査・輸血部
和田　秀穂	川崎医科大学血液内科学　教授
山﨑　宏人	金沢大学附属病院輸血部　准教授／輸血部長
廣川　誠	秋田大学大学院医学系研究科総合診療・検査診断学講座　教授
志賀　修一	京都大学医学部附属病院検査部　臨床検査技師長
鶴田　一人	長崎大学病院検査部　副技師長
長谷川寛雄	長崎大学病院検査部　講師
三ツ橋雄之	慶應義塾大学医学部臨床検査医学
稲葉　亨	京都府立医科大学大学院医学研究科分子病態検査医学　講師
伊藤　雅文	名古屋第一赤十字病院病理部　副院長／部長
定　明子	神戸大学大学院医学研究科内科学講座血液内科学
大江倫太郎	山形大学医学部病理診断学講座
山川　光徳	山形大学医学部病理診断学講座　教授
青木　定夫	新潟薬科大学薬学部病態生理学研究室　教授
茅野　秀一	埼玉医科大学保健医療学部臨床検査学科　教授
榊原佳奈枝	川崎医療福祉大学医療技術学部臨床検査学科
飯田　真介	名古屋市立大学大学院医学研究科血液・腫瘍内科学分野　教授
新保　敬	獨協医科大学病院臨床検査センター　副技師長

●第1～3版執筆者
三輪　史朗

●第4, 5版執筆者
三輪　史朗，渡辺　陽之輔

第6版の序

　東京大学教授・三輪史朗先生が中心となって著された『血液細胞アトラス』(文光堂)は，1971年に初版が刊行されて以来，各世代の医学生，臨床検査科学生の教科書・参考書として，さらに血液学に関わる医療人にとっては座右の図譜として重用されてきた．顕微鏡で血液標本を観察するとき，『血液細胞アトラス』は常に顕微鏡の傍らにあって，血液疾患患者の診断や病状評価における基準となり，ときには決定的ともいえる示唆を与えてきたに違いない．

　しかしながら，本書は2004年に刊行された第5版をもって三輪史朗・渡辺陽之輔両先生の遺作となり，その後10年余りが経過した．一方この間に，分子生物学・遺伝子医学の進歩，さらに情報科学技術のすさまじい発展に伴って，血液学の世界も大きな変貌を遂げ，網羅的遺伝子・蛋白解析の果実が血液疾患の診断と治療の世界にも変革と恩恵をもたらしつつある．このようなうねりの中で，血球形態学の意義が霞んできたのではないかと思われる向きもないわけではない．

　そのような意見には尤もな部分もあると思われるが，そもそも医学の基盤を成す病理学は形態学を主体としており，病因・病態はしばしば形態学上の変化をもたらすことが帰納的に理解されている．血液学もまた然りであり，遺伝子の異常がときとして血球形態に反映されることが多数の症例解析から次第に見えてきた．急性前骨髄球性白血病や5q-症候群などは，形態を見ればその遺伝子異常がおよそ推定される．つまり，形態を見れば，その疾患の分子レベルでの実態が想定できるということである．これらはgenotypeとphenotypeの見事な合致例と言えよう．

　かような折に，文光堂出版部の方々が当方を訪ねて来られた．依頼内容は『血液細胞アトラス　第6版』を世に出すことであった．三輪・渡辺両先生への敬意もさることながら，手元にある第5版の完成度があまりに高かったため，その改訂に手をつけることなど思いもよらなかったが，このままでは名著『血液細胞アトラス』は絶版の憂き目に遭うという事情に鑑みて，自分の力及ばぬことを承知の上でお受けすることとした．

　そこで，ぜひ片棒を担いでいただける方をと思い，血液学分野で指導的立場におられ，かつ臨床検査・検査血液学にも造詣が深く，経験豊かな東北大学・張替秀郎教授に共同編集をお願いしたところ，ご快諾いただくことができた．執筆陣には血液学のエキスパートの先生方に入っていただき，内容の一新を図った．また，検査現場で日々活躍され，私にとっても気のおけない「検査血液仲間」の方々にも執筆や貴重な画像提供など，多々ご協力をいただいた．

　その結果，新たな素晴らしい細胞画像に恵まれることになったが，第5版に掲載されていた稀有な症例をはじめとする至高の画像のいくつかについては，了解のもと積極的に再活用させていただくこととした．一方，第5版の特長でもあった数多の電子顕微鏡画像は渡辺先生ならではのものと伺っているが，第6版では電子顕微鏡画像を診断上必要最小限度に留めたことをご了承いただきたい．むしろ，第6版では骨髄病理やリンパ系腫瘍に力を入れ，血球形態学と

の関連，免疫組織染色所見にも一部踏み込むことになったが，これらは骨髄病理，リンパ系腫瘍のご専門の先生方のご尽力の賜物である．

ところで，分担執筆をお願いしていた2016年に造血器腫瘍のWHO分類が改訂され，さらに2017年11月に正式な単行本刊行となるに及んで，なるべく最新情報を盛り込むべく該当各章の執筆者の方々にご無理をお願いし，内容改変など新たな負担をお掛けする展開となった．先生方のご苦労に深謝申し上げる次第である．本書の発刊時期がいささかずれ込んだのは，かような事情にあったことをご了解いただきたい．

このように実に多くの，現在わが国において血液学を牽引しておられる方々のお力添えの結果，本書を世に出すことができた．これは血球形態学を自身のテーマとしてきた編集者にとって無上の喜びであるが，その反面，至らぬ部分，改善すべき箇所等々も少なからずあると思われ，それらは編集者の責任とするところである．文光堂の担当の方々にはたいへんな忍耐と膨大な通信・編集作業をお願いした．心から感謝申し上げる．

本書は診療，検査，教育等，随所で活用されてこそ存在意味がある．血液学に携わられる方々におかれては，ぜひ本書を傍らに置いて，21世紀における血球形態学の意義，重要性，そして魅力を十分に感じていただければ幸いである．

2018年1月

編集者を代表して

通山　薫

【謝辞】

本書の作成に際しましては，多くの施設，また先生方から貴重な症例写真をご提供いただきました．それらの写真には，提供者氏名もしくは施設名を記載いたしましたが，他に，下記の方々からも多大なご協力をいただきました．

北中　明氏，辻岡貴之氏，末盛晋一郎氏，久山亜紀氏(以上，川崎医科大学検査診断学)，
高橋佳子氏，安福明子氏(以上，川崎医科大学附属病院中央検査部)
菅原新吾氏(東北大学病院検査部)

ご協力いただいた皆様に，この場をお借りして，深謝申し上げます．

序

　三輪史朗博士は虎の門病院の血液学科部長を永年つとめられ，臨床に研究に日夜はげまれている新進学者である．東大の第三内科出身で，つとに血液学を修め，その後渡米して血液生化学方面の研究に及び，血液病の中で酵素欠乏性貧血の一種を発見する上で大きな功績を示し，次第に斯界に頭角を現わすに至った．今回，同博士がその経験をもとにし，主として虎の門病院における各種血液病について，血液細胞をカラー写真とし，625枚を選んで図示し，その一つ一つについて解り易い説明を加え，読者に対し，血液細胞の病理形態学上の基本的知識が得られるように配慮されている．

　申すまでもなく，血液学の最近の発展はめざましいものがあり，とくに血液生化学，酵素学等の領域は興味をもたれている．しかし，血液学を臨床に応用する場合，最も大切なことは，先ず，始めに，血液形態学をしっかりと身につけることであり，このことは決して忘れてはならない．その上で，生化学的，或は核医学的方面へ進んでいくことが正統的な態度であると思う．最近は，此基本的な形態学を簡単に素通りして先に進まんとする傾向があるのではないかと心配する．あたかも患者の症状をしっかり把握しないで，検査室的所見のみに頼ろうとする傾向と同じである．この点は著者も自序の中で既に指摘している所であるが，著者がこの書を刊行せんとした真意もこの辺にあると思われる．

　近代医学では，診断上各方面のparamedicalな機構が多くとり入れられ，診療の向上に役立っているが，此書は此方面において重要な役割を分担し得るものではないかと期待されるのである．血液形態学の基本は今後は医師のみでなく，検査技師も是非身につけておかねばならないものである．本書が，医師，医学生の他，検査技師の範囲まで広く読まれ，座右の書として，役立つことを切に願う次第である．

昭和45年12月

沖中重雄

自　序

　近年，諸種の臨床検査は検査技師の手によってなされるようになってきた．血液形態学的諸検査も例外ではない．しかし診療に従事する医師は血液像について，自ら観察してその大要の所見を把握する実力は身につけていなければならないし，血液学を専攻する医師，血液検査室を管理し技術員を指導する立場にある医師は，骨髄穿刺の技術は勿論のこと，骨髄像について絶えず研鑽をつんでいなければならない．近代血液学では生化学・酵素学・核医学等の進歩によりその方面の発展がはなばなしいので，血液形態学はその蔭にかくれて，血液学を専攻する医師の中でも軽視するむきがないでもない．しかし血液疾患患者の診療上血液形態学は検査の基本となるもので，決してゆるがせにできるものではない．

　筆者は，ごく最近全国の主要病院の血液検査室の実情をしらべたが，その回答を集計して驚いたことが1つある．骨髄像の算定は誰が行なうかとの質問に対して，検査技師が行なうとの答が277施設中の実に43％を占めていたことである．筆者の検査室では骨髄像の算定は筆者が全部を行ない，検査技師には骨髄像の見方についての指導は怠っていない心算であるが，まだ算定を受持たせる迄に至っていない．そこで感じたことは次の2点である．筆者はもっと検査技師の指導に力を入れて，一人一人が早く骨髄像をみられるようにしなければならないことが一つである．他の一つは気にかかる点で，43％の施設が良き指導者の十分な指導のもとに骨髄像算定を行なっているのだろうか，あるいはそのような指導がなくて算定を命ぜられて，検査技師が非常な努力をし苦心しているのではないか，あるいはもっと悪いことに自己流に安易に解釈して，問題になるような症例があっても誰に質問するのでもなく何とか片づけてしまっていることがありはしないか，ということである．アンケート回答時に送付してもらった骨髄像の報告用紙をみると，百分率のみ記入するだけで所見を記載する欄が設けてない施設が見受けられることは，全施設が必ずしも良き指導を受けているわけでないことを推測せしめるもので，大変残念なことである．血液像・骨髄像算定は細胞診の一種である．細胞の判読成績いかんによっては重大な誤診にもつながりうるものであることを強調したい．

　このアトラスは血液学に関心を持つ医師，血液学を学ぶ学生および検査技師の現場にあっての形態学の勉学の上に少しでも役に立てばと思って編纂した．筆者は血液形態学に関心を持ち，血液検査室で標本をみる業務に従事しているが，長年月の経験があるともいえず，また形態学一筋に仕事をしてきたものでもない．したがって出来上ってみて，まだ議論すると問題になる点が多々あるのを感じる．またこういう疾患の標本をと思いながら手もとにないために載せられないものがある．これらの点については，大方の御叱正御協力を得て逐次改めてゆきたいと思う次第である．

　貴重な症例の検索の機会を与えていただき御指導御鞭撻いただいた恩師虎の門病院冲中重雄院長ならびに浅井一太郎血液科部長，望月孝規病理学科部長に深謝致します．

　図版はできるだけ多く挿入して理解に便にし，印刷をきれいに，しかもできるだけ安価に出版したいという無理な注文に快く応じて下さった文光堂書店浅井宏祐氏に感謝するとともに，貴重な標本を提供いただいた諸先生に厚く御礼申し上げます．

昭和45年10月　　　　　　　　　　　　　　　　　　　　　　　　　　　　三　輪　史　朗

目　次

I　血液細胞のみかた

1. 血液細胞の基本構造 ……………………………………………………（張替秀郎）　2
2. 塗抹標本作製および血液の普通染色法 ………………………………（東　克巳）　7
3. 血液の特殊染色（細胞化学染色）………………………………（川田　勉・通山　薫）　13
4. 塗抹標本のみかた ………………………………………………（坂場幸治・通山　薫）　19
5. 骨髄穿刺と骨髄生検：その適応と限界 ………………………………（通山　薫）　29
6. 骨髄穿刺液組織切片標本のみかた ……………………………（野田幸代・通山　薫）　31
7. 骨髄病理組織標本のみかた ……………………………………………（定平吉都）　34

II　血液細胞の分化と解析法

1. 造血幹細胞の分化機構 …………………………………………（森　康雄・赤司浩一）　40
2. 鉄代謝 ……………………………………………………………………（川端　浩）　45
3. 染色体・遺伝子の解析技術 ……………………………………………（宮地勇人）　48
4. 白血病のゲノム解析 ……………………………………………（市川　幹・三谷絹子）　58
5. フローサイトメトリーを応用した造血器腫瘍の解析 ………………（米山彰子）　63
6. 骨髄系腫瘍の分類（WHO 分類 2017 年改訂第 4 版）…………………（宮﨑泰司）　71
7. リンパ系腫瘍の分類（WHO 分類 2017 年改訂第 4 版）………（吉野　正・佐藤康晴）　76

III　末梢血および骨髄における正常血液細胞の観察

1. 正常末梢血にみられる細胞 ……………………………………………（坂東史郎）　84
2. 正常骨髄にみられる細胞
    1) 骨髄赤芽球系細胞 …………………………………………………（大畑雅彦）　96
    2) 骨髄顆粒球系細胞 …………………………………………………（常名政弘）　104
    3) 巨核球系細胞 ………………………………………………………（阿南建一）　114
    4) 正常骨髄にみられるその他の細胞 ………………………………（坂場幸治）　116

IV　末梢血における異常血液細胞の観察

1. 末梢血赤血球の異常 ……………………………………………………（大倉　貢）　126

2　末梢血白血球の異常 .... （近藤　弘・竹田知広） 135
　　3　血小板の異常 .... （矢冨　裕） 143
　　4　血液細胞の人工的変化 .... （川田　勉） 148

V　骨髄における異常血液細胞の観察

　　1　骨髄赤芽球系の異常 .... （松田　晃・真部　淳・平林真介・通山　薫） 156
　　2　骨髄顆粒球系の異常 .... （波多智子） 165
　　3　骨髄リンパ球系の異常 .... （宮地勇人・通山　薫） 170
　　4　骨髄巨核球系の異常 .... （通山　薫） 178
　　5　骨髄マクロファージ（組織球）の異常 .... （真部　淳・平林真介） 182

VI　各種疾患における血液細胞形態学

A　赤血球系疾患 ─────────────────────────────── 186

　　1　鉄欠乏性貧血 .... （生田克哉・高橋裕之） 186
　　2　先天性溶血性貧血 .... （和田秀穂） 188
　　3　後天性溶血性貧血 .... （張替秀郎） 193
　　4　巨赤芽球性貧血 .... （張替秀郎） 197
　　5　再生不良性貧血 .... （山﨑宏人） 203
　　6　純赤芽球癆 .... （廣川　誠） 207
　　7　小児の骨髄不全症（CDA を含む） .... （真部　淳・平林真介） 211
　　8　続発性貧血 .... （川端　浩） 219
　　9　感染性疾患における血液像 .... （常名政弘） 223

B　白血球系疾患（造血器腫瘍を除く） ─────────────────── 231

　　1　顆粒球減少症 .... （志賀修一） 231
　　2　伝染性単核球症 .... （鶴田一人・長谷川寛雄） 235
　　3　血球貪食症候群 .... （三ツ橋雄之） 239

C　骨髄系腫瘍 ─────────────────────────────── 245

　　1　骨髄増殖性腫瘍　1） .... （稲葉　亨・波多智子） 245
　　　　　　　　　　　2）原発性骨髄線維症 .... （伊藤雅文） 256
　　2　好酸球増加性腫瘍 .... （定　明子） 261
　　3　骨髄異形成/骨髄増殖性腫瘍 .... （通山　薫） 265
　　4　骨髄異形成症候群 .... （松田　晃・張替秀郎・通山　薫） 271

5	急性骨髄性白血病	(宮﨑泰司・波多智子・鶴田一人・長谷川寛雄)	283
6	治療関連骨髄性腫瘍	(宮﨑泰司・波多智子)	304
7	Down 症候群関連骨髄増殖症	(真部　淳・平林真介)	307
8	芽球性形質細胞様樹状細胞腫瘍	(大江倫太郎・山川光徳)	311
9	系統不明な急性白血病	(宮地勇人)	316

D　リンパ系腫瘍 ── 321

1	急性リンパ性白血病（前駆リンパ球性腫瘍）	(宮地勇人)	321
2	慢性リンパ性白血病および類縁疾患　1)	(青木定夫)	329
	2) ヘアリー細胞白血病	(青木定夫・茅野秀一)	337
3	濾胞性リンパ腫	(佐藤康晴・吉野　正)	340
4	脾辺縁帯リンパ腫	(佐藤康晴・榊原佳奈枝・吉野　正)	344
5	マントル細胞リンパ腫	(佐藤康晴・吉野　正)	348
6	びまん性大細胞型 B 細胞リンパ腫, 非特定型	(佐藤康晴・吉野　正)	352
7	血管内大細胞型 B 細胞リンパ腫	(佐藤康晴・吉野　正)	356
8	未分化大細胞型リンパ腫, ALK 陽性	(佐藤康晴・吉野　正)	360
9	Burkitt リンパ腫	(佐藤康晴・榊原佳奈枝・吉野　正)	364
10	末梢性 T 細胞リンパ腫, 非特定型	(佐藤康晴・吉野　正)	368
11	アグレッシブ NK 細胞白血病, 節外性 NK/T 細胞リンパ腫, 鼻型	(佐藤康晴・榊原佳奈枝・吉野　正)	372
12	成人 T 細胞白血病 / リンパ腫	(長谷川寛雄・鶴田一人)	377
13	*MYC* および *BCL2* と *BCL6* の両方か一方の再構成を伴う高悪性度 B 細胞リンパ腫	(佐藤康晴・吉野　正)	384
14	古典的 Hodgkin リンパ腫	(佐藤康晴・吉野　正)	388
15	多発性骨髄腫, Waldenström マクログロブリン血症, および類縁疾患	(飯田真介)	391

E　その他の疾患における骨髄所見 ── 397

| 1 | 代謝性疾患, 蓄積病 | (真部　淳・平林真介) | 397 |
| 2 | 非造血器腫瘍細胞の骨髄浸潤 | (新保　敬) | 399 |

コラム　三輪先生の思い出　　　聖路加国際病院小児科　真部　淳　336

索　引　405

略語一覧

ACD	anemia of chronic disorders	慢性疾患の貧血
AIHA	autoimmune hemolytic anemia	自己免疫性溶血性貧血
ALCL	anaplastic large cell lymphoma	未分化大細胞リンパ腫
ALL	acute lymphoblastic leukemia	急性リンパ性白血病
AML	acute myeloid leukemia	急性骨髄性白血病
APL	acute promyelocytic leukemia	急性前骨髄球性白血病
APTT	activated partial thromboplastin time	活性化部分トロンボプラスチン時間
ATLL	adult T-cell leukemia/lymphoma	成人T細胞白血病・リンパ腫
AUL	acute undifferentiated leukemia	急性未分化白血病
B-ALL	B-cell acute lymphoblastic leukemia	B細胞急性リンパ芽球性白血病
band	band neutrophil	好中球桿状核球
bFGF	basic fibroblast growth factor	塩基性線維芽細胞増殖因子
CALR	calreticulin	カルレティキュリン
CD	cluster of differentiation	CD分類
CDA	congenital dyserythropoietic anemia	先天性赤血球系異形成貧血
CEL	chronic eosinophilic leukemia	慢性好酸球性白血病
CGH	comparative genomic hybridization	比較ゲノムハイブリダイゼーション
CLL	chronic lymphocytic leukemia	慢性リンパ性白血病
CML	chronic myeloid leukemia	慢性骨髄性白血病
CMML	chronic myelomonocytic leukemia	慢性骨髄単球性白血病
CNL	chronic neutrophilic leukemia	慢性好中球性白血病
CRP	C-reactive protein	C反応性蛋白
CSF3R	colony-stimulating factor 3 receptor	コロニー刺激因子3受容体
CTL	cytotoxic T-lymphocyte	細胞傷害性Tリンパ球
CXCL	CXC chemokine ligand	CXCケモカインリガンド
CXCR	CXC chemokine receptor	CXCケモカイン受容体
DIC	disseminated intravascular coagulation	播種性血管内[血液]凝固
DLBCL	diffuse large B-cell lymphoma	びまん性大細胞型B細胞リンパ腫
EDTA	ethylenediaminetetraacetic acid	エチレンジアミン四酢酸
EPO	erythropoietin	エリスロポエチン
EST	esterase	エステラーゼ
ET	essential thrombocythemia	本態性血小板血症
FAB分類	French-American-British classification	フランス-アメリカ-イギリス白血病分類
FGFR	fibroblast growth factor receptor	線維芽細胞増殖因子受容体
FISH	fluorescence *in situ* hybridization	蛍光 *in situ* ハイブリダイゼーション
FPD/AML	familial platelet disorder/acute myeloid leukemia	家族性血小板減少症/急性骨髄性白血病
G-CSF	granulocyte colony-stimulating factor	顆粒球コロニー刺激因子
GM-CSF	granulocyte-macrophage colony-stimulating factor	顆粒球マクロファージコロニー刺激因子
GP	glycoprotein	糖蛋白
GPI	glycosylphosphatidyl-inositol	グリコシルホスファチジルイノシトール

Hb	hemoglobin	ヘモグロビン
HCL	hairy cell leukemia	ヘアリー細胞白血病
HE	hematoxylin-eosin	ヘマトキシリン・エオジン
HES	hypereosinophilic syndrome	好酸球増加症候群
HHV	human herpesvirus	ヒトヘルペスウイルス
HPS	hemophagocytic syndrome	血球貪食症候群
Ht	hematocrit	ヘマトクリット
HTLV	Human T-cell leukemia virus	ヒトT細胞白血病ウイルス
HUS	hemolytic uremic syndrome	溶血性尿毒症症候群
IDA	iron-deficiency anemia	鉄欠乏性貧血
IDUS	idiopathic dysplasia of undetermined (uncertain) significance	特発性血球異形成
IFN	interferon	インターフェロン
Ig	immunoglobulin	免疫グロブリン
IL	interleukin	インターロイキン
ITD	internal tandem duplication	遺伝子内縦列重複
ITP	idiopathic thrombocytopenic purpura	特発性血小板減少性紫斑病
IVLBCL	intravascular large B-cell lymphoma	血管内大細胞型B細胞リンパ腫
LAHS	lymphoma-associated hemophagocytic syndrome	リンパ腫関連血球貪食症候群
LDH	lactate dehydrogenase	乳酸脱水素酵素
LPL	lymphoplasmacytic lymphoma	リンパ形質細胞性リンパ腫
Ly	lymphocyte	リンパ球
MAHA	microangiopathic hemolytic anemia	細血管障害性溶血性貧血
MALT	mucosa-associated lymphoid tissue	粘膜関連リンパ組織
MBL	monoclonal B-cell lymphocytosis	単クローンB細胞リンパ増殖症
MCH	mean corpuscular hemoglobin	平均赤血球ヘモグロビン量
MCHC	mean corpuscular hemoglobin concentration	平均赤血球ヘモグロビン濃度
MCL	mantle cell lymphoma	マントル細胞リンパ腫
M-CSF	macrophage colony-stimulating factor	マクロファージコロニー刺激因子
MCV	mean corpuscular volume	平均赤血球容積
MDS	myelodysplastic syndromes	骨髄異形成症候群
MDS-EB	MDS with excess blasts	芽球増加を伴う骨髄異形成症候群
MDS/MPN-RS-T	MDS/MPN with ring sideroblasts and thrombocytosis	環状鉄芽球と血小板増加を伴う骨髄異形成/骨髄増殖性腫瘍
MDS-SLD	MDS with single lineage dysplasia	単一系統に異形成を有する骨髄異形成症候群
M/E比	myeloid/erythroid ratio	顆粒球系/赤芽球系比
MG染色	May-Grünwald-Giemsa stain	メイ・グリュンワルド・ギムザ染色
MGUS	monoclonal gammopathy of undetermined significance	意義不明の単クローン性ガンマグロブリン血症
Mo (Mono)	monocyte	単球
MPAL	mixed phenotype acute leukemia	混合表現型急性白血病
MPN	myeloproliferative neoplasms	骨髄増殖性腫瘍
MPO	myeloperoxidase	ミエロペルオキシダーゼ
MRD	minimal residual disease	微小残存病変
NAP	neutrophil alkaline phosphatase	好中球アルカリホスファターゼ
N/C比	nucleus/cytoplasm ratio	核/細胞質比
NHL	non-Hodgkin lymphoma	非ホジキンリンパ腫

NK細胞	natural killer cell	ナチュラルキラー細胞
PAS	periodic acid Schiff	過ヨウ素酸シッフ
PCR	polymerase chain reaction	ポリメラーゼ連鎖反応
PLT	platelet	血小板
PMF	primary myelofibrosis	原発性骨髄線維症
PNH	paroxysmal nocturnal hemogrobinuria	発作性夜間ヘモグロビン尿症
PTCL	peripheral T-cell lymphoma	末梢性T細胞リンパ腫
PV	polycythemia vera	真性赤血球増加症
RA	refractory anemia	不応性貧血
RARS	refractory anemia with ring sideroblasts	環状鉄芽球を伴う不応性貧血
RARS-T	refractory anemia with ring sideroblasts associated with marked thrombocytosis	著明な血小板増加と環状鉄芽球を伴う不応性貧血
RBC	red blood cell counts	赤血球数
RCC	refractory cytopenia of childhood	小児不応性血球減少症
RCMD-RS	refractory cytopenia with multilineage dysplasia and ring sideroblasts	多血球系異形成と環状鉄芽球を伴う不応性血球減少症
RDW	red cell distribution width	赤血球容積粒度分布幅
RT-PCR	reverse transcription-polymerase chain reaction	逆転写ポリメラーゼ連鎖反応
SBB	Sudan black B	ズダンブラックB
SCF	stem cell factor	幹細胞因子
SDF-1	stromal cell-derived factor 1	ストロマ細胞由来因子1
seg	segmented neutrophil	好中球分葉核球
sIL-2R	soluble interleukin-2 receptor	可溶性インターロイキン2受容体
SLE	systemic lupus erythematosus	全身性エリテマトーデス
SLL	small lymphocytic lymphoma	小リンパ球性リンパ腫
SNPs	single nucleotide polymorphisms	一塩基多型
TAM	transient abnormal myelopoiesis	一過性異常骨髄造血
TCR	T-cell [antigen] receptor	T細胞[抗原]受容体
TGF	transforming growth factor	トランスフォーミング増殖因子
TIBC	total iron binding capacity	総鉄結合能
T-LBL	T-[cell] lymphoblastic lymphoma	T[細胞]リンパ芽球性リンパ腫
TMA	thrombotic microangiopathy	血栓性微小血管障害症
TNF	tumor necrosis factor	腫瘍壊死因子
TPO	thrombopoietin	トロンボポエチン
TRAP	tartrate-resistant acid phosphatase	酒石酸抵抗性酸ホスファターゼ
TTP	thrombotic thrombocytopenic purpura	血栓性血小板減少性紫斑病
UIBC	unsaturated iron binding capacity	不飽和鉄結合能
UPD	uniparental disomy	片親性ダイソミー
VAHS	virus-associated hemophagocytic syndrome	ウイルス関連血球貪食症候群
VCAM	vascular cell adhesion molecule	血管細胞接着分子
VWF	von Willebrand factor	フォンウィルブランド因子
WBC	white blood cell counts	白血球数
WG染色	Wright-Giemsa stain	ライト・ギムザ染色
WM	Waldenström macroglobulinemia	ワルデンシュトレームマクログロブリン血症

I

血液細胞のみかた

1 血液細胞の基本構造

血液細胞は，それぞれの血球系列，分化段階において特徴的な構造を呈する．核の形態や大きさ，細胞質の色調，顆粒，細胞質と核の比率など極めて多様であり，成熟赤血球，血小板は核を有していない．細胞そのものの大きさについても血球系列によって異なっている（表1）．さらに，その形態は同一の血球系列においても分化段階によって大きく変化する．同一血球系列の分化段階の変化の一例として赤芽球系細胞について，細胞の大きさ，細胞質，クロマチンの特徴などを図1に示す．

血液細胞を観察する際に重要なポイントは，核の形およびクロマチン構造の特徴，核小体の有無とその色調，細胞質の色調，顆粒の有無・性状，空胞や封入体の有無，細胞の大きさ・形状，核と細胞質の比［核／細胞質比（nuclear-cytoplasmic ratio：N/C比）］などである（図2）．以下，細胞の各構成成分について述べる．

表1 血液細胞の大きさ（μm）

前赤芽球	14〜25
好塩基性赤芽球	12〜17
多染性赤芽球	10〜15
正染性赤芽球	8〜12
赤血球	7〜8.5
骨髄芽球	12〜20
前骨髄球	16〜23
骨髄球	12〜20
後骨髄球	12〜18
好中球桿状核球	12〜15
好中球分葉核球	12〜15
好酸球	13〜18
好塩基球	12〜16
リンパ芽球	11〜18
リンパ球	7〜16
形質細胞	10〜20
異型リンパ球	≧16
単球	13〜21
巨核球（骨髄巨核球）	35〜160
血小板	2〜4

（文献1〜3を参考に作成）

核（図3）

核（nucleus）は核膜に囲まれた細胞内構造物であり，核酸の負に荷電したリン酸基に正に荷電した塩基性色素が結合するため，ギムザ（Giemsa）染色において青色に染まる．核においては，DNAからRNAへの転写，DNAの複製，リボソームRNAの合成などが行われる．核は，核小体（nucleolus），染色質［クロマチン（chromatin）］，核質（nucleoplasm）からなる．クロマチンはDNAとヒストンが複合体を形成したヌクレオソームの繰り返しからなる構造物である．クロマチン構造が緩みDNAの転写が活性化している領域は正染色質［ユークロマチン（euchromatin）］と呼ばれ，クロマチン構造がタイトで遺伝子が少ない，もしくは発現が不活性化している領域は異染色質［ヘテロクロマチン（heterochromatin）］と呼ばれる．ユークロマチンは薄く，ヘテロクロマチンは濃く染色される．

クロマチン構造は糸がもつれ合ったような形態を呈し，網状，顆粒状といった形容がなされる．また，同じ網状配列でも網目の緻密（fine）なもの，粗剛（loose）なものがあり，個々のクロマチンの太さにも粗大（coarse）なもの，繊細（delicate）なものなどがある．顆粒状配列でも同様に粗大，繊細などの区別ができる．クロマチン構造は粗大顆粒状とか繊細網状，粗大粗剛などというように形容される．クロマチン構造は細胞鑑別の上で大切な指標であり，一般に未熟な細胞ほど繊細網状ないし繊細顆粒状であり，成熟したものは粗大粗剛な外観を呈する．

核小体（図4）

核内に認められる小円形の構造物で，その染色性の相違からクロマチンとはっきり区別されるものを核小体（nucleolus）という．核小体ではリボソームRNAの合成が行われる．核小体はRNAに富む繊維状の核小体糸（nucleolonema）とそれ以外の顆粒状，液胞状の構造物からなるが，その詳細な観察は電子顕微鏡（電顕）による．核小体は細胞の種類により淡青色ないしは濃青紫色に染色される．明らかな核小体のみられる細胞は一般に幼若あるいは活性化した細胞である．その数・染色性・形・大きさなどが細胞の鑑別に有用であり（骨髄芽球と赤芽球など），注意して観察する必要がある．

細胞質（図5）

細胞質（cytoplasm）は核を除いた細胞の部分で，細胞

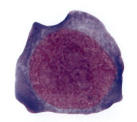 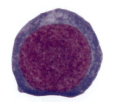

図1　赤芽球系細胞

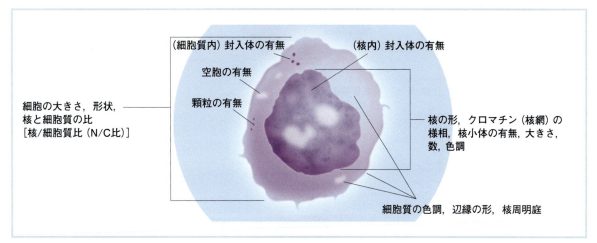

図2　血液細胞の観察すべきポイント

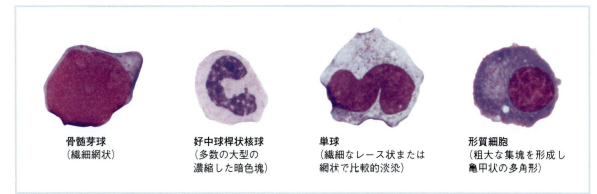

図3　核のクロマチン構造の種々相

質基質(cytosol)，顆粒および細胞小器官からなる．
　細胞小器官にはミトコンドリア(mitochondria)，小胞体(endoplasmic reticulum)，Golgi装置(Golgi apparatus)，中心小体(centriole)，リボソーム(ribosome)，リソソーム(lysosome)，微小体［マイクロボディ(microbody)］などがある(図6)．これらの細胞小器官は電顕によって観察される．光学顕微鏡(光顕)では，「リボソームに富むと細胞質の好塩基性が強い」「Golgi装置が

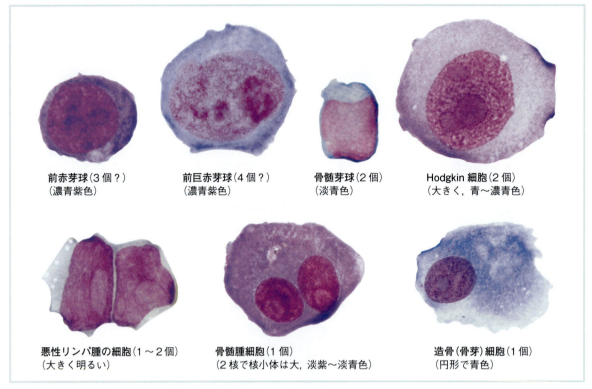

図4 核小体の種々相

前赤芽球(3個?)（濃青紫色）　前巨赤芽球(4個?)（濃青紫色）　骨髄芽球(2個)（淡青色）　Hodgkin細胞(2個)（大きく，青〜濃青色）

悪性リンパ腫の細胞(1〜2個)（大きく明るい）　骨髄腫細胞(1個)（2核で核小体は大，淡紫〜淡青色）　造骨(骨芽)細胞(1個)（円形で青色）

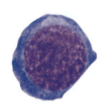 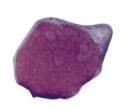 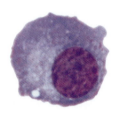

好塩基性赤芽球
上部の核周明庭はそこにGolgi装置が存在することを示す．細胞質が濃青色なのはリボソームに富み，蛋白（ヘモグロビン）合成が盛んなことを示している．核周明庭の他に核の周囲に小さな明るい部分が散在するが，脂質を含むミトコンドリアが明るく抜けてみえるためである．

骨髄芽球
細胞質が淡青色なのは前赤芽球よりリボソームが少ないことを示している．核周明庭もはっきりしない．

形質細胞
核周明庭，すなわちGolgi野が，非常に発達している．細胞質が濃青色なのは，著しくリボソームに富み，蛋白（免疫グロブリン）を産生している細胞であることを示している．

図5 細胞質の種々相

発達しているとその部分が周囲の細胞質の色より明るく染まる［核周明庭（perinuclear halo），嫌色庭］」などといった間接的な観察に限られ，細胞小器官の直接的な観察は難しい．

　細胞質の染色性は血液細胞によって特徴があり，濃青色・淡青色・灰色・灰青色など種々であるが，一般にびまん性均一に染まる．細胞質辺縁の形態（細胞の形）にも細胞の種類により色々な特徴がある．

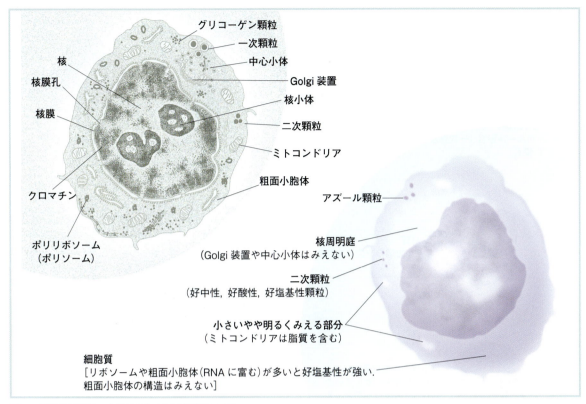

図6　顆粒球系細胞の電顕像(左上)と光顕像(右下)

顆粒(図7)

細胞質内に散在する小粒子群を顆粒(granule)と呼ぶ．顆粒の色調，大きさ，数などは細胞の種類によって様々であり，重要な鑑別点の一つとなる．

色調によってアズール(アズール好性)顆粒，好塩基性(塩基好性)顆粒，好酸性(酸好性)顆粒，好中性(中性好性)顆粒に分けられる〔Wright液ないしGiemsa液に含まれる3種の色素，アズール(azure)，メチレンブルー(methylene blue)，エオジン(eosin)のうち，前2者は塩基性色素，エオジンは酸性色素である〕．

アズール顆粒は紫褐ないし紫赤調を呈し，リンパ球，単球，前骨髄球，血小板および巨核球(骨髄巨核球)などにみられる．リンパ球で大きく(0.3〜0.6 μm)，単球や巨核球では微細で，前骨髄球の顆粒はその中間である．

好酸性顆粒はeosinで染まる赤橙色のもので，好酸球にみられる(0.5〜0.7 μm大)．

好塩基性顆粒はmethylene blueに染まり紫色を呈するもので，好塩基球にみられる(1〜2 μm大)．

好中性顆粒は淡橙色を呈する．eosinにも塩基性色素にも染まりにくい性状を示すので，好中性と呼ばれる．好中球にみられる(0.2〜0.4 μm大)．

好中性顆粒，好酸性顆粒，好塩基性顆粒を特殊顆粒(specific granule)と呼び，また電顕像では二次顆粒(secondary granule)と呼ぶ．好中球でもアズール顆粒〔一次顆粒(primary granule)〕は数が減っているものの観察されるが，アズール好性は失われていて光顕でみえなくなる．myeloperoxidase陽性反応を示す場合，一次顆粒の存在を意味する．

封入体，空胞(図8)

細胞質に，普通染色標本(p7：I-2「塗抹標本作製および血液の普通染色法」参照)において，顆粒以外に認められる物体を封入体という．Döhle小体(残留リボソームから形成される)，Howell-Jolly小体(核の遺残物から形成される)，Auer小体(アズール色素に染まる桿状の封入体で，アズール顆粒から形成される)，Russell小体(過剰産生された免疫グロブリンにより腫大した小胞体から形成される)などがある．

細胞質の一部が丸く抜けてみえるものを空胞(vacu-

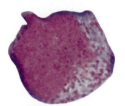
前骨髄球
(アズール顆粒（一次顆粒）
に富む)

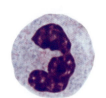
好中球
(好中性顆粒)

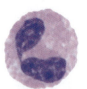
好酸球
(好酸性顆粒)

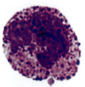
好塩基球
(好塩基性顆粒)

特殊顆粒（二次顆粒）

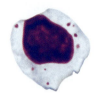
リンパ球
(大きな数個のアズール顆粒)

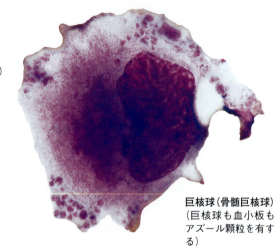
巨核球（骨髄巨核球）
(巨核球も血小板も
アズール顆粒を有する)

好中球の中毒性顆粒
(強い染色性を示している
顆粒は，癒合したアズール
顆粒と考えられる)

図7　顆粒

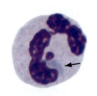
Döhle 小体
(好中球の細胞質
の一部が淡青色
に染まっている)

Howell-Jolly 小体
(赤血球)

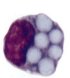
Russell 小体
(骨髄腫)

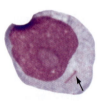
Auer 小体
(急性骨髄性白血病
細胞)

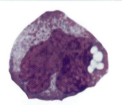
空胞
(健常者の単球に
みられた空胞)

図8　封入体，空胞

ole) と呼ぶ．色素に不染な構造物，もしくは染色過程の有機溶剤などで内容物が溶出した構造物からなる．大きさや数は様々である．空胞を持つ代表的な細胞としてライソゾームに脂肪が蓄積した Niemann-Pick 細胞や Gaucher 細胞などがあげられる．組織球やマクロファージにおいて，貪食された異物や代謝産物が空胞として認められることもある．

（張替秀郎）

● 文　献
1) 三輪史朗ほか：血液細胞アトラス，第5版，文光堂，p8, 2004
2) Greer, J.P. et al.（eds）: Wintrobe's Clinical Hematology, 13th ed, Lippincott Williams & Wilkins, 2013
3) 日本検査血液学会標準化委員会のホームページ［www.jslh-sc.com（accessed 2017-04-26）］

2 塗抹標本作製および血液の普通染色法

　血液細胞形態検査は血液検査の中で血液一般検査（血算）と同様，最も基本的な検査法の一つである．古くから行われている検査であるが，現在でも優れた検査法の一つとして実施され，その臨床的評価も高い．本検査は特別な機器が必要でなく，どこの施設でも比較的簡単に実施できることから，世界中で実施できるという点も意義深い．

　末梢血液像では，僅か5μLの全血で作製される塗抹標本から多くの情報が得られる．例えば，末梢血標本観察で白血球や血小板の概数，貧血の有無やマラリアなど寄生虫感染の有無などの情報が得られることはもちろんのこと，赤血球形態と病態とを組み合わせて考察することにより血栓症の推定まで可能である．1枚の末梢血塗抹標本は診断に直結する場合もあり，1個の細胞の判定を見誤ることは重大な事態を引き起こしかねない．すなわち，不正確な細胞判定や不適切な細胞鑑別が患者の生命を左右することもあり得る．また，骨髄検査による標本観察では，白血病，骨髄異形成症候群や悪性リンパ腫などの造血器悪性腫瘍をはじめ種々の血液関連疾患の診断はもとより，脂質代謝異常などに結びつく重要な情報を得ることができる．

　一方，これらの情報は適切な塗抹標本に適切な染色が施されていなければその情報量は半減もするし，場合によっては診断を誤らせる結果にもなりかねない．塗抹標本は細胞が血液や骨髄に存在しているそのままの状態をみているのではなく，無理やり引き伸ばされた，いわゆるアーチファクトをみていることも考慮しておかなければならない．したがって，本検査では常に再現性のある塗抹標本を作製し，再現性のある染色性を意識して観察用標本を作製することが重要である．

　ところで，これらの塗抹標本は抗凝固薬を使用しないで作製することが望ましい．しかし，現在の日常業務の中では，抗凝固薬：エチレンジアミン四酢酸二カリウム塩二水和物（ethylenediaminetetraacetic acid dipotassium salt dihydrate：EDTA-2K）加末梢血を用いることが多い．抗凝固薬を使用した検体で細胞に形態変化がみられた場合，抗凝固薬による形態変化なのか，疾患によるものなのかの判定が難しくなる．もし，抗凝固薬添加標本で形態異常がみられた場合，耳朵血や静脈血から直接塗抹標本を作製し確認する必要がある．骨髄穿刺検査の場合は簡単にやり直すことができないため，抗凝固薬を使用しての塗抹はできるだけ避け，直接，骨髄液から塗抹標本を作製することを推奨する．

■ 塗抹標本作製手順

　塗抹標本は目的によって使い分ける必要がある．通常，頻繁に用いられる方法としての血液形態観察用薄層塗抹標本と，その他のうちの一つの濃塗（厚層）標本である．前者はスライドガラスに血液を薄く塗抹し，細胞の詳細を観察するためのものであり，後者は血液中に出現率が低い寄生虫，あるいは骨髄への固形癌の転移の有無の確認や，骨髄細胞密度などの把握のために作製される．

　血液検査室での末梢血では，一般的に薄層塗抹標本が用いられている．薄層塗抹標本作製には，用手法のウエッジ（載せガラス）法とカバーガラススリップ（覆いガラス）法がある．また，自動塗抹装置も開発されており，ウエッジ法とスピナー（遠心塗抹）法がある．骨髄標本の場合は，詳細な細胞観察のための薄層塗抹標本と，骨髄の造血状態を把握するための濃塗（厚層）標本両者の作製を推奨する．

　本項では，最も多用されている用手法によるウエッジ法について解説する．

1) 器　具

ⅰ）引きガラス（塗抹用ガラス）（図1）
　①塗抹用スライドガラスに血球計算板用カバーガラスを貼り付けたもの
　②塗抹用スライドガラスで角が取れているもの

ⅱ）ドライヤーあるいは市販の専用送風機など

ⅲ）塗抹用スライドガラス
　①26×76mmで厚さが約1mmのものが一般的である．片方がフッ素加工（すりガラス状）してあると，種々情報が書き込めるので便利である．
　②ガラスは保存・保管を良好にするために，できるだけ上質なものの使用を推奨する．また，洗浄なしに使用できるものを推奨する．

2) 検　体

①抗凝固薬EDTA-2K（1mg/mL）を使用した静脈血を採取し用いる．

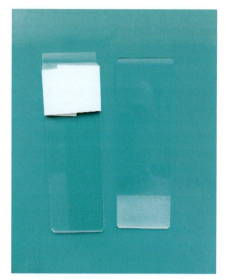

図1　引きガラス

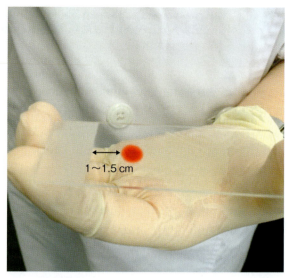

図2　塗抹用スライドガラスの持ちかたと血液5μLを置く場所

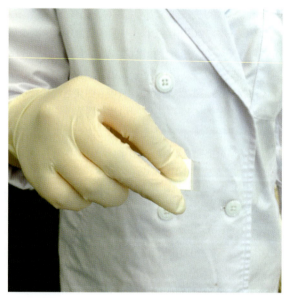

図3　引きガラスの持ちかた

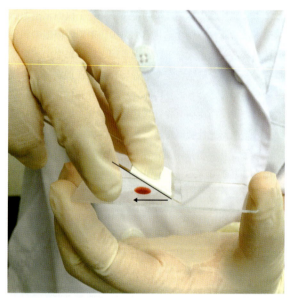

図4　引きガラスを血液を置いた場所より親指側に置き，静かに血液側に引き戻し，血液に触れたら止める

②形態異常が抗凝固薬の影響か判別できない場合は，耳朶あるいは静脈血採取時，注射針から直接スライドガラスに血液を採り標本を作製する．

3）塗抹手技
① 検体の入った試験管をフィブリン出現がないか慎重に確認する．
② 少なくとも5～6回，静かに転倒混和する．
③ 塗抹用スライドガラスを左手の親指と人差し指・中指で持つ（すりガラス部分側が人差し指・中指，逆側に親指；図2）．
④ 塗抹用スライドガラスのすりガラス部分から長辺側約1～1.5 cmの中央に血液5μLを置く（図2）．
⑤ 引きガラスの持ちかた：両端を親指と中指で持ち，人差し指は引きガラスの中央に軽く添える（引きガラスがグラグラしないように固定する；図3）．
⑥ 引きガラスを血液より親指側に置き，引きガラスを静かに血液に触れるまで移動し，血液に触れたら止める（図4）．

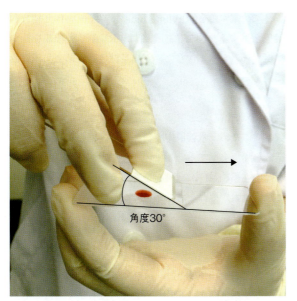

図5 引きガラスと塗抹用スライドガラスとの角度を30°に保持し、親指まで0.5秒で滑らすように押し進める

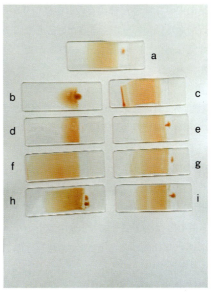

図6 標本の出来上がり状態(出来栄えにかなり差がある)

⑦引きガラスが血液に触れると、血液は左右均等に広がる。血液が左右均等に広がらない場合は、引きガラスを上下に(30°の角度を45°にしたり20°にしたりして)軽く動かし、引きガラスの端まで血液を均一に広げる。

ポイント

引きガラスは毎回消毒用アルコール綿で清拭し、さらにペーパーワイプ等で拭き取っておくことが重要である。毎回清拭すると、検体の持ち越しもなくなるので推奨できる。

⑧引きガラスと塗抹用スライドガラスの角度を約30°に保持した状態(図5)で、スライドガラスに押し付けることなく滑らす感覚で親指まで一定速度で押し進める。途中で止めず親指に当たるまで進み、引き切ることが重要である。速度は引き始めから塗抹終了までの時間が約0.5秒となるようにする。

塗抹標本作製ポイント

1. 患者試料が貧血や多血の場合、血液量、角度や速度で調整する。
2. 角度が大きいと厚く短い標本に、小さいと薄く長い標本になる。
3. 速度が速いと厚く短い標本に、遅いと薄く長い標本になる。0.5秒は引き始めからスライドガラスを持つ親指まで到達する時間である。
4. 引きガラスは塗抹用スライドガラスに強く押しつけない。

⑨塗抹が終了したら直ちに冷風で乾燥する。冷風の強さは、塗抹面が約10秒で乾燥する程度が適切である(至適条件)。これを強制乾燥といい、わが国では一般的である。一方、欧米では自然乾燥が多いとされる。

ポイント

至適条件で送風した場合、塗抹標本は約10秒で乾燥する。10秒で乾燥することで、例えば成人T細胞白血病の特徴的形態であるフラワー細胞(flower cell)を再現性良く作製することができる。乾燥が遅いと、伸展したフラワー細胞は収縮し「フラワー」を呈さなくなる。血液の塗抹標本は、染色前によく乾燥させることが重要である。乾燥が不十分の場合、標本中に水分が残り、メタノールでの固定が悪くなる。

⑩標本のすりガラス部分に、鉛筆で名前や染色名などの情報を記入する。

ポイント

鉛筆以外で情報を記入すると、メタノールで消失してしまうことがある。

4) 標本の出来上がり

適切な標本の条件を以下に述べる。図6に、適切な標本(図中：a)と不適切な標本(図中：b〜i)を示した。

i) 塗抹面の長さと厚さ

①塗抹面の全長はスライドガラスの1/2〜1/3とする。

②塗抹面の厚さは，塗抹標本の引き終わりから約1/3付近で血球観察部分ができるだけ広くなるように作製する（p19：Ⅰ-4「塗抹標本のみかた」の図2参照）．

> **ポイント**
> 血球観察部分とは赤血球が均一で，かつ赤血球が2個以上重ならない部分が視野の50％以下のところである．

ⅱ）塗抹面の幅
　スライドガラス短辺両脇が約10％残るよう塗抹する．
ⅲ）塗抹面の引き終わり
　①引き終わりは必ず引き切り，途中で止めないこと．
　②引き終わりは曲がることなく，上下対称で直線になること．
ⅳ）塗抹面の模様
　長辺方向に簾（すだれ）様の縞模様や，塗抹面に穴が出来ていないこと．

染色法－普通染色

　血液塗抹標本から個々の血液細胞を観察・判別するための基本となるのが普通染色である．普通染色には単染色であるWright染色，Giemsa染色と，二重染色であるWright-Giemsa（WG）染色，May-Grünwald-Giemsa（MG）染色（Pappenheim染色）がある．
　Giemsa染色は核の染色性が良く，Wright染色やMay-Grünwald染色は顆粒の染色性が良いため，これらの長所を取り入れた二重染色を推奨する．
　染色方法には1枚ずつ染色する載せガラス法と染色用バット法がある．前者は染色する標本が少ない場合に用いられるが，染色色素が標本に付着したり標本が剥がれたりすることがある．後者は，一度に大量染色する場合に実施され合理的である．また，後者は染色の失敗がほとんどなく誰でも再現性良く染色できるので，染色バット法を推奨する．

1）染色原理

　普通染色の染色性に関するメカニズムは現在のところ詳細はわかっていないが，イオン結合が最も大きく関与するとされている．
　染色液中の色素は水溶液中で，塩基性色素であるチアジン系色素のmethylene blueやアズールB等は正（＋）に，酸性色素であるeosin Yは負（－）にイオン化する．
　固定された細胞の核はDNAリン酸基を有し，これらを多く含む部位は負（－）に荷電するため，水溶液中で正（＋）に荷電するmethylene blueやアズールBと結合し紫色を呈する．同様に細胞質は，RNAリン酸基を持つリボソームを多く含むため，塩基性色素が結合し淡青色に染まる．
　一方，固定化された赤血球内ヘモグロビン，好酸性顆粒（好酸球顆粒）などアミノ基を多く含む部位は正（＋）に荷電するため，水溶液中で負（－）に荷電したeosin Yと結合し赤色を呈する．
　好中性顆粒（好中球顆粒）を有する好中球は塩基性色素と酸性色素がそれぞれ結合するか，または両者の化合物である中性色素が顆粒中の脂質に溶け込むと考えられている．
　好塩基性顆粒（好塩基球顆粒）を有する好塩基球は，塩基性色素のmethylene blueやアズールB，その他，種々チアジン系色素が結合し，本来ならば青染するはずであるが，好塩基性顆粒は異染性を示すために黒紫色に染まる．
　リンパ球や単球はリボソームRNAにmethylene blueが結合し，淡青色に染まる．異型（反応性）リンパ球の細胞質が青く染まるのは，細胞質内のリボソームRNAの増加によりmethylene blueが結合するためである．
　幼若細胞の細胞質は塩基性に染色されるが，これは細胞分裂の際，2個分の細胞質成分を産生するためにリボソームRNA量が増加するため，methylene blueが結合し青染すると考えられる．
　核のDNAは化学的官能基であるリン酸基を有するため，塩基性色素のアズールBでその染色性は高まる．したがって，Giemsa染色液はWright染色液やMay-Grünwald染色液に比較しその絶対量が多いため，核の染色性が良い．Wright染色液には多染性methylene blueが多く，May-Grünwald染色液は中性色素（methylene blue eosinate）が主体なため核の染色性が悪くなるが，細胞質の染色性は良い．

> **メモ**
> 好中球という名称は中性の色素に，好酸球は酸性の色素に，好塩基球は塩基性色素にそれぞれ染まることによる．

2）器　具
ⅰ）染色キャリア[図7（a）]
ⅱ）染色用バット[図7（b）]
ⅲ）水洗用容器[図7（c）]
　染色用バットやビーカーなど水がたまるものでよい．

3) 試薬調製
ⅰ) 保存緩衝液：1/15 mol/L pH 6.4 リン酸緩衝液
ⅱ) 使用緩衝液：1/150 mol/L pH 6.4 リン酸緩衝液
（上記ⅰ)を精製水で 10 倍希釈する)

ポイント
1/15 mol/L で使用すると染色性が悪くなることがある.

ⅲ) Giemsa 染色原液：市販試薬
　Giemsa 希釈液は使用時，ⅱ)の緩衝液 160 mL にⅲ)の Giemsa 原液 8 mL（緩衝液 10 mL に Giemsa 原液 0.5 mL の割合)を駒込ピペットで採り，その駒込ピペットで静かにパンピング混和する.
ⅳ) Wright 染色原液：市販試薬をそのまま使用
ⅴ) May-Grünwald 染色原液：市販試薬をそのまま使用

4) 操作法
ⅰ) Wright 染色（載せガラス法)
　①塗抹標本作製後，冷風乾燥.
　②塗抹標本を染色箱の染色台に載せ，Wright 原液を標本面が覆われるくらい載せ，2 分間染色する.

ポイント
Wright 液はメタノールに上述した色素が溶解されているため，標本の固定も兼ねることができる.

　③使用緩衝液を Wright 液と同量追加し，液をこぼさない程度に追加した駒込ピペットで静かに吸引と吐出を繰り返すか，口で静かに息を吹きかけて両者をよく混和し，10 分間染色する.
　④時間が来たら水洗する．水洗する場合は，染色液を一気に捨てることなく，スライドガラスのフロスト側から静かに水を注ぎ染色液を捨てる．さらに，水洗用容器で 15～30 秒水洗する.

ポイント
染色後水洗時，染色液を一気に捨てると，染色色素が標本に付着する．標本に付着した染色色素はなかなか取れないので注意して水洗する.

　⑤標本裏面の色素をペーパーワイプなどで拭き取る.
　⑥冷風乾燥.

ポイント
温風で乾燥すると変色するので，冷風で乾燥すること.

ⅱ) Giemsa 染色（載せガラス法)
　①塗抹標本作製後，冷風乾燥.

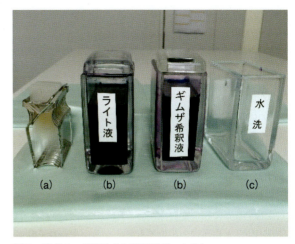

図7　染色キャリア(a)と染色用バット(b)

　②塗抹標本を染色箱の染色台に載せ，純メタノールを標本面が覆われるくらい載せ，2 分間固定する.
　③純メタノールを捨て乾燥させる.
　④Giemsa 希釈液を満載する.
　⑤室温で 30 分染色後，水洗用容器で 15～30 秒水洗する.
　⑥標本裏面の色素をペーパーワイプなどで拭き取る.
　⑦冷風乾燥.

ⅲ) Wright-Giemsa 二重染色（載せガラス法)
　①塗抹標本作製後，冷風乾燥.
　②塗抹標本を染色箱の染色台に載せ，Wright 液を標本面が覆われるくらい載せ，2 分間固定する.
　③使用緩衝液を Wright 液と同量追加し，液をこぼさない程度に追加した駒込ピペットで静かに吸引と吐出を繰り返すか，口で静かに息を吹きかけて両者をよく混和し，2 分間染色する.
　④染色液を捨て，Giemsa 希釈液を満載する.
　⑤室温で 15 分染色後，水洗用容器で 15～30 秒水洗する.
　⑥標本裏面の色素をペーパーワイプなどで拭き取る.
　⑦冷風乾燥.

ⅳ) Wright-Giemsa 二重染色（染色用バット法)
　①塗抹標本作製後，冷風乾燥.
　②Wright 原液 170 mL 入り染色バットに標本を 5 分間浸漬する.
　③Wright 原液と使用緩衝液を同量混合した溶液で 1～2 分間染色する．しかし染色用バット法では，この工程は省略しても染色性に問題はない.

④ Giemsa 希釈液入り染色バットの中で標本を上下に数回出し入れし，15 分間浸漬する．
⑤ 水洗用容器で 15〜30 秒水洗する．
⑥ 冷風乾燥．

v）May-Grünwald-Giemsa 二重染色

Wright-Giemsa 二重染色の Wright 液の代わりに May-Grünwald 原液を使用し，全く同様に実施する．

5）染色の注意点

ⅰ）未染色標本の保存

できるだけ速やかに染色することが望ましい．1 日以上経過すると，特に赤血球が青く染まる傾向がある．数日経過すると白血球の染色性も悪くなる．やむなく保管する時は多湿を避ける．

ⅱ）染色時間

室温が低い時は長めに，高い時は短めに設定する．また，白血球数が多い標本では長めに染色する．

ⅲ）緩衝液の pH

pH 6.4 より酸性側に傾くと赤く，アルカリ性側に傾くと青く染色される．これは蛋白側鎖にアミノ酸のリジン（NH_2）やカルボキシ基（COOH）を持つ場合，pH を低くすると水素イオン（H^+）がリジンのアミノ基の窒素原子につき，窒素原子が正（＋）に荷電（NH_3^+）するため，マイナスイオンを帯びている eosin Y のような酸性色素が結合しやすくなり，赤みが強調されるのではないかとされている．

また，同様に pH が高くなると水素イオンの濃度が上昇し，カルボキシ基が負になり（COO^-），アズール B のようなプラスに帯電した塩基性色素が結合しやすくなり，青みが強くなるといわれている．

ⅳ）染色性の確認

水洗後，乾燥前に染め上がりを顕微鏡で確認することが望ましい．染色性が薄いようであれば Giemsa 希釈液でさらに追加染色する．過染している場合は水洗を長めに行うが，その場合は使用緩衝液を用いることを推奨する．

ⅴ）封　入

希少症例標本や長期保管する標本は，鏡検する前に封入剤で封入することを推奨する．封入前は標本を十分に乾燥させないと脱色することがある．

（東　克巳）

3 血液の特殊染色（細胞化学染色）

■ ミエロペルオキシダーゼ（myeloperoxidase：MPO）染色

　MPO染色は骨髄系細胞とリンパ系細胞の鑑別に用いられ，骨髄系細胞は通常は陽性，リンパ系細胞は陰性を示す．MPO染色は急性白血病の病型鑑別に有用で，陽性であれば顆粒球系または単球系の細胞と判断でき，また簡便であるため，古くから急性骨髄性白血病の診断に多用されている．しかし，MPO染色では顆粒球系の未熟な細胞（芽球）や単芽球では陰性を示すものもあるため，その判定には注意が必要である．

　図1〜4は，2,7-diaminofluorene と p-nitrophenol をベースにした方法である（商品名：New PO-K 染色キット）．後染色（核染色）として Giemsa 染色を用いており，個々の細胞の判別が容易である．

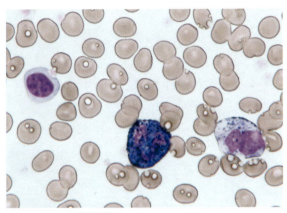

図1　MPO染色（末梢血）
左はリンパ球で陰性，中央は好中球分葉核球で陽性，右の細胞は単球で弱陽性を示している．

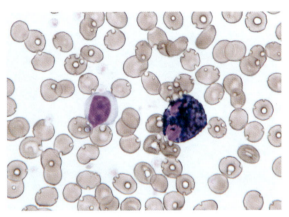

図2　MPO染色（末梢血）
左の細胞はリンパ球で陰性，右の細胞は好酸球で陽性である．好酸球の左側に2つの核と，右側にはやや不明瞭ではあるが好酸性の顆粒が認められる．

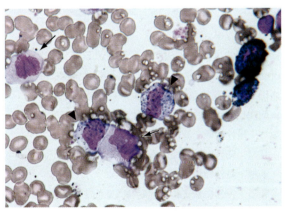

図3　MPO染色（骨髄）
急性骨髄単球性白血病（M4）である．後染色に Giemsa 染色を用いているため，それぞれの細胞の判別が可能で，単球系細胞が4個みえる．細胞質も広く成熟した単球と思われ，2つは弱陽性（▶），2つは陰性（→）と染色態度は異なるが，形態的には類似細胞である．病的細胞であるため細胞化学的な違いが染色態度に現れていると思われる．右には好中球系の細胞が2つ陽性，その上にリンパ球が陰性として認められる．

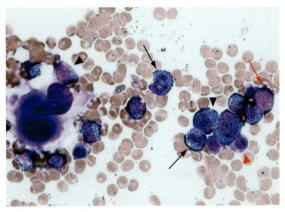

図4　MPO染色（骨髄）
後染色に Giemsa 染色を用いているため，それぞれの細胞の判別が可能で，左にみられる巨核球は陰性，赤芽球（▶）も陰性，好中球分葉核球・好中球桿状核球（→）は陽性，骨髄球・後骨髄球（▶）は陽性，骨髄芽球（→）は陽性を示している．

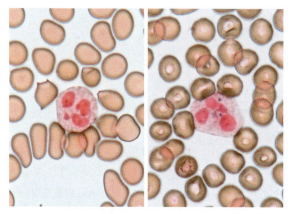

図5　NAP染色（末梢血）
左は0型で陽性顆粒はみられない．右はⅠ型で2個の陽性顆粒が認められる．

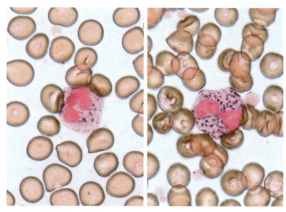

図6　NAP染色（末梢血）
左はⅡ型で細かい陽性顆粒を含め20個程度認められる．右はⅢ型で陽性顆粒を数えてみるが，途中で断念してしまうくらいある．

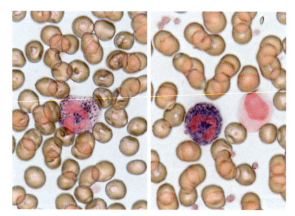

図7　NAP染色（末梢血）
左はⅣ型で細かい陽性顆粒を含めかなり多い．右はⅤ型で陽性顆粒がびっしりと認められる．右の細胞はリンパ球である．

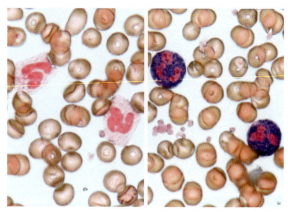

図8　NAP染色（末梢血）
左は慢性骨髄性白血病の症例で，左の細胞はⅠ型で1個の顆粒が認められる．右の細胞は0型である．右は類白血病反応を来した症例でともにⅤ型である．

好中球アルカリホスファターゼ（neutrophil alkaline phosphatase：NAP）染色

　好中球アルカリホスファターゼは好中球の顆粒に多く含まれている．それぞれの好中球により活性度に違いが認められ，本酵素の活性の増減は種々の病態で一定の変化を示すため，各種疾患の鑑別診断の補助手段として有用である．

　NAP染色は慢性骨髄性白血病の診断に重要で，大部分の症例は著しく低値傾向を示し，高値を示す類白血病反応を来す疾患との鑑別に重要である．また，汎血球減少症を示す再生不良性貧血はNAP高値を示し，発作性夜間ヘモグロビン尿症では低値となるので，両疾患の鑑別診断として用いることもしばしばある．

　本染色法は，朝長法によるnaphthol AS-MX phosphateを用いる方法である．陽性顆粒は青色に鮮明に染め出され，後染色はサフラニンO水溶液を用いる．染色態度（顆粒の数）によって陽性度を0型～Ⅴ型までに分類し，陽性指数を算出する（図5～8）．

0型：陽性顆粒のないもの
Ⅰ型：陽性顆粒5個まで
Ⅱ型：容易に数え得る程度（約30個まで）
Ⅲ型：不均等に分布
Ⅳ型：均等に分布するが間隙のあるもの
Ⅴ型：均等に密に分布するもの

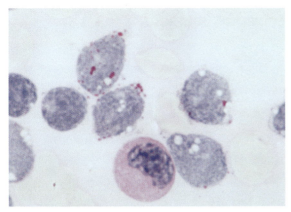

図9　PAS染色（骨髄：急性リンパ性白血病）
リンパ芽球に紅色で斑状（顆粒状）の陽性顆粒がはっきりと認められる．中央下部に好中球分葉核球があり，細胞質はびまん性に陽性（薄紅色）に染まっている．

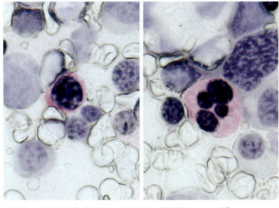

図10　PAS染色［骨髄：急性赤白血病（FAB；M6）］
本来染色されない赤芽球が陽性になっている．染色態度はびまん性にみえるが，図右は染色性に濃淡が認められる．図左は赤芽球の異形成と巨赤芽球様変化は軽度であるが，図右は多核で細胞の大きさなど異形成や巨赤芽球様変化が著しい．

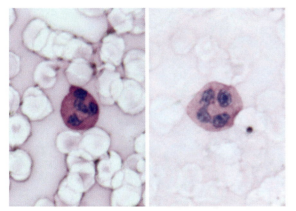

図11　PAS染色（骨髄）
骨髄にみられたPAS陽性の好中球分葉核球である．

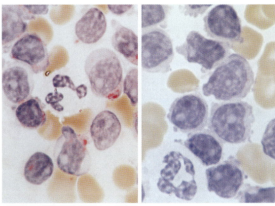

図12　酸ホスファターゼ染色（骨髄：T細胞性リンパ性白血病）
限局性に紅色の粗大顆粒がみられる．右は酒石酸による阻害を証明している．

過ヨウ素酸 Schiff（periodic acid Schiff：PAS）染色（PAS反応）

PAS染色（PAS反応）は，組織中の多糖類（グリコーゲン，キチン，ヘパリン，糖蛋白，糖脂質など）の証明法として用いられるものである（図9～11）．正常血液細胞の大部分（赤芽球系を除く）はPAS染色陽性を示し，細胞質内に桃色ないし薄紅色のびまん性または顆粒状物質として認められる．その染色態度の違いにより各血球の状態を知ることができる．

また，陽性を示す赤血球系細胞では細胞の異形成を示唆する指標にもなり，急性赤白血病（FAB分類におけるM6）の巨赤芽球様細胞も斑状（顆粒状）に強く染まることがある．

酸ホスファターゼ（acid phosphatase）染色

酸ホスファターゼはライソゾームに含まれる非特異的 phosphomonoesterase で，酸性加水分解酵素である．本染色は，L型酒石酸抵抗試験と組み合わせてヘアリー細胞白血病の補助診断として有用である．

図12の症例はT細胞性リンパ性白血病である．

エステラーゼ（esterase：EST）染色

ESTはカルボン酸エステルの加水分解を触媒する酵素で，コリンエステラーゼ，非特異的EST，リパーゼに大別される（図13～16）．血液疾患の分野で重要となるのは非特異的ESTで，現在は，アゾ色素法が広く用いられている．

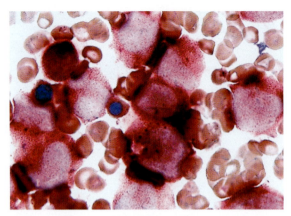

図13　非特異的EST染色［骨髄：急性単球性白血病（FAB；M5a）］
大型の芽球様細胞は全て顆粒状に茶褐色に染まっている．なお，中央部および左寄りにみえる円形核を有する2個の小型細胞はいずれも赤芽球である．［写真提供：通山　薫］

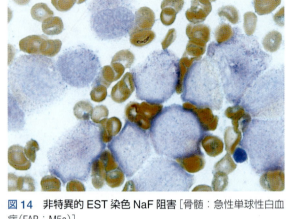

図14　非特異的EST染色NaF阻害［骨髄：急性単球性白血病（FAB；M5a）］
図13と同一の症例で，NaF阻害試験にて茶褐色顆粒が消失していることから，単球系細胞と判定できる．［写真提供：通山　薫］

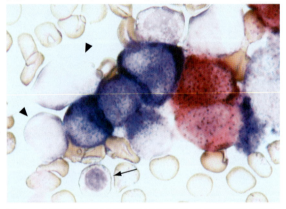

図15　非特異的ESTと特異的EST染色の二重染色法［骨髄：急性骨髄単球性白血病（FAB；M4）］
単球，マクロファージ系は茶褐色で顆粒状に強く染まっており，好中球系は青色でびまん性に染まっている．この症例はM4で，単球系と骨髄系の2種類の細胞が混在し，本染色法がFAB分類のM2，M4，M5の診断に有用となってくる．赤芽球（→）は陰性で，その他陰性細胞（▶）も認められている．

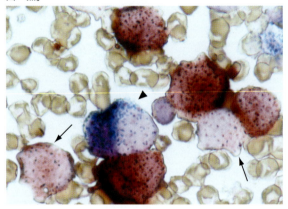

図16　非特異的EST染色と特異的EST染色の二重染色法［骨髄：急性骨髄単球性白血病（FAB；M4）］
単球系の細胞で，茶褐色で顆粒状に強く染まっている．矢印の細胞も単球系で染色性は弱陽性である．矢頭の細胞はびまん性で青色に染まっているが，茶褐色で顆粒状にも染まっている．この症例はM4で，この細胞は顆粒球系と単球系の両方の性質を持っていると思われる（double positive）．

　血液細胞内に証明されるESTは，使用される基質によって非特異的ESTと特異的ESTに分類される．また，使用される基質やジアゾニウム塩は多くの種類があり，組み合わせにより血液細胞の染色態度や陽性の色調は異なる．非特異的EST染色では，基質はα-naphthyl butyrate，ジアゾニウム塩はfast garnet GBCで，単球・マクロファージ系の証明に用いる．さらに単球系の証明では，フッ化ナトリウム（NaF）阻害試験で染まらなくなることの確認が大切である．特異的EST染色では，基質はnaphthol AS-D chloroacetate，ジアゾニウム塩はfast blue RRで，好中球系の証明に用いる．

　EST染色は単球・マクロファージ系と好中球系細胞との鑑別，特に急性骨髄性白血病の病型鑑別および慢性骨髄単球性白血病の診断に有用である．現在，検査の現場では，単球系を染める非特異的EST染色と好中球系を染める特異的EST染色を同時に同一標本で染め分ける二重染色法が多用されており，FAB分類におけるM2，M4，M5の診断に重要である．

　図13〜16は，非特異的EST染色（エステラーゼ染色キット），特異的EST染色（商品名：エステラーゼAS-D染色キット）を使用している．

3 血液の特殊染色（細胞化学染色） 17

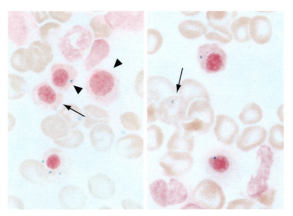

図17 鉄染色（Berlin blue法）（骨髄：骨髄異形成症候群における鉄芽球）
図左：矢印の赤芽球は鉄顆粒を認めない．矢頭の赤芽球は鉄顆粒をそれぞれ1個認め，下方の赤芽球は鉄顆粒を3個有している．図右：下方の赤芽球は大きな鉄顆粒を1個認め，上の赤芽球は本画像上4個の鉄顆粒を認めるが，顕微鏡下では他に微細鉄顆粒が3個，合計7個認められた．ただし両画像において，核から離れた鉄顆粒は環状鉄芽球の判定要件のカウントに含めるべきでない．鉄顆粒が染まっている赤血球［担鉄赤血球（siderocyte）］（→）も認められる．WHO 2008ではRARS，WHO 2017ではMDS-RS-SLDと診断される病型である．

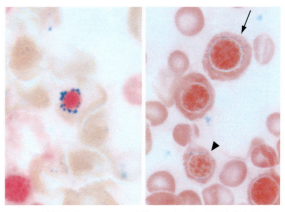

図18 鉄染色（Berlin blue法）（骨髄：骨髄異形成症候群における鉄芽球）
図左：粗大な鉄顆粒が核の全周を取り囲むように配列した典型的な環状鉄芽球である．図右：上部の赤芽球（→）は微細な鉄顆粒が核周の2/3以上を取り囲むように配列しているので，環状鉄芽球である．中央の赤芽球は微細な鉄顆粒を6個以上認めているので環状鉄芽球と判定できるが，画像では判断困難である．下の赤芽球（▶）は微細な鉄顆粒が核の全周を取り囲むように配列しているので，環状鉄芽球と判定できる．本例もWHO 2008ではRARS，WHO 2017ではMDS-RS-SLDと診断される病型である．なお本画像のように，標本作製過程でしばしば核と細胞質の境界が分離して，鉄顆粒観察の妨げとなることがある．

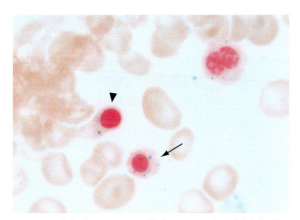

図19 鉄染色（Berlin blue法）（骨髄：骨髄異形成症候群における鉄芽球）
赤芽球（→）は大小6個以上の鉄顆粒，右上の核辺縁不整または2核の赤芽球は大小5個以上の鉄顆粒を有し，いずれも環状鉄芽球である．左中央の赤芽球（▶）は微細な鉄顆粒を5個以上有しているので，環状鉄芽球である．ただし，大きな鉄顆粒1個は核から離れており，カウントに含めない．本例もWHO 2008ではRARS，WHO 2017ではMDS-RS-SLDと診断される病型である．

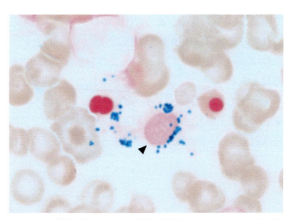

図20 鉄染色（Berlin blue法）（骨髄：マクロファージの鉄沈着像）
WHO 2008ではRARS，WHO 2017ではMDS-RS-SLDと診断された症例である．骨髄で無効造血による鉄の利用障害や鉄過剰を反映して，骨髄マクロファージに鉄沈着像が認められる．マクロファージの細胞辺縁は不明瞭である．中央がマクロファージの核（▶）であり，その左方は赤芽球の裸核，右方は正染性赤芽球である．両赤芽球は環状鉄芽球とは判定できない．

鉄（Fe）染色（Berlin blue法）

鉄染色は可染鉄を含む赤芽球［鉄芽球（sideroblast）］や網内系（マクロファージ）の貯蔵鉄の証明に用いられ，骨髄や末梢血液細胞の鉄代謝異常の診断に有用である

（図17～21）．

鉄芽球の分類法は国内外にあるが，ここではMDS形態に関する国際ワーキンググループ（International Working Group on Morphology of MDS；IWGM-MDS）が提唱した分類法を紹介する（Mufti, G.J. et al.：Haemato-

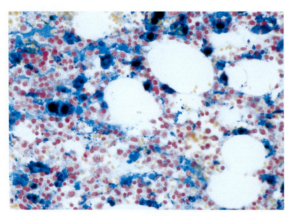 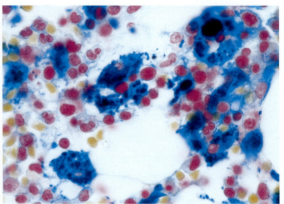

図21 ヘモシデローシスの骨髄穿刺液組織切片（鉄染色）
同一症例で，左は弱拡大，右は強拡大である．高度に鉄を貪食したマクロファージが増生している像がみられ，ヘモシデローシス（hemosiderosis）であることは明らかである．［第5版より転載］

logica 93：1712-1717, 2008）．すなわち，Type 1鉄芽球：細胞質内鉄顆粒が5個未満；Type 2鉄芽球：鉄顆粒が5個以上あるが，核周囲分布を示さないもの；Type 3鉄芽球［環状鉄芽球（ring sideroblast）］：5個以上の鉄顆粒が核周囲1/3以上にわたって分布するもの，の3型に分類される．Type 3鉄芽球は環状鉄芽球の定義としてWHO 2008に採用され，WHO 2017にも同様に記載されているが，「核周囲1/3以上にわたって分布」という条件はclassical ruleであって，この条件を不要とする意見もある．

先天性あるいは後天性の何らかの要因によってヘムの生合成過程が阻害されると，核近傍のミトコンドリア内に余剰の非ヘム鉄が沈着して環状鉄芽球として認められる．鉄芽球性貧血（sideroblastic anemia）では，骨髄の鉄染色で環状鉄芽球の有意な増加を確認することにより確定診断されるなど，赤芽球の増加や形態異常を伴う貧血において，鉄染色は極めて重要である．

また，環状鉄芽球を伴う骨髄異形成症候群（MDS）の診断は，従来の分類からWHO 2017に至るまで，環状鉄芽球比率が骨髄赤芽球の15％以上あった場合になされる．ただし，WHO 2017によると，*SF3B1*遺伝子異常が検出された場合は，環状鉄芽球比率が骨髄赤芽球の5％以上あれば，環状鉄芽球増加病型として扱われることになった（p271：Ⅵ-C-4「骨髄異形成症候群」参照）．

（川田　勉・通山　薫）

4 塗抹標本のみかた

■ 末梢血液塗抹標本

1) 標本の観察

末梢血液塗抹標本の観察は標本の肉眼的観察から行う．普通染色後の塗抹標本では，細胞を観察する部分(赤血球の重なりがほぼみられない領域)は虹色を呈しており，これらの鏡検可能な部分が十分にあることを確認する．染色状態の確認では，正常の末梢血液像は通常，橙紅色である．リン酸バッファー(緩衝液)のpH上昇，古い標本，白血球数の増加，免疫グロブリン異常高値などでは暗青色を，過剰なヘパリン，リン酸バッファーのpH低下などでは赤みがかった色調を呈する(図1)．

標本を観察する際は，必ず血算値や必要に応じて臨床化学など他のデータも参照する．細胞の鑑別では標本全体を弱拡大で観察し，細胞の分化・成熟の概要を理解した上で行うことが重要とされる．弱拡大での観察は100〜200倍で行い，個々の細胞についての染色性の良否，各細胞の数的変化の有無は血算値を参考に観察する．また，各細胞のおおよその質的変化，血小板の凝集，異常細胞出現などの有無も観察し，それとともに鏡検に適した部位を検索する．

中〜強拡大での観察は400〜1,000倍で行い，通常，白血球分類は400倍を使用するが，幼若細胞，種々の形態異常，細胞質内封入体など，詳細な観察が必要な場合は1,000倍で観察する．白血球の百分率や赤血球形態，血小板形態の観察は，標本の引き終わりから1/5〜1/3くらいの部分が最適とされる(図2)．白血球の分類は通常は100個で行うが，白血球数増加がみられる場合などは200個分類を行う．また，標本は観察スタート部位から徐々に厚い方へと移動し白血球百分率を求める．日本臨床衛生検査技師会および日本検査血液学会の血球形態標準化ワーキンググループが設定した白血球目視分類の共用基準範囲案を表1[1,2]に示す．

近年，白血球5分類が行える自動血球測定装置からも

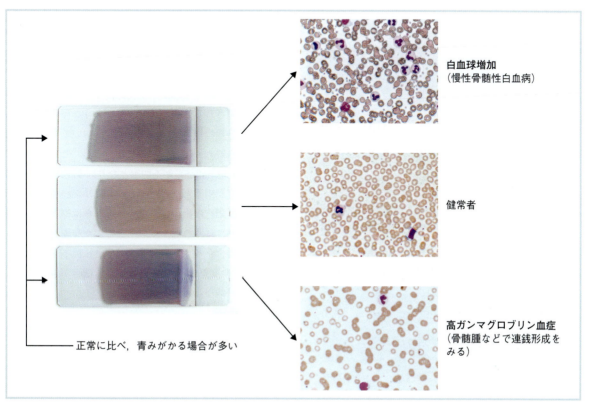

図1　染色標本での肉眼的観察

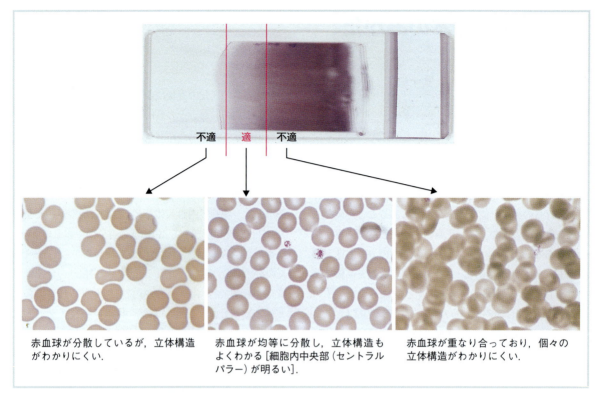

図2 赤血球の形態観察における最適観察部位
染色標本の顕微鏡観察部位の適・不適を赤血球の形態と重なりで判断する．

表1 白血球目視分類の共用基準範囲案（健常成人）

項目		男女共通			
		n	2.5%	中央値	97.5%
好中球 桿状核球 (band)	%	885	0.5	2.0	6.5
	/μL		20	110	410
好中球 分葉核球 (seg)	%	885	38.0	57.0	74.0
	/μL		1,600	3,220	6,130
リンパ球 (lymph)	%	885	16.5	32.0	49.5
	/μL		960	1,820	3,100
単球 (mono)	%	885	2.0	5.0	10.0
	/μL		110	300	600
好酸球 (eosino)	%	885	0.0	2.0	8.5
	/μL		0	110	520
好塩基球 (baso)	%	885	0.0	1.0	2.5
	/μL		0	40	150

（文献1，2）より引用改変）

算出されており，これらの値も参考にする．白血球数が一定範囲内で形態異常がみられない場合は，目視法との相関は良好とされる．塗抹標本作製時の手技的問題で，辺縁部に好中球や単球が，中央部にリンパ球がみられる標本が作製されることがある．このような標本では正しい白血球分類は得られない．赤血球においても，辺縁部と標本引き終わり部分では中央淡染部分"セントラルパラー（central pallor）"が不明瞭となり，低色素性赤血球などの判定が困難となる．一方，悪性リンパ腫などでみられる大型細胞の出現は少数で，これらは標本の引き終わりで観察されることが多い．このような細胞は破壊されている場合が多く，自然乾燥での塗抹標本や標本引き終わりの"血液だまり"で観察すると，細胞が破壊されにくく同定可能なことが多い．

2）白血球形態

末梢血液塗抹標本でみられる正常白血球には，好中球（桿状核球，分葉核球），好酸球，好塩基球，単球，リンパ球が存在している．しかし，病的要因が加わることにより反応性や腫瘍性の場合に，上記細胞の幼若なものや形態変化を起こした細胞が認められる．これらを分類し

百分率より絶対数を求め，数的異常および質的異常の有無を確認し，原因を精査する．

　細胞の鑑別では，①細胞の大きさ，形状，核/細胞質（N/C）比，②核の大きさ，形状，色調，クロマチンの状態，核小体の有無（明瞭か否か），③細胞質の色調，および細胞質内にみられる顆粒の有無や大きさ，形状，色調，分布状態，④細胞質辺縁，これらを十分に観察して細胞分類を行う．

　白血球の形態異常には細胞質の異常と核の異常とが存在しており，細胞質の異常には中毒性顆粒，Alder-Reilly 異常，無または低顆粒好中球，Auer 小体，faggot 細胞，Chédiak-Higashi 症候群（巨大顆粒），偽 Chédiak-Higashi 顆粒，Döhle 小体，Döhle 小体様封入体，空胞形成，Jordans 異常があり，核の異常では Pelger-Huët 核異常，偽 Pelger-Huët 核異常，過分葉好中球，クロマチン濃染凝集，ドラムスティック（drumstick；太鼓のばち）などがあり，これらの異常は骨髄塗抹標本も同様である．

　白血球には紛らわしい細胞が存在する．それらには好中球桿状核球と好中球分葉核球，大リンパ球と単球，小リンパ球と赤芽球，単球と好中球桿状核球，単球と後骨髄球，リンパ球と反応性リンパ球あるいは異常リンパ球（腫瘍性リンパ球）などがあげられる．これらの鑑別点はそれぞれ異なるが，核についてはクロマチン構造や核の形状などに相違があり，細胞質では色調や濁り具合，顆粒の大きさや分布状態の相違点が鑑別のポイントとなる．

3）赤血球形態

　正常赤血球の平均直径は 7～8.5 μm で，中央に淡染部セントラルパラー（central pallor）を有する無核の細胞である．①大きさの変化では直径 6 μm 以下のものを小赤血球，9 μm 以上のものを大赤血球，12 μm 以上のものを巨赤血球という．また，大きさのバラツキが正常に比べ著しい場合を赤血球大小不同といい，種々の貧血でみられる．大きさの変化は平均赤血球容積（mean corpuscular volume：MCV）を反映し，赤血球大小不同は赤血球容積粒度分布幅（red cell distribution width：RDW）を反映している．②染色性の変化では低色素性（鉄欠乏性貧血，サラセミア），高色素性（球状赤血球症の一部），多染性（種々の溶血性貧血，貧血の回復期），不同色素性（鉄芽球性貧血）が存在する．③形態変化のうち臨床的意義の大きいものは，菲薄赤血球，標的赤血球，口唇状（有口）赤血球，球状赤血球，楕円赤血球，鎌状赤血球，ウニ状赤血球，有棘赤血球，破砕赤血球，涙滴赤

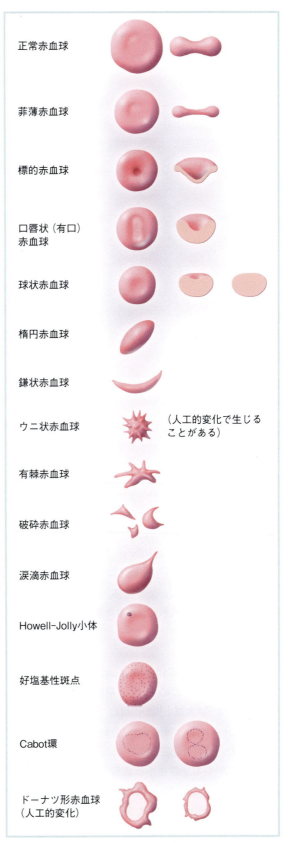

図3　赤血球の形態

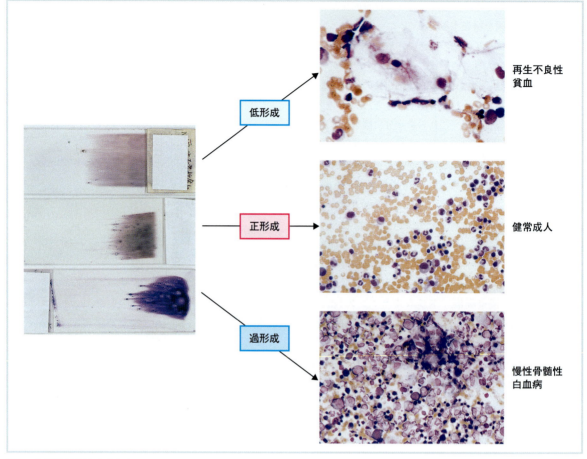

図4 骨髄塗抹標本のみかた

血球などで，種々の疾患で認められる．④赤血球内封入体・その他では Howell-Jolly 小体，好塩基性斑点，Cabot 環，Heinz 小体，ヘモグロビン（hemoglobin：Hb）H 小体，Pappenheimer 小体，マラリア原虫，有核赤血球，赤血球連銭形成，赤血球凝集などがあげられる（図3）．

4）血小板形態

正常血小板の平均直径は 2〜4 μm で，淡青色の細胞質にアズール顆粒が認められる．病的なものでは大きさの変化（大型〜巨大血小板の出現），色調の変化（顆粒減少，顆粒分布異常），形の変化（奇形血小板）などを観察する．また，慢性骨髄性白血病（chronic myeloid leukemia：CML）や本態性血小板血症（essential thrombocythemia：ET）などでは骨髄巨核球の出現をみることがあり，特に大型の細胞が集まりやすい標本の引き終わりには注意する．血小板の凝集に関しては，エチレンジアミン四酢酸（ethylenediaminetetraacetic acid：EDTA）依存性偽性血小板減少症または血液凝固による凝集なのか，血小板の顆粒の有無やフィブリン糸析出の有無を注意して観察する．

骨髄塗抹標本

1）標本の観察

骨髄の状態を評価するに当たっては，弱拡大で標本全体を丁寧に観察する必要がある．また，穿刺部位により造血状況が大きく異なる場合があることを念頭に置いておく．標本の正しい評価・判定のためには，検体採取から塗抹標本作製，乾燥，固定および染色に至る一連の作業が適切になされていることが大前提である．

骨髄塗抹標本は通常，末梢血と同様に普通染色を実施して細胞を観察するが，末梢血液検査所見と対比しながら観察することにより，多くの情報が得られる．最初に弱拡大で細胞密度（cellularity）の推定を行うが（図4），塗抹標本の引き終わりにある骨髄小粒子（particle）を観

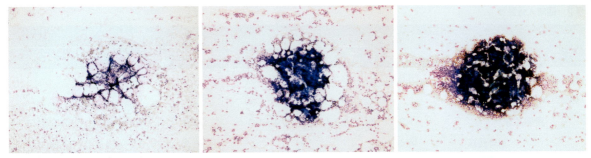

図5 骨髄塗抹標本の引き終わりにみられる骨髄 particle による低形成(左)・正形成(中)・過形成(右)の判定

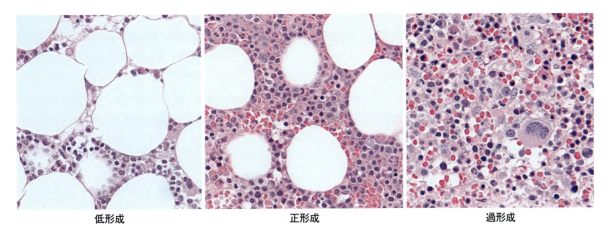

低形成　　　　　　　　　正形成　　　　　　　　　過形成

図6 骨髄組織切片標本による低形成・正形成・過形成の判定

察することが望ましい．骨髄 particle は造血組織そのものであり，その存在は造血組織が適切に採取されていることを意味する．これらを複数個観察することにより，細胞成分と脂肪成分の比率を求める(図5)．しかし，正確には骨髄生検が望ましく，次いで骨髄穿刺時の組織切片標本が適している(図6)．また，弱拡大では脂肪滴，骨髄巨核球の分布状態も観察する．

次に，不明細胞の集塊の有無について標本引き終わりを中心に観察する．細胞密度に相応した脂肪滴の増加や減少がない場合，すなわち有核細胞が少なく脂肪滴が多い場合は，骨髄低形成であることが多いが，有核細胞も脂肪滴も少ない場合は，末梢血混入のため正確に骨髄が採取されていない可能性もあるので注意する．

中拡大(200～400倍)による観察では，造血細胞の成熟状況をみて，その標本における特徴や異常所見など，大まかな状況を把握する．顆粒球系/赤芽球系(myeloid/erythroid：M/E)比のおよその推定，異常細胞集団の有無，マクロファージや間質細胞，形質細胞の増加の有無を確認する．

続いて，細胞がほぼ均一に分布している視野を選択し，強拡大(1,000倍)で細胞個々の観察(細胞の大きさ，N/C比，核の形状，クロマチン構造，核小体，細胞質の所見など)を行い，各細胞系列の成熟過程を詳細に観察する．強拡大で個々の細胞を観察するには骨髄塗抹標本が最適で，顆粒球系細胞，赤芽球系細胞，単球系細胞，巨核球系細胞，リンパ球，形質細胞，マクロファージなど個々の細胞を観察して 500～1,000 個分類を行う．また，異常細胞の精査と形態観察も併せて行い，骨髄像(myelogram)を作成する．表2に，健常者骨髄像の百分率を示す．骨髄細胞分画比率は末梢血混入の判定にも役立つ．幼若顆粒球，赤芽球，巨核球などの骨髄固有成分が多ければ，骨髄が適切に採取されていることを示唆し，末梢血混入が多ければ成熟好中球やリンパ球などの比率が高くなる．末梢血混入を避けるには，標本引き終わりの particle から細胞が密な部分に沿って分類を行うのが最善とされる．

一方，圧挫伸展標本は骨髄塗抹標本と組織切片標本の中間的な特徴を持ち，細胞個々の形態観察や細胞密度の

表2 健常人骨髄像

			小宮による平均値	日野(17例)		Wintrobe		
				平均	偏差域	平均	範囲	±2S.D.
有核細胞(×10⁴/μL)*			15.6	18.5	10～25			
骨髄巨核球(数/μL)*				130	50～150			
顆粒球系(M)	骨髄芽球		1.3	0.72	0.4～1.0	0.9	0.2～1.5	0.1～1.7
	好中球	前骨髄球	4.44			3.3	0.2～4.1	1.9～4.7
		骨髄球	6.96			12.7	8.2～15.7	8.5～16.9
		後骨髄球	10.01	44.47	40～50	15.9	9.6～24.6	7.1～24.7
		桿状核球	13.61			12.4	9.5～15.3	9.4～15.4
		分葉核球	13.64			7.4	6.0～12.0	3.8～11.0
	好酸球		3.66	3.07	1～5	3.1	1.2～5.3	1.1～5.2
	好塩基球		0.24	0.13	0～0.4	0.1**	0～0.2	
	核分裂像		0.03					
	小計		48.72	47.67	43～55	56.8	50.4～70.5	34.7～78.8
赤芽球系(E)	前赤芽球		0.2			0.6	0.2～1.3	0.1～1.1
	好塩基性赤芽球		1.78			1.4	0.5～2.4	0.4～2.4
	多染性赤芽球		16.28			21.6	17.9～29.2	13.1～30.1
	正染性赤芽球		2.33			2.0	0.4～4.6	0.3～3.7
	核分裂像		0.33	0.28	0～0.5			
	小計		20.59	19.70	14～25	25.6	18.4～33.8	15.0～36.2
リンパ球			19.06	22.15	15～25	16.9	11.1～23.2	8.6～23.8
形質細胞			1.15	1.43	0.4～2.6	1.3	0.4～3.9	0～3.5
単球			3.28	4.03	2.8～5.4	0.3	0～0.8	0～0.6
骨髄巨核球			0.04	0.07	0～0.4	0.1	0～0.4	
細網細胞(マクロファージ)			1.76	3.92	1.8～6.4	0.3	0～0.9	0～0.8
M/E比***						2.3	1.5～3.3	1.1～3.5

* およその指標とはなるが，穿刺吸引時の末梢血液による希釈もあるので十分には信頼できない．参考になる値という程度に解すべきである．欧米ではほとんど算定しない．
** 好塩基球および肥満細胞．
*** G/E比とも呼ぶ．

評価も可能とされている．標本作製は比較的簡便で，骨髄particle部分をスライドガラスで伸展することにより骨髄成分（ストローマ＋細胞成分）は中央に，末梢血混入部分は周辺部に分布する．適切な細胞密度の評価を行うことができるため，骨髄塗抹標本と同時に作製すべき標本である．

ところで，白血病診断の基本項目となる芽球比率を算出するための分母には，骨髄全有核細胞（all nucleated bone marrow cells：ANC）を用いるのが世界標準である．その範疇は，「芽球，前骨髄球，骨髄球，後骨髄球，好中球桿状核球，好中球分葉核球，好酸球，好塩基球，前単球，単球，リンパ球，形質細胞，赤芽球，肥満細胞」とし，一方，「巨核球，マクロファージ，造骨（骨芽）細胞，破骨細胞，間質細胞」は除外する．かつてFAB分類では，リンパ系細胞等を除いた残り（骨髄系細胞）を分母として扱うとの記載があったが，WHO分類第4版（2008）によると，ANCはリンパ系細胞等を含む全ての有核細胞分画となっている．この見解はInternational Council for Standardization in Hematology（ICSH）のガイドライン[3]を踏襲したものである．

この捉えかたに則ると，非赤芽球系細胞（non-erythroid cells：NEC）とは，WHO 2008におけるANC（非骨髄系細胞も含める）から赤芽球を除き，さらにANCに含まれていた非骨髄系細胞「リンパ球，形質細胞，肥

表3 日本検査血液学会血球形態標準化小委員会における骨髄幼若顆粒球・赤芽球の分類基準

細胞名称	直径	N/C比	核の位置または形態	クロマチン構造	核小体	細胞質
骨髄芽球 myeloblast	10〜15 μm	60〜80 %程度	やや中央に位置する	網状繊細	認められるやや白みがかる	青色,顆粒は認めない
前骨髄球 promyelocyte	15〜20 μm	50〜70 %程度	偏在する	繊細,骨髄芽球に比較しやや粗剛	認めることが多い	青色,アズール顆粒(一次顆粒)を認める,Golgi野が明瞭
骨髄球 myelocyte	12〜20 μm	30〜50 %程度	類円形	粗剛	認められない	特異顆粒(二次顆粒)を認める,青色が薄れアズール顆粒は残存可
後骨髄球 metamyelocyte	12〜18 μm	20〜40 %程度	陥凹を認める長径と短径の比3:1未満	粗剛,一部塊状	認められない	ほとんどが特異顆粒で占められる
前赤芽球 proerythroblast	20〜25 μm	60〜70 %程度	比較的中央に位置する	顆粒状繊細	認められる濃紫色	濃青色,狭く明瞭な核周明庭を認める
好塩基性赤芽球 basophilic erbl.	16〜20 μm	50〜60 %程度	比較的中央に位置する	顆粒状	認められない	濃青色,前赤芽球に比べ濃い,核周明庭を認める
多染性赤芽球 polychromatic erbl.*	12〜18 μm	40〜50 %程度	比較的中央に位置する	粗大なクロマチン,一部塊状	認められない	淡青色から橙紅色(ヘモグロビン色調)を認める
正染性赤芽球 orthochromatic erbl.*	8〜10 μm	20〜30 %程度	比較的中央に位置するが偏在することもある	濃縮し,構造はみられない	認められない	正常赤血球とほぼ同じ色調を呈する

- 細胞の鑑別に当たっては,**ゴシック**の部分を主要な鑑別点とし,観察する標本中の細胞の分化・成熟過程を把握した上で分類する.
- 幼若好酸球については,分類が必要な時は好中球の核の形態変化に準じ,好酸性骨髄球,好酸性後骨髄球に分類する.
- 好塩基性特異顆粒を有する細胞は分類困難なものもあるため,好塩基球として一括分類する.

*:多染性,正染性は,それぞれ polychromatophilic, orthochromic と表すこともある. (文献4)より作成)

満細胞」を除いた狭義の骨髄球系細胞分画「芽球,前骨髄球,骨髄球,後骨髄球,好中球桿状核球,好中球分葉核球,好酸球,好塩基球,前単球,単球」ということになる.なお WHO 2008 では,赤白血病ならびに類縁疾患の鑑別診断に NEC を分母とした芽球比率が用いられていたが,WHO 分類2017年改訂第4版ではこの点が変更されている.

2) 顆粒球系・単球系細胞

顆粒球系細胞では核の形態変化と顆粒の出現・消失があり,特に幼若細胞では核の繊細な構造が重要である.日本検査血液学会血球形態標準化小委員会(以下,血球形態標準化委員会と略)における骨髄幼若顆粒球系細胞の分類基準および細胞像を表3[4)],図7に示す.骨髄芽球と前骨髄球の鑑別では,血液形態標準化委員会では顆粒の出現を取り上げているが,これは正常な細胞においての分類である.また,前骨髄球の特徴として,核の偏在と Golgi 装置の発達を主として細胞分類を行うと高い一致率が得られるとされる.前骨髄球と骨髄球はクロマチン構造や好中性顆粒の有無,骨髄球と後骨髄球は核の陥凹が細胞判定には重要とされ,それ以降の桿状核球,分葉核球も核形で区別される.好酸球は基本的には好中球の核形に準じて分類し,好塩基球は幼若と成熟したものは通常は区別しない.単球は核形が馬蹄形,腎臓形,切れ込みや弯入と様々で,顆粒の分布は不規則である.骨髄塗抹標本では成熟単球以外に前単球もみられることがあり,前単球は核構造がレース様とされている.

3) 赤芽球系細胞

赤芽球系細胞は赤芽球前駆細胞から細胞分裂を繰り返しながら成熟し,その過程においてヘモグロビン合成が行われる.血液形態標準化委員会の分類基準において

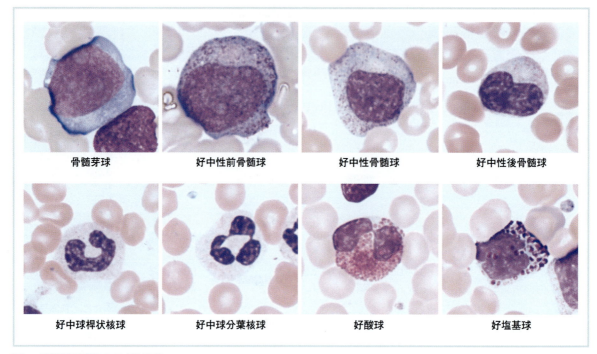

図7 顆粒球系細胞の各成熟段階

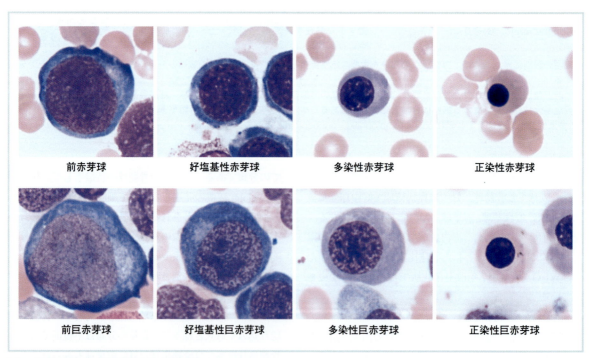

図8 正常赤芽球と巨赤芽球の各成熟段階

も，細胞質の色調変化とクロマチン構造を重要な鑑別点として細胞分類が行われている（表3）．前赤芽球は赤芽球系細胞のうち最大で，クロマチン構造は顆粒状繊細，細胞質は好塩基性（濃青色）である．好塩基性赤芽球，多染性赤芽球，正染性赤芽球と成熟するに伴い細胞質の色調に変化がみられ，好塩基性（濃青色），多染性（青～橙

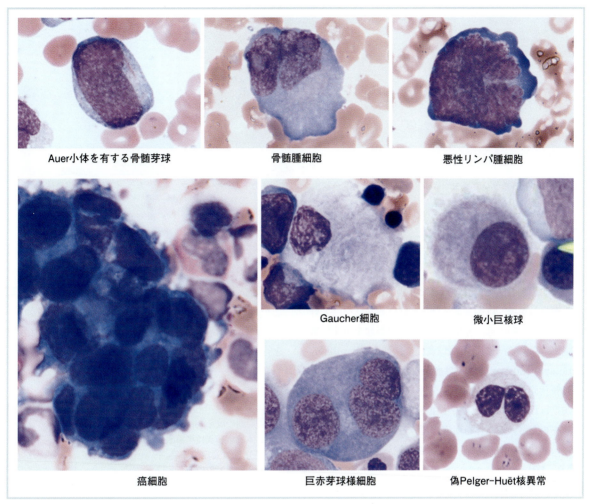

図9 異常細胞

（Auer小体を有する骨髄芽球／骨髄腫細胞／悪性リンパ腫細胞／Gaucher細胞／微小巨核球／癌細胞／巨赤芽球様細胞／偽Pelger-Huët核異常）

紅色）、正染性（赤橙色）となる。また、細胞の大きさは分化するに従い小型となり、クロマチン構造は好塩基性では顆粒状、多染性では粗大で一部塊状、正染性では濃縮して核構造はみられなくなる。図8に正赤芽球と巨赤芽球の細胞像の違いを示す。

4）その他の正常細胞

正常骨髄中にみられる他の細胞には、リンパ球、形質細胞、マクロファージ、骨髄巨核球、脂肪細胞、肥満細胞などがある。個々の細胞には特徴があり、特殊な場合を除いて同定は比較的容易である。成人ではまれにしか認められず、骨新生や破壊がある時にみられやすい細胞として造骨（骨芽）細胞、破骨細胞がある。造骨（骨芽）細胞は形質細胞、破骨細胞は骨髄異形成症候群（myelodysplastic syndromes：MDS）などでみられる分離多核巨核球との鑑別が重要である。

5）異常細胞

骨髄中にみられる異常細胞のうち、白血病や悪性リンパ腫の腫瘍細胞は種々の形態を示すが、①細胞の大きさ、形状、N/C比、②核の大きさ、形状、色調、クロマチン構造、核小体、③細胞質の色調、顆粒の有無や大きさ、形状、色調、④空胞形成や細胞質内封入体などを注意深く観察して細胞分類を行う。特に悪性リンパ腫の骨髄浸潤では、monotonousな細胞や正常リンパ球とは著しく異なる異常リンパ球が認められることがあるので注意する。これらの腫瘍細胞は普通染色に加え、種々の特殊染色、細胞表面抗原、染色体・遺伝子検査などから、それぞれの細胞を解析して病型が分類される。一方、MDSでは造血3系統の細胞に種々のdysplasia（無または低顆粒好中球、偽Pelger-Huët核異常、環状鉄芽球、微小巨核球など）が認められる。

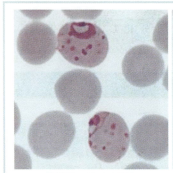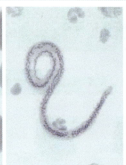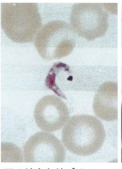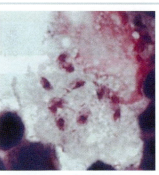

| 熱帯熱マラリア原虫 | バンクロフト糸状虫 | アメリカトリパノソーマ病原体 | カラ・アザール病原体 |

図10　血液中にみられる寄生虫

その他，悪性腫瘍の骨髄転移では異型性(atypia)を認める細胞の集塊，巨赤芽球性貧血では巨赤芽球や巨大好中球や過分葉好中球，骨髄腫では種々の形態を示す形質細胞がみられる．また，血球貪食症候群（hemophagocytic syndrome：HPS）では血球貪食細胞の増加，先天性脂質代謝異常ではGaucher細胞やNiemann-Pick細胞がみられる．さらに，寄生虫症ではマラリア，カラ・アザールなどの病原体を血液中でみることができる．これらの細胞はいずれも種々の形態学的特徴を有している（図9，10）．

6）分類困難な細胞

分類困難な細胞に遭遇した際は，その細胞に類似した典型的な細胞を複数個観察する．それらの核形，クロマチン構造，細胞質の染色性，顆粒などを十分に観察し，その特徴を把握した後，再び分類困難な細胞を観察・同定する．また，細胞は連続して分化するため，細胞の境界（例：前単球と単球）では判定が困難な場合がある．これらの場合も上記と同様に，それぞれ典型的な細胞を十分に観察した後，学会などの定義に従い分類する．この時重要なことは，症例ごとに細胞形態は微妙に異なることがあるため，前単球の判定基準，単球の判定基準など，一定の判定基準を自分の中で決めておいてから細胞分類を行うことである．

（坂場幸治・通山　薫）

● 文　献

1) 山本慶和ほか：末梢血液における白血球目視分類の共用基準範囲の設定．医学検査 64：655-665，2015
2) 日本臨床検査標準協議会基準範囲共用化委員会：白血球目視分類の共用基準範囲［http://jccls.org/techreport3.pdf（accessed 2017-04-26）］
3) Lee, S.H. et al.：ICSH guidelines for the standardization of bone marrow specimens and reports. Int J Lab Hematol 30：349-364, 2008
4) 日本検査血液学会血球形態標準化小委員会：骨髄幼若細胞（顆粒球，赤芽球）の判定基準標準化［http://www.jslh-sc.com/classify-my.html（accessed 2017-04-26）］
5) 三輪史朗ほか：血液細胞アトラス 第5版，文光堂，2004
6) 坂場幸治：血球の形態観察．日本臨床衛生検査技師会（監），血液検査技術教本，丸善出版，pp88-110，2015

5 骨髄穿刺と骨髄生検：その適応と限界

はじめに

血液疾患の診断，とりわけ白血病に代表されるような造血器腫瘍の診断や病型判定，治療法選択，治療効果の評価等のためには，末梢血および骨髄の精査による形態学的評価が基本事項である．本項では骨髄検査の概要について述べる．

骨髄穿刺・骨髄生検の適応および禁忌

骨髄検査の目的・適応を表1に示すが，原因不詳の血球減少や血球増加がある時，末梢血中に異常な細胞が出現した時には，骨髄検査が診断に直結する可能性がある．また，造血機能の評価も重要な目的である．禁忌となるのは活性化部分トロンボプラスチン時間（activated partial thromboplastin time：APTT）延長に示される重度の凝固異常の可能性がある場合，穿刺部位に奇形や炎症がある場合である．血小板減少による出血傾向の場合は禁忌ではなく，原疾患の診断目的が優先される．

骨髄生検は骨髄穿刺で検体が採取できない場合（dry tap，吸引不能）に必須であるが，それ以外にも表2に示すごとく重要な目的・利点があり，得られる情報も多いので，骨髄穿刺に比較して侵襲がやや大きいが，特に初診時には積極的に実施するべきである．

骨髄穿刺・骨髄生検の実際

骨髄穿刺の部位は一般に，腸骨（上後腸骨稜，上前腸骨稜）か胸骨正中第2肋間である．胸骨の方が高齢になっても造血巣が保持されやすいという利点はあるが，2009年ならびに2015年に日本血液学会から「成人に対する骨髄穿刺の穿刺部位に関する注意」なる声明[1]が出され，安全面から腸骨の選択が推奨されている．

穿刺手技の具体的な手順は他書に譲るが，局所麻酔に伴うショック，胸骨穿刺時の胸骨骨折や穿刺針貫通による大動脈損傷等，重大事故の報告があるので，穿刺には細心の注意を払う．髄腔内血液0.2～0.3 mL程度を瞬時に吸引し，有核細胞数・巨核球数カウント用に一部採取，次いで塗抹標本を通常10枚くらい作製し，骨髄像判定に用いる．凝固した残検体は骨髄クロットとして剝離回収し，病理組織検査に回す．抗凝固薬を用いて採取した

表1 骨髄検査の目的・適応

A．末梢血に異常がみられる場合
　1）末梢血球に数の異常がある場合
　　　骨髄造血能の評価
　　　造血器腫瘍の診断・病型分類
　2）末梢血中に異常細胞が認められる場合
　　　造血器腫瘍，他の悪性腫瘍の骨髄転移の有無
　3）骨髄感染症の診断（骨髄炎，粟粒結核など）
B．末梢血に異常がみられない場合
　1）悪性リンパ腫の病期評価
　2）骨髄感染症の診断（骨髄炎，粟粒結核など）
　3）先天性代謝異常症の診断

表2 骨髄生検の目的・利点

1) 細胞密度，造血組織の構築や巨核球の分布状況を把握できる
2) 造血組織背景の状況がわかる（線維化の状況，膠様変性など）
3) 異常な細胞集簇の検出ができる（腫瘍細胞の骨髄転移・浸潤状況の把握，治療後の微小残存腫瘍の早期検出，肉芽腫性疾患の診断）
4) ブロックを保存することによって，後日，免疫組織染色などの追加染色や遺伝子学的検索が可能である

場合は，細胞のクロマチン構造が異形成様のアーチファクト（artifact）を呈することがある．染色体，遺伝子，細胞表面抗原検査が必要な場合は，抗凝固薬の入ったシリンジを装着して骨髄血を追加吸引する．

骨髄生検は通常，上後腸骨稜から行う．正しい病理学的評価のためには最短でも1 cm以上で，挫滅していない標本が求められる．骨髄穿刺にて吸引不能（dry tap）の時は，生検骨髄片をピンセットでつまんでスライドガラス上にスタンプすることによって塗抹標本を作製しておくと，診断に有用である．

形態学的診断の概説

1) 骨髄穿刺標本の全般的評価

前項（p19：I-4「塗抹標本のみかた」）にて概説されているので，参照されたい．

2) 病理学的評価

表2に示したように，骨髄生検の目的・利点は多岐にわたり，塗抹標本では得られない観点からの評価が可

能である．骨髄クロット標本は骨髄生検には及ばないものの，骨髄構築状況を推察することはできるので，ぜひ作製するべきである．骨髄血の押し潰し標本はそれに準ずると言える．病理医との連携が極めて有意義である．

骨髄検査の限界

成人の場合，全身に分布する骨髄の総量は2L前後にもなるが，骨髄穿刺検査は通常1ヵ所のみからごく少量の骨髄血を採取し，しかも実際に吟味するのは数百個の細胞にすぎない．さらに，骨髄分布は必ずしも均一ではなく，加齢による分布変化もあるので，採取部位によって骨髄の状態が大幅に異なることもまれでない．したがって，骨髄検査はまさに，「木を見て森を判断する」がごとき，かなり無理のある検査であることを重々承知しておく必要がある．

白血病が顕在化する過程では，比較的速やかに全身骨髄に同様の病変が波及すると考えられているが，それでもごく早期の段階や再発時には病変が偏在する時期があるであろうし，多発性骨髄腫の場合などは病変の偏在はむしろ一般的ですらある．

純然たる鉄欠乏性貧血，溶血性貧血，伝染性単核球症，慢性リンパ性白血病を想定する場合は，骨髄検査の意義は一般に乏しい．ビタミン欠乏が疑われる大球性貧血の場合は，慌てて骨髄検査を施行せずとも補充療法の反応性で診断可能である．

本書の趣旨からは外れるが，骨髄診断に瑕疵がないようにするためには，細胞の顕微鏡による評価に加えて，血液生化学的検査データの解釈，MRIのような画像診断を行い，総合的に評価・判断することが肝要であることを付記しておきたい．

（通山　薫）

● 文　献

1) 日本血液学会ホームページ：日血ニュース一覧，「成人に対する骨髄穿刺の穿刺部位に関する注意」(2015年8月21日)．[www.jshem.or.jp/modules/news/index.php?content_id=3, accessed 2017-05-02]

6 骨髄穿刺液組織切片標本のみかた

健常成人の骨髄穿刺液組織切片
（図1；HE染色）

ヘマトキシリン・エオジン（hematoxylin-eosin：HE）染色による健常成人の骨髄穿刺液組織切片では，骨髄細胞と脂肪細胞の比は1：1程度である．矢印で示す巨核球も散見される．

健常成人の骨髄生検組織切片
（図2；HE染色）

末梢血の混入による希釈が少ない骨髄穿刺液組織切片と骨髄生検組織切片での差は少なく，骨髄細胞と脂肪細胞の比は1：1程度と組織切片同様である．また，細胞密度は加齢や採取部位により変動することを考慮する必要がある．

健常成人の骨髄particle
（図3；MG染色）

骨髄塗抹標本のMay-Grünwald-Giemsa（MGG, MG）染色における細胞密度の判定は，引き終わりに存在する骨髄particleを観察して行う．組織切片同様，骨髄細胞と脂肪細胞の割合を比較するが，多くの骨髄particleを観察して平均的に求める．

健常成人の骨髄像（図4；MG染色）

骨髄の採取方法には，骨髄吸引と骨髄生検がある．骨髄吸引では骨髄塗抹標本と骨髄穿刺液組織切片標本が作製される．正常骨髄塗抹標本では骨髄球系細胞と赤芽球系細胞の比は2～3：1で，各成熟段階の細胞を認める．

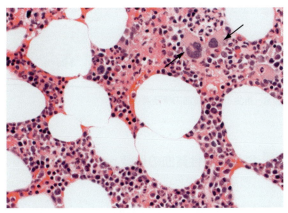

図1　健常成人の骨髄穿刺液組織切片（HE染色）

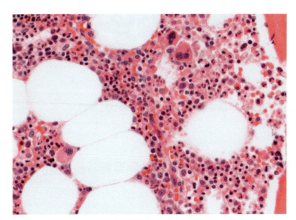

図2　健常成人の骨髄生検組織切片（HE染色）

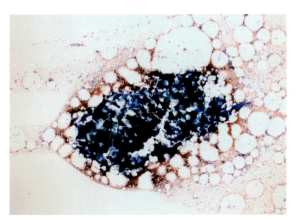

図3　健常成人の骨髄particle（MG染色）

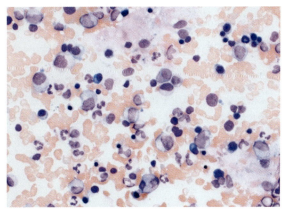

図4　健常成人の骨髄像（MG染色）

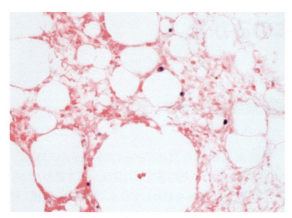

図5　再生不良性貧血の骨髄穿刺液組織切片（HE染色）

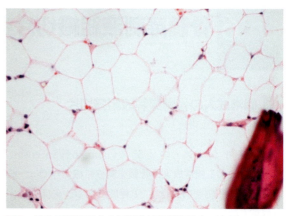

図6　再生不良性貧血の骨髄生検組織切片（HE染色）

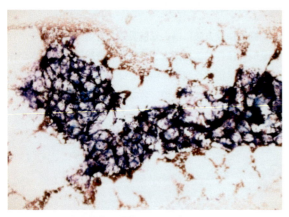

図7　再生不良性貧血の骨髄particle（MG染色）

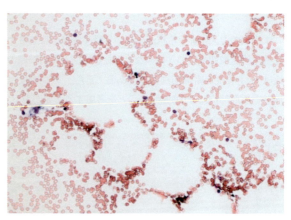

図8　再生不良性貧血の骨髄像（MG染色）

■ 再生不良性貧血の骨髄穿刺液組織切片
（図5；HE染色）

多能性造血幹細胞の傷害が原因となり，骨髄の造血能低下によって汎血球減少症が引き起こされる．実質細胞はほとんどみられないが，採取不良による場合も考えて骨髄生検を実施する必要がある．

■ 再生不良性貧血の骨髄生検組織切片
（図6；HE染色）

末梢血で汎血球減少を認め，再生不良性貧血を疑う場合は骨髄生検が必須となる．骨髄は脂肪細胞によって置換されており（低形成），残存する血球成分はリンパ球・形質細胞などが主体となる．

■ 再生不良性貧血の骨髄particle
（図7；MG染色）

脂肪細胞が主体となり，骨髄particle内での細胞もほとんど認めない（低形成）．他の骨髄細片も観察して細胞密度にばらつきがある場合は，構成する細胞について観察する．

■ 再生不良性貧血の骨髄像
（図8；MG染色）

塗抹標本上はごく僅かにリンパ球・マクロファージ（組織球）を認め，大部分は脂肪細胞である（低形成）．幼若細胞の増加は認めない．

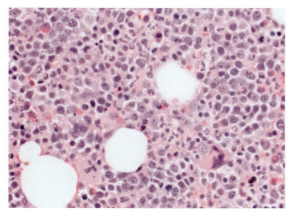

図9 巨赤芽球性貧血の骨髄穿刺液組織切片（HE染色）

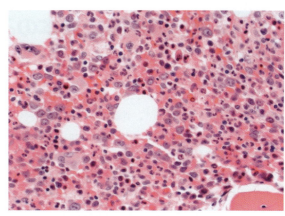

図10 巨赤芽球性貧血の骨髄生検組織切片（HE染色）

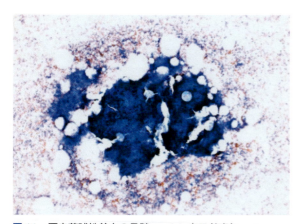

図11 巨赤芽球性貧血の骨髄particle（MG染色）

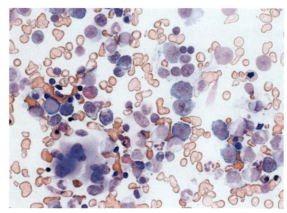

図12 巨赤芽球性貧血の骨髄像（MG染色）

■ 巨赤芽球性貧血の骨髄穿刺液組織切片
（図9；HE染色）

DNA合成障害により赤芽球系に巨赤芽球性変化（megaloblastic change）を認め，顆粒球・巨核球系細胞にも成熟障害を認める．この組織標本では過形成髄を呈し，類円形の細胞質を有する大型細胞の増殖が多数みられる．これら大型細胞は核網が繊細で核小体が目立ち，幼若細胞の特徴を持っている．

■ 巨赤芽球性貧血の骨髄生検組織切片
（図10；HE染色）

骨髄穿刺液組織標本と同様に過形成髄であり，巨赤芽球の増加が著明である．また，核の大型化に加えて核小体の目立つ細胞が存在する．

■ 巨赤芽球性貧血の骨髄particle
（図11；MG染色）

骨髄particleは過形成で細胞増殖が著しく，周囲にも細胞が密集した様子がみえる．

■ 巨赤芽球性貧血の骨髄像
（図12；MG染色）

骨髄塗抹標本では赤芽球系細胞の過形成に加え，巨赤芽球性変化が著明であることがよくわかる．また，巨核球の核異常や大型化した骨髄球系細胞など詳細な形態観察が可能である．しかし，採取時の吸引による細胞崩壊もあり，骨髄全体像の把握は組織切片標本が優れている．

（野田幸代・通山　薫）

7 骨髄病理組織標本のみかた

　骨髄の組織学的診断のためには，挫滅のない十分な長さの生検組織が必要である[1]．骨髄標本作製では，ヘマトキシリン・エオジン（hematoxylin-eosin：HE）染色で細胞を識別できるばかりでなく，種々の抗原に対応した免疫組織化学を可能とする固定・脱灰法が必要である[2]．標本の厚さは，一般の病理標本よりも薄い$2\mu m$が望ましい．骨髄生検標本は，クロット標本に比較して，造血細胞の分布や細胞密度，異常細胞の分布状態や骨梁との関係（図1），線維化などの間質の変化の判定に優れている．そのため，骨髄穿刺不能例，骨髄増殖性腫瘍・多発性骨髄腫の診断，悪性リンパ腫の骨髄浸潤の有無，骨髄へのがん転移の証明，汎血球減少症における原因検索などの目的で施行される．

骨髄の基本構造

　骨髄は，海綿骨内の空間を占める部分をいい，皮質骨から伸びる骨梁によって囲まれており，造血細胞と間質細胞により構成されている[3]．造血細胞の占める割合は年齢とともに減少し，骨皮質直下は低形成の傾向が強い．循環系は，長管骨の場合，骨幹中央部で栄養動脈が骨皮質を貫いて骨髄に入り，骨に沿って走る中心動脈となる．中心動脈からの分枝は，一部は皮質骨を貫いた後，細動脈，毛細血管となり，実質内で直接，静脈洞（洞様血管）へ注ぐ．静脈洞は1層の血管内皮細胞により構成され，基底膜は非連続である．静脈洞は中心静脈洞に合流した後，静脈となる．骨梁と骨髄の間は骨内膜といい，骨芽細胞や破骨細胞により構成されている．骨梁のリモデリング（破骨細胞による骨吸収と骨芽細胞による骨新生）は，キャノピー細胞（canopy cell）で覆われた空間で行われている．骨髄にリンパ管はない．骨髄の骨格構造は細網細胞により構成され，脂肪細胞とともにCD10陽性である．CD146陽性の細網細胞には，間葉系幹細胞の性格，すなわち骨芽細胞・脂肪細胞・軟骨細胞などの間葉系細胞への分化能を有するものがあり，細動脈周囲や静脈洞周囲に分布している．

細胞密度

　骨髄の細胞密度（cellularity）は，造血領域における造血細胞が占める比率であり，標本における造血細胞の占

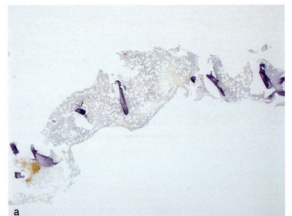

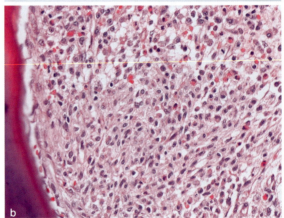

図1　全身性肥満細胞症
a：免疫組織化学．生検組織標本のごく一部（写真左隅）にtryptase陽性細胞の集簇がみられる．
b：HE染色．aの拡大像．骨梁周囲に増殖する肥満細胞がみられるが，形態で肥満細胞と同定するのは困難である．

める面積の割合（％）として記載する．標本を写真に撮り，実際に面積を画像解析用ソフトにかけて，正確な数値を得たものを用意しておくと参考になる．細胞密度は，適切に採取された骨髄生検での判定が最も信頼できるが，年齢や採取部位，生検手技の優劣により値は大きく変動する．

　診断書には，正形成，低形成，過形成に分けて記載する．生検組織における正形成の国際的な基準値としては，WHO分類の基になったヨーロッパ分類において，20〜30歳：60〜70％，40〜60歳：40〜50％，70歳以上：30〜40％となっている[4]．したがって，正形成は概ね，

表1　骨髄組織診断(免疫組織化学)に有用なマーカー

目　的	対応抗原
芽球の同定	CD34, KIT
巨核球の同定	CD41, CD42b, CD61
赤芽球の同定	CD71, spectrin α1, glycophorin, hemoglobin
骨髄系細胞の同定	MPO
マクロファージの同定	CD68, CD163, CD169
T細胞の同定	CD3
B細胞の同定	CD20, CD79a
形質細胞の同定	CD138
肥満細胞	mast cell tryptase, KIT
細網細胞	CD10, CD146, α-SMA
血管内皮細胞	CD34, S1PR1
TP53変異の有無(MDS, AML, CLL)	TP53
CALR変異の有無(ET, PMF)	CALR
t(4;14)(p16;q32) (MM)	FGFR3
t(11;14)(q13;q32) (MM, MCL)	CCDN1

MDS：骨髄異形成症候群，AML：急性骨髄性白血病，CLL：慢性リンパ性白血病，ET：本態性血小板血症，PMF：原発性骨髄線維症，MM：多発性骨髄腫，MCL：マントル細胞リンパ腫.

細胞密度(%)＝(100－年齢)±10と覚えておくとよい．著しい過形成には，慢性骨髄性白血病や真性赤血球増加症などの骨髄増殖性腫瘍，無効造血を示す巨赤芽球性貧血や骨髄異形成症候群などがあり，低形成には，再生不良性貧血，低形成骨髄異形成症候群，低形成白血病，放射線照射後，化学療法後などがある．

骨髄細胞の評価

正常の骨髄では，造血細胞の分化段階によってその存在部位が定まっており，最も分化した細胞は静脈洞周囲にみられる．HE染色標本および系統特異的マーカーを用いた免疫組織化学(表1)を用いて，造血細胞の分布の異常とともに，どの系統の，どの分化段階の細胞が増加しているのか，あるいは減少しているのかを判定する．すなわち，芽球，赤芽球系，顆粒球系，巨核球系，リンパ球など，血球のそれぞれについて，数の増減と成熟度および分布をみる．

1) 顆粒球・単球

顆粒球系造血は骨梁付近を主体にみられ，幼若型は骨梁周囲に増生し，その周りを段階的に成熟型が取り巻くように分布することが多い．幼若型顆粒球の集簇と周囲の成熟好中球の著明な増加は，反応性顆粒球増多あるいは慢性骨髄性白血病が示唆される．骨髄芽球は，比較的サイズが小さくN/C比が高い細胞であるが，HE染色では数が一定数以上増加しないと同定が難しく，CD34の免疫組織化学を行うことで同定される．3個以上のCD34陽性芽球の集簇は異常と考えられている．CD34の免疫組織化学は，骨髄異形成症候群・急性白血病における芽球の増加や治療後の残存，また骨髄増殖性腫瘍における急性転化の確認に有用である．好中球系細胞のパラフィン切片での同定には，myeloperoxidaseの免疫組織化学や，naphthol AS-D chloroacetate esteraseの酵素組織化学が有用である．好酸球の増加やCharcot-Leyden結晶は，骨髄増殖性腫瘍を見いだす手がかりとなる．好塩基球はホルマリン固定された通常の骨髄切片では確認することが困難である．顆粒球系の異形成は，組織学的には捉えにくい．

単球は，馬蹄形ないし腎臓形の核と淡い細胞質によって特徴づけられるが，正常組織での同定は困難である．急性単球性白血病・急性骨髄単球性白血病・慢性骨髄単

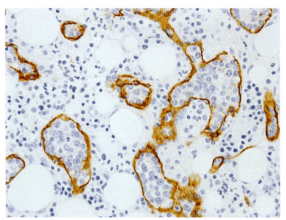

図2 血管内大細胞型B細胞リンパ腫（免疫組織化学）
静脈洞内での腫瘍細胞の増殖が，血管内皮細胞のマーカー（CD34）で明瞭となる．

球性白血病など，単球の増加を疑う場合には，CD68やCD163の免疫組織化学で確認する．

2）赤芽球

赤芽球が，前赤芽球，好塩基性赤芽球，多染性赤芽球，正染性赤芽球，さらに，脱核して網赤血球へと分化する際，マクロファージに接着しながら増殖・分化する．このため，赤芽球系造血は島状に分布してみられ，この構造を赤芽球島という．赤芽球島は，中心のマクロファージを取り囲むように周囲に赤芽球が配列する構造をいい，二次造血（肝造血や骨髄造血）で認められるものである．骨髄生検の組織標本では，赤芽球が集簇する構造としてみられ，赤芽球島のマクロファージは，細胞質突起で赤芽球を包み，脱核した赤芽球の核を貪食する．骨髄組織標本で赤芽球島を観察することは，赤芽球造血の評価に有用である．成熟段階が同調した赤芽球からなる大型の赤芽球島が形成されている場合は，溶血性貧血や抗腫瘍薬投与後の回復期にみられる．骨髄異形成症候群では，しばしば赤芽球島の形成不全がみられ，赤芽球が疎に配列する傾向がある．また，巨赤芽球・多核赤芽球・巨大前赤芽球もHE染色では確認しづらいことが多く，同定のためにはCD71などの免疫組織化学が有用である．Berlin blue染色によって環状鉄芽球が同定できることもある．

3）巨核球

組織切片の方が塗抹標本よりも巨核球の分布異常を把握でき，かつ免疫組織化学で小型のものを容易に同定できる点が有利である．しかし，細胞質の成熟の詳細は把握できない．正常骨髄における巨核球数の正常値は平均24（14〜38）/mm^{2}で[5]，これらは骨梁間に存在する．WHO分類では，巨核球の形態と分布の把握が骨髄増殖性腫瘍の診断に重要であること，組織切片での免疫組織化学を用いた微小巨核球の同定が異形成の診断に役立つことが強調されている[1]．巨核球の異形成は，低分葉核，雲状あるいは風船様核などの核分葉異常，過分葉などのクロマチン異常，N/C比異常，また濃染性クロマチンを有する裸核など様々である．巨核球の集簇は，疎な配列を示すもの（間に造血細胞を混じえる）と，密な配列を示すものがあり，本態性血小板血症や原発性骨髄線維症の診断に役立つ．巨核球が骨梁周囲に分布する場合は，骨髄異形成症候群や骨髄増殖性腫瘍などの腫瘍性疾患を疑う．

4）マクロファージ

マクロファージは様々な病態で形態が変化する．組織標本では細胞質が不明瞭であり，CD163などの免疫組織化学を行って同定する．スカベンジャーとしての役割が主体と考えられるが，CD169陽性マクロファージは血管細胞接着分子（vascular cell adhesion molecule：VCAM）-1を発現しており，赤芽球造血や造血幹細胞のニッチを構成する細胞としても注目されている．急性白血病では，マクロファージの数が減少している場合が多い．一方，骨髄異形成症候群では，アポトーシスに陥った細胞を貪食するマクロファージの数の増加がみられる．また，血球貪食症候群ではマクロファージが増加するが，大量の血球貪食に伴って丸くなる傾向がある．再生不良性貧血では数が減少し，ヘモジデリンを有する小型類円形のものを認める．骨髄線維症では，増加した線維の走行に沿って，細胞質が両極に著しく伸びたマクロファージがみられる．

5）リンパ球

リンパ球は，核が円形〜類円形でクロマチンが濃縮してみえ，細胞質に乏しい．形態学的にT細胞やB細胞を区別することは困難で，CD3（汎T細胞マーカー）やCD20（B細胞マーカー）などの免疫組織化学で同定する．正常では，B細胞：T細胞＝1：3であり，B細胞よりもT細胞の割合が多い．これらは骨髄内でランダムに存在するが，標本内にリンパ濾胞が存在することもある．骨髄生検組織による悪性リンパ腫の骨髄浸潤の検索の頻度は高く，リンパ腫の組織型によって浸潤パターンが異なる点を理解しておく必要がある．特に，静脈洞内に浸潤するパターンは見逃しやすく，免疫組織化学が必須である（図2）．濾胞性リンパ腫の骨髄浸潤は，骨梁周

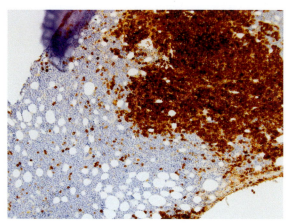

図3 染色体異常 t(4;14)(p16;q32) を示す多発性骨髄腫（免疫組織化学）
腫瘍細胞に FGFR3 の高発現がみられる．

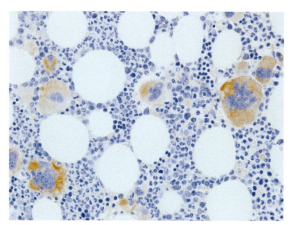

図4 *CALR* 遺伝子変異を示す本態性血小板血症（免疫組織化学）
巨核球の細胞質に変異型 CALR の発現がみられる．

囲にみられる．

6) 形質細胞

形質細胞は，偏在する核と豊富な細胞質を有する細胞で，細動脈周囲に集簇する傾向がある．腫瘍性形質細胞は互いに接着し，クラスターあるいは結節として認められるようになる．生検組織における CD138 による形質細胞の同定は，多発性骨髄腫の診断に有用である．

7) 肥満細胞

正常骨髄では，肥満細胞は小型の類円形細胞として認められる．tryptase や KIT の免疫組織化学を行って同定する．全身性肥満細胞症では，核のくびれや紡錘形の CD25 陽性肥満細胞が局所的に増殖し，しばしば線維化を伴う（図1）．

骨梁

骨梁周囲には骨芽細胞（CD56 陽性）や破骨細胞がみられ，骨のリモデリングに関与する．

骨髄の線維化を伴う場合には，線維化の進行につれて骨梁の変形や肥厚が起こり，これを骨硬化という．骨梁周囲の変化は，骨髄生検でないと捉えることができない．

免疫組織化学による染色体・遺伝子異常の検出

リンパ造血器腫瘍の染色体・遺伝子異常の一部は，免疫組織化学手法を使って検出することが可能である．例として，t(4;14)(p16;q32) を示す多発性骨髄腫における線維芽細胞増殖因子受容体（fibroblast growth factor receptor：FGFR）3 の発現（図3）と，*CALR* 変異を示す本態性血小板血症における変異特異的な CALR の発現（図4）を示す．*TP53* 変異例における TP53 の高発現は，骨髄異形成症候群の診断に役立つことが知られている．

骨髄線維化の評価

線維化は Gomori や渡辺の鍍銀法などで判定する．細網線維は黒色の細い線維として，膠原線維は赤褐色の太い線維として染まる．必要であれば，膠原線維の増加の確認のために Masson trichrome 染色など追加する．線維化の程度を WHO 分類によって Grade 0～3 の 4 段階で評価するには，細網線維の増加や交差像，膠原線維の増加に加えて，骨硬化像（不規則あるいは肥厚した骨梁）を捉える必要がある[1]．

（定平吉都）

● 文 献

1) Arber, D.A. et al.：The 2016 revision to the World Health Organization classification of myeloid neoplasms and acute leukemia. Blood 127：2391-2405, 2016
2) Torlakovic, E.E. et al.：ICSH guidelines for the standardization of bone marrow immunohistochemistry. Int J Lab Hematol 37：431-449, 2015
3) 定平吉都ほか：白血病学（上）Ⅲ-1-(1) 骨髄の構造と機能. 日本臨牀 74（増刊 8）：127-132, 2016
4) Thiele, J. et al.：European consensus on grading bone marrow fibrosis and assessment of cellularity. Haematologica 90：1128-1132, 2005
5) Thiele, J. et al.：An immunomorphometric study on megakaryocyte precursor cells in bone marrow tissue from patients with chronic myeloid leukemia（CML）. Eur J Haematol 44：63-70, 1990

II

血液細胞の分化と解析法

1 造血幹細胞の分化機構

造血幹細胞の定義と細胞表面抗原

血液中には様々な形態と機能を有する血球が存在するが，生涯にわたりこれらの成熟血球を供給するのが，生体内に少数存在する造血幹細胞(hematopoietic stem cell：HSC)である．造血幹細胞は，細胞分裂により造血幹細胞自身を複製する能力(自己複製能)と，全ての系統の造血細胞へと分化する能力(多分化能)を併せ持ち，生体の恒常性維持に極めて重要な役割を担っている．

ヒト造血幹細胞のマーカーとしては，CD34が日常臨床の場で広く用いられている．しかしながら，CD34陽性細胞分画には造血幹細胞だけでなく，多分化能を残すものの自己複製能を失った多能性前駆細胞(multipotent progenitor：MPP)やoligo-potentな造血前駆細胞(hematopoietic progenitor cell：HPC)が含まれる．細胞表面抗原を認識する標識抗体の組み合わせにより特定の細胞集団を純化するフローサイトメトリー(FACS)技術を用いると，CD38，CD45RA，CD90，c-Kitなどの細胞表面抗原により両者は分離可能である．現在，ヒト造血幹細胞を高度に純化し得るフェノタイプはCD34陽性CD38陰性CD45RA陰性CD90陽性c-Kit低発現とされている(図1)．一方で，CD34陰性細胞中にも未分化な造血幹細胞が存在するとの報告もなされている．

造血幹細胞ニッチ

定常状態において，大部分の造血幹細胞は静止期にとどまっており，必要に応じて少数の造血幹細胞が自己複製/分化のため細胞周期に入り，分裂する．このような造血幹細胞の運命決定には，造血幹細胞が存在する「造血幹細胞ニッチ」という微小環境からの様々なシグナルが重要であり，多くの非造血系細胞がニッチ構成細胞として報告されている．

初期には，造血幹細胞が骨内膜下に多く存在し，骨芽細胞増殖刺激により造血幹細胞数が増加することから，「骨芽細胞性ニッチ」という概念が提案された．その後の研究では，造血幹細胞が骨髄血管(骨髄洞)周囲にも数多く分布していることが明らかとなり，CXCL12-abundant reticular(CAR)細胞，ネスチン陽性間葉系幹細胞，レプチン受容体陽性細胞などの血管周囲ストローマ細胞やSchwann細胞による「血管性ニッチ」も造血幹細胞の機能制御に重要な役割を果たすことが示されている．

ニッチ構成細胞はその表面にVCAM-1，細胞間接着分子(intercellular adhesion molecule：ICAM)-1などの接着因子や幹細胞因子(stem cell factor：SCF)，マクロファージコロニー刺激因子(macrophage colony-stimulating factor：M-CSF)などの膜結合型サイトカインを発現し，これらを介する細胞間相互作用により造血幹細胞の増殖・分化を制御している．また，ニッチ構成細胞より産生される種々の細胞外マトリックスやケモカインは，造血微小環境の立体構造維持や造血幹細胞/前駆細胞の動員・ホーミングに寄与すると考えられている．

実臨床においても，造血幹細胞採取の際には顆粒球コロニー刺激因子(granulocyte colony-stimulating factor：G-CSF)やplerixafor(CXC-chemokine receptor 4：CXCR4阻害薬)などの薬剤が使用される．これらにより，ストロマ細胞由来因子1(stromal cell-derived factor-1：SDF-1)/CXCR4を介した造血幹細胞と支持組織との結合が阻害され，骨髄中の造血幹細胞は末梢血に多数動員される結果となる．

造血分化モデル

前述のマルチカラーFACS技術を用いると，造血幹細胞と成熟血球の中間段階に位置する前駆細胞群の純化が可能である．つまり，CD34陽性CD38陽性のHPCはCD45RAとCD123の発現パターンにより，リンパ球を除く全ての骨髄球系細胞に分化可能な骨髄球系共通前駆細胞(common myeloid progenitor：CMP)，白血球の様々なサブタイプを産生する顆粒球・単球系前駆細胞(granulocyte/macrophage progenitor：GMP)，および赤血球・血小板のみを産生する巨核球・赤芽球系前駆細胞(megakaryocyte/erythroid progenitor：MEP)に分画化される[1]．代表的なFACSプロットと各前駆細胞の形態を図2に示す．さらにその後の研究で，赤血球あるいは血小板のみを産生する赤芽球系統特異的前駆細胞(erythroid lineage-committed progenitor：EP)，巨核球系統特異的前駆細胞(megakaryocyte lineage-committed progenitor：MegP)や，好酸球に限定的な分化

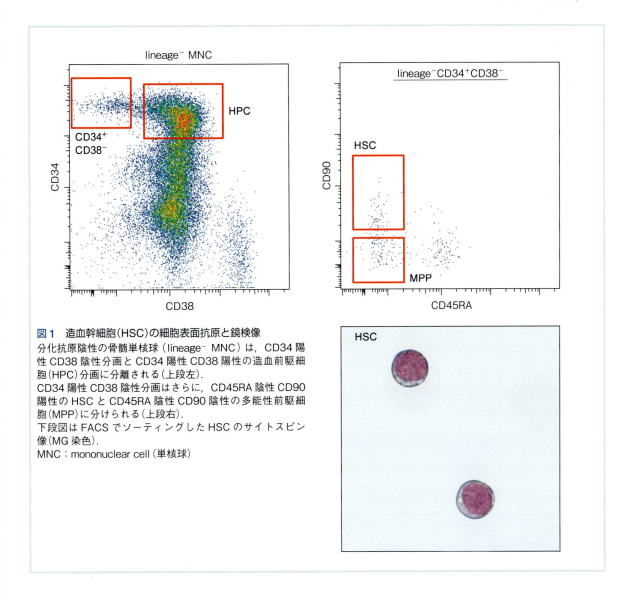

図1 造血幹細胞(HSC)の細胞表面抗原と鏡検像
分化抗原陰性の骨髄単核球(lineage⁻ MNC)は，CD34陽性CD38陰性分画とCD34陽性CD38陽性の造血前駆細胞(HPC)分画に分離される(上段左).
CD34陽性CD38陰性分画はさらに，CD45RA陰性CD90陽性のHSCとCD45RA陰性CD90陰性の多能性前駆細胞(MPP)に分けられる(上段右).
下段図はFACSでソーティングしたHSCのサイトスピン像(MG染色).
MNC：mononuclear cell(単核球)

能を有する好酸球系統特異的前駆細胞(eosinophil lineage-committed progenitor：EoP)など，より下流の前駆細胞も同定された．このように，造血幹細胞からCMPを経てGMP/MEPへと段階的にlineage potentialを失う形で，系統特異的前駆細胞が分化してくる階層的造血分化モデル(図3)が広く認知されている．全ての造血細胞がこの分化経路をたどるとは限らないが，FACSで純化した均一な細胞集団を用いて機能解析が行えることから，正常造血・造血器悪性腫瘍の研究ツールとして汎用性が高い．

一方，造血細胞はその運命が赤血球やB細胞あるいはT細胞に決定する直前まで，マクロファージに分化する能力を保持しているとする「ミエロイド基本モデル」も提唱されている．骨髄球系とT細胞両方の特徴を持つ白血病の起源を説明し得るなど，非常に魅力的な造血モデルであるが，共通前駆細胞を前向きに単離して解析することは困難である．

近年，シングルセル遺伝子発現解析などの技術が導入される中で，分化の最上流に位置する造血幹細胞や多能性前駆細胞分画が，特定の細胞系統に運命づけられた系統特異的前駆細胞を含む不均一な細胞集団であるという知見も得られつつある[2]．さらなる研究成果の蓄積により，より洗練された造血分化モデルの完成が期待される．

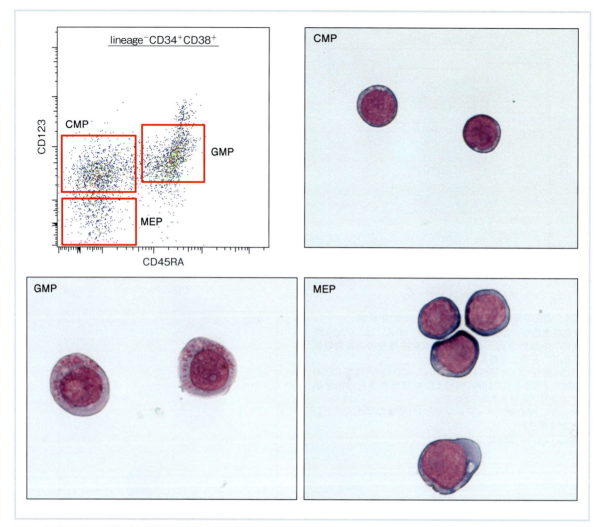

図2 骨髄球系前駆細胞群の細胞表面抗原と鏡検像
分化抗原陰性CD34陽性CD38陽性の造血前駆細胞(HSC)分画は，CD45RAとCD123の発現パターンで骨髄球系共通前駆細胞(CMP)，顆粒球・単球系前駆細胞(GMP)，巨核球・赤芽球系前駆細胞(MEP)に分離される(左上段)．各分画のサイトスピン像(MG染色)を示す．CMPは形態的にはHSCと非常に類似している．GMPの細胞内には顆粒が確認され，MEPは好塩基性でやや広い細胞質が特徴的である．

■ 分化制御機構

1) 外的因子(サイトカイン)

リンパ球やマクロファージ・造血支持細胞などから産生されるサイトカインは，標的細胞表面に発現している受容体と結合することで細胞内シグナルを活性化し，生物活性を発揮する．どの分化段階で作用するかによりearly-acting, intermediate-acting, late-actingに分類される．造血幹細胞レベルで発現を認めるc-Kit・Flk2/Flt3のリガンドであるSCF・Flk2/Flt3 ligand(FL)などはearly-actingサイトカインの代表であり，インターロイキン(interleukin：IL)-3や顆粒球マクロファージコロニー刺激因子(granulocyte-macrophage colony-stimulating factor：GM-CSF)などは，HPC以降の分化段階で作用し，intermediate-actingサイトカインに分類される．系統特異的前駆細胞以降の段階で主に作用するlate-actingサイトカインは，特定の細胞系列に最終分化を誘導する作用やその生存を強化する作用を有している．赤血球細胞に作用するエリスロポエチン(erythropoietin：EPO)や好中球系細胞に作用するG-CSF，好酸球系細胞に作用するIL-5などが該当する．実際にはこれほど単純に分類できるものではなく，例え

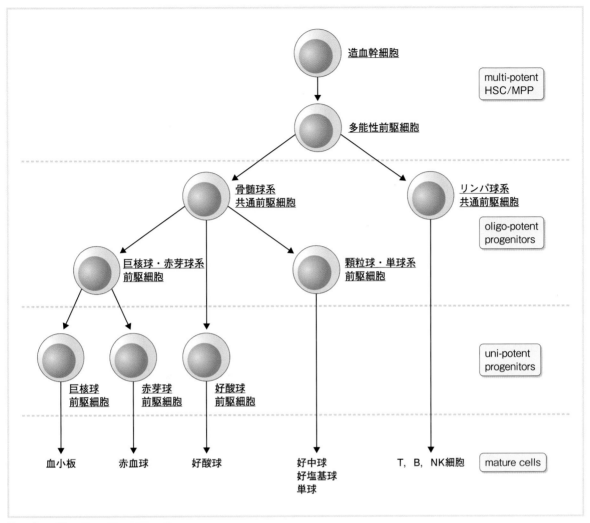

図3 造血幹細胞(HSC)からの血球分化
HSCを頂点とする階層的造血分化モデルの模式図を示す．HSCは，分化能力が限定化されたoligo-potent progenitor段階，特定の系統に運命づけられたuni-potent progenitor段階を経て，成熟血球(mature cell)まで最終分化する．

ば巨核球系細胞の分化に重要なトロンボポエチン(thrombopoietin：TPO)は，造血幹細胞/前駆細胞にも作用することが知られている．

一方，造血作用に対し抑制効果を示すサイトカインも存在する．ウイルス感染症などで産生が亢進するインターフェロン(interferon：IFN)-γや腫瘍壊死因子(tumor necrosis factor：TNF)-α，トランスフォーミング増殖因子(transforming growth factor：TGF)-βなどがこれに該当する．

2) 内的因子(転写因子)

これまでの研究で，転写因子によるintrinsic signalが造血細胞の系統決定(コミットメント)に重要な役割を果たすことが示されている．階層的造血分化モデルの分岐点で作用する鍵となる転写因子群は，遺伝子強制発現マウスや欠損マウスを用いた研究により明らかにされてきたが，種を超えてヒト造血系でもよく保存されている．

例えば，PU.1という転写因子は，広く顆粒球・単球系の分化成熟ならびに初期リンパ球分化に必須であることが知られている．PU.1欠損マウスではリンパ球および顆粒球/単球の分化が障害されるが，巨核球・赤血球系の分化は維持される．PU.1と互いに競合的な作用が報告されているGATA-1という転写因子は，巨核球・

赤血球系の分化に必須であり，GATA-1欠損マウスでは重度の貧血により胎性致死となる．逆に，リンパ球系共通前駆細胞のような赤芽球系分化能を失った前駆細胞にGATA-1を強制発現させることで，その分化能を再獲得させることが可能である．全ての骨髄球系細胞を産生可能なCMPからGMP/MEPへの分岐点で，PU.1とその下層で機能するCCAAT/enhancer-binding protein α（C/EBPα）の発現が上昇し，GATA-1およびその共因子であるfriend of GATA-1（FOG-1）の発現が低下すると，GMPへの分化が誘導される．反対に，PU.1およびC/EBPαの発現低下，GATA-1およびFOG-1の発現上昇という条件が揃うと，MEP分化が誘導される．

さらに，MEP段階での赤芽球系 vs 巨核球系の分岐に際しては，Krüppel-like factor（KLF）-1とFriend leukemia integration（Fli）-1が中心的な役割を担っている．前者は，赤血球系に特異的に発現する転写因子で，ベータグロビン遺伝子のプロモーターに結合し，その転写活性を調整している．後者は，その発現により巨核球産生が促進することが知られている．また，両者はPU.1/GATA-1の関係と同様，互いにantagonisticに作用すると考えられている．実際，MEPからEPへの分化が誘導される際に，KLF-1の発現上昇とFli-1の発現低下が確認されている．

上述した転写因子は複雑なネットワークの中で機能を発揮しており，ネットワークの全貌を明らかにすることは必ずしも容易ではない．転写因子自体の転写調節（発現量や発現タイミング）がどのようになされているかなど，依然として未解明の部分も多く，エピジェネティクスを含めた網羅的遺伝子解析により今後の進展が期待される．

（森　康雄・赤司浩一）

●文　献

1) Manz, M.G. et al.: Prospective isolation of human clonogenic common myeloid progenitors. Proc Natl Acad Sci U S A 99：11872-11877, 2002
2) Notta, F. et al.: Distinct routes of lineage development reshape the human blood hierarchy across ontogeny. Science 351：aab2116, 2016

2 鉄代謝

およそあらゆる生命体にとって鉄は必須の微量元素であり，細胞内の酸化還元反応や核酸の合成，体内の酸素の運搬などに広く利用されている．脊椎動物においては，ヘモグロビン合成を行う赤血球造血系が最も多くの鉄を必要としている．このため，体内の鉄が欠乏すると，真っ先に赤血球造血が障害されて貧血を来す．

■ 赤芽球島

骨髄では赤芽球がマクロファージを取り囲んでいる像がしばしば観察され，赤芽球島（erythroblastic islet または island）と呼ばれる（図1，p96：Ⅲ-2-1）「骨髄赤芽球系細胞」参照）．赤芽球はマクロファージから鉄の供給を受けて，ヘモグロビンを合成しながら盛んに増殖する．正染性赤芽球まで分化すると細胞膜で包まれた核を放出して増殖を停止するが，放出された核は直ちにマクロファージに貪食されて分解・処理される．核を失った赤血球は体内をおよそ120日間循環して酸素を運搬し，老朽化するとマクロファージに貪食される．マクロファージは赤血球をリソソームで消化し，鉄を抽出して，再びヘモグロビン合成のために赤芽球に供給している．

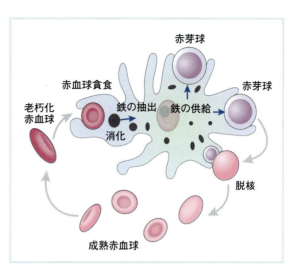

図1 赤血球造血におけるマクロファージの役割（赤芽球島）

■ 体内の鉄の調節を担うヘプシジン

体内の鉄の欠乏は貧血を引き起こすが，鉄の過剰は活性酸素種（reactive oxygen species：ROS）の生成を介して，糖尿病や肝障害，心不全などの臓器障害を引き起こす（ヘモクロマトーシス）．このため，体内には鉄の量を一定に保つ仕組みが存在する．体内の鉄が過剰になると，肝臓に存在する鉄のセンサーが働いて，鉄代謝制御ホルモンであるヘプシジン（hepcidin）の産生が増加する．ヘプシジンは十二指腸からの鉄の吸収と，網内系マクロファージから赤芽球への鉄の供給を抑制する．一方，鉄欠乏状態ではヘプシジンの発現が低下するため，十二指腸からの鉄の供給が増加し，鉄欠乏状態を解消する方向に働く（図2）．ヘプシジンは鉄過剰や炎症によって発現が増加し，赤血球造血系への鉄の供給を抑制する．ヘプシジンは鉄だけでなく，炎症性サイトカインであるインターロイキン（IL）-6によっても発現が増加する．これが炎症に伴う鉄の利用障害や貧血の大きな原因

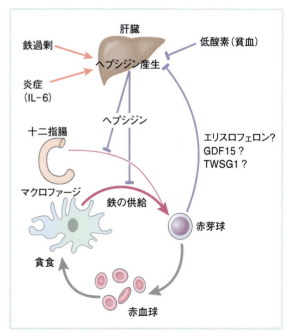

図2 ヘプシジンによる赤血球造血系への鉄の供給の調節

になっている（p219：Ⅵ-A-8「続発性貧血」参照）．一方，鉄欠乏や低酸素状態，赤血球造血亢進状態ではヘプシジンの発現が低下して，赤血球造血系に供給される鉄を増加させる方向に働く．赤芽球は何らかの液性因子を出して，肝臓におけるヘプシジンの発現を抑制すると考

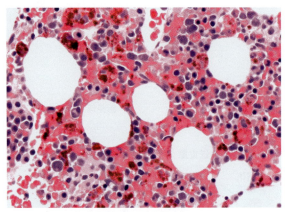

図3 輸血依存性の骨髄異形成症候群患者の骨髄クロット標本（HE染色，弱拡大）
主にマクロファージの細胞質内に，茶色に染まるヘモジデリン鉄が大量にみられる．輸血後鉄過剰症の所見である．

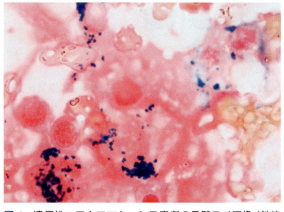

図4 遺伝性ヘモクロマトーシス患者の骨髄スメア像（鉄染色，強拡大）
マクロファージや単球の細胞質に粗大な顆粒状に鉄が蓄積しているが，鉄芽球性貧血とは異なり，赤芽球にはほとんど蓄積していない．

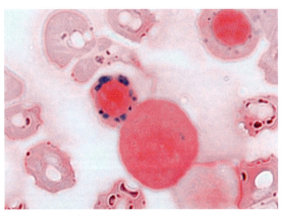

図5 骨髄異形成症候群のMDS-RS患者の骨髄スメア（鉄染色，強拡大）
赤芽球の核周囲に青く染まる顆粒状の鉄がみられる．これはミトコンドリアへの鉄の蓄積である．

えられており，こういった因子の候補としてエリスロフェロン，GDF15，およびTWSG1が報告されている（図2）[1,2]．

余剰な鉄の貯蔵庫：フェリチンとヘモジデリン

先に述べたように，細胞内に余剰な鉄があると，ROSを生成して臓器障害を引き起こす．そこで，余剰の鉄を安全に格納するために，フェリチンが存在する．細胞質のフェリチンはHとLの2種類のサブユニットが24量体を形成したサッカーボールのような球状の蛋白で，内部に最大で4,500個の鉄イオンを格納できる．

一方，ヘモジデリンは変性したフェリチンの集塊と考えられている．輸血による鉄過剰症ではマクロファージ内のヘモジデリン鉄が増加する（図3）．フェリチン内の鉄は必要に応じて容易に利用できるのに対し，ヘモジデリン鉄は利用されにくいとされている[3]．

鉄芽球

骨髄の鉄の大部分は，ヘム鉄として赤芽球あるいは赤血球内にヘモグロビンの形で存在しているが，これは鉄染色では染まらない．鉄染色で青く染色される非ヘム鉄は，マクロファージでは主に細胞質に存在し（図4），赤芽球では主にミトコンドリアに存在する．鉄染色標本で，青くて微細な顆粒が細胞質に1～4個みられる赤芽球は鉄芽球と呼ばれ，健常者では赤芽球の20～90％を占めるが，鉄欠乏性貧血の患者では欠如している．核の周囲1/3以上にわたって5個以上の鉄顆粒がみられる赤芽球は環状鉄芽球と呼ばれ，これは鉄芽球性貧血で増加し，診断的な意義が高い（図5，p156：V-1「骨髄赤芽球系の異常」およびp265：VI-C-3「骨髄異形成／骨髄増殖性腫瘍」参照）．

鉄芽球性貧血には遺伝性のものと後天性のものがある．遺伝性の鉄芽球性貧血は，ヘムや鉄硫黄クラスターの合成あるいは輸送に関わる様々な遺伝子の変異が原因で起こる．わが国で最も多いのは赤芽球特異的5-アミノレブリン酸合成酵素の遺伝子（$ALAS2$）の変異である[4]．一方，後天性の鉄芽球性貧血の大部分は骨髄異形

表1　鉄代謝異常症の鑑別

	TSAT*	血清フェリチン	血清ヘプシジン
鉄欠乏性貧血	低値	低値	低値
慢性炎症による貧血	低値	正常〜高値	正常〜高値
無効造血による貧血**	高値	正常〜高値	低値
IRIDA***	低値	正常範囲	正常範囲
輸血による鉄過剰症	高値	高値	高値
遺伝性ヘモクロマトーシス（4型を除く）	高値	高値	低値
遺伝性ヘモクロマトーシス（4型）	正常〜高値	高値	正常〜高値

*：TSAT［トランスフェリン飽和度（transferrin saturation）］＝血清鉄÷総鉄結合能×100（％）．**：βサラセミア，遺伝性鉄芽球性貧血，先天性赤血球異形成貧血，環状鉄芽球を伴う骨髄異形成症候群など．***：IRIDA［鉄剤不応性鉄欠乏性貧血（iron-refractory iron deficiency anemia）］．

成症候群に属し，RNAスプライシングに関わる $SF3B1$ 遺伝子の変異を有する[5]．この他，ビタミン B_6 欠乏や銅欠乏も鉄芽球性貧血の原因になる（p219：Ⅵ-A-8「続発性貧血」参照）．これらは不足する栄養素の補充により改善する．

鉄代謝のバイオマーカー

臨床的に最も多用されている体内貯蔵鉄のマーカーはフェリチンである．フェリチンは細胞内の鉄貯蔵蛋白であるが，マクロファージ内のフェリチンの一部は能動的に細胞外に輸送される．フェリチンの発現はマクロファージ内の鉄の量に応じて変動するため，血清フェリチン値は体内貯蔵鉄のマーカーとして広く用いられている．ただし，炎症によってもフェリチンの発現が増加するので，炎症性疾患では解釈に注意が必要である．

一方，血清鉄は，そのキャリア蛋白であるトランスフェリンの量にも影響を受けるため，体内貯蔵鉄の指標にはならない．トランスフェリンの量は鉄欠乏で増加し，肝機能障害や炎症によって減少する．トランスフェリンの量を直接測定することも可能であるが，臨床的には総鉄結合能（total iron binding capacity：TIBC）検査で代用されている．理論上は，不飽和鉄結合能（unsaturated iron binding capacity：UIBC）と血清鉄との和がTIBCとなる．

血清鉄とTIBCから計算されるトランスフェリン飽和度は，血清中のトランスフェリンがどれだけの鉄イオンで飽和されているかを示す指標で，体内の鉄の過不足を判断する際に有用である．"血清鉄÷TIBC×100（％）"で表され，鉄欠乏状態では低下し，鉄過剰状態で

は増加する．トランスフェリン飽和度が高まると，非トランスフェリン結合鉄（non-transferrin bound iron：NTBI）が増加してROSを生成し，臓器障害を来す危険性が高まるとされる．

ヘプシジンの血中濃度の測定は，鉄代謝異常症の鑑別に有用である（表1）．血清ヘプシジン値は鉄過剰状態あるいは炎症によって増加し，鉄欠乏状態や貧血で減少する．一方，遺伝性の鉄過剰症であるヘモクロマトーシス（4型を除く）では鉄過剰にもかかわらず著しく低下し，遺伝性の鉄欠乏症である鉄剤不応性鉄欠乏性貧血（iron-refractory iron deficiency anemia：IRIDA）では鉄欠乏にもかかわらず低下しない．このように，血清ヘプシジンは鑑別診断には有用な検査であるが，現時点では測定に保険適用がなく，また測定できる施設も限られている．

〈川端　浩〉

文献

1) Tanno, T. et al.：High levels of GDF15 in thalassemia suppress expression of the iron regulatory protein, hepcidin. Nat Med 13：1096-1101, 2007
2) Kautz, L. et al.：Identification of erythroferrone as an erythroid regulator of iron metabolism. Nat Genet 46：678-684, 2014
3) Saito, H.：Metabolism of iron stores. Nagoya J Med Sci 76：235-254, 2014
4) Harigae, H. et al.：Hereditary sideroblastic anemia：pathophysiology and gene mutations. Int J Hematol 92：425-431, 2010
5) Yoshida, K. et al.：Frequent pathway mutations of splicing machinery in myelodysplasia. Nature 478：64-69, 2011

3 染色体・遺伝子の解析技術

遺伝子異常の種類と解析技術

1) 造血器腫瘍の染色体・遺伝子異常

造血器腫瘍は，造血幹細胞または前駆細胞に由来する悪性疾患で，細胞の増殖や分化に関わる遺伝子の異常により発生する．多くの症例で，染色体異常（転座など）やそれに起因する遺伝子異常が認められ，転座に起因する遺伝子異常には，キメラmRNAをつくる融合遺伝子の場合と近傍遺伝子の発現が亢進する場合がある．前者は骨髄性の白血病，後者はリンパ系腫瘍にみられる．その他，点変異（塩基数の変化を伴わない1塩基の置換），欠失（deletion），挿入 [insertion；DNA断片の重複（duplication）を含む] がある．

染色体異常を伴わない骨髄系腫瘍で，細胞増殖に関与するクラスⅠ，細胞分化や続くアポトーシスの障害に関与するクラスⅡ，エピジェネティクス修飾に関与するクラスⅢに分類される遺伝子の変異が明らかとなってきた．クラスⅠには *FLT3* 内の長さ変異（*FLT3*-ITD）またはミスセンス変異（*FLT3*-TKD），*KIT*，*RAS*，*PTPN11*，*JAK2* の点変異，クラスⅡには *NPM1*，*CEBPA* の点変異，クラスⅢには *TET2*，*IDH1*，*IDH2*，*DNMT3A*，*ASXL1*，*EZH2* の点変異があげられる．また，*TP53* などがん抑制遺伝子（クラスⅣ）あるいは *U2AF1* や *SF3B1* など RNA スプライシングに関連する遺伝子（クラスⅤ）の遺伝子変異が白血病の発症と進展に関与することが明らかとなっている．

これらの遺伝子変異の一部（*CEBPA*，*DDX41*，*RUNX1*，*ANKRD26*，*ETV6* など）は，生殖細胞系列細胞にみられ，発がんに関与している．

一部のリンパ系腫瘍の発生には，ウイルス（HTLV-1，Epstein-Barr ウイルスなど）など外来微生物の関与が知られている．

2) 染色体・遺伝子検査の分類

ⅰ) 染色体検査

染色体検査は，染色体の数的異常や構造異常（転座，欠失など）を検出，同定する．判定結果は，核型（karyotype）として表記される．工程として，染色体分染法として最も多く利用されるG分染法では，細胞培養後にコルヒチン処理により得られた分裂中期の細胞におい

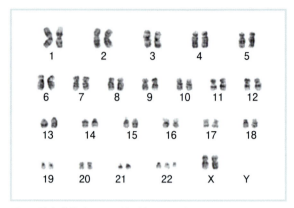

図1 染色体検査による核型（G分染法）

て，スライドガラス上に展開し，塩類溶液による加熱処理と蛋白分解酵素前処理後，Giemsa 染色を行い，縞模様（バンド）を表出させる（図1）．光学顕微鏡下で観察し，染色体の大きさの順に染色体番号をつけ，染色体の縞模様のパターンを観察して，染色体の数と形状を判定する．縞模様では，AT（アデニン，チミン）優位部分が濃染する．縞模様は通常320バンドで，より細かく観察できる高精度分染（バンド数：400，550，850）が可能となっている．850バンドでは3〜5 Mbの欠失や過剰が判別できる．

ⅱ) 遺伝子検査

遺伝子検査は，その測定原理から，核酸プローブ法と核酸増幅法の2つに分類される．核酸プローブ法では，特定の遺伝子または遺伝子領域に相補的な核酸断片をプローブとして，標的のDNAやRNAとのハイブリダイゼーション（hybridization）により遺伝子異常の同定を行う．古典的には，DNAの（大きな）構造解析に用いるものとしてサザン・ハイブリダイゼーション（Southern hybridization）法（Southern blot 解析）がある．キメラ遺伝子，微細な領域欠失の検出には，蛍光 *in situ* ハイブリダイゼーション（fluorescence *in situ* hybridization：FISH）法が利用される．遺伝子解析が成立するには，検出対象とする遺伝子情報単位のサイズとの関係で適切な解析法を選択することが重要である（図2）[1]．

悪性リンパ腫と白血病の日常的検査として，ポリメラーゼ連鎖反応（polymerase chain reaction：PCR）法，

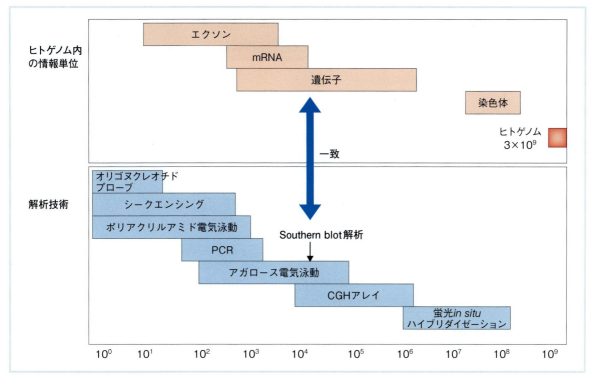

図2 遺伝子情報単位と遺伝子解析法　　　　　　　　　　　　　　　　　　　　　　　　　（文献1)より引用，一部改変）
CGH：comparative genomic hybridization（比較ゲノムハイブリダイゼーション）

表1 悪性リンパ腫における染色体異常と日常的な遺伝子検査

病　型	染色体異常	遺伝子異常	検出法
濾胞性	t(14;18)(q32;q21)	IGH-BCL2	PCR, FISH
Burkitt	t(8;14)(q24;q32)	MYC-IGH	FISH, Southern blot
	t(2;8)(q12;q24)	IGK-MYC	FISH, Southern blot
	t(8;22)(q24;q11)	MYC-IGΛ	FISH, Southern blot
マントル細胞	t(11;14)(q13;q32)	CCND1-IGH	PCR
びまん性大細胞型B細胞	t(3q27)	BCL6	FISH, Southern blot
未分化大細胞型	t(2;5)(p23;q35)	NPM-ALK	RT-PCR

FISH：fluorescence *in situ* hybridization（蛍光 *in situ* ハイブリダイゼーション），RT-PCR：reverse transcription-polymerase chain reaction.　　　　　　　　　　　　　　　　　　　　　　　　　　　　　　　　　　　（文献2)より引用）

Southern blot解析，FISH法の目的別の利用法は，**表1，2**のごとくである[2]．

核酸プローブ法

1) FISH法

FISH法では，検出対象と相補的な配列を持つDNA断片をプローブとして，スライドガラス上に固定した染色体や分裂間期核上の標的核酸をハイブリダイゼーションにて検出し，蛍光シグナルにて可視化する（**図3**）．染色体検査と比較し，感度が高い．間期核の細胞でもそれぞれの細胞で観察できるため，染色体検査で細胞分裂が得られない場合，または治療後などで細胞数が少ない場合でも迅速に検査できる．プローブは検出対象の部位によって，ペインティングプローブ，サテライトプローブ，領域特異的プローブがある．XおよびY染色体のサテライトプローブを用いたFISH法は，異性間造血幹細胞

表2　白血病における染色体異常と日常的な遺伝子検査

病　型	形態(FAB), 細胞表面抗原に基づく分類	染色体異常（WHO 分類）	遺伝子異常（WHO 分類）	検出法
急性リンパ性白血病	前駆性 B 細胞性	t(12;21)(p13;q22)	TEL-AML1 (ETV6-RUNX1)	RT-PCR
		t(9;22)(q34;q11)	BCR-ABL1	RT-PCR
		t(4;11)(q21;q23)	MLL-AF4	RT-PCR
	前 B 細胞性	t(1;19)(q23;p13.3)	E2A-PBX1 (TCF3-PBX1)	RT-PCR
	B 細胞性	t(8;14)(q24;q32)	MYC-IGH	FISH, Southern blot
	T 細胞性	t(1;14)(p32;q11)	TAL1-TCR	FISH, Southern blot
急性骨髄性白血病	M2	t(8;21)(q22;q22)	AML1-ETO (RUNX1-RUNX1T1)	RT-PCR
	M3	t(15;17)(q22;q21)	PML-RARA	RT-PCR
	M4Eo	inv(16)(p13;q22)/t(16;16)(p13.1;q22)	CBFβ-MYH11	RT-PCR
	M2/M4	t(6;9)(p23;q34)	DEK-NUP214	RT-PCR
	M5	t(9;11)(p21;q23)	MLL-AF9	RT-PCR
	M2/M4/M7	inv(3)(q21;q26.2)/t(3;3)(q21;q26.2)	RPN1-EVI1	RT-PCR
	M7	t(1;22)(p13;q13)	RBM15-MKL1	RT-PCR
慢性骨髄性白血病		t(9;22)(q34;q11)	BCR-ABL1	RT-PCR

FISH：fluorescence in situ hybridization（蛍光 in situ ハイブリダイゼーション），RT-PCR：reverse transcription-polymerase chain reaction.

（文献2）より引用）

移植後の生着確認に利用されている．領域特異的プローブは，病型特異的転座を検出するため，融合シグナルまたは分離シグナルとして観察できるよう設計されている．染色体ペインティング法の応用として，24色FISH法またはSKY (spectral karyotyping)法がある．

2) サザン・ハイブリダイゼーション法

サザン・ハイブリダイゼーション法（Southern blot解析）は，特異的なプローブが利用できるゲノムDNA断片の内部または周辺の制限部位をマップ化することにより，遺伝子がゲノム内でどのように構成されているかを知るために用いる．造血器腫瘍においてSouthern blot解析は，大きなサイズまたは未知の欠失および再構成，キメラ遺伝子など，大きな構造異常の解析の検出に用いられる（図4）．免疫受容体遺伝子 IGH や T 細胞受容体（T-cell receptor）遺伝子 TCR の再構成，クローナリティの確認と病型関連の染色体転座の同定には，従来からFISH法やSouthern blot解析が用いられてきた．これらによる免疫受容体遺伝子の再構成の検索は，煩雑な操作と長い所要時間が課題であった．近年，PCR法による増幅産物のキャピラリーゲル電気泳動と，それに続くデジタル画像解析が一体化したシステムが利用可能となった．

3) DNAマイクロアレイ法

DNAマイクロアレイ法は，アレイ・ハイブリダイゼーション法の一つで，ガラスやシリコンなど固相基板上に数千～数万種類のターゲットDNAが高い密度で列（アレイ）状に配置されたDNAマイクロアレイ（チップ）上で，ハイブリダイゼーションにより，多数の遺伝子の発現パターンの変化や塩基配列の違い（点変異や多型）を大量並列的に同時にみるものである（図5）．

アレイ作製法には大きく分けて，基板上に直接DNAを合成する方法（オリゴヌクレオチドアレイ）と，機械的に貼り付けて並べる方法（cDNAマイクロアレイ；図5）がある．前者は主に変異，一塩基多型（single nucleotide polymorphisms：SNPs）の検出と遺伝子発現プロファイル解析に，後者は遺伝子発現プロファイル解析に用いられる．前者では，ハイブリダイゼーションによる既知の塩基配列との一致性からシークエンシングが可能

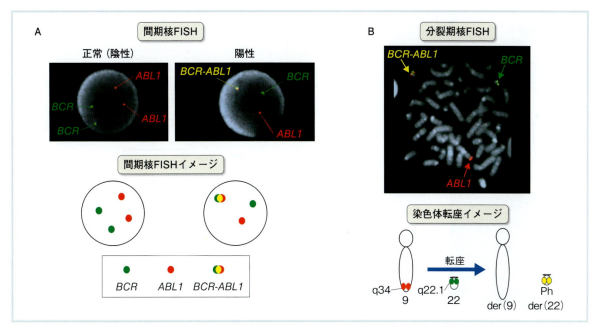

図3 FISH法の原理（イメージ）

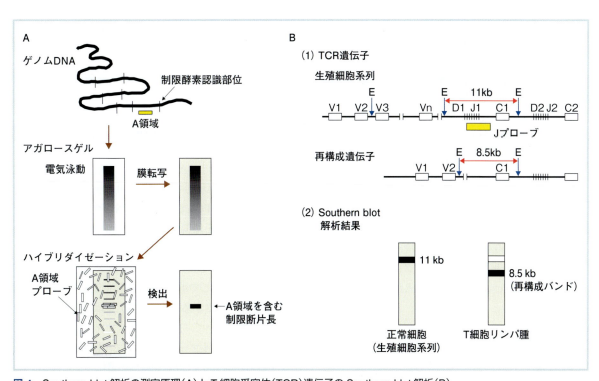

図4 Southern blot解析の測定原理（A）とT細胞受容体（TCR）遺伝子のSouthern blot解析（B）
Bには，増殖したT細胞が腫瘍性（単クローン性）か反応性かを鑑別するTCR遺伝子のSouthern blot解析を示す．TCRにはα，β，γ，δ鎖があり，それぞれ染色体14q11，7q34-q36，7p15，14q11.2上に位置する．TCRβ遺伝子は可変部位をコードするVariable（V），Diversity（D），Joining（J）および定常部Constant（C）の遺伝子群からなり，T細胞分化の過程において再構成される．制限酵素（E：EcoR1）でゲノムDNAを切断し，ゲル電気泳動後に膜転写し，遺伝子各領域（TCRγ，TCRδ，TCRβCβ1，TCRβJβ1，TCRβJβ2，TCRγJγ，TCRδJδ1）のcDNAをプローブ（Jプローブなど）として用い，単クローン性の遺伝子再構成の有無を判定する．腫瘍細胞は単クローン性であり，再構成の際の結合部の塩基配列は個々の症例で同一となる．このため，制限酵素で切断される遺伝子断片の長さは一定となり，生殖細胞系列とは異なる移動度のバンド（再構成バンド）として示される．
（文献1）より引用，一部改変）

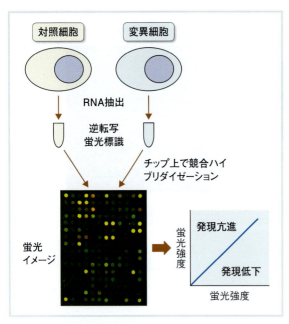

図5 cDNAマイクロアレイによる変異細胞の遺伝子発現プロファイル解析
cDNAマイクロアレイによる測定は，アレイ作製（スポッティング），ハイブリダイゼーション，スキャニングからなる．まず，cDNAプローブは，cDNAクローンセットからPCRにて増幅し，小型のチップ上にスポッティングにて配列する．対照（正常）細胞および変異細胞から抽出したmRNAは，逆転写にてそれぞれ異なる蛍光色素に標識（赤，緑）した後，cDNAプローブを配列させたチップ上でハイブリダイゼーションさせる．ハイブリダイゼーションパターンは，スキャナーで蛍光強度として取り込まれ，その像からデータが抽出され解析される．赤と緑の蛍光強度の比から，変異細胞における遺伝子発現の上昇または低下を知ることができる．
cDNA：complementary DNA（相補的DNA）
（文献3）より引用，一部改変）

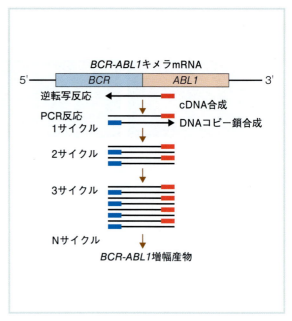

図6 RT-PCR法による BCR-ABL1 キメラ mRNA の検出
RT-PCR法では，BCR-ABL1 キメラ mRNA から逆転写にて合成した cDNA を増幅する．BCR-ABL1 領域の両端に相補的な DNA 小断片（プライマー）を反応開始点として，DNAポリメラーゼで標的遺伝子の cDNA を合成する操作を反復し，コピーを高度に増幅する．　（文献1）より引用，一部改変）

である［リシークエンス（resequence）］．薬物代謝酵素チトクローム P450 の遺伝子多型を検出するハイスループットの遺伝子発現プロファイリングは，造血器腫瘍などの病型の分類（class prediction）と治療反応性（class discovery）の指標として用いられる．

核酸増幅法

1) PCR法

標的核酸増幅法の一つであるポリメラーゼ連鎖反応（PCR）法または reverse transcription（RT）-PCR法は，それぞれ特定の DNA または RNA 塩基配列情報を標的として特異的に高度に増幅する．PCR法は，少量の検体から高感度に迅速に，定量的測定，変異検出が可能で，測定の自動化や各種の体液・組織検体，保存検体からの検出が可能など，多くの利点がある．PCR法では，標的遺伝子領域の両端に相補的な DNA 小断片（プライマー）を反応開始点として，DNAポリメラーゼで標的遺伝子の相補的 DNA（cDNA）を合成する操作を反復し，30回の反復反応で10万～100万倍以上のコピーを合成する．RT-PCR法では，mRNA から逆転写にて合成した cDNA を増幅することで mRNA 情報を増幅・検出する（図6）．

PCRの変法としての multiplex PCR は，複数組のプライマーを混合して用いて複数の標的遺伝子（変異）を同時に増幅・検出する．nested PCR は，1度増幅したPCR産物において，1回目のプライマーペアより内側に設定したプライマーペアを用いて増幅の感度と特異度を上げる．in situ PCR は組織内の遺伝子または mRNA 発現の局在を増幅・検出する．gap PCR は，遺伝子の欠失を挟むよう設定したプライマーにて欠失や変異の有無を検出する．long PCR では，長いサイズ（～40 kb）の標的領域を精度高く増幅する増幅酵素を用いて，標的遺伝子領域の解析を行う．

2) リアルタイム PCR 法

リアルタイム PCR 法は，迅速検出，定量的測定，融

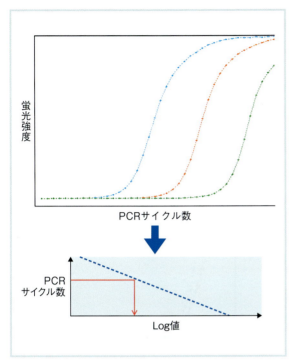

図7A　リアルタイム PCR 法による遺伝子定量の原理
目的検体のコピー数は既知コピー数のスタンダードの希釈系列を用いた PCR 増幅曲線から検量線を作成し，これを基準にして算出する．　　　　　　　　（文献1）より引用，一部改変）

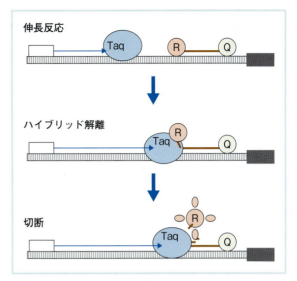

図7B　タックマン・プローブ法
タックマン・プローブは，鋳型 DNA 配列に特異的にハイブリッド形成するよう設計されたオリゴヌクレオチドプローブで，5′末端にレポータ蛍光色素（R），3′末端にクエンチャー蛍光色素（Q）が標識されている．ハイブリッド形成したプローブ上の両色素は互いが近接しているため，蛍光共鳴エネルギー移動（fluorescence resonance energy transfer：FRET）により蛍光発色は抑制されている．コピー鎖伸長反応時に Taq DNA ポリメラーゼによるエクソヌクレアーゼ活性化により，プローブが遊離する際，両色素の間隔が離れてレポータ色素の蛍光が発生する．この蛍光量は増幅コピー数に比例しており，蛍光強度の変化から PCR 増幅中に合成コピー数をリアルタイムに測定できる．ボックス（■）はプライマーを示す．　　　　　　　（文献1）より引用，一部改変）

合遺伝子や点変異の検出に用いられる．リアルタイム PCR では，合成コピー数を増幅中に経時的に測定し，特定コピー数に達するサイクル数で標的核酸の初期量を知る（図7A）．

PCR 増幅中の合成コピー数を検出する測定原理には大きく分けて，2本鎖 DNA に結合している時のみ蛍光を発するインターカレータ（SYBR グリーンなど）を用いるインターカレーション PCR 法（カイネティック PCR 法ともいう）と，配列特異的なオリゴヌクレオチドプローブとのハイブリッド形成により蛍光を発するよう設計したプローブ法がある．後者には，タックマン（TaqMan）・プローブ法（5′-エクソヌクレアーゼ法）とハイブリダイゼーション・プローブ法がある（図7B，7C）．

リアルタイム PCR 法では，2本鎖 DNA コピー鎖が1本鎖に解離する温度の違いを知るメルティング・カーブ（融解曲線；melting curve）やタックマン・プローブ法を利用し，変異や多型を検出することができる（図7D）．

3）その他の核酸増幅法

検出標的の増幅技術は大別すると，①RNA を鋳型と

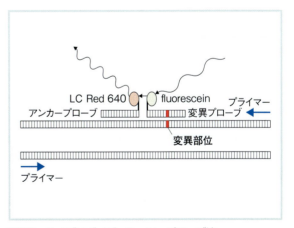

図7C　ハイブリダイゼーション・プローブ法
ハイブリダイゼーション・プローブ法では，鋳型 DNA 配列内で変異のない領域にハイブリッド形成するアンカープローブと，変異領域配列に相補的な変異プローブの2つのプローブを隣接するように設計し，それぞれを蛍光色素で標識する．青色光源によってレポータ色素（フルオレセイン）が励起され，波長のやや長い緑色の蛍光を発する．この蛍光エネルギーは，蛍光共鳴エネルギー転移によって，もう一つの隣接したハイブリダイゼーション・プローブに結合したクエンチャー蛍光色素を励起する．　　　　（文献4）より引用，一部改変）

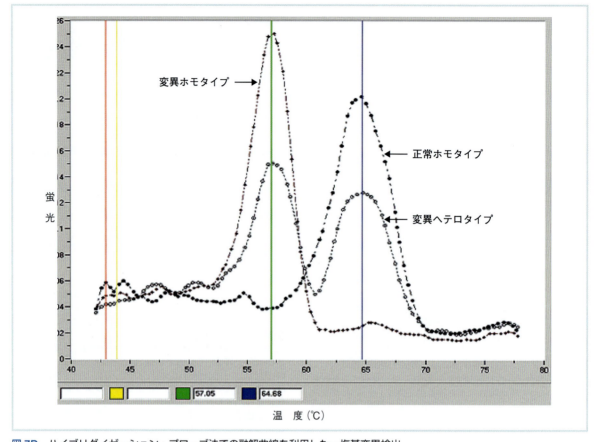

図7D ハイブリダイゼーション・プローブ法での融解曲線を利用した一塩基変異検出
融解曲線解析において，温度が上昇し変異プローブが解離すると，2つのプローブ間隔が離れ蛍光が減少する．プローブが標的DNAの塩基配列に完全に相補的である場合の融解温度は，ミスマッチのあるDNAに結合している時より高くなる．変異が存在すると，より低い温度でプローブが解離し蛍光が減少する．
(文献1)より引用，一部改変)

しT7 RNAポリメラーゼを利用する方法，②DNAポリメラーゼの鎖置換活性を利用する方法，③その他がある．①にはtranscription-mediated amplification (TMA)，nucleic acid sequence-based amplification (NASBA)，transcription reverse transcription concerted reaction (TRC) などがある．これらは，一本鎖RNA情報の迅速な増幅法として有用で，高い感度が得られる．②にはloop-mediated isothermal amplification (LAMP)，isothermal and chimeric primer-initiated amplification of nucleic acids (ICAN) などがある．

■ シークエンス解析

1) サンガー法

未知変異のスクリーニングや確認にはシークエンス解析が行われる．一般的方法として，ジデオキシヌクレオチド法またはサンガー(Sanger)法は，DNA合成反応におけるジデオキシヌクレオチドの競合阻害を利用している．鋳型DNAに結合したプライマーを起点とした，DNAポリメラーゼによるcDNA合成時において，4種類のジデオキシヌクレオチド (ddATP，ddCTP，ddGTP，ddTTP) を加えると，それらの取り込まれたDNA鎖の伸長反応が停止する．このシークエンス反応をサーマルサイクラーによる温度サイクルにて繰り返す．シークエンス反応物は，キャピラリー電気泳動等によって伸長反応が停止した長さ順に泳動され，異なる蛍光色素で標識された4種類のジデオキシヌクレオチドの取り込まれた順番を検出することにより，塩基配列を知ることができる(ダイターミネータ法)．

2) 次世代シークエンサーによるゲノム解析・エクソーム解析

次世代シークエンサーは，従来のサンガー法 (ジデオキシ法) によるマルチキャピラリー自動シークエンサー

と比べ，1回のランで数千万〜数十億 bp と膨大な塩基配列情報を高速度で得ることができ，ヒトの全ゲノム解析も可能である．その測定原理は，検体から抽出したゲノム DNA を断片化してライブラリーを作製し，その DNA 断片を鋳型として担体表面上に固定化し，PCR 増幅後，DNA ポリメラーゼによる鎖伸長反応で 1 塩基ずつ取り込まれる際のシグナルを検出し，塩基配列を決定する．ゲノム配列決定では，各断片の塩基配列の単位リードをリファレンス配列にマップして比較するリシークエンス解析を行う．疾患関連遺伝子変異を効率良く同定するため，全エクソン（エクソーム）解析では，ゲノムの 2% 程度のサイズのエクソンのみキャプチャーし，塩基配列決定を行う．次世代シークエンサーは，エピゲノムやトランスクリプトームなどにも応用可能である．

3）ターゲット・シークエンス

造血器腫瘍の分子病態解析において，ゲノム解析・エクソーム解析は上述のごとく大きな役割を果たしている．さらに，患者検体を用いた血液診断法への応用として，検出対象を特定の領域に絞ったターゲット・シークエンスが試みられている．

一例として，慢性骨髄単球性白血病（chronic myelo-monocytic leukemia：CMML）において，7 つの候補遺伝子（*RUNX1*, *TET2*, *CBL*, *JAK2*, *MPL*, *NRAS*, *KRAS*）をカバーする 43 増幅産物の解析応用がなされている．ターゲット・シークエンスによる 4 つの遺伝子（*TET2*, *CBL*, *RAS*, *RUNX1*）の変異検索にて 72.8% の CMML が診断可能であることが示されている．

より利便性を高めた次世代シークエンサー技術として，様々なプラットホーム（テンプレート作製，シークエンシング，イメージング，データ解析）が市販されている．これらプラットホームを用いた疾患別の遺伝子配列パネルを検出対象とした測定システムが開発されている．

その他の網羅的ゲノム解析

比較ゲノムハイブリダイゼーション（comparative genomic hybridization：CGH）アレイ解析は，DNA 断片（プローブ）を整列（アレイ）させた基板上で，腫瘍検体と対照のゲノム DNA をハイブリダイゼーションし比較することにより，ゲノム DNA の欠失・増幅領域（copy number of variations：CNVs）を網羅的に調べる．

SNPs アレイは，基板上のアレル特異的オリゴヌクレオチドプローブを用いて，数万〜数十万ヵ所の SNP について大規模な並列タイピングを網羅的に行うために開発された．腫瘍検体と対照（またはリファレンス）のゲノム DNA を比較することにより，コピー数の定量が可能である．ハイブリダイゼーションにてアレル特異的にゲノムコピー数を定量解析することで，ヘテロ接合性消失（loss of heterozygosity：LOH）に加え，コピーニュートラル・ヘテロ接合性消失（copy neutral loss of heterozygosity：CNLOH），あるいは片親性ダイソミー（uniparental disomy：UPD）や染色体異数性の検出が可能である．これら技術の展開として，染色体転座（*MLL* など）において転座パートナー遺伝子を同定するため，切断点近傍配列を PCR 増幅後にハイブリダイゼーションを行う転座 CGH（translocation CGH：tCGH），体細胞系列の CNVs や CNLOH のみを検出するため生殖細胞系列リファレンスと同時にハイブリダイゼーションを行う方法がある．

染色体・遺伝子検査の利用

急性白血病での染色体転座の結果，2 つの遺伝子内の切断点において互いが融合し，キメラ遺伝子，さらにキメラ mRNA を生じる．これらは病型診断や治療モニタリングに用いられる（後述）．

1）造血器腫瘍の病型診断

リンパ系腫瘍では，染色体転座により切断点近傍の遺伝子が免疫グロブリンや TCR 遺伝子などのエンハンサー領域内に挿入されることにより，対側の遺伝子のプロモータ活性が増強し，遺伝子発現が増加する．高分子 DNA を用いた Southern blot 解析によるこれら遺伝子の再構成の解析は，細胞系統の同定，細胞の単クローン性の証明，がん関連ウイルス（成人 T 細胞白血病・リンパ腫での HTLV-1 など）のクローン性の証明に用いられる（図 4B）．

近傍遺伝子の発現亢進型を示す多くの悪性リンパ腫では，切断点は数 kb 以上と長い距離にまたがるため，通常の PCR では検出が困難である．このため，Southern blot 解析または FISH 法が用いられる（表 1）．がん関連遺伝子および免疫受容体遺伝子の再構成の検索は，PCR 法または Southern blot 解析で行う．後者は，腫瘍細胞の割合が 5% 以下の場合，検出感度以下となる．PCR 法では t(14;18)(q32;q21) などを検出標的として，治療後の骨髄残存病変の検出に用いられる．FISH 法は，染色体検査に比較し感度が高い．間期核の細胞でもそれぞれの細胞で観察できるため，染色体検査で細胞分裂が得ら

表3 急性白血病における分子マーカーの検出

分子マーカー	頻度	検出感度
形態検査	100%	$1〜5×10^{-2}$
染色体検査	70%	$1〜5×10^{-2}$
分子形質検査		
転座マーカー		PCR：$10^{-3}〜10^{-6}$ (FISH：$1×10^{-2}$)
急性骨髄性白血病（AML）	40〜50%	
急性リンパ性白血病（ALL）	30%	
WT1	AML 90%, ALL 5〜10%	$>10^{-4}$
FLT3	AML 20〜30%	10^{-3}
TCR, IGH	ALL 70〜80%	$>10^{-4}$
細胞表面抗原検査		
フローサイトメトリー	ALL 90%, AML 85%	$10^{-3}〜10^{-4}$

AML：acute myeloid leukemia, ALL：acute lymphoblastic leukemia, FISH：fluorescence in situ hybridization.

（文献2）より引用）

れない，または治療後などで細胞数が少ない場合でも迅速に検査できる．

多発性骨髄腫では，予後に関係する染色体異常がある．特に17p13(TP53) 欠失，t(4;14)(p16;q32) を伴う13番欠失で予後不良となる．これらは染色体検査での検出率は低いため，FISH法が用いられる．

骨髄増殖性腫瘍や骨髄異形成・骨髄増殖性腫瘍の診断においては，遺伝子検査が重要となってきた．真性赤血球増加症，原発性骨髄線維症，本態性血小板血症の診断には，JAK2，MPL，CALR の変異が用いられる．慢性好中球性白血病ではコロニー刺激因子3受容体（colony-stimulating factor 3 receptor：CSF3R），環状鉄芽球と血小板増多を伴う骨髄異形成・骨髄増殖性腫瘍ではSF3B1 変異，若年性骨髄単球性白血病ではPTPN11，KRAS，NRAS，NF1，CBL の変異が用いられる．好酸球増加を伴う骨髄系・リンパ系腫瘍ではPDGFRA，PDGFRB，FGFR1 やPCM1-JAK2 の変異検出が必要で，転座相手の多様な前3者の検出にはFISH法が用いられる．

骨髄異形成・骨髄増殖性腫瘍において，慢性骨髄単球性白血病や非定型慢性骨髄性白血病の診断には，FISH法によってBCR-ABL1 再構成の否定が必要である．

2）治療モニタリング

転座マーカーを検出する核酸増幅法は，白血病の治療後の微小残存病変（minimal residual disease：MRD）のモニタリングに利用されている．抗がん薬による寛解導入療法後または造血幹細胞移植後のMRDの高感度モニタリングは，治療効果判定，疾患予後，寛解導入療法後の個別化治療計画，再発の早期発見，移植後の治療介入（ドナーリンパ球輸注など），さらに自家骨髄移植用に採取された幹細胞の質評価の指標となる．

転座マーカーは骨髄性の40〜50％，リンパ性の30％の症例で利用できる（表3）．その他，MRDの分子マーカーとして遺伝子発現マーカー（WT1 発現など），FLT3 変異，抗原受容体遺伝子などがある．白血病細胞の分子マーカーの検出法としてはPCR法，FISH法などの測定法があり，それぞれ検出感度が異なる．PCR法は$10^{-3}〜10^{-6}$の高感度のMRD検出が可能である．FISH法は定量性があるものの検出感度は低く（10^{-2}），一定頻度で出現するシグナルの重なりによる偽陽性のため治療後の完全寛解の判定ができない．検査法の利用は，病型診断やMRDの動態など，検査目的ごとに適切な測定感度と測定レンジを有する測定法を選択することが大切である（図8）．

慢性骨髄性白血病のチロシンキナーゼ阻害薬の治療モニタリング時の評価には，MMR（基準から3log 以上の低下）までの定量，その後CMRの判定のためのBCR-ABL1 陰性の確認が必要となる．前者はPCR法などの定量核酸増幅検査，後者はnested PCR法による．また，染色体検査またはFISH法によるCCRとMMR後の付加染色体異常のモニタリングが推奨されている．

（宮地勇人）

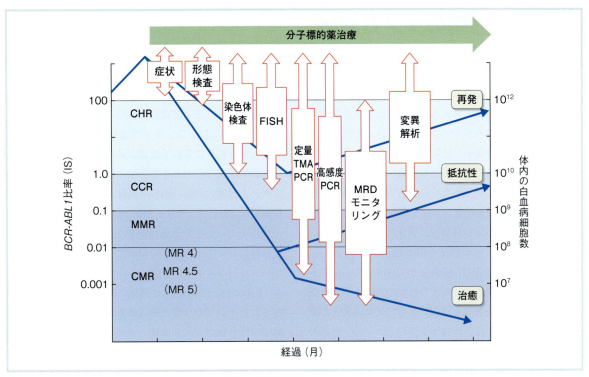

図8 慢性骨髄性白血病の分子標的療法における測定方法と検出レンジ
CHR：complete hematological response（血液学的完全寛解），CCR：complete cytogenetic response（細胞遺伝学的完全寛解），MMR：major molecular response（分子遺伝学的大寛解，3log以上低下），CMR：complete molecular response（分子遺伝学的完全寛解，4.5log以上低下），IS：international scale.

（文献1）より引用，急性白血病用の原図を慢性骨髄性白血病の説明用に改変）

● 文 献

1) 宮地勇人：分子生物学的検査．日本血液学会（編），血液専門医テキスト，南江堂，東京，pp63-70, 2011
2) 宮地勇人：造血器腫瘍の遺伝子・染色体検査．medicina 52 (4)：72-75, 2015
3) 宮地勇人ほか：cDNAマイクロアレイ技術の臨床検査への応用：遺伝子発現プロファイル解析による癌の薬剤耐性形質の評価．臨床病理50：161-168, 2002
4) 宮地勇人：PCR法を用いた遺伝子解析システム．21世紀型臨床検査の構築：コールターカウンターModel Aから50年．臨床病理レビュー（臨時増刊）特集126号：115-123, 2003

4 白血病のゲノム解析

　白血病はゲノム異常に基づく造血細胞の異常増殖や分化障害によって起こると考えられており，慢性骨髄性白血病における染色体転座 t(9;22)(q34;q11.2) の切断点から BCR-ABL1 融合遺伝子が発見されたように，染色体異常を手がかりにしてその原因となる遺伝子異常が同定されてきた．こうして同定された白血病の遺伝子異常は，WHO 分類に診断の根拠として採り入れられ，前項（II-3「染色体・遺伝子の解析技術」）に示されているように，臨床の現場において病型診断や微小残存病変（minimal residual disease：MRD）検索などに活用されている．ところが，従来の染色体分析法や特定の遺伝子変異を標的とした遺伝子検査などでは依然としてゲノム異常が同定できない白血病は，WHO 分類においても従来の FAB 分類同様に形態学的に診断がなされている[1]．

　1990年に開始され2003年に完了したヒトゲノム計画の成果により，ヒトの全ゲノム約30億塩基対の塩基配列のほぼ全てが決定され，公開されるに至った．その後，ゲノムワイドに遺伝子を高効率に解析する網羅的な手法が急速に進歩し，ヒトゲノム計画では10年かかったヒトの全ゲノム配列の同定が，現在では数日以内に完了できるまでに至っている．こうした手法の進歩により，白血病の発症やその進展に関わる遺伝子異常を含め，白血病のゲノム異常の全貌が明らかにされようとしている．ここで示す白血病のゲノム解析法については，現時点で臨床応用には至っていないものも多いが，こうした手法の大規模化・高効率化および低コスト化は技術革新に伴って極めて急速であり，そのいくつかは近い将来，臨床応用されることが期待される．このような白血病のゲノム解析によって，予後予測・治療法選択が正確に行えるようになるほか，同定されたゲノム異常を根拠とした分子標的治療の開発とも合わせて，個々の症例において最適な対応が可能となるテーラーメード医療が可能となるであろう．

■ 網羅的な手法を用いた微小な染色体異常の検出

　古典的染色体分析法においては分裂期にある細胞を用い，染色体を光学顕微鏡によって観察するG分染法などの手法によって分析を行うため，ゲノムの一部欠失や重複などの異常は観察可能な程度に大きいものしか検出できなかった．古くは染色体転座の切断点に存在する遺伝子の同定によって，キメラ遺伝子 BCR-ABL1 をはじめとする様々な遺伝子異常が同定されてきたが，染色体の長腕欠失などの大きな部位の量的な変化を伴う場合のゲノム異常の詳細な解析は困難であった．骨髄異形成症候群（myelodysplastic syndromes：MDS）の病型の一つであり，5番染色体長腕の欠失を特徴とする5q-症候群において，共通欠失領域に存在する全ての遺伝子をスクリーニングすることによって，半数体（ハプロ）不全（haploinsufficiency）が発症に関与する候補遺伝子が示されたといった少数の例はあるが[2,3]，より小さい領域での染色体の欠失や重複，ヘテロ接合性の消失（loss of heterozygosity：LOH）などにおけるゲノム異常の同定は困難であった．これに対して，ゲノム上のほぼ全ての遺伝子が解読された後に導入された手法では，より小さな領域においてゲノムの欠失・増幅などの異常を検出できるようになっている．これらの手法の比較と，検出できるゲノム異常の分解能を表1に示す．

　DNA マイクロアレイを用いた比較ゲノムハイブリダイゼーション（array comparative genomic hybridization：アレイ CGH）法（図1）では，染色体上のあらかじめ決められた部位に DNA プローブを設定し，これを基板上にスポットした DNA マイクロアレイを用いて，正常組織（細胞）と腫瘍組織（細胞）から抽出したゲノム DNA 断片を異なる蛍光色素を用いて染色し，マイクロアレイにハイブリダイゼーションさせ，正常細胞と腫瘍細胞における染色体の各部分に対応するプローブへの結合を蛍光強度から比較することにより，腫瘍細胞での染色体の部分欠失や増幅などのコピー数の変化（copy number variation：CNV）を検出する．この手法により，腫瘍細胞において増幅している部分に存在するがん遺伝子や，欠失部分に存在するがん抑制遺伝子を同定することができる．

　アレイ CGH 法においては，特に染色体の部分欠失を検出する目的においては，欠失部分がある程度以上のサイズを持つ必要があり，感度に限界がある．また，正常対照細胞を必要とするほか，腫瘍細胞における染色体部分のコピー数変化は検出できるものの，染色体の一部分

表1 ゲノムDNAの構造解析に用いられる手法とその分解能

解析に用いられる手法名	解析方法の概略	分解能
G分染法	分裂中期核にみられる染色体を光学顕微鏡で観察	3〜10 Mbp
spectral karyotyping fluorescence in situ hybridization (SKY-FISH)法, multi-color (M-) FISH法	各染色体中の配列に特異的な蛍光プローブを用いて染め分けることにより, より詳細な染色体構造を明らかにする観察法	3〜10 Mbp
アレイCGH法	染色体上に満遍なく設けたプローブへの結合を正常細胞と比較することにより, CNVを検出する	数十kbp
SNPアレイ	染色体上にある多数のSNPを用いて各アレルのgenotypingを行い, CNV, LOH等を検出する	1〜数kbp
全ゲノム/エクソームシークエンス法	高速大量シークエンス法(NGS)により全ゲノム/全エキソンの塩基配列を直接決定する. ディープシークエンス法によりクローナリティの解析も可能	1 bp

において片アレルが増幅, 対側アレルが欠失することによって発生するLOHは検出できない. これに対して, ゲノム上に存在する一塩基多型(single nucleotide polymorphism : SNP)を利用したマイクロアレイを用いた高解像度SNPアレイを用いた手法が開発された(図2). SNPアレイは, SNPタイピングを用いたゲノムワイドな関連解析を目的に開発されたDNAマイクロアレイである. マイクロアレイ上に染色体上に存在する多数のSNPを高密度に配置し, SNPの各部位での頻度から, CNVおよびホモ接合体であるかヘテロ接合体であるかといった接合性の状態をゲノムの広範囲にわたって定量的に評価することにより, サンプルとなるゲノムにおける染色体の微小な領域における欠失や増幅のみならず, LOHの検出にも用いることができるようになった. 後天性のクローン性疾患のLOHは, 本来両親それぞれ1本ずつの染色体に由来する染色体領域の片方が, もう片方の領域の重複で置き換えられることによって生じることから, 後天性片親性ダイソミー(acquired uniparental disomy : aUPD)とも呼んでいる. この場合, aUPDが認められる染色体領域に存在する遺伝子に変異が生じていれば, 両アレルの変異によって発症する疾患の原因遺伝子候補として同定することができる. このようなSNPアレイを用いた網羅的な方法で微小な染色体異常の領域から同定されたのが, *TET2*[4], *EZH2*[5,6], *CBL*[7,8]などの遺伝子変異である.

高速・大量シークエンス技術を用いた全ゲノム配列解析に基づくゲノム解析

ヒトゲノム計画の完了は, 蛍光色素を用いたDNA

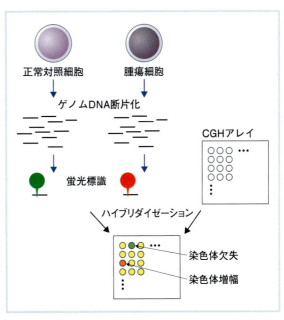

図1 アレイCGH法

シークエンス技術の自動化とキャピラリー電気泳動技術といった技術革新によってもたらされたが, 長らくDNAの塩基配列を解読するために用いられていた原理は, 古典的なSanger法(dideoxy法)であった. これに対して, 全く新しい手法を用いて大量DNAシークエンス解析を高速に行い, ヒトの全ゲノム配列を現実的な時間・コストで解析することすら可能とする技術が登場し, 普及してきている. 従来のDNAシークエンサーにおいては, 1回の解析で数百bp程度の塩基数の解読を8から96反応のオーダーで行う規模であったが, 2005年頃より登場した次世代シークエンス法(next genera-

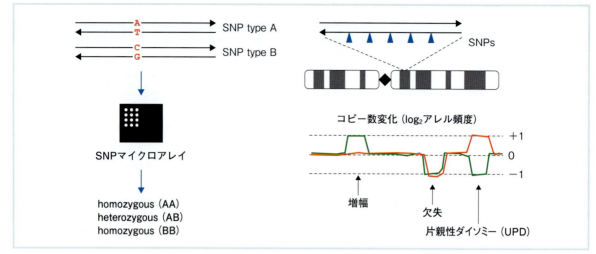

図2 SNPアレイを用いたゲノムコピー数変化の検出

tion sequencing：NGS）とも呼ばれる新しい手法においては，全く新しいシークエンス反応や画像解析技術，大量のデータを扱う情報処理技術などの進歩により，比較的短い断片（数十から100塩基程度）のDNA配列を，数百万から数十億といった膨大な数で同時に解析することができるようになった．多数得られた短いDNA配列は，その重複部分を利用するか，あるいは既知の配列（リファレンス配列）との照合によって再構成することにより，より広範囲の塩基配列として分析することができる．シークエンス反応とその解析法の手法はシークエンサーの開発元によって異なり，様々な原理によるものが発表されている．シークエンス反応およびリードにおけるエラーの訂正や再構成に必要な重複部分の確保のため，通常は解読したい塩基数の10倍から30倍程度の塩基配列を解読する必要があり，必要な部分の配列をカバーしているリードの数の平均値を被覆率（coverage）と呼ぶ．この被覆率をさらに上げて解析する（ディープシークエンスと呼ぶ）ことにより，解析した配列中にみられる変異とその頻度も同定することも可能である．

全ゲノム領域のシークエンス解析（whole genome sequencing），もしくは遺伝子に転写されるエキソン部分に絞ってシークエンス解析を行うエクソームシークエンス（exome sequencing）を腫瘍細胞に対して行うことがこの手法によって現実的となり，個々の症例において点突然変異や微小欠失・重複などを含む全ての遺伝子の変異の全貌を明らかにすることができるようになった．変異が知られていない新規の領域での片アレルの変異によ

るドミナントな変異が疾患の発症に関わっている場合，すなわちヘテロ変異体によって発症する機能獲得型変異やドミナントネガティブ変異，ハプロ不全などは染色体部分欠失や増幅を手がかりとした手法では同定が困難であるが，エクソームシークエンス等の全ゲノム解析においてはこうした変異が同定可能である．

特定の急性骨髄性白血病（acute myeloid leukemia：AML）症例における遺伝子変異の全貌を全ゲノムシークエンスによって明らかにした解析は，2009年に報告された[9]．また，さらにこの手法を多数のAML患者に適用することで，AMLにおいて反復して高頻度に認められる遺伝子変異とその頻度が報告されている[10]．さらに，前白血病状態であるMDSにおいては，これまで染色体異常を手がかりとした遺伝子変異の同定が困難であったが，やはり同様の全ゲノムシークエンス技術を用いることで，RNAスプライシングに関与する遺伝子群の変異などの特異的な分子メカニズムが報告されるに至っている[11]．

白血病において変異がみられる遺伝子群に対してディープシークエンスを行うことで，白血病細胞における各遺伝子変異の頻度を明らかにすることができる．ある症例の腫瘍細胞のサブクローンにおいて各変異を持つ集団の包含関係から，腫瘍の発症においてイニシエーションとして働く変異，細胞増殖に関与するドライバー変異，腫瘍クローンの成立後に生じてサブクローンを形成するパッセンジャー変異の構成が明らかにされた（図3A[12]）．さらに，初診時・寛解時および再発時の各段階

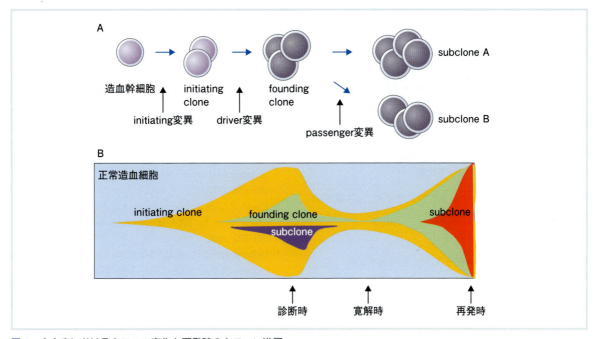

図3 白血病におけるクローン変化と再発時のクローン進展
(A は文献 12) の p276 の Figure 7 より，B は文献 13) の p508 の Figure 2 より引用)

でこうした変異のヒエラルキーを明らかにすることで，より初期の発症段階で変異がみられる遺伝子群，難治化や薬剤耐性獲得の際に新たに変異がみられる遺伝子群，病勢の進行に伴う白血病細胞のうちのサブクローンの進化などの関係を明らかにした報告もなされている（図3B[13]）．

種々のオミックス解析と関連づけた解析

ゲノム遺伝子の塩基配列の異常による白血病発症のみならず，遺伝子や microRNA の発現量などから白血病の詳細な分類や予後予測を行う試みもある．2000年代初頭になり，DNA マイクロアレイを用いた手法により，細胞内で発現している mRNA の量を網羅的に解析する網羅的遺伝子発現解析が行われるようになった．NGS の普及後は，細胞内に存在する mRNA から cDNA を合成し，その全ての配列を解読することで RNA の発現量を測定する RNA シークエンス法（RNA-seq）も用いられている．

ゲノム DNA の塩基配列の変異は転写・蛋白への翻訳の異常を通じて白血病発症に関与するが，塩基配列の変異によらないゲノムへの修飾の状態，すなわちエピゲノムの変化も白血病発症に関与している．実際，DNA のメチル化に関与する酵素である TET2 や DNMT3A，IDH1/2 などの変異が白血病において発見されているほか，メチル化阻害薬であるアザシチジンなどが高リスク MDS の治療薬として臨床的に用いられており，治療の面からもそのメカニズムの解明が重要である．また，DNA に結合してクロマチンを構成している蛋白であるヒストンを構成する蛋白のメチル化やアセチル化の修飾も，白血病において指摘されている．DNA のメチル化はゲノム上でシトシン残基の次にグアニンが出現する CpG 領域のシトシンがターゲットとなっており，このメチル化の状態は亜硫酸水素ナトリウム（sodium bisulfite）によってゲノム DNA を処理（バイサルファイト処理）すると，メチル化されていないシトシンがウラシルに変換され，シークエンス解析においてはシトシンがチミンに変化して解読されることから評価することができる（図4）．

また，DNA のメチル化修飾や DNA への結合蛋白に対する抗体を用いた免疫沈降から，ゲノムの修飾や蛋白の結合が起こっている部位を同定する手法［クロマチン免疫沈降法（chromatin immunoprecipitation：ChIP），図5］も用いられ，複雑なゲノム変異・エピゲノム変異の全体像が明らかにされようとしている．

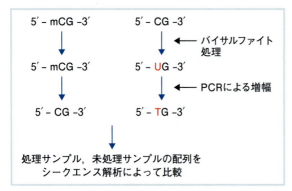

図4 バイサルファイトシークエンスによるCpG領域のDNAメチル化解析

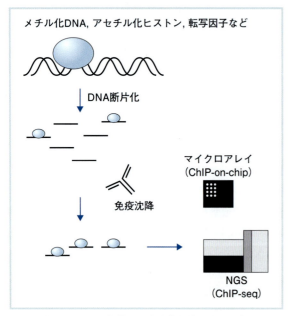

図5 ゲノムDNAの修飾，蛋白結合部位などの同定

ゲノム解析に基づく白血病の層別化と治療への応用

WHO分類において白血病の分類に遺伝子変異の種類が採り入れられ，予後や治療反応性との関係が既に明らかにされてきているが，これらと網羅的な遺伝子解析の結果検出された遺伝子群の変異とを組み合わせることにより，さらに精密な予後予測につながることが明らかにされつつあり[14]，網羅的なゲノム解析法の低コスト化を含めたさらなる普及によって，将来新たなリスク分類や個別化治療につながることが期待される．

（市川　幹・三谷絹子）

●文　献

1) Swerdlow, S. et al.（eds）：WHO Classification of Tumours of Haematopoietic and Lymphoid Tissues, 4th ed, IARC Press, Lyon, 2008
2) Krönke, J. et al.：Lenalidomide induces ubiquitination and degradation of CK1α in del（5q）MDS. Nature 523：183-188, 2015
3) Ebert, B.L. et al.：Identification of RPS14 as a 5q- syndrome gene by RNA interference screen. Nature 451：335-339, 2008
4) Delhommeau, F. et al.：Mutation in TET2 in myeloid cancers. N Engl J Med 360：2289-2301, 2009
5) Makishima, H. et al.：Novel homo- and hemizygous mutations in EZH2 in myeloid malignancies. Leukemia 24：1799-1804, 2010
6) Nikoloski, G. et al.：Somatic mutations of the histone methyltransferase gene EZH2 in myelodysplastic syndromes. Nat Genet 42：665-667, 2010
7) Sanada, M. et al.：Gain-of-function of mutated C-CBL tumour suppressor in myeloid neoplasms. Nature 460：904-908, 2009
8) Dunbar, A.J. et al.：250K single nucleotide polymorphism array karyotyping identifies acquired uniparental disomy and homozygous mutations, including novel missense substitutions of c-Cbl, in myeloid malignancies. Cancer Res 68：10349-10357, 2008
9) Mardis, E.R. et al.：Recurring mutations found by sequencing an acute myeloid leukemia genome. N Engl J Med 361：1058-1066, 2009
10) CGARN：Genomic and epigenomic landscapes of adult de novo acute myeloid leukemia. N Engl J Med 368：2059-2074, 2013
11) Yoshida, K. et al.：Frequent pathway mutations of splicing machinery in myelodysplasia. Nature 478：64-69, 2011
12) Welch, J.S. et al.：The origin and evolution of mutations in acute myeloid leukemia. Cell 150：264-278, 2012
13) Ding, L. et al.：Clonal evolution in relapsed acute myeloid leukaemia revealed by whole-genome sequencing. Nature 481：506-510, 2012
14) Patel, J.P. et al.：Prognostic relevance of integrated genetic profiling in acute myeloid leukemia. N Engl J Med 366：1079-1089, 2012

5 フローサイトメトリーを応用した造血器腫瘍の解析

はじめに

造血器腫瘍の診断や経過観察に当たって，フローサイトメトリー（flow cytometry：FCM）による細胞表面や細胞質の抗原解析は必須である．本項では，FCM解析の基礎知識および臨床応用について概説する．

フローサイトメトリーの基礎知識

1）フローサイトメーター

フローサイトメーターは，蛍光染色した細胞などの粒子を細い流路に流し，それにレーザー光を当て，放射される散乱光や蛍光を細胞単位で測定する装置である（図1）．細胞表面抗原の解析のためには，蛍光標識モノクローナル抗体を細胞と反応させて解析する．細胞に膜透過処理を行って抗体を細胞内に到達させることにより，細胞質抗原の解析も可能である．異なった蛍光色素で標識した抗体を組み合わせて用いれば，複数の抗原を同時に解析することができる．散乱光のうち，励起光の進入方向とほぼ同じ方向に放射される前方散乱光（forward scatter：FSC）の強さは細胞の大きさを反映し，直角方向に放射される側方散乱光（side scatter：SSC）の強さは細胞内構造を反映する．FSC，SSC，蛍光のパラメーターを組み合わせて，解析対象の細胞集団を指定（gating）し，その細胞の抗原を解析する．

2）モノクローナル抗体とCD分類

抗原の解析には，蛍光色素標識モノクローナル抗体を用いる．モノクローナル抗体は国際ワークショップでclusterとして整理・分類され，統一的CD（cluster of differentiation）番号がつけられている．CD番号は対応する抗原についても用いられる．

3）解析の概略

FSC-SSCあるいはSSC-CD45など2つのパラメー

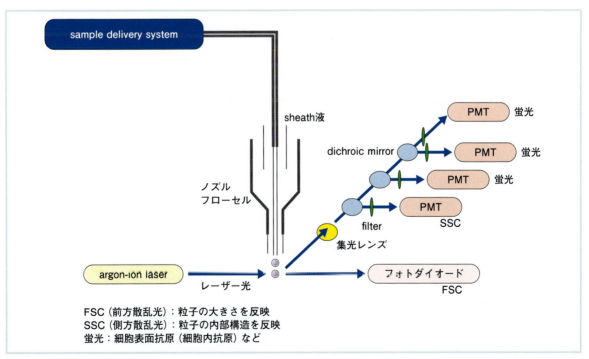

図1 フローサイトメーターの原理
フローサイトメーターは，蛍光染色した細胞などの粒子を細い流路に流し，それにレーザー光を当て，放射される散乱光や蛍光を細胞単位で測定する装置である．散乱光のうち，前方散乱光（FSC）の強さは細胞の大きさを反映し，側方散乱光（SSC）の強さは細胞内構造を反映する．
PMT：photomultiplier tube（光電子増倍管）

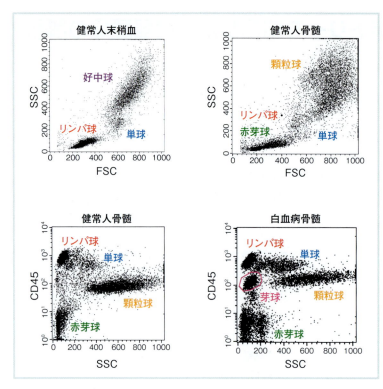

図2 FSC-SSC および SSC-CD45 サイトグラムでの各種血液細胞の分布
健常人末梢血は FSC-SSC サイトグラムでリンパ球，好中球，単球を判別できる．健常人骨髄は SSC-CD45 サイトグラムでリンパ球，顆粒球，単球，赤芽球を判別できる．芽球の gating には SSC-CD45 サイトグラムを用いる．

ターを個々の細胞について2次元表示し，細胞をドットとして描出したサイトグラム上で，リンパ球，芽球などを同定することができる（図2）．解析対象の細胞を指定し，それぞれについて各種抗原の陽性率を求める．末梢血のリンパ球は，FSC-SSC サイトグラムで容易に gating できる．芽球を解析する場合は SSC-CD45 サイトグラムを用いる．CD45 は白血球に共通する抗原であるので赤芽球には発現しないこと，芽球はリンパ球に比べ CD45 の発現が低いことを利用した gating 法である．また，成熟リンパ系腫瘍の場合も，リンパ球や赤芽球を解析対象から除外したい場合は，SSC-CD45 サイトグラムを用いる．

白血病の芽球の SSC-CD45 サイトグラム上の位置は病型や症例により異なる（図3）．特に，急性リンパ性白血病（acute lymphoblastic leukemia：ALL）の芽球の CD45 はしばしば陰性もしくは低発現であることに注意する．

抗原の解析結果は，縦軸と横軸に異なる2つの抗原の発現を同時に示す場合が多い．例えば，fluorescein isothiocyanate（FITC）標識抗A抗体と phycoerythrin（PE）標識抗B抗体を用いて二重染色を行うことにより，A陽性B陽性，A陽性B陰性，A陰性B陽性，A陰性

B陰性の4分画に分けることができる．

造血器腫瘍のフローサイトメトリー解析

1）血球の分化と表面抗原

血球はその系列と分化段階により発現する抗原が異なる．造血器腫瘍はそのもとになった細胞の形質をある程度保持しているので，正常造血細胞の表面抗原の発現を知っておく必要がある．図4，5にリンパ球の分化に伴う抗原の変化を示す．一方，造血器腫瘍細胞は，骨髄系抗原とリンパ系抗原が同時にみられるなど，正常細胞とは異なる抗原の発現を示すものがあることに注意が必要である．

2）解析に用いる抗体

造血器腫瘍の診断や病型分類には必要な抗体を組み合わせて用いる．その解析に用いられる主な抗体を表1，2に示す．

3）各種造血器腫瘍の典型的形質

表3〜5に，各種造血器腫瘍の典型的な表面抗原を示す．

急性白血病のうち急性骨髄性白血病（acute myeloid leukemia：AML）では CD13，CD33 の他，CD34 や HLA-DR が陽性になる場合が多い．通常は T 細胞の

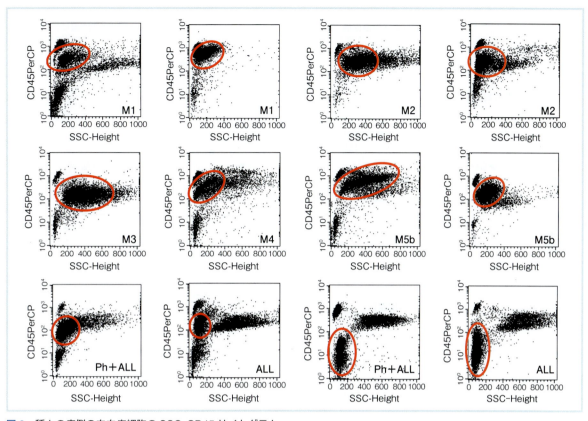

図3 種々の症例の白血病細胞のSSC-CD45サイトグラム
SSC-CD45サイトグラム上の芽球の分布は症例により異なる．ALLの芽球のCD45はしばしば陰性もしくは低発現である．

マーカーとされるCD7，B細胞のマーカーとされるCD10，CD19がしばしば陽性になる．単球性白血病ではCD14やCD64が，赤白血病（M6）ではCD235a（glycophorin A）が，急性巨核芽球性白血病（M7）ではCD41，CD42，CD61が陽性になる場合が多い．AML M3（acute promyelocytic leukemia）では，他のAMLでは陽性であることの多いHLA-DRやCD34が陰性であることが特徴的である．AML M0（AML with minimal differentiation）は光学顕微鏡的ミエロペルオキシダーゼ（myeloperoxidase：MPO）陰性であるが，表面抗原でCD13，CD33など顆粒球系抗原が陽性でAMLと診断される．また，FCMでMPOを検出できる場合がある．

ALLではT細胞性とB細胞性で発現している抗原が異なる．B-lymphoblastic leukemiaではCD10，CD19，CD20，CD22，CD79aなどが陽性になることが多い．通常は骨髄性の抗原であるCD13やCD33が発現することもまれではない．T-lymphoblastic leukemiaでは

CD7や細胞質CD3が陽性になる例が多く，CD2，CD4，CD5，CD8が陽性になる場合がある．

顆粒球系とリンパ系両者の抗原を併せ持つ白血病も知られており，現在は，mixed phenotype acute leukemia（MPAL）と分類される．myeloid lineageの条件とTあるいはB lineageの条件を同時に満たすことで診断される．その判定のための各系列の条件が示されている．myeloid lineageとする条件として，MPO（FCM，免疫組織化学，細胞化学）陽性か単球系への分化（非特異的エステラーゼ，CD11c，CD14，CD64，lysozymeのうち少なくとも2つ）があげられている．T lineageとする条件は，cyCD3強陽性（CD3εに対する抗体を用いたFCM）かsurface CD3である．B lineageとする条件は，CD19強陽性＋CD79a，cyCD22，CD10の1つ以上が強陽性，もしくはCD19弱陽性＋CD79a，cyCD22，CD10の2つ以上が強陽性である．

慢性リンパ性白血病（chronic lymphocytic leukemia：CLL）および類縁疾患のうち頻度の高いCLL/SLLは，

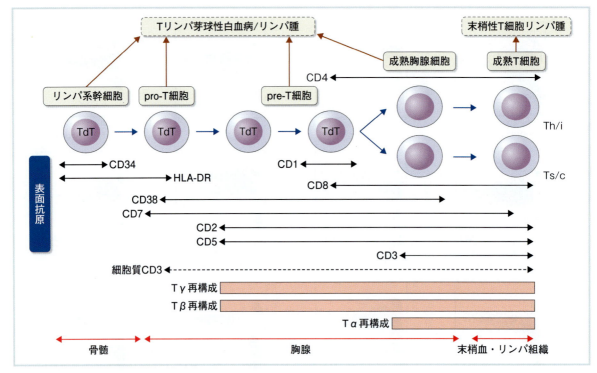

図4　T細胞の分化と表面抗原の変化
T細胞の分化に伴う表面抗原の変化と対応する造血器腫瘍を示す.
TdT：terminal deoxynucleotidyl transferase, Th/i：T helper/inducer, Ts/c：T suppressor/cytotoxic.

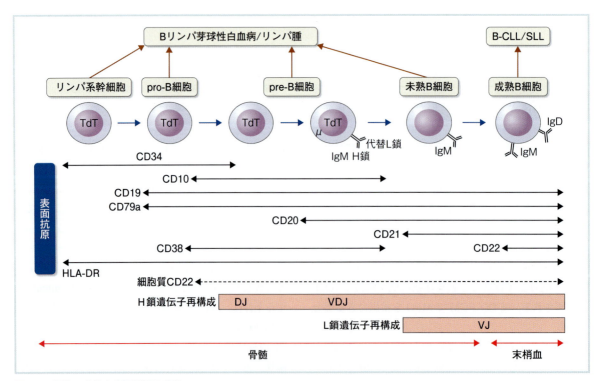

図5　B細胞の分化と表面抗原の変化
B細胞の分化に伴う表面抗原の変化と対応する造血器腫瘍を示す.
B-CLL/SLL：B-cell chronic lymphocytic leukemia/small lymphocytic lymphoma（B細胞慢性リンパ性白血病／小リンパ球性リンパ腫）

表1 造血器悪性腫瘍の解析に用いられる主な抗体　(1)急性白血病のための抗体

主にBリンパ球と反応
CD19：Bリンパ球系ALLのほとんど全てに発現．急性骨髄性白血病でもしばしば陽性
CD20：CD19よりは低頻度
CD10：Bリンパ球系ALLの多数に発現．T-ALLの相当数でも発現
CD79a：Bリンパ球系ALLの大部分に発現．急性骨髄性白血病でも発現例あり
主にTリンパ球と反応
CD2：T-ALLの大部分に発現．急性骨髄性白血病でも発現例あり
CD5：T-ALLの大部分に発現しているが，しばしばdim
CD7：T-ALLで最も高頻度に発現．急性骨髄性白血病の一部にも
CD3：発現頻度は高くないがTリンパ球に特異的．細胞質内CD3はT-ALLの最も特異的でsensitiveなマーカー
CD1：しばしば発現．CD4，CD8を同時に発現することも
主に骨髄系細胞と反応するもの，その他
CD13 and/or CD33：骨髄性白血病のほとんど全例で発現．しばしばALL(T，B)でも
CD14：単球系への分化を示す骨髄性白血病でしばしば陽性．リンパ性白血病の一部でも
CD41，CD61：巨核芽性白血病の診断に有用
glycophorin：赤白血病の診断に有用
CD16，CD56：NK細胞と反応
CD34：stem cellのマーカー
HLA-DR：AML，B-ALLのほとんどで陽性．T-ALL，APLではしばしば陰性
MPO，CD117：骨髄性白血病で陽性

ALL：acute lymphoblastic leukemia（急性リンパ性白血病），T-ALL：T-cell acute lymphoblastic leukemia（Tリンパ芽球性白血病），B-ALL：B-cell acute lymphoblastic leukemia（Bリンパ芽球性白血病），AML：acute myeloid leukemia（急性骨髄性白血病），APL：acute promyelocytic leukemiia（急性前骨髄球性白血病）．

表2 造血器悪性腫瘍の解析に用いられる主な抗体　(2)慢性リンパ性白血病やリンパ腫のための抗体

主にBリンパ球と反応
細胞表面免疫グロブリン(κ/λ)：light chain restrictionを示す
CD19，CD20：B-CLLで通常陽性．
CD10：follicular center B cellから発生したリンパ腫や白血病で陽性．B-CLLでは陰性
CD5，CD20，CD23：CLL/SLLとMCLの鑑別に
CLL/SLL……CD23陽性，CD5陽性，dim CD20
MCL……CD23陰性，CD5陽性，bright CD20
CD25とCD11c：同時に発現するとhairy cell leukemiaに特徴的
主にTリンパ球と反応
CD2，CD3，CD5：T-CLLの大部分で陽性
CD8 or CD4：T-CLLの大部分はどちらかが陽性
CD5：B細胞性白血病/リンパ腫の一部，特にB-CLLで陽性
$\alpha\beta$TCR：T細胞性リンパ腫の大半で陽性
主に骨髄性細胞と反応する抗体，その他
CD11c：B-CLLの一部，特にhairy cell leukemiaで陽性
CD56，CD57：large granular lymphoproliferative diseaseでしばしば陽性
CD25，CD30，HLA-DR：transformed lymphocyte由来のリンパ腫でしばしば陽性
CD38：形質細胞性腫瘍でしばしば陽性

B-CLL：B-cell chronic lymphocytic leukemia（B細胞慢性リンパ性白血病），SLL：small lymphocytic lymphoma（小リンパ球性リンパ腫），MCL：mantle cell lymphoma（マントル細胞リンパ腫），T-CLL：T-cell chronic lymphocytic leukemia（T細胞慢性リンパ性白血病）．

表3 急性白血病の表面抗原

疾　患	表面抗原
ALL	
B-lymphoblastic leukemia	CD19+, CD10+, cyCD79a+, HLA-DR+, TdT+, CD20+/−, CD22+/−, CD13−/+, CD33−/+
T-lymphoblastic leukemia	TdT+, CD7+, cyCD3+. CD2, CD4, CD5, CD8 種々の頻度で +
AML	
M0（AML with minimal differentiation）	CD13+/−, CD33+/−, MPO+/−, CD34+/−, CD38+/−, HLA-DR+/−, CD14−, TdT−/+, CD7−/dim+, CD2−/dim+, CD19−/dim+
M1（AML without maturation）	CD13+, CD33+, CD34+/−, CD7−/+, HLA-DR+/−, CD10−/+, CD19−/+, CD56−/+, CD14−, CD41−, CD3−, CD20−
M2（AML with maturation）	CD13+, CD33+, CD34+/−, HLA-DR+/−, CD7−/+, CD10−/+, CD19−/+, t(8;21) 陽性例は CD34+, CD56 しばしば +
M3（APL with *PML/RARα*）	CD33+, CD13+/−, HLA-DR−, CD34−, CD2−/+
M4（acute myelomonocytic leukemia）	CD13+/−, CD33+/−, CD14+/−, CD34+/−, CD2−/+, CD4−/+
M5（acute monocytic/monoblastic leukemia）	CD13+/−, CD33+/−, CD14+/−, CD34−/+, CD4−/+, CD64+
M6（pure erythroid leukemia）	CD13+/−, CD33+/−, CD34+/−, CD235a+, HLA-DR+/−
M7（acute megakaryoblastic leukemia）	CD41+/−, CD61+/−, CD42+/−, CD13+/−, CD33+/−, CD34−/+, HLA-DR−/+

cy：細胞質抗原（cytoplasmic）

表4 B細胞性悪性腫瘍の表面抗原

	CD79a	CD10	CD5	CD20	CD23	SIg	その他
precursor B-cell neoplasms							
B-lymphoblastic leukemia/lymphoma	+（cy）	+	−	variable	−	−	HLA-DR, CD19, TdT, cyCD22
mature B-cell neoplasms							
CLL/SLL	+	−	+	+（weak）	+	+	
B-cell prolymphocytic leukemia	+	−	1/3 で +	+	−	+	
lymphoplasmacytic lymphoma	+	−	−	+	−	+	CD38
splenic marginal zone B-cell lymphoma	+	−	−	+	−	+	
hairy cell leukemia	+	−	−	+	−	+	CD103, CD11c, CD25
plasma cell myeloma	+	一部で +	−	−	−	−	CD38, CD56
MALT-lymphoma	+	−	−	+	−	+	
follicular lymphoma	+	+	−	+	+/−	+	Bcl-2
mantle cell lymphoma	+	−	+	+	−/±	+	cyclin D1
diffuse large B-cell lymphoma	+	−（25〜50%に+）	−（10%に+）	+	−/+	variable	
Burkitt lymphoma/leukemia	+	+	−	+	−	+	

CLL/SLL：chronic lymphocytic leukemia/small lymphocytic lymphoma, SIg：surface immunoglobulin.

表5 TおよびNK細胞性悪性腫瘍の表面抗原

疾　患	表面抗原
precursor T-cell neoplasms	
T-lymphoblastic leukemia/lymphoma	TdT+, CD7, cyCD3+ CD2, CD4, CD5, CD8 種々の頻度で +
mature T-cell neoplasms	
T-cell prolymphocytic leukemia	CD2+, CD3+, CD7+. CD4+CD8->CD4+CD8+>CD4-CD8+
T-cell large granular lymphocytic leukemia	CD3+, TCRαβ+ が common. CD4-CD8+ が多い. CD11b, CD56, CD57 がしばしば +
aggressive NK-cell leukemia	CD2+, CD3-, CD3ε+, CD56+, CD57-
adult T-cell leukemia/lymphoma	CD2+, CD3+, CD5+, CD7-, CD25+. ほとんどが CD4+CD8-
mycosis fungoides	CD2+, CD3+, CD5+, CD4+, CD8-, 普通 CD7-
Sézary syndrome	CD2+, CD3+, CD5+, CD4+, CD8-, CD7±
extranodal NK-/T-cell lymphoma, nasal type	CD2+, CD3-, CD3ε+, CD56+, CD57-
enteropathy-type T-cell lymphoma	CD3+, CD5-, CD7+, CD8-/+, CD4-, CD103+
hepatosplenic T-cell lymphoma	CD3+, CD5-, TCRδ1+, TCRαβ-, CD56±, CD4-, CD8-
angioimmunoblastic T-cell lymphoma	mixed CD4/8（CD21+ follicular dendritic cell が増殖）
peripheral T-cell lymphoma, unspecified	CD4>CD8, CD5 や CD7 はしばしば-, CD30 少数例で +
anaplastic large cell lymphoma	CD30+, CD25+. CD4+ が多い. CD3, CD7 はしばしば-
blastic NK-cell lymphoma（WHO 2017 では廃止）	CD3-, CD56+, CD4+. CD2, CD3ε, CD7 は通常-

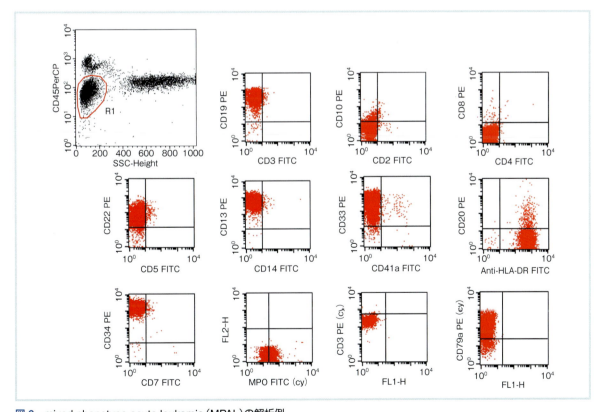

図6　mixed phenotype acute leukemia（MPAL）の解析例
骨髄に芽球がみられ，急性白血病が疑われた．FCM 検査では，CD45-SSC サイトグラムのリンパ球と赤芽球の間に芽球があり，CD19 陽性，CD22 陽性，CD13 陽性，CD33 陽性，CD34 陽性，HLA-DR 陽性，細胞質 MPO 陽性，細胞質 CD3 陰性，細胞質 CD79a 陽性で，MPAL（B/myeloid）と診断された．

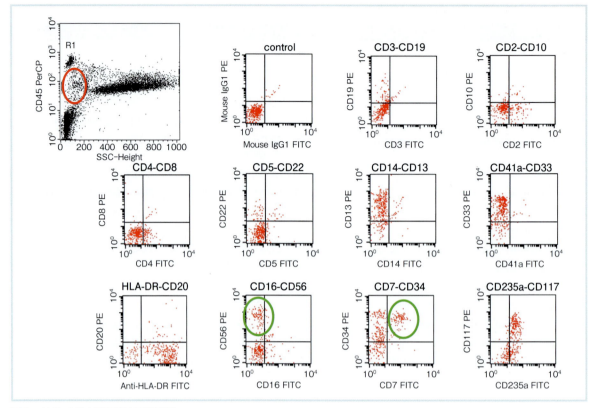

図7 AMLの微小残存病変の検出例
骨髄中の芽球の明らかな増加はないが，CD7陽性，CD56陽性の骨髄芽球があり，白血病細胞の残存と判断された．

CD5陽性，CD10陰性，CD20陽性（弱陽性），CD23陽性，表面免疫グロブリン陽性で，細胞表面 κ/λ の偏り（軽鎖制限）は腫瘍性を示唆する所見として重視される．成人T細胞白血病・リンパ腫（adult T-cell leukemia/lymphoma：ATLL）ではほとんどがCD4陽性CD8陰性でCD2陽性，CD3陽性，CD5陽性，CD7陰性，CD25陽性であることが多い．成熟T細胞腫瘍では，腫瘍性であることを示唆する所見として，成熟T細胞におけるCD3，CD5，CD7などの欠失や低発現が知られている．

4）解析例

実際の解析例を図6に示す．細胞質染色も実施しMPALと診断された例である．

5）診断時以外の表面形質検査の応用

FCMは治療後の微小残存病変（minimal residual disease：MRD）や体腔液など，造血組織外に浸潤した造血器腫瘍細胞の検出にも役立つ．MRDの検出例を図7に示す．AMLで正常の骨髄芽球ではみられないCD7陽性を指標に僅かな残存病変を検出できた例である．胸水，腹水，脳脊髄液などの体腔液や造血組織外に浸潤した造血器腫瘍細胞の検出も可能である．

おわりに

FCM検査は造血器腫瘍の診療に欠かすことができない．解析法の概略を理解し，有効に活用されることを期待したい．

（米山彰子）

● 文　献

1) 米山彰子：表面形質．浅野茂隆ほか監修，三輪血液病学，第3版，文光堂，pp567-580，2006
2) 米山彰子：フローサイトメトリー．浅野茂隆ほか監修，三輪血液病学，第3版，文光堂，pp1945-1954，2006
3) 米山彰子：フローサイトメトリー解析．東原正明ほか編，血液内科クリニカルスタンダード，第2版，文光堂，pp49-52，2008
4) 米山彰子：細胞表面抗原．日本サイトメトリー技術者認定協議会編，スタンダードフローサイトメトリー，医歯薬出版，pp55-79，2009
5) 米山彰子：表面形質検査．日本血液学会編，血液専門医テキスト，第2版，南江堂，pp55-59，2015

6 骨髄系腫瘍の分類（WHO 分類 2017 年改訂第 4 版）

はじめに

WHO 分類第 4 版（2008）[1]が出版されてから 8 年が過ぎた 2016 年，ゲノム研究をはじめとする病態研究は長足の進歩を遂げており，その成果を分類に反映させるために，造血器腫瘍の WHO 分類の改訂がなされ[2]，2017 年に発刊された[3]．ただし，これは 5 版の出版ではなく，4 版の改訂という形式である．本項では，2017 年改訂第 4 版（WHO 2017）に沿って骨髄系腫瘍の分類を概説する．この改訂では，特にゲノム情報に関して多くの新知見が追加されたが，発症の背景，腫瘍細胞の形態，染色体や遺伝子変異に関しても新たな分類に利用されている．

骨髄系腫瘍分類の全体像

骨髄系腫瘍の全体としては，2 つの点で変更がなされている（表1）．①肥満細胞腫瘍が骨髄増殖性腫瘍から独立し新たなカテゴリーとなったこと，②遺伝的な背景をもつ造血器腫瘍を，胚細胞系列の素因を有する骨髄系腫瘍として新たなカテゴリーにまとめたこと，である．肥満細胞腫瘍は 80% 以上の症例に検出される KIT 変異に特徴づけられており[4]，胚細胞系列の素因を有する骨髄系腫瘍は文字通りゲノム変異に基づいたものである．これまでにも気づかれてはいたが，新たな知見を加えてまとめられている．

この 2 つ以外は，これまで通りのカテゴリーが踏襲されている．これらの中で内容の変更が大きかったのは骨髄増殖性腫瘍で，骨髄異形成症候群では病型の名称が大きく変更された．以下では，比較的頻度の高いカテゴリーについて概説する．

骨髄増殖性腫瘍（myeloproliferative neoplasms：MPN）

MPN カテゴリーの各病型を表2にあげる．本態性血小板血症（essential thrombocythemia：ET）と，原発性骨髄線維症（primary myelofibrosis：PMF）の早期状態である前線維化期の原発性骨髄線維症（prePMF）が 1 つの病型として規定され，成熟した PMF と区別されるようになった．最大の理由は，臨床的に予後が異なり，両者で臨床的対応が異なるからである[5]．

表1 WHO 2017 改訂による骨髄系腫瘍

骨髄増殖性腫瘍
肥満細胞症
好酸球増多と遺伝子再構成を伴う骨髄 / リンパ系腫瘍
骨髄異形成 / 骨髄増殖性腫瘍
骨髄異形成症候群
胚細胞系列の素因を有する骨髄系腫瘍
急性骨髄性白血病と関連前駆細胞腫瘍
芽球性形質細胞様樹状細胞腫瘍
系統の明らかでない急性白血病

（文献3）を基に作成）

表2 骨髄増殖性腫瘍の病型

慢性骨髄性白血病（CML），*BCR-ABL1* 陽性
慢性好中球性白血病（CNL）
真性赤血球増加症（PV）
原発性骨髄線維症（PMF）
　原発性骨髄線維症前線維化期 / 早期（prePMF）
　原発性骨髄線維症線維化期（overt-PMF）
本態性血小板血症（ET）
他に特定されない慢性好酸球性白血病（CEL, NOS）
MPN, 分類不能型

（文献3）を基に作成）

個々の病型診断基準にも変更点がある．ゲノム変異では真性赤血球増加症（polycythemia vera：PV），PMF，ET の MPN 3 病型に，これまで知られていた *JAK2*, *MPL* 遺伝子変異に加えて，*CALR* が重要な変異として同定されたことで[6,7]，*MPL* 変異とともに ET, PMF の診断基準の項目に加えられた．おおよそ 20～30% で *CALR* 変異がみられる．ET では *CALR* 変異は予後良好という報告もあり，臨床的にも重要である[8]．前述の prePMF は診断基準も示され（表3），同時に骨髄の線維化の病理学的判定基準も記載された．PMF, prePMF, ET の鑑別には必須の検査となった．

PV 診断では major criteria の一つであるヘモグロビン値が，WHO 2008 では男性 18.5，女性 16.5 g/dL（ヘマトクリット値では男性 55.5%，女性 49.5%）を超えること，とされていたものが，WHO 2017 では，男性 16.5，女性 16.0 g/dL（ヘマトクリット値では男性 49.0%，女性 48.0%）と下げられた．ただし，骨髄生検

表3 前線維化期/早期PMF診断基準

前線維化期/早期のPMF診断には大基準の3項目すべてと小基準の少なくとも1項目を満たすことが必要.

大基準
1. Grade 1を超えるレチクリン線維症を伴わない巨核球の増殖と異型.年齢と比較した骨髄細胞数の増加,顆粒球系細胞の増加としばしば赤芽球系細胞の減少
2. *BCR-ABL1*陽性CML,PV,ET,MDS,他の骨髄系腫瘍の診断基準を満たさない
3. *JAK2*,*CALR*または*MPL*変異の存在,あるいは他のクローン性マーカーが存在すること[a],あるいは反応性のレチクリン線維症が存在しないこと[b]

小基準
少なくとも以下の1つが2回連続して満たされること
- 併存症によらない貧血
- 白血球数 11,000/μL以上
- 脾臓の触知
- 施設基準値の上限を超えるLDH

a: 重要な3つのクローン性変異がないときには他の骨髄系腫瘍にみられる変異(例:*ASXL1*,*EZH2*,*TET2*,*IDH1*,*IDH2*,*SRSF2*および*SF3B1*変異)が疾患のクローン性を決定する助けになるかもしれない.
b: 二次性の軽度(Grade1)のレチクリン線維症として,感染症,自己免疫異常,他の慢性炎症性状態,ヘアリー細胞白血病,または他のリンパ系腫瘍,転移性悪性腫瘍,中毒性(慢性)骨髄症によるもの.

(文献3)を基に作成)

表4 骨髄異形成/骨髄増殖性腫瘍の病型

慢性骨髄単球性白血病
非定型慢性骨髄性白血病,*BCR-ABL1*陰性
若年性骨髄単球性白血病
環状鉄芽球と血小板増加を伴うMDS/MPN(MDS/MPN-RS-T)
MDS/MPN,分類不能型

(文献3)を基に作成)

像にて3血球系の増加(巨核球の多彩な分化を伴う)を確認することが必要であり,骨髄生検像がなければ,WHO 2008のヘモグロビン,ヘマトクリット値が用いられる[9].

慢性好中球性白血病(chronic neutrophilic leukemia:CNL)では診断基準に*CSF3R*遺伝子変異の存在が記載された.*CSF3R*-T618I変異は特にCNLとの関連が強いとされている[10].

*BCR-ABL1*融合遺伝子で規定される慢性骨髄性白血病(chronic myeloid leukemia:CML)を含めてMPNカテゴリーの腫瘍は,種々のチロシンキナーゼの活性化が腫瘍化に関連していると考えられる.

骨髄異形成/骨髄増殖性腫瘍 (myelodysplastic/myeloproliferative neoplasms:MDS/MPN)

このカテゴリーでは,以前にはMDS/MPN分類不能型に暫定病型として記載されていた,著明な血小板増加と環状鉄芽球を伴う不応性貧血(refractory anemia with ring sideroblasts associated with marked thrombocytosis:RARS-T)が,ゲノム異常との関連が明らかになり,WHO 2017で独立した病型となった.環状鉄芽球と血小板増加を伴うMDS/MPN(MDS/MPN with ring sideroblasts and thrombocytosis:MDS/MPN-RS-T)という名称となった(**表4**).これは骨髄赤芽球の15%以上で環状鉄芽球を認め,血小板数が45万/μLを超える場合に診断される.RSと関連が強い*SF3B1*変異と同時に,MPNでみられる*JAK2*変異,*CALR*,*MPL*の変異(これらは10%未満)が存在することで,病型の独立性が明らかとなったためである[11].

この変更はゲノム研究の成果が反映されたことになるが,本カテゴリーの慢性骨髄単球性白血病(chronic myelomonocytic leukemia:CMML)[12],若年性骨髄単球性白血病(juvenile myelomonocytic leukemia:JMML)[13],非定型慢性骨髄性白血病(atypical CML:aCML)においても様々なゲノム変異が同定されている[14].CMMLにおいては*SRSF2*,*TET2*,*ASXL1*が高頻度に認められ,JMMLでは90%以上の例で体細胞変異あるいは胚細胞系列の変異として*PTPN11*,*KRAS*,*NRAS*,*CBL*,または*NF1*の変異が認められる.aCMLにおいても*SETBP1*,*ETNK1*変異が同定されている.ただし,この改訂でこれらの遺伝子異常が診断基準に組み込まれているのはJMMLのみである.

骨髄異形成症候群 (myelodysplastic syndromes:MDS)

MDSでは病型の名称が変更された.第4版(2008)までは,不応性血球減少症(refractory cytopenia)という名称が用いられていたが,2017年の改訂でそれがなくなった.WHO分類では,減少している血球の系統ではなく血球の異形成を示す系統が病型分類に重要で,「単一系統に異形成を有する」や「多系統に異形成を有する」のように用いられる.一方でMDSでは,血球減少を示す系統と異形成を示す系統が異なる例があり,臨床現場での混乱の一因となっていた.そこで,"単一系統に異

表 5　骨髄異形成症候群の病型

名称
サブグループ
単一系統に異形成を有する骨髄異形成症候群（MDS-SLD）
環状鉄芽球を伴う骨髄異形成症候群（MDS-RS）
単一系統に異形成を有する MDS-RS（MDS-RS-SLD）
多系統に異形成を有する MDS-RS（MDS-RS-MLD）
多系統に異形成を有する骨髄異形成症候群（MDS-MLD）
芽球増加を伴う骨髄異形成症候群（MDS-EB）
MDS-EB-1
MDS-EB-2
単独 5q- を伴う骨髄異形成症候群
骨髄異形成症候群, 分類不能型
末梢血中芽球 1%
汎血球減少だが単一系統の異形成
決められた染色体異常に基づく診断
暫定病型：小児の不応性血球減少症

（文献 3）を基に作成）

表 6　胚細胞系列の素因を有する骨髄性腫瘍

先行する異常や臓器機能障害を伴わない胚細胞系列の素因を有する骨髄性腫瘍
胚細胞系列 *CEBPA* 変異を伴う AML
胚細胞系列 *DDX41* 変異を伴う骨髄性腫瘍
先行する血小板異常を伴う胚細胞系列の素因を有する骨髄性腫瘍
胚細胞系列 *RUNX1* 変異を伴う骨髄性腫瘍
胚細胞系列 *ANKRD26* 変異を伴う骨髄性腫瘍
胚細胞系列 *ETV6* 変異を伴う骨髄性腫瘍
他臓器の機能障害を伴い胚細胞系列の素因を有する骨髄性腫瘍
胚細胞系列 *GATA2* 変異を伴う骨髄性腫瘍
先天性骨髄不全症候群とテロメア生物学異常を伴う胚細胞系列の素因を有する骨髄性腫瘍

（文献 3）を基に作成）

形成を有する MDS" のように「骨髄異形成症候群（MDS）」を病型の名称とし，単一系統に異形成を有する骨髄異形成症候群（MDS with single lineage dysplasia：MDS-SLD）と表すようになった（**表 5**）．芽球が増加した場合には MDS with excess blasts（MDS-EB）と表記され，芽球割合によって MDS-EB-1，MDS-EB-2 に分けられる．

単独 5q-[del(5q)] を有する MDS は，2017 年の改訂で del(5q) に加えて -7/del(7q) 以外であればあと 1 つまで染色体異常の存在が認められた．また，環状鉄芽球を伴う MDS は MDS with ring sideroblasts（MDS-RS）と記載されるようになり，単一系統の異形成，多系統の異形成を区別して記載するようになった．RS の診断には環状鉄芽球が赤芽球の 15% 以上を占めるという規定に変更はないが，*SF3B1* 遺伝子変異が認められれば，環状鉄芽球比率 5% 以上で RS と診断されることになっている．これは *SF3B1* 変異と MDS-RS とに極めて強い関連がみられるという観察に基づいている[15,16]．

胚細胞系列の素因を有する骨髄性腫瘍

ほとんどの急性骨髄性白血病（acute myeloid leukemia：AML），MDS は体細胞変異を基として発症していると考えてよいが，近年のゲノム解析の進歩によって胚細胞系列に変異を持つ MDS，MDS/MPN，急性白血病の存在が明らかとなった（**表 6**）[17]．一部は以前より知られてはいたが，2017 年の改訂にてまとめられた．大

表 7　急性骨髄性白血病と関連疾患の病型分類

繰り返しみられる遺伝子異常を伴う AML
AML with t(8;21)(q22;q22.1)；*RUNX1-RUNX1T1*
AML with inv(16)(p13.1q22) or
t(16;16)(p13.1;q22)；*CBFB-MYH11*
APL with *PML-RARA*
AML with t(9;11)(p21.3;q23.3)；*MLLT3-KMT2A*
AML with t(6;9)(p23;q34.1)；*DEK-NUP214*
AML with inv(3)(q21.3q26.2) or
t(3;3)(q21.3;q26.2)；*GATA2,MECOM*
AML (megakaryoblastic) with
t(1;22)(p13.3;q13.3)；*RBM15-MKL1*
暫定病型：AML with *BCR-ABL1*
NPM1 変異を伴う AML
両アレルの *CEBPA* 変異を伴う AML
暫定病型：*RUNX1* 変異を伴う AML
骨髄異形成関連変化を伴う AML
治療関連骨髄性腫瘍
その他の AML
最小分化型
成熟を伴わない
成熟を伴う
骨髄単球性
単球/単芽球性
純粋赤芽球系白血病
巨核芽球性
好塩基球性
骨髄線維化を伴う急性汎骨髄症
骨髄肉腫
Down 症候群に関連した骨髄増殖症
TAM
Down 症候群に関連した骨髄性白血病

TAM：transient abnormal myelopoiesis（一過性異常骨髄増殖）

（文献 3）を基に作成）

表8 骨髄中の赤芽球が50%以上の場合のAML病型分類

骨髄赤芽球割合	全細胞に対する骨髄芽球割合	治療の既往	繰り返しみられる遺伝学的異常	AML-MRC：(＋)or(－)?	第4版の診断	WHO 2017の診断
≧50%	NA	あり	NA	NA	治療関連骨髄性腫瘍	治療関連骨髄性腫瘍
≧50%	≧20%	なし	あり	NA	繰り返す遺伝学的異常を伴うAML	繰り返す遺伝学的異常を伴うAML
≧50%	≧20%	なし	なし	あり	AML-MRC	AML-MRC
≧50%	≧20%	なし	なし	なし	AML, NOS 急性赤白血病（赤球系/骨髄系型）	AML, NOS（赤白血病以外）
≧50%	<20%，ただし非赤芽球細胞においては芽球≧20%	なし	なし	NA	AML, NOS 急性赤白血病（赤球系/骨髄系型）	MDS
≧50%	<20%，かつ非赤芽球細胞においても芽球<20%	なし	なし	NA	MDS	MDS
>80%幼若赤芽球 & >30%前赤芽球	<20%	なし	なし	NA	AML, NOS 急性赤白血病（純粋赤芽球型）	AML, NOS 急性赤白血病（純粋赤芽球型）

MRC：myelodysplasia-related changes （文献3)を基に作成）

きな変更点の一つである．

ここに分類される疾患は，造血器以外には明らかな異常を示さないもの，先行して血小板減少を呈するもの，全身疾患とともに造血器異常を示すもの，の3型に分けられている．ここにあげられている病型は，いずれも胚細胞系列のゲノム変異を有し，一部は小児期から明らかな異常を示す．しかし，必ずしも全てが小児期に発症するとは限らない（*CEBPA*変異例や*DDX41*変異例など）．AML, MDSなどの骨髄性腫瘍を診断した際には，家族歴の検討を含めて，このカテゴリーが存在することを考慮に入れておく必要がある．

急性骨髄性白血病（AML）

AMLの病型分類を表7にあげる．2017年の改訂で，繰り返す遺伝子変異を伴うAMLのカテゴリーでは，*CEBPA*遺伝子の両アレル変異，*NPM1*変異を有するAMLがこれまでの暫定病型から独立した病型となった．*CEBPA*遺伝子の両アレル変異を有するAMLは予後良好であることが明らかとなり，*NPM1*変異を有するAMLは，*FLT3*-ITD（internal tandem duplication）がない場合にはやはり予後良好である．

以前より指摘されているように，t(8;21)を有するAML, inv(16)を有するAMLは形態的な特徴を有しており，ある程度は骨髄スメア標本から推察がつく．また，t(6;9)を有するAMLでも好塩基球の増加を伴うことが多い．形態での病型診断が重要なのは急性前骨髄球性白血病（acute promyelocytic leukemia：APL）である．しかし，このカテゴリーで以前はt(15;17)を有するAPLと記載されていたが，APLでは染色体と融合遺伝子の存在が必ずしも一致しないことから，「*PML-RARA*融合遺伝子を有するAPL」と改められている．また，暫定病型として新たに*BCR-ABL1*融合遺伝子を有するAML, *RUNX1*遺伝子変異を有するAMLが加わった．表6にあるように，*CEBPA*遺伝子や*RUNX1*遺伝子では胚細胞系列での変異もあり得るため，AMLのカテゴリーに分類される場合は体細胞変異の例のみである．

WHO 2017では，AMLの病型分類における芽球割合の計算方法が変更され，骨髄芽球割合は常に全骨髄細胞に対する割合として計算することになった．この変更は，その他のAML（AML, not otherwise specified：AML, NOS）の診断においてMDSとの境界の判断に大きく影響する（表8）．それまでは赤芽球が骨髄細胞の50%以上になると非赤芽球系細胞における骨髄芽球割合を計算し，それが20%を超えるとAMLと診断し，WHO 2008ではAML M6, erythroid/myeloidと分類していた．しかし，WHO 2017を適用すると，それま

で AML M6, erythroid/myeloid, つまり赤白血病と診断されてきたほとんどの例は MDS-EB, あるいは赤白血病以外の「その他の AML」と診断されることになり, 実質的に AML M6, erythroid/myeloid はなくなっている. ただし, 幼若赤芽球系細胞, 前赤芽球や芽球が増殖する AML として pure erythroid leukemia は残っている.

おわりに

WHO 2017 では, ゲノム異常が従来以上に分類に取り込まれている. 現状では, 国内において骨髄系病型分類にあげられている全てのゲノム変異を検査することは実質的には困難である. ゲノム検査体制の確立を図りつつ, 本分類の臨床応用を広げるとともに, 疾患の病態を考慮しつつその時の最新の分類を使っていくことが重要となるであろう.

(宮﨑泰司)

● 文 献

1) Swerdlow, S.H. et al. (eds)：WHO Classification of Tumors of Haematopoietic and Lymphoid Tissues, IARC, Lyon, 2008
2) Arber, D.A. et al.：The 2016 revision to the World Health Organization classification of myeloid neoplasms and acute leukemia. Blood 127：2391-2405, 2016
3) Swerdlow, S.H. et al. (eds)：WHO Classification of Tumours of Haematopoietic and Lymphoid Tissues (Revised 4th ed), IARC, Lyon, 2017
4) Arock, M. et al.：KIT mutation analysis in mast cell neoplasms：recommendations of the European Competence Network on Mastocytosis. Leukemia 29：1223-1232, 2015
5) Barbui, T. et al.：Problems and pitfalls regarding WHO-defined diagnosis of early/prefibrotic primary myelofibrosis versus essential thrombocythemia. Leukemia 27：1953-1958, 2013
6) Klampfl, T. et al.：Somatic mutations of calreticulin in myeloproliferative neoplasms. N Engl J Med 369：2379-2390, 2013
7) Nangalia, J. et al.：Somatic CALR mutations in myeloproliferative neoplasms with nonmutated JAK2. N Engl J Med 369：2391-2405, 2013
8) Rumi, E. et al.：JAK2 or CALR mutation status defines subtypes of essential thrombocythemia with substantially different clinical course and outcomes. Blood 123：1544-1551, 2014
9) Barbui, T. et al.：Rationale for revision and proposed changes of the WHO diagnostic criteria for polycythemia vera, essential thrombocythemia and primary myelofibrosis. Blood Cancer J 5：e337, 2015
10) Maxson, J.E. et al.：Oncogenic CSF3R mutations in chronic neutrophilic leukemia and atypical CML. N Engl J Med 368：1781-1790, 2013
11) Patnaik, M.M. et al.：Refractory anemia with ring sideroblasts and RARS with thrombocytosis. Am J Hematol 90：549-559, 2015
12) Meggendorfer, M. et al.：SRSF2 mutations in 275 cases with chronic myelomonocytic leukemia (CMML). Blood 120：3080-3088, 2012
13) Chang, T.Y. et al.：Bedside to bench in juvenile myelomonocytic leukemia：insights into leukemogenesis from a rare pediatric leukemia. Blood 124：2487-2497, 2014
14) Zoi, K. et al.：Molecular pathogenesis of atypical CML, CMML and MDS/MPN-unclassifiable. Int J Hematol 101：229-242, 2015
15) Papacmmanuil, E. et al.：Somatic SF3B1 mutation in myelodysplasia with ring sideroblasts. N Engl J Med 365：1384-1395, 2011
16) Yoshida, K. et al.：Frequent pathway mutations of splicing machinery in myelodysplasia. Nature 478：64-69, 2011
17) West, A.H. et al.：Familial myelodysplastic syndrome/acute leukemia syndromes：a review and utility for translational investigations. Ann N Y Acad Sci 1310：111-118, 2014

7 リンパ系腫瘍の分類（WHO分類2017年改訂第4版）

■ リンパ腫とは？

　リンパ腫はリンパ球を発生母体とする腫瘍の総称であり，主に免疫組織（特にリンパ節）に発生する腫瘍で，ほとんどの症例で腫瘤を形成する．また，血管のある臓器であればどこからでも発生し得る腫瘍である．わが国では罹患率増加の著しい疾患であり，1980年には人口10万人当たり4人程度の頻度であったのが，2016年の国立がん研究センターの推計値では24人程度になっている[1]．ただし，その増加理由は不明である．

　先に述べたように，リンパ腫はリンパ球を発生母体としているが，由来細胞や腫瘍化の過程などは単一でないため，その生物学的および臨床病態的特性などは極めて多様なものとなっており，リンパ節に発生するもの（節性）とリンパ節以外から発生するもの（節外性）があり，非Hodgkinリンパ腫とHodgkinリンパ腫とに大別される．

　非Hodgkinリンパ腫においては，わが国では節性リンパ腫と節外性リンパ腫の発生頻度はほぼ拮抗している．非Hodgkinリンパ腫は大きく，B細胞に由来するもの（B細胞性）とT細胞あるいはNK細胞に由来するもの（T/NK細胞性）に分けられ，成人T細胞白血病/リンパ腫の非好発地域にある筆者らの施設では，これらの発生頻度はリンパ腫全体に対して前者が約80％，後者が15％となっている．両群とも細胞の分化段階により前駆細胞性と成熟細胞性に大別され，前駆細胞性リンパ腫はB細胞性，T細胞性ともに1％弱である．B細胞リンパ腫はその増殖形態からさらにびまん性リンパ腫と濾胞性リンパ腫に分けられ，後者は増加が著しく，約2割程度を占める．T細胞リンパ腫はほとんどがびまん性増殖を示す．

　Hodgkinリンパ腫は，以前はHodgkin病といわれていたが，リンパ系腫瘍であることが確認され，現在ではHodgkinリンパ腫という名称が定着している．筆者らの施設では全リンパ腫の約5％で，その90％以上は表在性リンパ節および縦隔に発症し，節外臓器での発生は極めてまれである．

■ リンパ系腫瘍のWHO分類（表1）

　リンパ系腫瘍のWHO分類は，概ね7年ごとに改訂がなされてきた．1994年，米国中心に使用されてきたWorking Formulationと欧州主体のKiel分類を統合する形で，REAL分類が発表された．その思想はKiel分類によるところが大きい．2001年にはそれを土台としたWHO分類2001年版，2008年にはWHO分類2008年版のblue bookが刊行された（WHO 2008）．そして，2017年に2008年版の改訂版が刊行された．学問的進展で，2001年版における約50のリンパ腫/白血病が2008年版では約90と著増した．2017年の改訂では基本的な疾患数は変更されていないが，内容的には2008年版に比べて改訂版（第4版＝2008年版の改訂とされた）は頁数が約30％増加し，内容がより充実した．本項では，第4版改訂版（WHO 2017）に重点を置いて述べる．なお，詳細は文献2）を参照されたい．

　疾患概念は，組織像，細胞像に始まり，臨床病理学的特徴を総合して確立されてきた．これに並行して染色体異常が明らかになり，遺伝子変異等の知見が急速に増大し，他の臓器系に先駆けて疾患分類にその要素が採り入れられてきた．特定分子の発現の有無，分子診断の重要性が強調され，分子標的薬とも密接に関係している．WHO 2008では初期像にも注意が向けられたが，WHO 2017でもその姿勢は継続されている．ほとんど進展しないものがかなりあること，自然消褪しやすい疾患や医原性疾患が捉えられたことから，「悪性リンパ腫」から"悪性"という語句が省かれ単に「リンパ腫」とされ，腫瘍かどうか決定できない病像を含む場合には，リンパ増殖性疾患という名称が多用されている．

　リンパ腫/白血病は前駆細胞性と成熟細胞性に大別され，後者にはB細胞性，TおよびNK細胞性，Hodgkinリンパ腫がある．さらに，免疫不全関連リンパ増殖性疾患，組織球・樹状細胞腫瘍がある．

1) 前駆リンパ系腫瘍（precursor lymphoid neoplasms）
　表1に全体像を示した．

表1 リンパ系腫瘍の分類(WHO 分類 2017 年改訂第 4 版)

前駆リンパ系腫瘍 Precursor lymphoid neoplasms

B-lymphoblastic leukemia/lymphoma, not otherwise specified
B-lymphoblastic leukemia/lymphoma with recurrent genetic abnormalities
   B-lymphoblastic leukemia/lymphoma with t(9;22)(q34.1;q11.2); BCR-ABL1
   B-lymphoblastic leukemia/lymphoma with t(v;11q23.3); KMT2A-rearranged
   B-lymphoblastic leukemia/lymphoma with t(12;21)(p13.2;q22.1); ETV6-RUNX1
   B-lymphoblastic leukemia/lymphoma with hyperdiploidy
   B-lymphoblastic leukemia/lymphoma with hypodiploidy
   B-lymphoblastic leukemia/lymphoma with t(5;14)(q31.1;q32.1); IGH/IL3
   B-lymphoblastic leukemia/lymphoma with t(1;19)(q23;p13.3); TCF3-PBX1
   B-lymphoblastic leukemia/lymphoma, BCR-ABL1-like
   B-lymphoblastic leukemia/lymphoma with iAMP21
T-lymphoblastic leukemia/lymphoma
   Early T-cell precursor lymphoblastic leukemia
NK-lymphoblastic leukemia/lymphoma*

成熟 B 細胞腫瘍 Mature B-cell neoplasms

Chronic lymphocytic leukemia/small lymphocytic lymphoma
   Monoclonal B-cell lymphocytosis
B-cell prolymphocytic leukemia
Splenic marginal zone lymphoma
Hairy cell leukemia
Splenic B-cell lymphoma/leukemia, unclassifiable*
   Splenic diffuse red pulp small B-cell lymphoma*
   Hairy cell leukemia variant*
Lymphoplasmacytic lymphoma
   Waldenström macroglobulinemia
IgM Monoclonal gammopathy of undetermined significance
Heavy chain diseases
   Mu heavy chain disease
   Gamma heavy chain disease
   Alpha heavy chain disease
Plasma cell neoplasms
   Non-IgM monoclonal gammopathy of undetermined significance
   Plasma cell myeloma
   Solitary plasmacytoma of bone
   Extraosseous plasmacytoma
   Monoclonal immunoglobulin deposition diseases
      Primary amyloidosis
      Light chain and heavy chain deposition diseases
Extranodal marginal zone lymphoma of mucosa-associated lymphoid tissue (MALT lymphoma)
Nodal marginal zone lymphoma
   Paediatric nodal marginal zone lymphoma*
Follicular lymphoma
   Testicular follicular lymphoma
   In situ follicular neoplasia
   Duodenal-type follicular lymphoma
Paediatric-type follicular lymphoma
Large B-cell lymphoma with IRF4 rearrangement*
Primary cutaneous follicle centre lymphoma
Mantle cell lymphoma
   In situ mantle cell neoplasia
Diffuse large B-cell lymphoma (DLBCL), NOS
   Germinal centre B-cell subtype
   Activated B-cell subtype
T-cell/histiocyte-rich large B-cell lymphoma
Primary diffuse large B-cell lymphoma of the CNS
Primary cutaneous diffuse large B-cell lymphoma, leg type
EBV-positive diffuse large B-cell lymphoma, NOS
EBV-positive mucocutaneous ulcer*
Diffuse large B-cell lymphoma associated with chronic inflammation
   Fibrin-associated diffuse large B-cell lymphoma
Lymphomatoid granulomatosis
Primary mediastinal (thymic) large B-cell lymphoma
Intravascular large B-cell lymphoma
ALK-positive large B-cell lymphoma
Plasmablastic lymphoma
Primary effusion lymphoma
Multicentric Castleman disease
HHV8-positive diffuse large B-cell lymphoma, NOS
HHV8-positive germinotropic lymphoproliferative disorder
Burkitt lymphoma
Burkitt-like lymphoma with 11q aberration*
High-grade B-cell lymphoma
   High-grade B-cell lymphoma with MYC and BCL2 and/or BCL6 rearrangements
   High-grade B-cell lymphoma, NOS
B-cell lymphoma, unclassifiable, with features intermediate between DLBCL and classic Hodgkin lymphoma

表1 続き

成熟T細胞およびNK細胞腫瘍 Mature T- and NK-cell neoplasms
T-cell prolymphocytic leukemia
T-cell large granular lymphocytic leukemia
Chronic lymphoproliferative disorder of NK cells*
Aggressive NK-cell leukemia
Systemic EBV-positive T-cell lymphoma of childhood
Chronic active EBV infection of T- and
　　NK-cell type, systemic form
Hydroa vacciniforme-like lymphoproliferative disorder
Severe mosquito bite allergy
Adult T-cell leukemia/lymphoma
Extranodal NK/T-cell lymphoma, nasal type
Enteropathy-associated T-cell lymphoma
Monomorphic epitheliotropic intestinal T-cell lymphoma
Intestinal T-cell lymphoma, NOS
Indolent T-cell lymphoproliferative disorder of the
　　gastrointestinal tract*
Hepatosplenic T-cell lymphoma
Subcutaneous panniculitis-like T-cell lymphoma
Mycosis fungoides
Sézary syndrome
Primary cutaneous CD30-positive T-cell
　　lymphoproliferative disorders
　　Lymphomatoid papulosis
　　Primary cutaneous anaplastic large cell lymphoma
Primary cutaneous gamma delta T-cell lymphoma
Primary cutaneous CD8-positive aggressive
　　epidermotropic cytotoxic T-cell lymphoma*
Primary cutaneous acral CD8-positive T-cell lymphoma*
Primary cutaneous CD4-positive small/medium T-cell
　　lymphoproliferative disorder*
Peripheral T-cell lymphoma, NOS
Angioimmunoblastic T-cell lymphoma
Follicular T-cell lymphoma
Nodal peripheral T-cell lymphoma with
　　TFH phenotype
Anaplastic large cell lymphoma, ALK-positive
Anaplastic large cell lymphoma, ALK-negative
Breast implant-associated anaplastic large cell lymphoma*

ホジキンリンパ腫 Hodgkin lymphomas
Nodular lymphocyte predominant Hodgkin lymphoma
Classic Hodgkin lymphoma
　　Nodular sclerosis classic Hodgkin lymphoma
　　Lymphocyte-rich classic Hodgkin lymphoma
　　Mixed-cellularity classic Hodgkin lymphoma
　　Lymphocyte-depleted classic Hodgkin lymphoma

免疫不全関連リンパ増殖異常症 Immunodeficiency-associated lymphoproliferative disorders
Post-transplant lymphoproliferative disorders (PTLD)
　　Non-destructive PTLD
　　　　Plasmacytic hyperplasia PTLD
　　　　Infectious mononucleosis PTLD
　　　　Florid follicular hyperplasia
　　Polymorphic PTLD
　　Monomorphic PTLD (B- and T/NK-cell types)
　　Classic Hodgkin lymphoma PTLD
Other iatrogenic immunodeficiency-associated
　　lymphoproliferative disorders

組織球および樹状細胞腫瘍 Histiocytic and dendritic cell neoplasms
Histiocytic sarcoma
Tumours derived from Langerhans cells
Langerhans cell histiocytosis, NOS
Langerhans cell histiocytosis, monostotic
Langerhans cell histiocytosis, polystotic
Langerhans cell histiocytosis, disseminated
　　Langerhans cell sarcoma
Indeterminate dendritic cell tumour
Interdigitating dendritic cell sarcoma
Follicular dendritic cell sarcoma
Fibroblastic reticular cell tumour
Disseminated juvenile xanthogranuloma
Erdheim-Chester disease

*は暫定病型.

2) 成熟B細胞腫瘍(mature B-cell neoplasms)

ⅰ) 慢性リンパ性白血病/小リンパ球性リンパ腫(chronic lymphocytic leukemia/small lymphocytic lymphoma : CLL/SLL)

白血病は原則, 末梢血中腫瘍細胞数が5,000/μL以上, それを満たさないものは単クローンB細胞リンパ増殖症(monoclonal B-cell lymphocytosis : MBL)とする. 後者のうち500/μL以上は白血病の前駆状態であるが, それ以下は病勢が進展することは極めてまれである. リンパ節主体のSLLでも同様で, リンパ節腫脹が1.5cm未満で増殖中心が認められない症例がMBLに相当する可能性が高い. 白人では12%に, 末梢血中にごく少数の異常細胞があるとされる. 白血化していないリンパ節等の腫脹はSLLであるが, 増殖中心が目立つものは予後不良である. *TP53, NOTCH1, SF3B1, ATM, BIRC3*などの遺伝子異常も予後不良を示唆する.

ⅱ）脾B細胞リンパ腫/白血病-分類不能型（splenic B-cell lymphoma/leukemia, unclassifiable）

びまん性赤脾髄小型B細胞リンパ腫（splenic diffuse red pulp small B-cell lymphoma），ヘアリー細胞白血病亜型（hairy cell leukemia-variant）が示された．

ⅲ）リンパ形質細胞性リンパ腫（lymphoplasmacytic lymphoma）

Waldenström macroglobulinemia の臨床像を示す．これらのほとんどは*MYD88L265*の異常を持つことが確実となり，以前はMALTリンパ腫との境界例があったが，疾患の独立性が確立された．IgMの異常例のみがこれに入る．少量の単クローン性所見を示すものは，IgM monoclonal gammopathy of undetermined significanceとされる．

ⅳ）形質細胞性腫瘍（plasma cell neoplasms）

初期像の可能性があるものとして，非IgM型意義不明の単クローン性ガンマグロブリン血症［non-IgM monoclonal gammopathy of undetermined significance（MGUS）］が認められた．

ⅴ）節外性辺縁帯（粘膜関連リンパ組織）リンパ腫（MALTリンパ腫）［extranodal marginal zone lymphoma of mucosa-associated lymphoid tissue（MALT lymphoma）］

*Helicobacter pylori*の除菌に反応し消褪する胃MALTリンパ腫症例もこの範疇に入っている．

ⅵ）節性辺縁帯リンパ腫（nodal marginal zone lymphoma）

小児に発症することはまれであるが，予後良好であり，pediatric nodal marginal zone lymphomaが設けられた．

ⅶ）濾胞性リンパ腫（follicular lymphoma）

初期病変として*in situ* follicular neoplasiaが認められた．これは，単一リンパ節の部分的な濾胞（胚中心）でCD10，BCL2陽性を示すものであり，大半は進展しないことが明らかとなった．WHO 2008で腸管性の濾胞性リンパ腫が記載されたが，特に十二指腸に好発するものは種々の点で節性濾胞性リンパ腫と異なっており，十二指腸型濾胞性リンパ腫（duodenal-type follicular lymphoma）と名称変更された．小児濾胞性リンパ腫は大型細胞が主体となる症例が多いが，限局性で経過観察のみでよい症例が多いことが明らかとなった．濾胞性リンパ腫で濾胞構造を取らない症例が少数ながらあり，これは節外性が多く，予後良好である．精巣発生例も独立した疾患単位となった．また，*IRF4*転座を伴う大細胞型B細胞リンパ腫（large B-cell lymphoma with *IRF4* rearrangement）には，組織学的に濾胞性とびまん性，両者の合併例がある．濾胞性の部分は大型細胞からなるGrade 3Bであるが，予後良好として追加項目となった．

ⅷ）マントル細胞リンパ腫（mantle cell lymphoma）

濾胞性リンパ腫と同様，初期病変として*in situ* mantle cell neoplasiaが認識された．大部分の症例はIGHV（immunoglobulin heavy chain variable region）unmutated, SOX11陽性で予後不良であるが，一部IGHV mutated, SOX11陰性であること，cyclin D1陰性例の半数程度は*CCND2*の再構成があることが判明した．

ⅸ）びまん性大細胞型B細胞リンパ腫,非特定型［diffuse large B-cell lymphoma, not otherwise specified（DLBCL, NOS）］

分子発現パターンから胚中心B細胞（germinal center B-cell：GCB）型と活性化B細胞（activated B-cell：ABC）型に分けられること，予後は前者が後者より良好であることが判明してきたが，分子発生機序からも前者はエピジェネティック，後者はNF-κBを介する異常と密接に関連することが明らかとなった．分子標的薬の反応性にも違いがあることから，両者を分ける必然性が出てきた．これにはgene expression profileを用いて同定することが本筋であるが，免疫染色による各種アルゴリズムとの一致率も高く，代用することも可とされている．また，c-MYC, BCL2陽性例は予後不良とされ，double expressorという名称が記載されている．WHO 2017ではDLBCL, NOSに入っているが，今後の検討課題である．

ⅹ）EBV陽性びまん性大細胞型B細胞リンパ腫,非特定型（EBV-positive DLBCL, NOS），EBV陽性粘膜皮膚潰瘍（EBV-positive mucocutaneous ulcer），HHV8陽性びまん性大細胞型B細胞リンパ腫,非特定型（HHV8-positive DLBCL, NOS）

Epstein-Barrウイルス（Epstein-Barr virus：EBV）に関係したものでは，びまん性大細胞型B細胞リンパ腫はWHO 2008では加齢との関係が強調され，DLBCL of the elderlyとされていたが，50歳未満の症例もあることから年齢を示唆する部分が取り除かれた．しかし，高齢者に多いのも事実であり，予後不良とされる．EBV陽性粘膜皮膚潰瘍は組織学的にはDLBCLであるが，自然消褪例も多く，新たに付け加えられた．ヒトヘルペスウイルス8型（human herpesvirus 8：HHV8）陽

xi) *MYC* および *BCL2* と *BCL6* の両方か一方の再構成を伴う高悪性度B細胞リンパ腫（high-grade B-cell lymphoma with *MYC* and *BCL2* and/or *BCL6* rearrangements）

これは WHO 2008 における DLBCL と Burkitt リンパ腫の中間型を含む．境界病変は診断上混乱の原因となっていたが，WHO 2017 では *MYC* と *BCL2* 再構成（double hit），さらに *BCL6* 再構成を伴うもの（triple hit）は予後不良例が多く，この項目に入れられた．double hit，triple hit が認められない高悪性度B細胞リンパ腫,非特定型もあり，別項目にある 11q 染色体異常を伴う Burkitt 様リンパ腫等との関係や鑑別も残された課題である．

3) 成熟T細胞，NK細胞腫瘍（mature T-cell and NK-cell neoplasms）

ⅰ) 小児全身性 EBV 陽性T細胞リンパ腫（systemic EBV-positive T-cell lymphoma of childhood）

基本的に劇症型であり，慢性活動性 EBV 感染症とは明確に区別されるべきとの考え方に立ち，リンパ腫にされた．しかし，現実的には，慢性活動性 EBV 感染症との連続性がみられる症例は認められる．さらに，T細胞となっているが，NK 細胞性のものも存在する．

ⅱ) 種痘様水疱症類似リンパ増殖異常症（hydroa vacciniforme-like lymphoproliferative disorder）

臨床的に慢性活動性 EBV 感染症のスペクトラムの中に入ることが明記され，リンパ増殖異常症として分類される．

ⅲ) 単形性上皮向性腸管T細胞リンパ腫（monomorphic epitheliotropic intestinal T-cell lymphoma）

WHO 2008 では，腸症関連T細胞リンパ腫はⅠ型とⅡ型に分けられており，前者はわが国ではまれな celiac disease との関係が示された．その背景のないⅡ型は分離され，単形性上皮向性腸管T細胞リンパ腫が新設された．

ⅳ) 消化管くすぶり型T細胞リンパ増殖異常症（indolent T-cell lymphoproliferative disorder of the gastrointestinal tract）

CD8 陽性T細胞の増殖からなる病変で，文字通り緩徐な経過をたどる．これに類似したリンパ腫様胃症・NK 細胞腸症は NK 細胞性の増殖性疾患で，自然消褪例が多い．

ⅴ) 原発性皮膚 CD4 陽性小型/中型T細胞リンパ増殖異常症（primary cutaneous CD4-positive small/medium T-cell lymphoproliferative disorder）

臨床経過が極めて緩徐であり，リンパ腫の範疇に入れる合理性がないということで，リンパ増殖症的な捉えかたがされている．また，皮膚のまれな疾患として primary cutaneous CD8-positive aggressive epidermotropic cytotoxic T-cell lymphoma と，primary cutaneous acral CD8-positive T-cell lymphoma が採り上げられた．

ⅵ) 濾胞性T細胞リンパ腫（follicular T-cell lymphoma），濾胞ヘルパーT細胞表現型を伴う節性末梢性T細胞リンパ腫（nodal peripheral T-cell lymphoma with TFH phenotype）

血管免疫芽球性T細胞リンパ腫は濾胞ヘルパーT（T-follicular helper：TFH）細胞由来が証明され，RHOA や TET2 の異常など分子基盤が明らかになってきた．それと同様の細胞由来のものとして，濾胞性T細胞リンパ腫が新設された．また，非特定型末梢性T細胞リンパ腫の一部にも濾胞ヘルパーT細胞由来のものがあることが判明し，それを反映した分類項目が設けられた．これらは将来，より詳細に疾患概念の整理がなされる可能性がある．

ⅶ) 未分化大細胞型リンパ腫, ALK 陰性（anaplastic large cell lymphoma, ALK-negative：ALCL, ALK⁻），豊胸術関連未分化大細胞型リンパ腫（breast implant-associated anaplastic large cell lymphoma）

未分化大細胞型リンパ腫は元来，Hodgkin リンパ腫の腫瘍マーカーである CD30 を発現しているが，Hodgkin リンパ腫とは異なった組織学的，臨床病理学的特徴を有している．その中で，ALK 陽性例は *ALK* 遺伝子が種々の相手と融合遺伝子を形成し，若年発生例が大半であることなどの特徴を示して，独立した疾患として認められてきた．一方，ALK 陰性例はT細胞性との異同が問題となって，WHO 2008 では暫定的なものであったが，分子発現性の点で ALK 陽性例と近似していることが判明し，独立した entity となった．豊胸術関連のものはわが国ではまれであるが，予後良好が知られている．

4) Hodgkin リンパ腫（Hodgkin lymphoma）

Hodgkin リンパ腫は大枠での改変はなされなかった．しかしながら，結節性リンパ球優位型 Hodgkin リンパ

腫とT細胞/組織球豊富型大細胞型B細胞リンパ腫の関係は明確でない点が多い．実際的な鑑別診断としては，両者の像が混在する症例などがあるので今後の課題である．また，classical（古典的）とされてきた標記がclassicと変更された．

5）免疫不全関連リンパ増殖性疾患，組織球・樹状細胞腫瘍

免疫不全関連疾患としては，移植後リンパ増殖異常症（post-transplant lymphoproliferative disorders：PTLD）がある．また，関節リウマチ等の自己免疫疾患治療によるリンパ増殖性疾患は，遭遇する機会が多いばかりでなく，大細胞リンパ腫やHodgkinリンパ腫との鑑別診断が難しい症例が頻出するので注意を要する．組織球・樹状細胞腫瘍では，Erdheim-Chester diseaseが加えられた．

（吉野　正・佐藤康晴）

● 文　献
1) 国立がん研究センター[http://ganjoho.jp/reg_stat/statistics/stat/short_pred.html (accessed 2017-07-15)]
2) Swerdlow, S.H. et al. (eds)：WHO Classification of Tumours of Haematopoietic and Lymphoid Tissues (Revised 4th ed), IARC, Lyon, 2017

III

末梢血および骨髄における正常血液細胞の観察

1 正常末梢血にみられる細胞

赤血球（erythrocyte）

赤血球は上（平面）からみると直径は7〜8.5 μmの円形で、横（横断面）からみると両側は約2 μm、中央部は両側からくぼんで約0.8 μmの厚みがある扁平な円盤状の血球であり、内部はヘモグロビンが充満している。中央のくぼみはセントラルパラー（central pallor）と呼ばれ、平面直径の約1/3を占める。末梢血塗抹染色標本では、直径が7〜8.5 μmの円形平面のみがみられ、eosinで橙紅色に染まる。中央部のセントラルパラーはヘモグロビン含量が少ないため、やや薄い色で明るくみえる。

網赤血球（reticulocyte）

網赤血球は脱核したての幼若な赤血球で、超生体染色を行うと、顆粒状または網状の構造物が濃青色に染め出される。網赤血球は骨髄中に1〜2日存在し、末梢血に出て1〜2日で成熟赤血球となる。その増減は、骨髄での赤血球造血状態を間接的に反映する。普通染色ではほとんど判別できないが、RNAなどの残存物が多い場合は、やや青みを帯びた多染性赤血球として認識できる。

好中球（neutrophil）

好中球は細胞質に、直径0.2〜0.4 μmの淡橙色に染まる好中性顆粒と呼ばれる特殊顆粒（specific granule）を有することを特徴とする。核の形状により好中球桿状核球（band neutrophil）と好中球分葉核球（segmented neutrophil）に分類される。

好中球桿状核球と好中球分葉核球の目視分類基準は、日本臨床衛生検査技師会と日本検査血液学会の血球形態標準化ワーキンググループ（WG）による新分類基準[1]に従った。特に、好中球分葉核球の新分類基準は「分葉核球：直径12〜15 μm、核は2〜5個に分葉する。分葉した核の間は核糸でつながるが、核の最小幅部分が十分に狭小化した場合は核糸形成が進行したとみなして分葉核球と判定する。実用上400倍にて、核の最小幅部分が最大幅部分の1/3未満、あるいは赤血球直径の1/4（約2 μm）未満であれば核糸形成とみなす。また、核が重なり合って分葉核球か桿状核球か明確でない時は分葉核球と判定する」となっている。

好酸球（eosinophil）

好酸球は細胞質に、eosinで橙赤色に染まる好酸性顆粒が充満している白血球である。peroxidase反応は、好酸球peroxidaseにより強陽性を示し、寄生虫に対して傷害作用を持つ。また、特異的esterase染色は陰性、非特異的esterase染色は弱陽性〜陽性を示す。

好塩基球（basophil）

細胞質にmethylene blueで暗青紫色に染まる好塩基性顆粒を持つ。この顆粒は水溶性で、Giemsa染色では溶出して空胞のようにみえることが多い。好塩基性顆粒にはヒスタミンやヘパリン、コンドロイチン硫酸などの酸性ムコ多糖類が多く含まれ、これらがメタクロマジー（metachromasia；異染性）を起こす。peroxidase反応は陽性と陰性が混在する。

単球（monocyte）

白血球の中では最大で、peroxidase反応は弱陽性から陰性を示す。非特異的esterase染色は強陽性で、フッ化ナトリウムで阻害される。特異的esterase染色は基本的に陰性を示す。

リンパ球（lymphocyte）

小リンパ球から大リンパ球まで多彩である。myeloperoxidase（MPO）、Sudan black B（SBB）は陰性で、periodic acid-Schiff（PAS）反応は顆粒状に染まるが、頻度は高くない。

アズール顆粒を3個以上持ったリンパ球を顆粒リンパ球（granular lymphocyte：GL）という。GLが2×10^3/μL以上をGL増加症という。

国際血液学標準化協議会（ICSH）は、非腫瘍性で、炎症性疾患や感染症などによる抗原刺激に反応して活性化し、形態学的な変化を起こしたリンパ球を反応性リンパ球（reactive lymphocyte）として、腫瘍性の異常リンパ球〔abnormal lymphocyte；または腫瘍性リンパ球（neoplastic lymphocyte）〕と区別している。

反応性リンパ球は、健康な乳幼児や小児で10%未満に、健常成人でも3%未満にみられる。

1 正常末梢血にみられる細胞

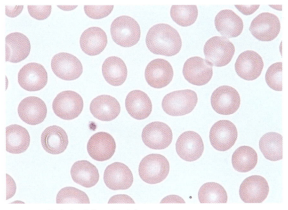

1-1　正常赤血球(MG染色)

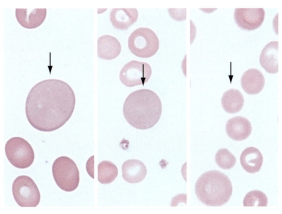

1-2　巨赤血球(左)，大赤血球(中)，小赤血球(右)(MG染色)

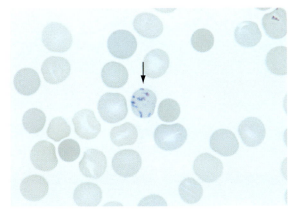

1-3　網赤血球(超生体染色)

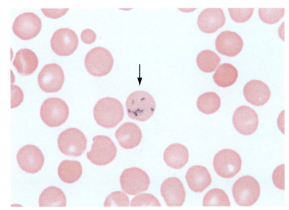

1-4　網赤血球(超生体染色後のMG染色)

赤血球(erythrocyte)

1-1　正常赤血球(MG染色)

正常赤血球は直径7〜8.5 μmの円形で核のない細胞である．充満しているヘモグロビンにより，eosinで橙紅色に染まる．中央のセントラルパラーはヘモグロビン含量が少ないため，やや薄い色で明るくみえる．

1-2　巨赤血球，大赤血球，小赤血球(MG染色)

直径が8.5 μm以上(MCV>100 fL)を大赤血球(macrocyte)，直径が7 μm未満(MCV<80 fL)を小赤血球(microcyte)という．ICSHには規定がないが，12 μm以上を巨赤血球(megalocyte)といい，卵円形を呈する場合が多い．写真左は巨赤血球，中央は大赤血球，右は小赤血球である．

網赤血球(reticulocyte)

1-3　網赤血球(超生体染色)

網赤血球は脱核したての幼若な赤血球で，RNA，リボソーム，ミクロソームなどが残存して，ヘモグロビン合成が行われている．これらの残存物はnew methylene blueによる超生体染色によって凝集し，濃青色の顆粒状または網状の構造物として染め出される．成熟赤血球は残存物がないため，均一な薄い緑色に染まる．new methylene blueは水溶性であるため，高湿度の環境では色素が流出してみえなくなってくるので，標本作製後は直ちに顕微鏡下でカウントする必要がある．

1-4　網赤血球(超生体染色後のMG染色)

長期保存したい場合は，超生体染色後に標本を作製し，直ちにMG染色かWG染色を行うと，超生体染色により，凝集した残存物がmethylene blueで染められる．

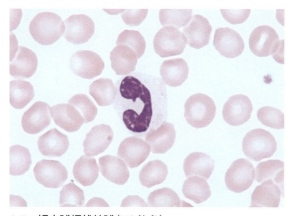
1-5　好中球桿状核球（MG染色）

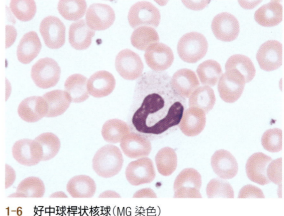
1-6　好中球桿状核球（MG染色）

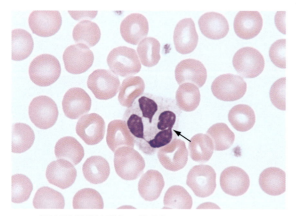
1-7　好中球分葉核球（MG染色）

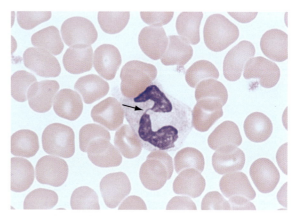
1-8　好中球分葉核球（MG染色）

好中球（neutrophil）

好中球は直径12〜15 μmの細胞で，細胞質に直径0.2〜0.4 μmの淡橙色に染まる好中性顆粒を有する．一方，アズール顆粒はアズール好性が失われて光学顕微鏡ではわかりにくくなる．核の形状により桿状核球と分葉核球に分類される．

1-5，1-6　好中球桿状核球（MG染色）

桿状核球の核は長い曲がったU字形で，核の長径が短径の3倍以上を示し，かつ核の最大幅が4 μm（赤血球の直径の約半分）以下で，最小幅部分が最大幅部分の1/3を超える．濃染する核のクロマチンは粗剛で集塊を形成する．桿状核球はU字形の核にくびれが生じ，やがて分葉核球へと成熟する．基準値は0.5〜6.5％．

1-7，1-8　好中球分葉核球（MG染色）

2015年に発表された日本臨床衛生検査技師会と日本検査血液学会のWGによる勧告に従うと，分葉核球は核糸形成をもって定義される．核は2〜5個に分葉する．1-7は，核糸形成が進行した2ヵ所と，核の最小幅が最大幅部分の1/3以下を示し核糸形成とみなされる部分（→）によって，4個に分葉した分葉核球である．1-8は矢印の核糸形成が進行した部分で，2個に分葉した分葉核球である．

1 正常末梢血にみられる細胞 | 87

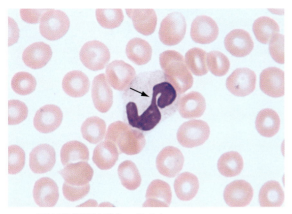
1-9　好中球分葉核球（MG 染色）

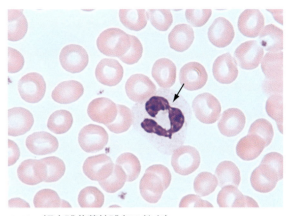
1-10　好中球分葉核球（MG 染色）

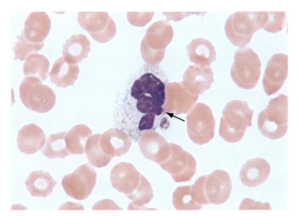
1-11　好中球分葉核球（MG 染色）

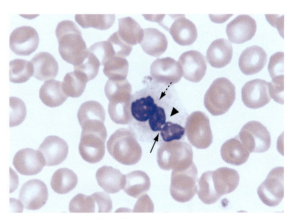
1-12　好中球分葉核球（MG 染色）

1-9，1-10　好中球分葉核球（MG 染色）
　矢印で示した核の最小幅部分が最大幅部分の1/3未満で，かつ赤血球直径の1/4（約2μm）未満であることより，核糸形成とみなされるので，ともに分葉核球と判定できる．

1-11　好中球分葉核球（MG 染色）
　この細胞は一見，桿状核球のようにみえるが，矢印の部分で核が重なり合って核形が判別できないため，分葉核球と判定する．

1-12　好中球分葉核球（MG 染色）
　3つの大きな核塊が団子状になっている核を持つ好中球である．下段のくびれで左側の核糸は確認できるが（→），その右は接触しているだけのようにしかみえない（▶）．また，上段は核が重なって核形が明確に判別できない（⇢）．このように，桿状核球か分葉核球かの判定が困難である場合は，分葉核球と判定する．

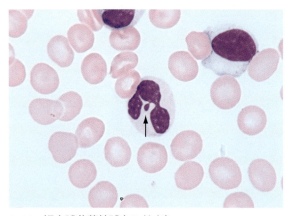

1-13 好中球分葉核球(MG染色)

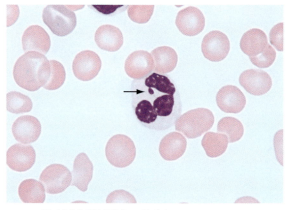

1-14 好中球分葉核球(MG染色)

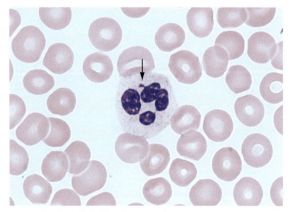

1-15 好中球分葉核球(MG染色)

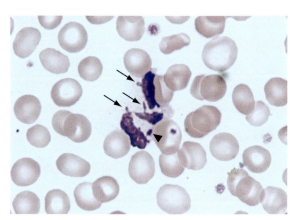

1-16 好中球分葉核球(MG染色)

1-13, 1-14　好中球分葉核球；太鼓のばち(drumstick)(MG染色)

女性の分葉核球でみられた太鼓のばち(drumstick)を矢印で示した．drumstickは直径1.2〜1.5μmの丸くクロマチンに富んだ，テニスラケット状または太鼓のばち状のもので，1本の核糸で核とつながっている．これはX染色体が不活化されたものと推測されている．女性の分葉核球の1〜5%程度にみられる．

1-15　好中球分葉核球；小型ゴルフクラブ形小突起(MG染色)

男性の分葉核球にみられた小型ゴルフクラブ形の小突起である(→)．drumstickに比較すると小型で色もやや薄く，drumstickに比べて断定するのが難しい．Y染色体に由来するとされている．

1-16　好中球分葉核球；小突起(MG染色)

13 trisomy女児の分葉核球でみられた小突起，nuclear projectionである．小型で色もやや薄い小突起が3個みられる(→)．最下段の突起(▶)は上部の3個の小突起と違い，形がやや大きくて丸く，クロマチンが豊富であり，細い核糸でつながっていることよりdrumstickと考えられる．13 trisomy患児では，小突起が2個以上みられる好中球が多数出現するのが特徴である．

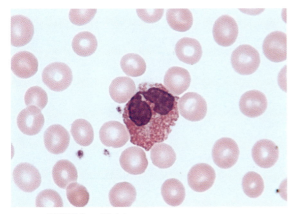
1-17　好酸球(MG 染色)

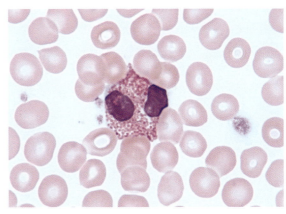
1-18　好酸球(MG 染色)

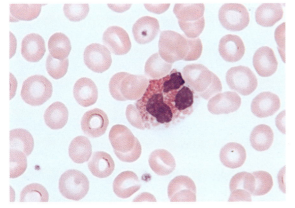
1-19　好酸球(MG 染色)

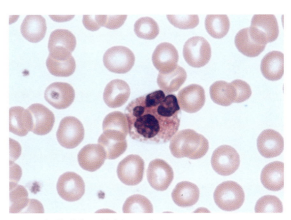
1-20　好酸球(MG 染色)

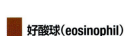 好酸球(eosinophil)

1-17〜1-20　好酸球(MG 染色)

　好酸球は好中球よりやや大きく 13〜18 μm の細胞で，細胞質には eosin で橙赤色に染まる，0.5〜0.7 μm の均一な好酸性顆粒が充満している．核形は好中球分葉核球に比較するとやや丸く，卵円形あるいは腎臓形を示し，2 分葉核が大部分を占める．3 分葉核も時にみられるが，それ以上は極めてまれである．1-17，18 は 2 分葉核の好酸球，1-19 は 3 分葉核の好酸球，1-20 は極めてまれにみられる 4 分葉核の好酸球である．好酸性顆粒は細胞質に充満しているが，核の上にはほとんど載っていないため，核形や核構造も鮮明にみえる．

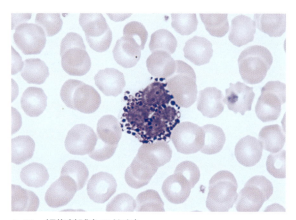
1-21 好塩基球(MG染色)

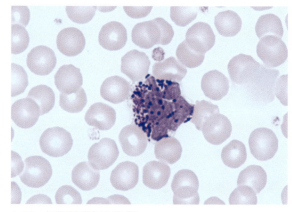
1-22 好塩基球(MG染色)

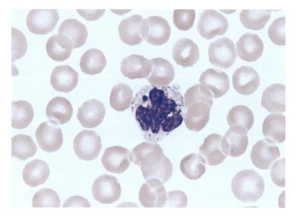
1-23 好塩基球(MG染色)

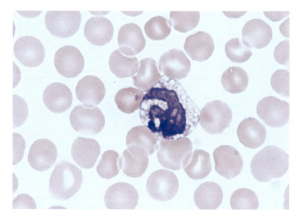
1-24 好塩基球(MG染色)

好塩基球(basophil)

1-21～1-24　好塩基球(MG染色)

　直径が12～16 μmの円形または類円形の細胞で，細胞質にはmethylene blueでメタクロマジーを起こして暗青紫色に染まる好塩基性顆粒を持つ．好塩基性顆粒は大粒(1～2 μm)で大小不同を示し，核の上に載ることが多い．また，水溶性であるため，MG染色では顆粒が溶出して空胞のようにみえる場合が多い．核は8の字形あるいはクローバー形などの不整形で，周囲もぼやけ，顆粒も上に載ることが多く，核形態を把握しにくい．そのため，幼若型と成熟型を明確に分類することが難しいことより，一括して好塩基球として分類することが望ましい．1-21，22は典型的な好塩基球で，暗青紫色に染まる顆粒が多数みられ，核の上にも載っているため，核の形や構造が不明瞭でわかりにくい．1-23，24の好塩基球は染色時に好塩基性顆粒が溶出して，核の形や構造が明瞭となっているため，核の分葉状態がはっきりとみえる．1-23の顆粒は完全に溶出せず，全体に不均一に染まり，好中球と比較すると汚い感じの色調で，核と細胞質の境界が明瞭でない．1-24は顆粒が完全に溶出して多数の空胞となっている．空胞形成がみられる好中球と間違わないように注意を要する．MG染色において，顆粒の溶出が高度で判定に苦慮する場合は，Wright単染色を行うと好塩基性顆粒の溶出をある程度防ぐことができ，判定が容易となる．

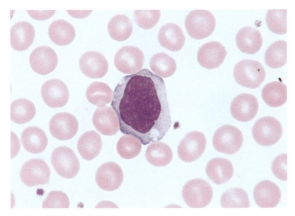

1-25　単球(MG 染色)

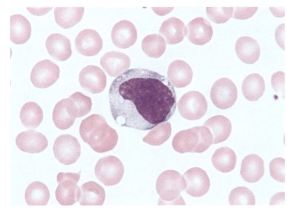

1-26　単球(MG 染色)

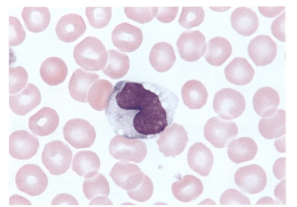

1-27　単球(MG 染色)

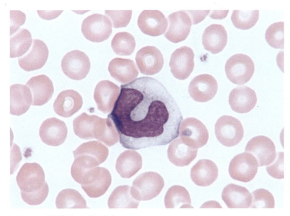

1-28　単球(MG 染色)

■ 単球(monocyte)

1-25〜1-28　単球(MG 染色)

　白血球の中では最大で，13〜21 μm の類円形細胞である．核は不規則な彎入と表現される分葉傾向を示し，円形，腎臓形ないし馬蹄形などを呈するが，好中球ほど顕著ではなく，また核糸による分葉もみられない．クロマチンは繊細な網状構造を示し，大きな結節塊はなく，全体としては淡色に染まる．核小体は不明瞭である．細胞質は広く，不透明な水色〜淡青灰色で，周囲は時に不整形を呈する．0.05〜0.2 μm の微細な赤紫色のアズール顆粒を持つことが多く，特に核周に多数分布する場合が多い．また，細胞質内に少数〜多数の空胞を持つこともある．1-25, 26 は円形核〜楕円形核，1-27 は腎臓形核，1-28 は馬蹄形核の単球である．1-26 と 1-28 は細胞質に微細なアズール顆粒が少数みられる．また，1-25〜27 は細胞質に空胞がみられる．

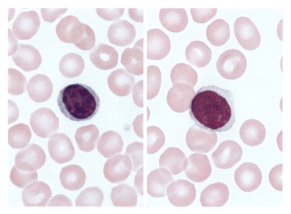

1-29　小リンパ球(MG 染色)

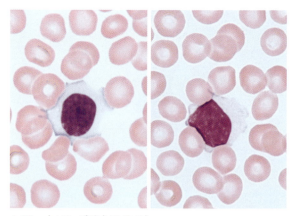

1-30　大リンパ球(MG 染色)

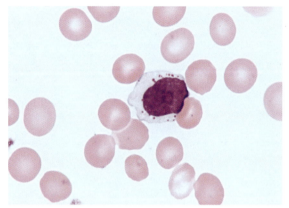

1-31　大顆粒リンパ球(MG 染色)

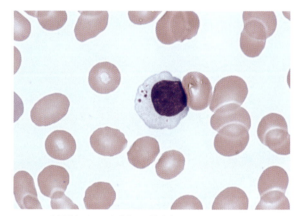

1-32　大顆粒リンパ球(MG 染色)

リンパ球(lymphocyte)

1-29～1-32　リンパ球(MG 染色)

　7～12 μm の小リンパ球から 12～16 μm の大リンパ球まで多彩であるが，核の大きさにはあまり差がなく，細胞質の占める面積によって分けられる．臨床的意義が少ないため，現在は大きさの分類はされていない．細胞は円形～楕円形で，辺縁は平滑，時に波状を示す．核は円形が多いが，まれに腎臓形ないしくびれた形を示すこともある．クロマチンは結節状で濃紫色に染まる．細胞質は狭く塩基性の澄んだ淡青色（秋の空）を示すが，RNA の含有量が多いと濃染する場合もある．顆粒はみられないものが多いが，やや大型で赤色のアズール顆粒を持つものもある．アズール顆粒を 3 個以上持った大リンパ球を大顆粒リンパ球(large granular lymphocyte：LGL)という．小リンパ球でも顆粒がみられるため，総称して顆粒リンパ球(granular lymphocyte：GL)と呼ばれる．
1-29 は細胞質が狭く，直径が 12 μm 以下の小リンパ球である．**1-30** は大リンパ球である．核の大きさは小リンパ球とほとんど変わりはなく，細胞質が広くなっている．細胞の大きさは 16 μm 未満である．16 μm 以上になると，反応性リンパ球となる．**1-31，32** は LGL で，大リンパ球の細胞質に赤色のアズール顆粒が 3 個以上みられる．

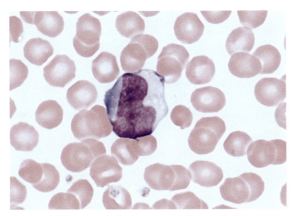

1-33 反応性リンパ球(Downey Ⅰ型)(MG染色)

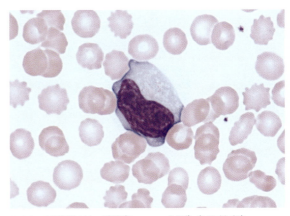

1-34 反応性リンパ球(Downey Ⅰ型)(MG染色)

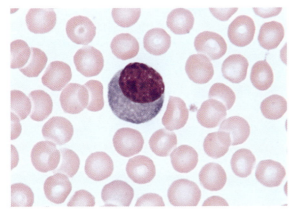

1-35 反応性リンパ球(Downey Ⅱ型)(MG染色)

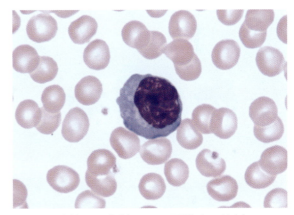

1-36 反応性リンパ球(Downey Ⅱ型)(MG染色)

1-33～1-36 反応性リンパ球(MG染色)

反応性リンパ球(reactive lymphocyte)は外部からの抗原刺激によって活性化され幼若化したリンパ球で，ウイルス感染症，薬物アレルギー，結核，自己免疫疾患などで末梢血中に出現する．同義語として activated, atypical lymphocytes や Downey cells type Ⅰ～Ⅲ, Türk cells, immunoblasts, monocytoid lymphocytes などがある．特に伝染性単核球症(infectious mononucleosis：IM)の急性期には10％以上出現する．反応性リンパ球と異常リンパ球(腫瘍性リンパ球)との鑑別は非常に重要であるが，形態学的には鑑別が困難な場合が多い．そのため，細胞表面抗原検査など，種々の検査を追加して確定することが望ましい．反応性リンパ球は直径16μm(赤血球の2倍程度)以上の大きさで，細胞質は比較的広い．核は類円形で不規則な形をしていることもある．核網構造は粗剛で，クロマチンは濃縮している．細胞質の色調は好塩基性を示し，時にアズール顆粒や空胞をみることもある．かつて，Downey はⅠ～Ⅲ型(Ⅰ型：大型で単球様細胞，Ⅱ型：細胞質が青く形質細胞様細胞，Ⅲ型：核小体のある幼若型)に分類したが，現在は用いられていない．1-33, 34 は Downey Ⅰ型に相当すると考えられる反応性リンパ球で，単球に類似した形態を示す．細胞質は比較的広く，色調は好塩基性が強い．核は腎臓形で，クロマチンは濃縮している．1-34 では微細なアズール顆粒がみられるが，空胞をみる場合もある．

1-35, 36 は Downey Ⅱ型に相当すると考えられる反応性リンパ球で，核は偏在し，クロマチンは粗剛である．細胞質は好塩基性が強く濃青色を示し，形質細胞に類似している．

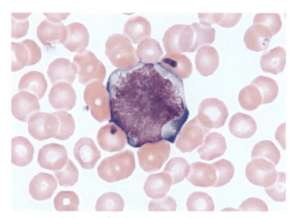

1-37　反応性リンパ球（Downey Ⅲ型）（MG染色）

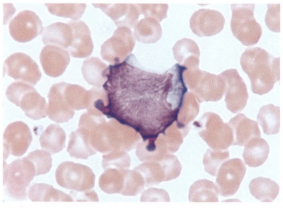

1-38　反応性リンパ球（Downey Ⅲ型）（MG染色）

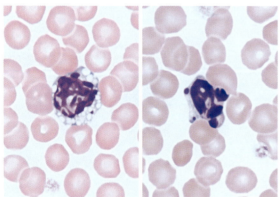

1-39　アポトーシス細胞（リンパ球）（MG染色）

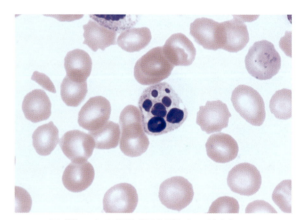

1-40　アポトーシス細胞（好中球）（MG染色）

1-37，1-38　反応性リンパ球（MG染色）

　いずれもDowney Ⅲ型に相当すると考えられる反応性リンパ球である．大型細胞でN/C比が大きく，繊細な核網と核小体を持つなど，芽球に近い比較的幼若な形態を示す．

アポトーシス細胞（apoptotic cell）

1-39，1-40　アポトーシス細胞（MG染色）

　アポトーシス細胞は，細胞が小さく丸くなり，核が凝縮し，DNAが断片化された小型の細胞である．特に，IMの治癒期ではリンパ球のアポトーシス細胞を多数みることがある．骨髄異形成症候群（MDS）や炎症性疾患，抗腫瘍薬の使用中，EDTA血の長時間保存検体などでは，好中球のアポトーシス細胞がみられることもある．**1-39**はIMの治癒期にみられたリンパ球のアポトーシス細胞，**1-40**はMDSでみられた好中球のアポトーシス細胞である．

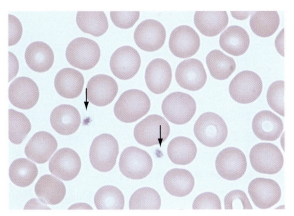
1-41 正常血小板（MG染色）

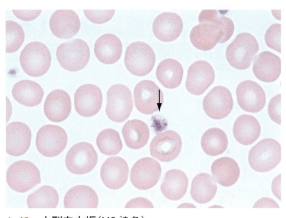
1-42 大型血小板（MG染色）

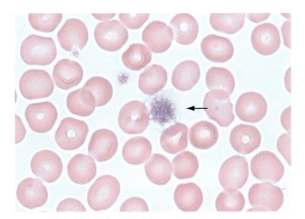
1-43 巨大血小板（MG染色）

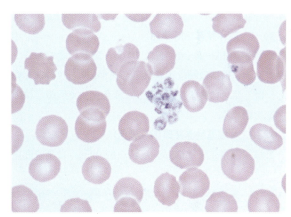
1-44 血小板凝集（MG染色）

血小板（platelet）

　血小板は，直径が2～4μm（赤血球の約1/4～1/2）の円盤状をした，核のない小さな血球である．細胞質中央部は顆粒質（granulomere, chromomere）で，淡紫青色に染まる散在性の微細なアズール顆粒を含有している．周囲は硝子質（hyalomere）で，顆粒がなく淡青色に染まる．健常人の末梢血血小板数は150～350（×10^3/μL）で，寿命は8～12日（平均10日）である．体内の血小板の約2/3は血液中を循環し，1/3は脾臓に貯蔵されている．寿命が尽きた血小板は脾臓で捕捉され破壊される．

1-41　正常血小板（MG染色）
　矢印で示したのが正常血小板であるが，健常人では赤血球15～20個に1個ぐらいの割合でみられる．

1-42　大型血小板（MG染色）
　直径が5～8μm（赤血球の直径の1/2～赤血球大）の血小板（→）で，健常人でもみられるが5％以下である．

1-43　巨大血小板（MG染色）
　直径が8μm以上（赤血球より大）の大きな血小板．巨大血小板（giant platelet, megathrombocyte）を特徴とする先天性疾患やMDSでみられるが，健常人でもごくまれにみられる．写真の巨大血小板（→）は，中央の大きな顆粒質を薄い硝子質が取り囲み，赤血球より大きい．

1-44　血小板凝集（MG染色）
　5個以上の血小板が凝集している状態．採血不備による凝固検体やEDTA依存性偽性血小板減少症でみられる．写真はEDTA依存性偽性血小板減少症の末梢血で，中央に血小板の凝集塊がみられる（大型血小板，巨大血小板，血小板凝集はp143：Ⅳ-3「血小板の異常」参照）．

（坂東史郎）

● 文　献
1) 渡邉眞一郎ほか：好中球系細胞標準化の経緯と血球形態標準化合同ワーキンググループについて．医学検査 64：639-643, 2015

2 正常骨髄にみられる細胞
1)骨髄赤芽球系細胞

■ 赤芽球系細胞

赤芽球系細胞のみかた，特に成熟段階を区分する観察上のポイントは，細胞質の色調とクロマチンである．また，赤芽球系細胞に共通な形態学的特徴としては，核および細胞質は円形から類円形で，核は中央に存在する．ここでは，典型的な前赤芽球(proerythroblast)から正染性赤芽球(orthochromatic erythroblast)を示し，日本検査血液学会の細胞区分に沿って形態像を概説する．

2-1)-1　前赤芽球(MG染色)

細胞直径14〜25μm，N/C比60〜70％程度である．クロマチン構造は顆粒状繊細で，核小体は1〜数個存在し，濃く紫色に染まる．細胞質は青色，狭く明瞭な核周明庭を認める．

2-1)-2　好塩基性赤芽球(MG染色)

好塩基性赤芽球(basophilic erythroblast)は細胞直径12〜17μm，N/C比50〜60％程度である．クロマチン構造は顆粒状で，核小体は不明瞭になる．細胞質は濃青色で前赤芽球に比べて濃いことが特徴である．核周明庭を認める(矢印の2個の細胞)．

2-1)-3　多染性赤芽球(MG染色)

多染性赤芽球(polychromatic erythroblast)は直径10〜15μm，N/C比40〜50％程度である．クロマチン構造は粗剛で，一部塊状となる．核小体はみられない．細胞質は淡青色からヘモグロビン色調(橙紅色)が増すことから，"くすんだ色調"となる(多染性)．矢印の細胞は核分裂後で，細胞質の糸引き像がみられる．

2-1)-4　正染性赤芽球(MG染色)

直径8〜12μm，N/C比20〜30％程度である．核は比較的中央に位置するが，偏在することもある．クロマチン構造は濃縮し，構造はみられない(均一化)．細胞質は背景の成熟赤血球と同じ色調を呈する．

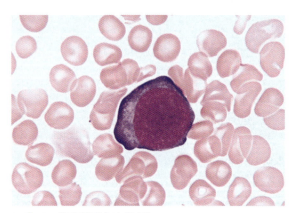

2-1)-1　前赤芽球(MG染色)

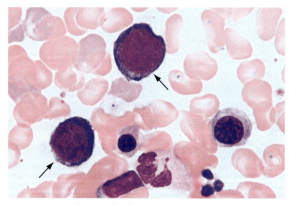

2-1)-2　好塩基性赤芽球(MG染色)

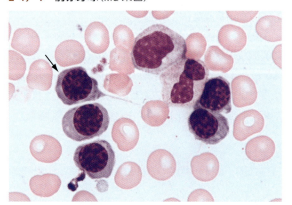

2-1)-3　多染性赤芽球(MG染色)

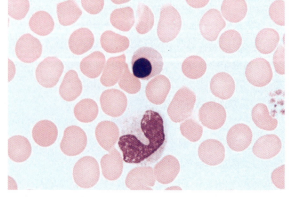

2-1)-4　正染性赤芽球(MG染色)

2 正常骨髄にみられる細胞／1）骨髄赤芽球系細胞　97

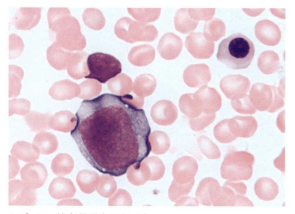

2-1)-5　前赤芽球（MG 染色）

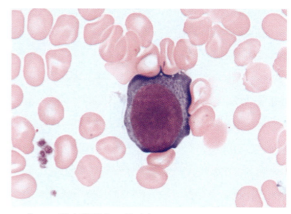

2-1)-6　前赤芽球（MG 染色）

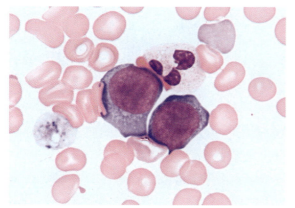

2-1)-7　前赤芽球（MG 染色）

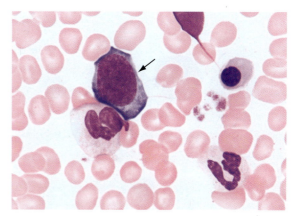

2-1)-8　前赤芽球（→；MG 染色）

前赤芽球（proerythroblast）

2-1)-5〜2-1)-8　前赤芽球（MG 染色）

　前赤芽球は，光学顕微鏡レベルで判断できる赤芽球系細胞の中で最も大きい細胞である．前赤芽球は成熟分化し，以下で示す好塩基性赤芽球，多染性赤芽球，正染性赤芽球，脱核後に網赤血球を経て成熟赤血球になる．約4日の間に4回細胞分裂し，通常16個の赤血球が生じるとされている．前赤芽球の核は円形で，クロマチンは微細顆粒状から細顆粒状，顆粒状と変化し，核小体は1〜複数個みられる．形状は大きく不整形で，核小体の辺縁が肥厚してみえることも多い．核小体の色調は極めて特徴的で濃く紫色（暗く沈んだ色調）にみえ，骨髄芽球の明るく白く抜ける色調とは異なる．細胞質は好塩基性であるが，それはリボソームに富み，活発にヘモグロビン合成を行っているためである．また，Golgi 野も発達していることから核周明庭がみられ，好塩基性の程度は骨髄芽球よりは好塩基性であるが，好塩基性赤芽球に比し明るくみえる．また，細胞質には空胞や舌状の突起をみることもある．細胞質の好塩基性が少なく明るくみえる部分は前述の Golgi 野に相当する部分で，蜂の巣状にみえる部分はミトコンドリアに相当するとされている．**2-1)-5** は細胞質に好塩基性のムラがあるが，ここに示す4画像の細胞の中でも最も大きい細胞である．微細から細顆粒状のクロマチン構造と暗く沈む核小体の存在は，前赤芽球の形態学的特徴を示している．**2-1)-5** から **2-1)-8** へと核直径が小さく，さらにクロマチンが顆粒状パターンへと成熟する様がわかる．

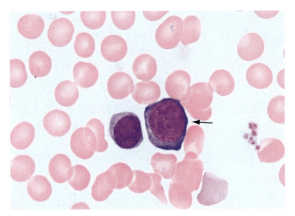

2-1)-9　好塩基性赤芽球(MG 染色)

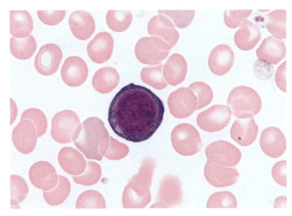

2-1)-10　好塩基性赤芽球(MG 染色)

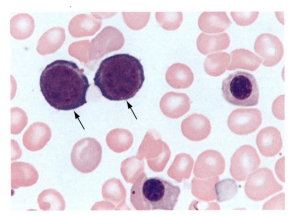

2-1)-11　好塩基性赤芽球(MG 染色)

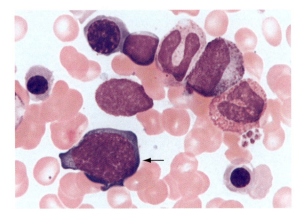

2-1)-12　好塩基性赤芽球(MG 染色)

■ 好塩基性赤芽球(basophilic erythroblast)

2-1)-9〜2-1)-12　好塩基性赤芽球(MG 染色)

　好塩基性赤芽球は，前述した前赤芽球に比し細胞直径は小さくなり，クロマチンはやや粗剛な顆粒状となる．核小体が明瞭か否かは前赤芽球との鑑別上極めて重要であり，核小体がはっきりしない場合は好塩基性赤芽球として判断する．また，ヘモグロビン合成を含め蛋白合成能は高く，核周明庭の存在も好塩基性の所見も前赤芽球と同様に認められる．しかし，細胞径が小さくなった分，核周明庭の存在も全周ではなく部分的なことが多く，好塩基性の程度はむしろ，より濃く暗くみえる(濃暗青色)．2-1)-9 の右の細胞(→)は好塩基性赤芽球である．左はリンパ球で，背景の赤血球サイズから判断しても小型リンパ球と思われる．骨髄中の小型リンパ球は細胞質の好塩基性の目安に使用でき，この対比からも好塩基性が強いことがわかる．2-1)-10 は，狭いが全周に近いほどに核周明庭がみられる好塩基性赤芽球である．2-1)-9 に示した細胞に比し，細胞質の好塩基性の程度が濃く重く感じられる．また，クロマチンもより粗顆粒状となっている．2-1)-11 の中心左上の 2 つ並んだ細胞(→)は，細胞質を詳細に観察すると糸引き像がみられ，細胞分裂直後のペア細胞であることがわかる．このような細胞は骨髄観察上，赤芽球においては頻繁にみられ，糸引き像がなくても近接／近隣にある．この細胞の核周明庭は全周性ではなく部分的である．また，クロマチンは凝集塊が形成され始めている．2-1)-12 では，矢印で示した細胞が好塩基性赤芽球である．核はザラツキを有し，詳細に観察すると，染色体の一本一本が観察される．核膜の不鮮明さは捉えにくい，有糸分裂前期の細胞と考えられる(後出 2-1)-25〜28 の「赤芽球の核分裂」像参照)．

2 正常骨髄にみられる細胞／1）骨髄赤芽球系細胞

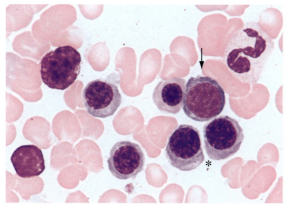

2-1）-13　多染性赤芽球（MG 染色；矢印は好塩基性赤芽球）

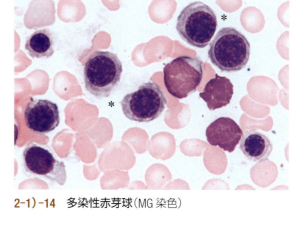

2-1）-14　多染性赤芽球（MG 染色）

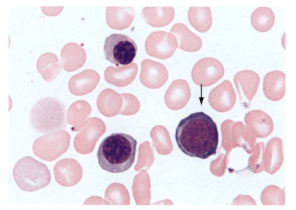

2-1）-15　多染性赤芽球（MG 染色；矢印は好塩基性赤芽球）

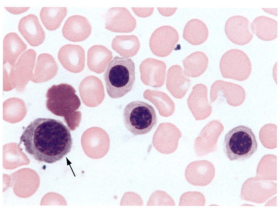

2-1）-16　多染性赤芽球（MG 染色）

多染性赤芽球（polychromatic erythroblast）

2-1）-13〜2-1）-16　多染性赤芽球（MG 染色）

　直径は 10〜15 μm と好塩基性赤芽球よりさらに小さくなる．N/C 比は 50％未満で，クロマチンは濃縮し粗剛化（塊状化）して様々である．多染性赤芽球は核の辺縁が濃く染色されるため，粗剛車軸状や規則的に配列されたチェス盤模様（checkerboard pattern）を呈し，形態学的特徴の一つである．核小体は観察されない．細胞質ではヘモグロビンの生合成が始まって赤みを帯びてくるので，好塩基性のリボゾームの色調と混じり合って多染性の色調を示す．全体的には"くすんだ"色調で，細胞質が好塩基性でなく正染性（背景の赤血球と同様の色調）でない赤芽球をカウントするので，多染性赤芽球の範囲が最も広くなる．2-1）-13，15 の矢印の細胞は好塩基性赤芽球であるが，それ以外は多染性赤芽球と判断できる．多染性赤芽球は全赤芽球系細胞の約 8 割以上を占めるため，背景には核分裂像をみる頻度も高い（後述「赤芽球の核分裂」参照）．ここにあげた細胞画像でも，細胞分裂直後のペア細胞がみられ，2-1）-13，14 の＊で示した細胞はそれに該当する．2-1）-16 の多染性赤芽球（→）は，核がやや偏在し，細胞質の色調がより好塩基性であれば形質細胞との鑑別を要する．このように細胞質の微妙な多染性の色調は，時に形質細胞や小型リンパ球との判別に苦慮することがある．形質細胞とは核の偏在性や明瞭な核周明庭の所見を，小型リンパ球との鑑別はクロマチン結節，いわゆるブロック状で粗剛か否かで判断する．

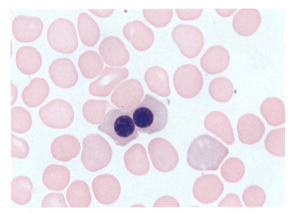

2-1)-17　正染性赤芽球(MG染色)

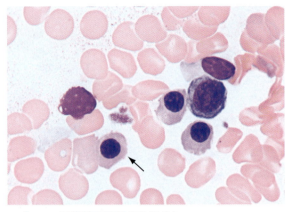

2-1)-18　正染性赤芽球(MG染色)

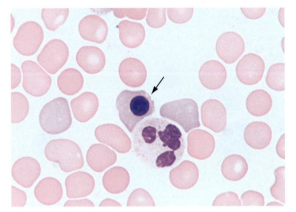

2-1)-19　正染性赤芽球(MG染色)

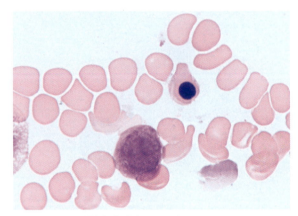

2-1)-20　正染性赤芽球(MG染色)

正染性赤芽球(orthochromatic erythroblast)

2-1)-17〜2-1)-20　正染性赤芽球(MG染色)

　正染性赤芽球の細胞判別については，細胞質の色調を重視し背景の赤血球と同様の細胞質を有する赤芽球と定義する学派と，クロマチンの均一化をもって正染性赤芽球と判断する学派が存在する．『血液細胞アトラス　第5版』は前者の基準に沿って記述している．また，日本検査血液学会血球形態標準化小委員会の案においても，正染性赤芽球は"(細胞質は，背景の)正常赤血球と同じ色調を呈する"と定義づけている．網赤血球ですらやや多染性を示すので，真の正染性といえる赤芽球はまれで，僅かな多染性を残すものが多い．2-1)-17から2-1)-20のうちで，全く周囲の赤血球と変わらない細胞質の色調を持った，まさに正染性赤芽球は2-1)-20の赤芽球である．核は濃縮し，クロマチンは均一である．2-1)-17の2つの赤芽球は核も細胞質もほとんど近接しており，細胞質分裂直後の細胞像と思われる．核は均一に濃染しているが，細胞質の色調は微妙に多染性を示す．2-1)-18中央左下は正染性赤芽球と判断した(→)．一方，右側のペアの赤芽球は多染性赤芽球，リンパ球との間に挟まれた細胞質の好塩基性の残る細胞は，細胞質のくすみもみられることから，好塩基性赤芽球から多染性赤芽球への移行型と考えた．2-1)-19の赤芽球(→)も含め，正染性赤芽球の核は中心性でなく，偏在傾向が強い．次頁に赤芽球の脱核現象を示すが，核偏在化とクロマチンの無構造(均一化)とは極めて関連性が高く，細胞観察上でも重要なポイントになる．

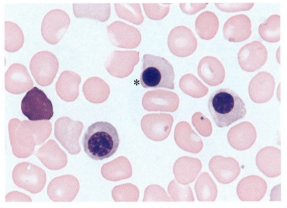
2-1)-21　赤芽球の脱核（MG染色）

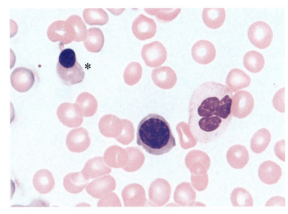
2-1)-22　赤芽球の脱核（MG染色）

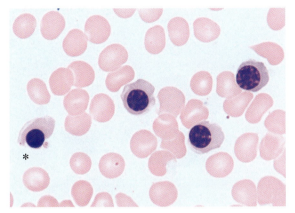
2-1)-23　赤芽球の脱核（MG染色）

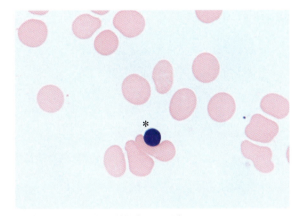
2-1)-24　赤芽球の脱核（MG染色）

赤芽球の脱核

2-1)-21〜2-1)-24　赤芽球の脱核（MG染色）

　赤芽球の脱核の過程を 2-1)-21 から 2-1)-24 の順に並べ，対象の赤芽球に＊をつけた．核偏在化が進み，さらに細胞質から核が飛び出そうとしている様が 2-1)-22〜24 でわかる．『血液細胞アトラス　第5版』には，"脱核には約10分を要する"という記載がある．この脱核過程で示した赤芽球は正染性赤芽球であるが，実際の骨髄塗抹標本では多染性赤芽球と判断できる細胞においても核偏在性を示し，クロマチンも均一化し濃染した細胞を散見する．正染性赤芽球として"背景の赤血球と同等のもの"をカウントすると，その比率は極めて低率である．正染性赤芽球はむしろ脱核が遅れている（脱核遅延した赤芽球）という考えかたもあり，実際は多染性赤芽球でも相当数の赤芽球の脱核が起こっていると考えられる．2-1)-21 では，左下の多染性赤芽球から反時計回りに，赤芽球のクロマチンの成熟と細胞質の色調が変化する様が観察される．同様の現象は，2-1)-23 でも右から左（脱核過程にある正染性赤芽球）へと赤芽球系細胞の変化がみられる．2-1)-24 の撮影部位は引き終わり部で，脱核後の赤血球がゆがんでみえる所見はアーチファクトによる可能性がある．

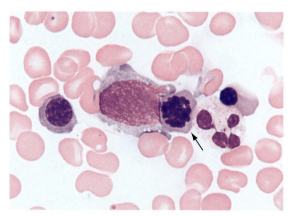

2-1)-25　赤芽球の核分裂（MG 染色）

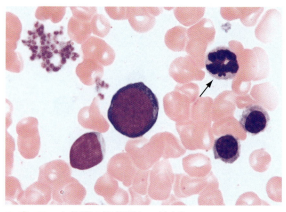

2-1)-26　赤芽球の核分裂（MG 染色）

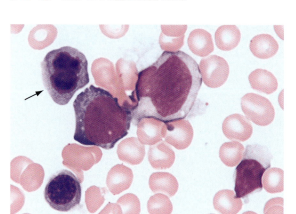

2-1)-27　赤芽球の核分裂（MG 染色）

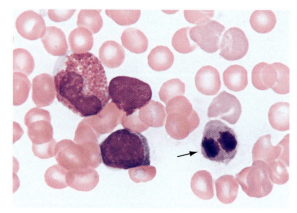

2-1)-28　赤芽球の核分裂（MG 染色）

赤芽球の核分裂

2-1)-25〜2-1)-28　赤芽球の核分裂（MG 染色）

　実際の骨髄塗抹標本の観察において，赤芽球系細胞の核分裂像をみる頻度は高い．核分裂は前期（prophase），中期（metaphase），後期（anaphase），終期（telophase）の順で進行する．ここで示す種々の分裂段階の赤芽球（→）は，細胞質の色調から多染性赤芽球であることがわかる．2-1)-25 では核膜が消失し，個々の染色体が認められ，細胞質の一定の面積の中に分散している．この状態は有糸分裂（前期）である．2-1)-26 では染色体が花冠状に配列し，中心体から紡錘糸が伸びて，動原体に結合した状態と考えられる．染色体が移動して細胞中央の赤道面に並ぶ中期とは異なることから，前中期（prometaphase）の細胞像と判断した．2-1)-27 は典型的な中期の細胞である．2-1)-28 は染色体が左右に分かれ，両極に向かって動き始めた像である．対になった染色分体が分離するのは後期と呼ぶ．終期の状態では細胞質にへこみが入り，核膜が再生し 2 つの細胞に分かれていく．

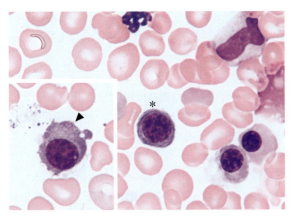

2-1)-29　多染性赤芽球（＊）と形質細胞（◀）（MG染色）

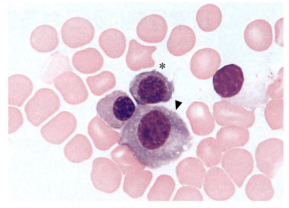

2-1)-30　多染性赤芽球（＊）と形質細胞（◀）（MG染色）

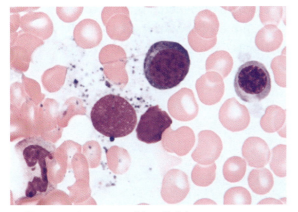

2-1)-31　マクロファージ（MG染色）

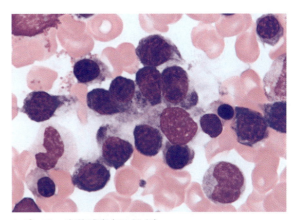

2-1)-32　赤芽球島（MG染色）

赤芽球（erythroblast）と形質細胞（plasma cell）との鑑別，赤芽球島（erythroblastic islet, erythroblastic island）とマクロファージ（macrophage）

2-1)-29, 2-1)-30　赤芽球と形質細胞（MG染色）

　赤芽球系細胞のうち，細胞質が好塩基性で核周明庭を有する好塩基性赤芽球と，好塩基性が残存し"くすんだ"色調の多染性赤芽球において，時に形質細胞との鑑別を必要とすることがある．前者の場合，好塩基性赤芽球は核中心性で，核周明庭はごく小さく，クロマチンも典型的な形質細胞の不均等な塊状ではない．また，後者（多染性赤芽球）は **2-1)-29, 30** のように（＊），形質細胞（▶）の方が細胞径が大きく，核周明庭の広さに加え，クロマチンの均一性（粗剛車軸状，チェス盤模様に形容されるクロマチン）は重要な鑑別点である．しかし，多発性骨髄腫で小型形質細胞が増殖の主体である症例では，多染性赤芽球とサイズが一致することも多く，鑑別に苦慮する．

2-1)-31　マクロファージ（MG染色）

　骨髄中にはヘモジデリンを細胞質に含有したマクロファージをみることも多い．特に，溶血性貧血で赤芽球が過形成な骨髄や，MDS，巨赤芽球性貧血など無効造血所見を示す骨髄でその傾向が強い．

2-1)-32　赤芽球島（赤芽球小島）（MG染色）

　中心にマクロファージが，その周りを赤芽球が取り囲む像で，鉄欠乏性貧血の回復期などでみられる．マクロファージと周辺の赤芽球が鉄のやり取りをしている像と考えられている．赤芽球の集塊像はEDTA-2K加骨髄液で認められ，核の融解像も同時に起こり，この現象は時間依存性でもある．EDTA-2K加骨髄液の影響を理解すべきであり，またマクロファージを中心に取り囲む赤芽球島との差異を認知すべきである．

（大畑雅彦）

104 Ⅲ 末梢血および骨髄における正常血液細胞の観察

2 正常骨髄にみられる細胞
2)骨髄顆粒球系細胞

骨髄芽球(myeloblast)

2-2)-1〜2-2)-8　骨髄芽球(MG染色)

　骨髄芽球は直径12〜20μm(時に25μm)と大型で,N/C比は大きく,クロマチン構造は幼若な細胞のため繊細である.細胞増殖や機能に必要な材料となるmRNAを細胞質に送るため核小体を発現し,細胞質はRNAや翻訳された蛋白が豊富なため,普通染色で好塩基性に染まるのが特徴である.また,細胞の軸と核の軸がほとんどずれていないことも特徴の一つにあげられる.骨髄芽球はMPO染色が基本的に陽性である.**2-2)**-1〜6の矢印の細胞は直径は約20〜25μm, N/C比は70〜80%程度,核形は類円形,クロマチン構造は網状繊細,明瞭な核小体を1〜4個認める.細胞質の好塩基性は幼若な細胞のため強く,顆粒を認めない典型的な骨髄芽球である(agranular blast).一次顆粒は存在していると考えられるが,この時期は染色液のアズール色素に親和性がないため,光学顕微鏡では確認ができない.紛らわしい細胞としては前赤芽球があり,鑑別点として骨髄芽球は核小体が明瞭に白く色が抜けてみえるのに対して,前赤芽球の核小体は青く濃く染色され,核小体の境界線がはっきりしないことがあげられる.

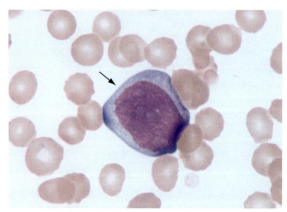

2-2)-1　骨髄芽球(MG染色)

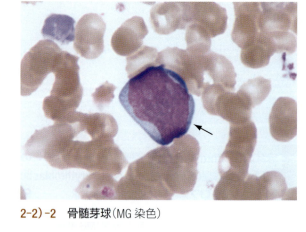

2-2)-2　骨髄芽球(MG染色)

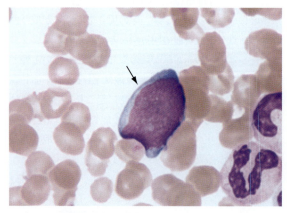

2-2)-3　骨髄芽球(MG染色)

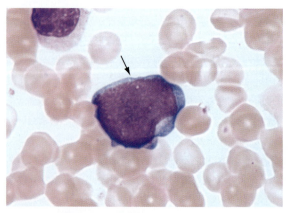

2-2)-4　骨髄芽球(MG染色)

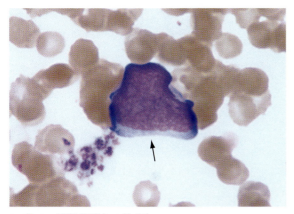

2-2)-5　骨髄芽球(MG 染色)

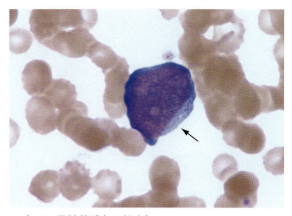

2-2)-6　骨髄芽球(MG 染色)

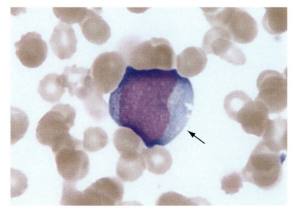

2-2)-7　骨髄芽球(MG 染色)

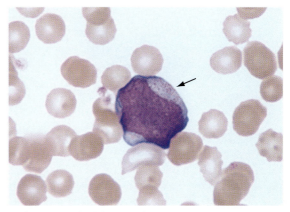

2-2)-8　骨髄芽球(MG 染色)

　2-2)-7 の矢印の細胞は直径は約 25 μm，N/C 比は 60％程度，核形は類円形，クロマチン構造は網状繊細，核小体は小さいものを数個認める（granular blast）．細胞質の好塩基性は幼若な細胞のため強く，小さい顆粒を数個認める．細胞の軸と核の軸がほとんど一致し，Golgi 野は未発達であり，骨髄芽球と考えられる．2-2)-8 の矢印の細胞は直径は約 25 μm，N/C 比は 70％程度，核形は類円形，クロマチン構造は網状繊細，明瞭な核小体を 2 個認める．細胞質の好塩基性は幼若な細胞のため強く，小さい顆粒を認める．細胞の軸と核の軸がほとんど一致し，Golgi 野はあるが，未発達であり，骨髄芽球と考えられる（granular blast）．

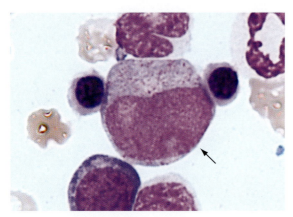
2-2)-9 前骨髄球(MG染色)[写真提供:通山 薫]

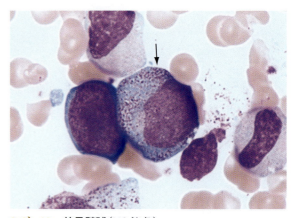
2-2)-10 前骨髄球(MG染色)

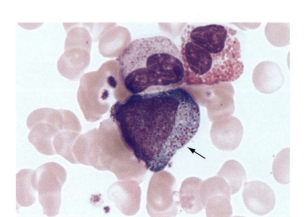
2-2)-11 前骨髄球(MG染色)

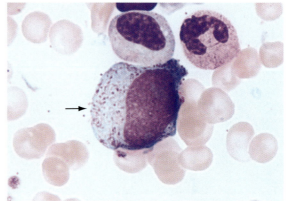
2-2)-12 前骨髄球(MG染色)

前骨髄球(promyelocyte)

2-2)-9~2-2)-16 前骨髄球(MG染色)

　前骨髄球は，直径16〜23μm（時に30μm）と骨髄系細胞では平均的に最も大型の細胞で，細胞質は広くN/C比は小さい．クロマチン構造は比較的繊細で，核小体が明瞭なものもあり，細胞質はRNAが豊富なため普通染色で好塩基性が強くなる．特徴な所見としては，Golgi野が発達しているため核が偏在し，細胞の軸と核の軸が一致していないこと，一次顆粒（アズール顆粒）が存在していることがあげられる．この一次顆粒内にはMPOが存在しているため，MPO染色が陽性である．
2-2)-9，10の矢印の細胞は，直径は25〜30μm，N/C比は60〜70％程度，核形は類円形，クロマチン構造は網状繊細，明瞭な核小体を認める．細胞質の好塩基性は強く，多数の一次顆粒を認め，Golgi野が発達し，色が白く抜け，核が偏在した典型的な前骨髄球である．
2-2)-11の矢印の細胞は，大きさが直径約25μmである．N/C比は70％程度，核形は類円形，クロマチン構造は比較的網状繊細，核小体ははっきりしない．細胞質の好塩基性は強く，多数の一次顆粒を認める．Golgi野が発達し，色が白く抜け，核が偏在した前骨髄球である．前骨髄球は骨髄球系細胞の中で一番大きい細胞であるが，分裂直後では骨髄芽球や骨髄球より小さいものもある．

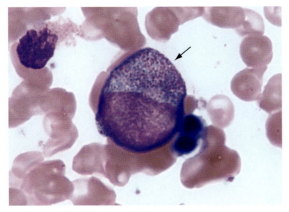

2-2)-13　前骨髄球(MG染色)

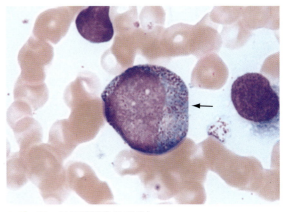

2-2)-14　前骨髄球(MG染色)

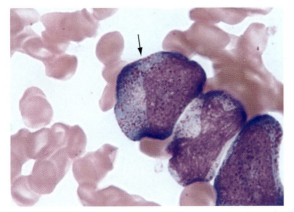

2-2)-15　前骨髄球(MG染色)

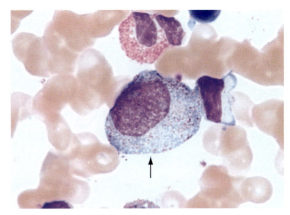

2-2)-16　前骨髄球(MG染色)

　2-2)-12〜15の矢印の細胞は直径25〜30 μm，N/C比は60〜70%程度，核形は類円形，クロマチン構造は比較的網状繊細，核小体を認める細胞もある．細胞質の好塩基性は強く，多数の一次顆粒を認める．Golgi野が発達し，色が白く抜け，核が偏在した前骨髄球である．

　2-2)-16の矢印の細胞は直径約25 μm，N/C比は50%程度，核形は類円形，クロマチン構造は少し粗剛になっている．核小体は2個認められ，細胞質の好塩基性は比較的強く，多数の一次顆粒を認め，Golgi野が発達し，核が偏在した比較的成熟した前骨髄球と思われる．

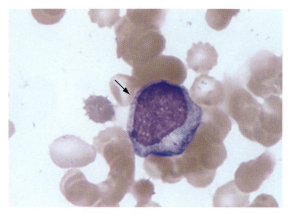
2-2)-17 骨髄球(MG染色)

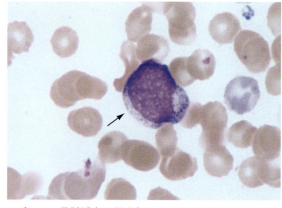
2-2)-18 骨髄球(MG染色)

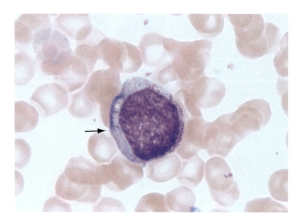
2-2)-19 骨髄球(MG染色)

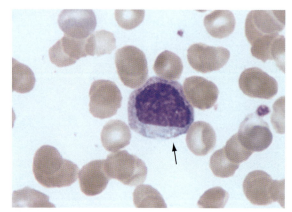
2-2)-20 骨髄球(MG染色)

骨髄球(myelocyte)

　骨髄球は直径12～20 μmで，細胞質は狭いものから広いものまであり，N/C比はまちまちである．核形は円形または類円形で，クロマチン構造は筋状に粗剛で，核小体は基本的には消失し，細胞質は機能性の好中性顆粒のため普通染色で赤みを帯びる．一次顆粒はアズール好性を失い，ほとんどみえなくなる．

2-2)-17 骨髄球(MG染色)

　矢印の細胞は直径は20 μm程度，N/C比は約60％，核形は類円形，クロマチン構造は粗剛で，11時の方向に核小体と思われるものがみられる．細胞質はやや好塩基性で，一次顆粒を若干認める骨髄球と思われる細胞である．

2-2)-18, 2-2)-19 骨髄球(MG染色)

　矢印の細胞は直径は16～20 μm，N/C比は60～80％程度，核形は円形または類円形である．クロマチン構造は粗剛で，核小体は認めない．細胞質はやや好塩基性で赤みを帯びている．一次顆粒を若干認める骨髄球と思われる細胞である．

2-2)-20 骨髄球(MG染色)

　矢印の細胞は直径は16 μm程度，N/C比は約70％，核形は類円形である．クロマチン構造は粗剛で，核小体は認めない．細胞質は一次顆粒が消失し好中性顆粒のため赤みを帯びている骨髄球である．

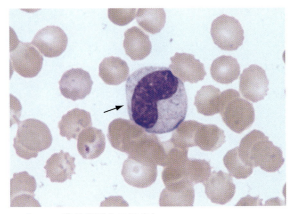

2-2)-21　後骨髄球（MG 染色）

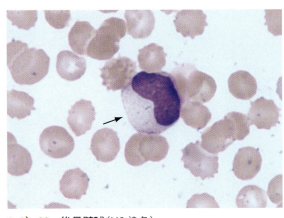

2-2)-22　後骨髄球（MG 染色）

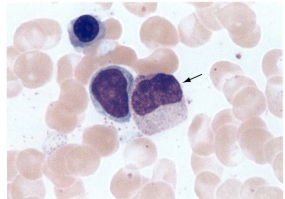

2-2)-23　後骨髄球（MG 染色）

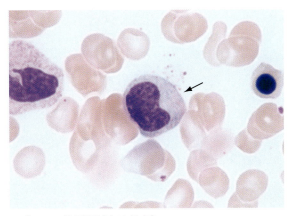

2-2)-24　後骨髄球（MG 染色）

後骨髄球（metamyelocyte）

　後骨髄球は直径 12〜18 μm で，細胞質は広くなり，N/C 比は小さい．核形は陥凹を示し，核の長径と短径の比が 3：1 未満である．クロマチン構造は筋状に粗剛で，核小体はみられず，細胞質は機能性の好中性顆粒のため普通染色で赤みを帯びる．

2-2)-21, 2-2)-22　後骨髄球（MG 染色）

　矢印の細胞は直径 16 μm 程度，N/C 比は約 30％，クロマチン構造は粗剛で，核形は陥凹を示し，核の長径と短径の比は 3：1 未満である．細胞質は機能性の好中性顆粒のため赤みを帯びている後骨髄球である．

2-2)-23, 2-2)-24　後骨髄球（MG 染色）

　矢印の細胞は直径 16 μm 程度，N/C 比は 40〜50％，クロマチン構造は粗剛で，核形は陥凹を示し，核の長径と短径の比は約 2：1 である．細胞質は機能性の好中性顆粒のため赤みを帯びている後骨髄球である．

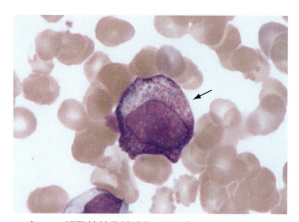

2-2)-25 好酸性前骨髄球（MG 染色）

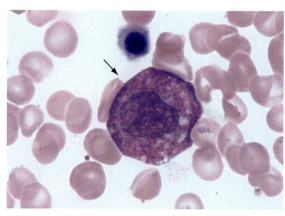

2-2)-26 好酸性骨髄球（MG 染色）

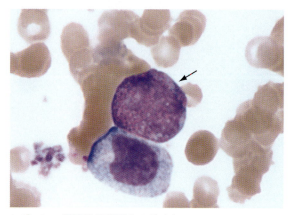

2-2)-27 好酸性骨髄球（MG 染色）

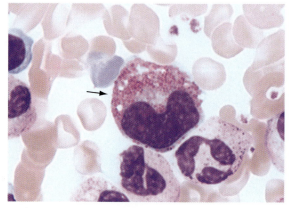

2-2)-28 好酸性後骨髄球（MG 染色）

■ 好酸性前骨髄球（eosinophilic promyelocyte）

2-2)-25 好酸性前骨髄球（MG 染色）

矢印の細胞は直径約 20 μm，N/C 比は 60％程度，核形は類円形，クロマチン構造は比較的網状繊細，核小体らしきものを 2 個認める．細胞質は好塩基性で，僅かではあるがアズール好性の一次顆粒がみられ，また二次顆粒である橙色の好酸性顆粒を認める．Golgi 野が発達していると思われ，核が偏在している．好酸性前骨髄球と思われる．

■ 好酸性骨髄球（eosinophilic myelocyte）

2-2)-26，2-2)27 好酸性骨髄球（MG 染色）

2-2)-26 の矢印の細胞は直径約 25 μm と比較的大型である．細胞質が広く N/C 比は 40％程度，核は細胞の中心にあり，核形はほぼ円形，クロマチン構造は粗剛で，核小体らしきものを 1 個認める．細胞質はやや好塩基性で，二次顆粒である橙色の好酸性顆粒を多数認める．好酸性骨髄球と思われる．2-2)-27 の矢印の細胞は直径約 18 μm，N/C 比は 70％程度，核に少しくぼみを認めるが，核形はほぼ類円形，クロマチン構造は凝集し粗剛，細胞質の好塩基性は失われている．二次顆粒である橙色の好酸性顆粒を認め，好酸性骨髄球と思われる．

■ 好酸性後骨髄球（eosinophilic metamyelocyte）

2-2)-28 好酸性後骨髄球（MG 染色）

矢印の細胞は直径 20 μm 程度，N/C 比は 40％程度，クロマチン構造は粗剛で，核形は陥凹を示し，核の長径と短径の比は約 2：1 である．細胞質の好塩基性は失われ，二次顆粒である好中性顆粒を認め，好酸性後骨髄球と思われる．

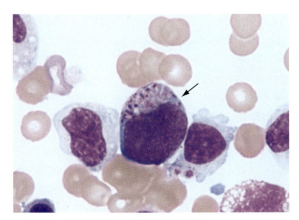

2-2)-29　好塩基性前骨髄球（MG 染色）

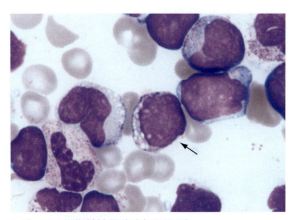

2-2)-30　好塩基性骨髄球（MG 染色）

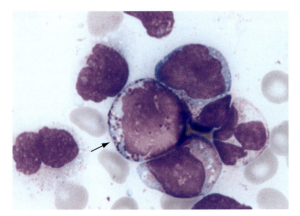

2-2)-31　好塩基性骨髄球（MG 染色）

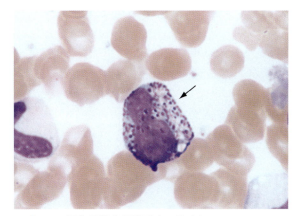

2-2)-32　好塩基性後骨髄球（MG 染色）

■ 好塩基性前骨髄球（basophilic promyelocyte）

2-2)-29　好塩基性前骨髄球（MG 染色）

　矢印の細胞は直径約 20 μm, N/C 比は 70％程度, 核形は類円形, クロマチン構造は比較的網状繊細, 核小体らしきものを 2 個認める. 細胞質は好塩基性で, 異染性を示す二次顆粒である好塩基性顆粒を認め, さらに顆粒が抜けた跡が白く抜けてみえる. Golgi 野が発達し核が偏在している. 好塩基性前骨髄球と思われる.

■ 好塩基性骨髄球（basophilic myelocyte）

2-2)-30　好塩基性骨髄球（MG 染色）

　矢印の細胞は直径約 15 μm, N/C 比は 80％程度, 核形は円形, クロマチン構造は粗剛である. 顆粒が抜けた跡が白く抜けてみえる部分が多いが, 異染性を示す二次顆粒である好塩基性顆粒を認める. 好塩基性骨髄球と思われる.

2-2)-31　好塩基性骨髄球（MG 染色）

　矢印の細胞は直径約 20 μm, N/C 比は 80％程度, 核形は不整, クロマチン構造は粗剛である. 細胞質は好塩基性で, 異染性を示す二次顆粒である好塩基性顆粒を認め, 好塩基性骨髄球と思われる.

■ 好塩基性後骨髄球（basophilic metamyelocyte）

2-2)-32　好塩基性後骨髄球（MG 染色）

　矢印の細胞は直径約 16 μm 程度, N/C 比は 40～50％, 核形は陥凹を示し, 核の長径と短径の比は 3：1 未満である. クロマチン構造は粗剛である. 細胞質は好塩基性で, 異染性を示す二次顆粒である好塩基性顆粒を認め, 好塩基性後骨髄球と思われる.

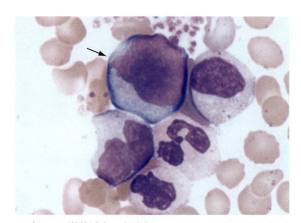

2-2)-33 単芽球(MG 染色)

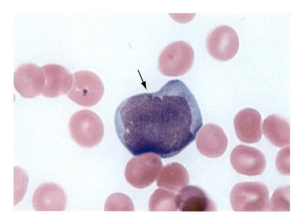

2-2)-34 単芽球(MG 染色)

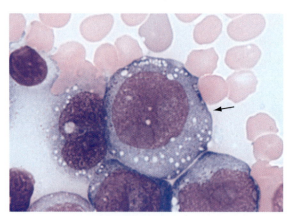

2-2)-35 単芽球(MG 染色)

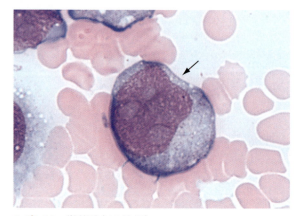

2-2)-36 単芽球(MG 染色)

■ 単芽球(monoblast)

　単芽球は直径20～25 μmと大型で，細胞質は比較的広くN/C比は小さい．クロマチン構造は幼若な細胞のため，網状繊細または顆粒状繊細である．細胞増殖や機能に必要な材料となるmRNAを細胞質に送るため核小体を発現し，細胞質はRNAや翻訳された蛋白が豊富なため，普通染色で好塩基性に染まるのが特徴である．また，細かいリソソーム顆粒を認めることもある．単球系細胞は成熟すると出現するリソソーム顆粒内にMPOが含まれるため，幼若な細胞はMPO染色が陰性であることが多い．

2-2)-33～2-2)-36　単芽球(MG 染色)

　2-2)-33の矢印で示した細胞は直径約25 μm，N/C比は70%程度，核形は類円形，クロマチン構造は網状繊細，核小体は小さいものを数個認める．細胞質の好塩基性は幼若な細胞のため強く，若干発達したGolgi野に細かい顆粒を認める．単芽球と思われる．単芽球の7時の方角に近接した細胞は成熟単球である．2-2)-34の矢印の細胞は直径約25 μm，N/C比は70%程度，核形は類円形，クロマチン構造は顆粒状繊細，大きい核小体を1個認める．細胞質の好塩基性は強く，単芽球と思われる．2-2)-35, 36の矢印の細胞は直径約25～30 μm，細胞質は広くN/C比は60%程度，核形は円形または類円形，クロマチン構造は顆粒状繊細，大型の核小体を2～3個認める．細胞質の好塩基性は強く，細かい顆粒と空胞を認める．AML-M5で認められた単芽球と思われる．

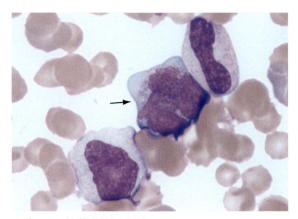
2-2)-37　前単球(MG染色)

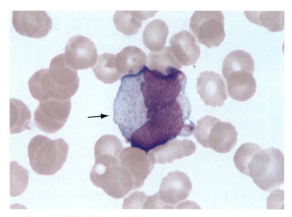
2-2)-38　前単球(MG染色)

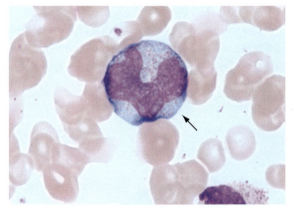
2-2)-39　前単球(MG染色)

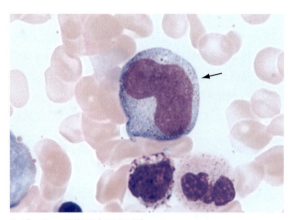
2-2)-40　前単球(MG染色)

前単球(promonocyte)

　前単球は直径20～25μmと大型で，細胞質は広くN/C比は小さい．クロマチン構造は単芽球同様に網状繊細または顆粒状繊細である．核形は陥凹または切れ込み，不整を認め，細胞質は好塩基性を示し，細かいリソソーム顆粒を有するのが特徴である．単芽球との鑑別点としては，クロマチン構造と細胞質の塩基性は同様であるが，核形が陥凹または切れ込みなどの不整を認めることである．一方，成熟単球はクロマチン構造が粗剛となり，細胞質は塩基性を失い灰色となる．

2-2)-37　前単球(MG染色)

　矢印の細胞は直径約25μm，N/C比は70％程度，核形は不整で陥凹を認め，細胞質は好塩基性を示し，細かいリソソーム顆粒を有する前単球と思われる．前単球の7時の方角に近接した細胞は成熟単球である．

2-2)-38～2-2)-40　前単球(MG染色)

　矢印の細胞は直径約25～30μm，細胞質は広くN/C比は50～60％程度，核形は陥凹を示し，核の長径と短径の比が3：1～2：1である．クロマチン構造は顆粒状繊細または網状繊細，核小体を2～数個認める．細胞質の好塩基性は強く，細かい顆粒を認め，前単球と思われる．

（常名政弘）

2 正常骨髄にみられる細胞
3）巨核球系細胞

巨核芽球（megakaryoblast），前巨核球（promegakaryocyte）

2-3)-1 巨核芽球（MG 染色）
直径は 35 μm 大で，好塩基性の細胞質は舌状突起（blister）を有し，核は類円形で核網は粗顆粒状を呈し核小体がみられることより，巨核芽球と思われる．巨核球の分化は，細胞質の分裂を伴わず核分裂のみが起こる細胞内核分裂（endomitosis）の様式をとるため，2 倍体（2N），4N，8N，……と核分裂の度に DNA 量が 2n の割合で増し，各倍数体の芽球が存在する．本例は正常の骨髄で遭遇したもので，4N の巨核芽球と思われる．

2-3)-2 巨核芽球（MG 染色）
直径は 40 μm 大で，好塩基性の細胞質は蕾状突起（bleb）を有し，核は類円形でクロマチンの増量がみられる．4N の巨核芽球と思われ，急性巨核芽球性白血病（FAB；M7）にみられたものである．

2-3)-3 前巨核球（MG 染色）
直径は 60 μm 大で，細胞質は好塩基性が強く，核には分葉傾向がみられることより，巨核芽球から分化した 8N の前巨核球と思われる．分化に伴う巨核球の大型化は細胞内核分裂の様式をとることによる．

2-3)-4 前巨核球（MG 染色）
直径は 70 μm 大で，細胞質は好塩基性が強く，核は分葉傾向がみられ，核網は粗剛顆粒状で，8～16N の前巨核球と思われる．アズール顆粒は判然としない．

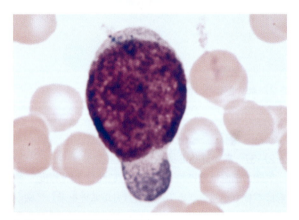

2-3)-1 巨核芽球（MG 染色）

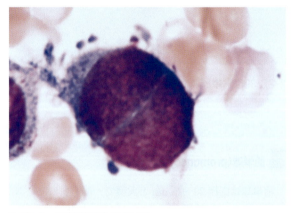

2-3)-2 巨核芽球（MG 染色）

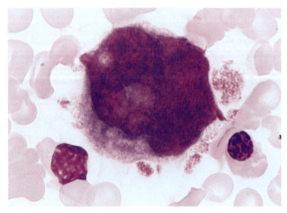

2-3)-3 前巨核球（MG 染色）

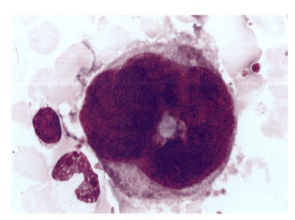

2-3)-4 前巨核球（MG 染色）

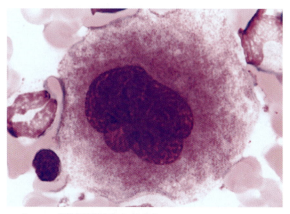

2-3)-5　成熟巨核球(MG 染色)

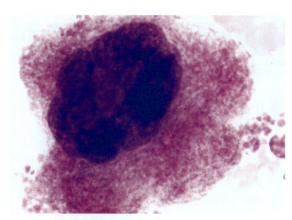

2-3)-6　成熟巨核球(MG 染色)

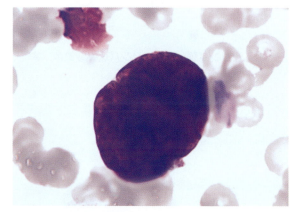

2-3)-7　裸核の巨核球(MG 染色)

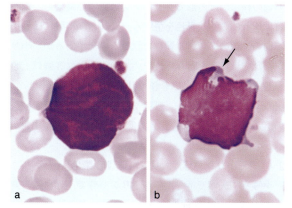

2-3)-8　裸核の巨核球(a)とATL細胞(b)(MG 染色)

成熟巨核球，裸核の巨核球

2-3)-5　成熟巨核球(MG 染色)

直径は 80 μm 大で，豊富な細胞質にはアズール顆粒が充満し，核は分葉傾向が顕著でアズール顆粒を有することより，16N 程度の成熟巨核球と思われる．アズール顆粒の存在は血小板の産生につながるとされる．

2-3)-6　成熟巨核球(MG 染色)

直径は 100 μm 大で，豊富なアズール顆粒が充満し，部分的に血小板の放出像が窺われ，血小板産生型巨核球と思われる．骨髄では 16N の巨核球が最も多く，アズール顆粒の存在のもと，分離膜がちぎれて血小板が産生され，巨核球 1 個から約 4,000 個の血小板が産生されるといわれる．

2-3)-7　裸核の巨核球(MG 染色)

直径は 30 μm 大で，クロマチンは増量し核縁の肥厚がスムーズなことより裸核の巨核球と思われる．一般に，巨核球の核周囲には血小板が付着することが多く，それが巨核球を特徴づけることがある．本例も 5 時方向に血小板が付着しているようである．

2-3)-8　裸核の巨核球と ATL 細胞の末梢血画像(MG 染色)

裸核の巨核球と鑑別を要する裸核状の成人 T 細胞白血病・リンパ腫(adult T-cell leukemia/lymphoma：ATLL)を提示する．a は直径 25 μm 大で，クロマチンが増量した裸核の巨核球である．1 時方向には血小板の付着がみられ，本細胞の同定に役立つ．b は直径 18 μm 大でほぼ裸核状，顕著な核形不整(→)がみられる ATL 細胞である．

(阿南建一)

2 正常骨髄にみられる細胞
4）正常骨髄にみられるその他の細胞

■ リンパ球（lymphocyte）

リンパ球系細胞には小リンパ球（small lymphocyte）と大リンパ球（large lymphocyte）が存在するが，通常は一括して分類される．免疫学的にはT細胞とB細胞で，細胞性免疫，体液性免疫に関与している．小リンパ球の核は円形でクロマチンは粗剛で濃染し，細胞質は比較的狭いものが多く，好塩基性の青色を呈する．大リンパ球の核はほぼ円形でクロマチンは粗剛で濃染し，細胞質は比較的広く淡青色を呈する．これらの細胞には大小不同の少数のアズール顆粒を認める場合があるが，小リンパ球ではほとんどみられない．細胞質内に3個以上の顆粒を有するリンパ球を顆粒リンパ球（granular lymphocyte：GL）といい，細胞や顆粒の大きさに規定はない．これらはNK細胞またはT細胞で，通常はリンパ球として分類される．

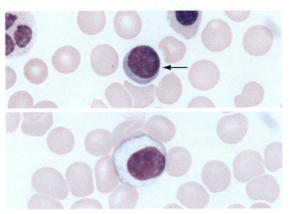

2-4)-1 小リンパ球（上）と大リンパ球（WG染色）

2-4)-1 小リンパ球，大リンパ球（WG染色）
上写真：矢印で示したのが小リンパ球で，赤血球よりやや大きく10μm程度である．細胞および核はともに円形で，クロマチンは粗剛で濃染し，細胞質は好塩基性である．

下写真：大リンパ球で，赤血球の約2倍で16μm程度である．核は比較的大きく，クロマチンは粗剛で濃染し，細胞質は淡青色を呈している．

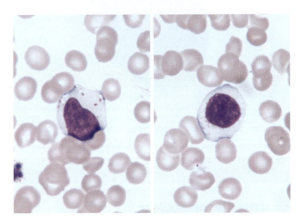

2-4)-2 顆粒リンパ球（WG染色）

2-4)-2 顆粒リンパ球（WG染色）
右の細胞に比較し左の細胞のアズール顆粒はより大きいが，いずれも3個以上を有している．

2-4)-3 ヘマトゴン（WG染色）
乳児の標本にみられたヘマトゴン（hematogones）（←）である．これらは小児の化学療法後などの骨髄回復期にみられる良性のB細胞系幼若細胞で，成人でもまれに認められる．形態学的に細胞は小型〜中型で，細胞質はほとんど認められず，N/C比は著しく大である．核は円形〜類円形で，クロマチンは均一かつ緻密で濃縮している．細胞表面抗原ではCD10，CD19が陽性で，急性リンパ性白血病（acute lymphoblastic leukemia：ALL）のリンパ芽球との鑑別においてしばしば問題となる．

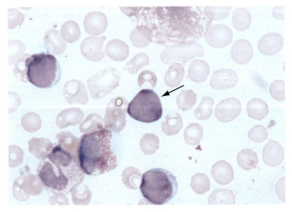

2-4)-3 ヘマトゴン（WG染色）

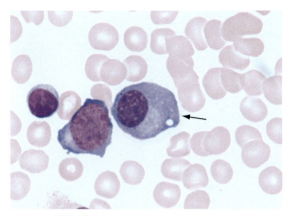

2-4)-4　形質細胞(WG染色)

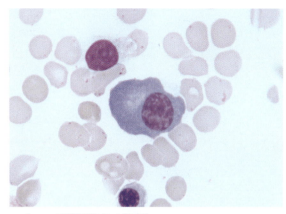

2-4)-5　形質細胞(WG染色)

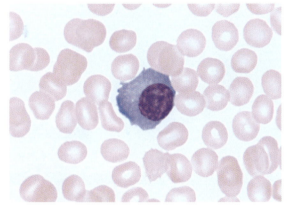

2-4)-6　形質細胞(WG染色)

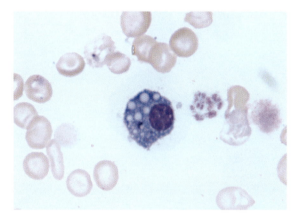

2-4)-7　grape cell(WG染色)

形質細胞(plasma cell)

2-4)-4〜2-4)-7　形質細胞(WG染色)

　形質細胞はB細胞系の最も分化した細胞と考えられており，免疫グロブリンであるIgG，IgA，IgD，IgEを産生する細胞である．IgMの産生細胞はやや成熟B細胞側によったリンパ球系細胞と考えられている．大きさは15μm(10〜20μm)程度で，核は円形で比較的小さく，クロマチンは濃縮して集塊をなし，核小体はみられない．核は偏在しており，大きな核周明庭(perinuclear halo)が認められる．電子顕微鏡では，大型のゴルジ(Golgi)装置として観察され，Golgi装置は普通染色では染色性に乏しい．形質細胞では蛋白合成が高度に発達しており，強く濃青色に染色される細胞質はリボソーム(ribosome)に富み，免疫グロブリンを盛んに産生していることをうかがわせる．しばしば細胞質内に小空胞をみることがあるが，これは免疫グロブリンが蓄積しているためである．2-4)-4に典型的な形質細胞を示す(←)．核は偏在しており，核のすぐ右下に大きな核周明庭を有している．細胞質は好塩基性で細胞やや右下に1個の空胞形成がみられる．形質細胞の核は車軸状構造といわれているが，これは組織像でみる時の所見である．骨髄塗抹標本の普通染色では，核は油性の絵の具で塗り潰し，それが乾燥してひびが入ったような感じにみえる．特に，2-4)-5の細胞の核構造にはその特徴がよく表れている．2-4)-6では，細胞質が比較的狭いが，核のすぐやや左上にはっきりとした核周明庭がみられる．2-4)-7では空胞形成が多く認められ，このような細胞をgrape cellといい，骨髄腫などで多くみられることもあるが，それ以外でもまれに認められる．

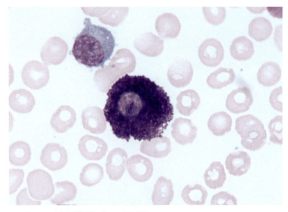

2-4)-8　肥満細胞（WG 染色）

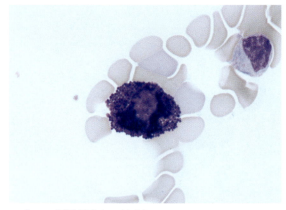

2-4)-9　肥満細胞（WG 染色）

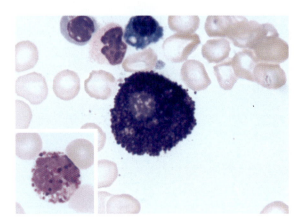

2-4)-10　肥満細胞（WG 染色）

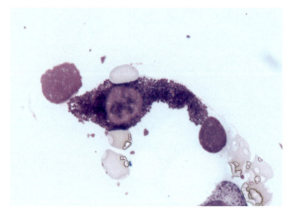

2-4)-11　肥満細胞（WG 染色）

■ 肥満細胞（mast cell）

　異染性を示して濃紫色に染色される比較的粗大な顆粒が細胞質全体に充満している．円形の核は顆粒で覆われて輪郭が判然としないことが多い．細胞全体が黒紫色の塊にみえるので，弱拡大でも存在がよくわかる．細胞は円形ないし紡錘形を呈し，長径がかなり長いものもある．細胞の顆粒は一見，好塩基球の顆粒に類似しているが，顆粒には大小不同はみられず円形でほぼ均一な大きさである．また，メタノールに溶解しない点で異なり，したがって普通染色でも明瞭にみえる．骨髄とは限らず体内組織中に広く分布するが，血液中に出現することはない．顆粒にはヘパリンやヒスタミンなどが含まれる．

2-4)-8, 2-4)-9　肥満細胞（WG 染色）

　中央の細胞では核は比較的はっきりとしており，細胞質には円形で均一な顆粒が充満している．

2-4)-10　肥満細胞（WG 染色）

　核の上にも顆粒がみられ，核の輪郭は判然としていない．また，左下の好塩基球と比較すると，好塩基球の顆粒は肥満細胞に比べ大小不同で，均一な円形ではなく，顆粒は細胞質に充満していない．

2-4)-11　肥満細胞（WG 染色）

　紡錘形で右の長径がかなり長く，このような細胞もしばしば認められる．WHO 2017 では，肥満細胞症は骨髄増殖性腫瘍（myeloproliferative neoplasms：MPN）から独立したカテゴリーとなり，特に全身性肥満細胞症（systemic mastocytosis：SM）では骨髄への浸潤がほぼ全例にみられ，その形態異常が特徴的とされている．

2 正常骨髄にみられる細胞 / 4) 正常骨髄にみられるその他の細胞 | 119

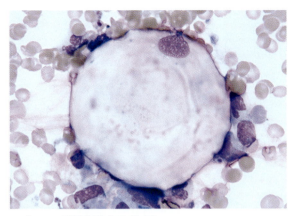

2-4)-12　脂肪細胞(WG 染色)

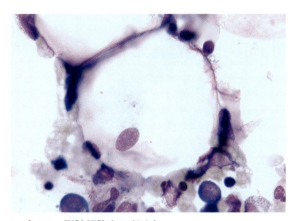

2-4)-13　脂肪細胞(WG 染色)

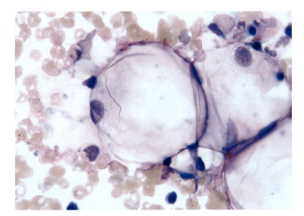

2-4)-14　脂肪細胞(WG 染色)

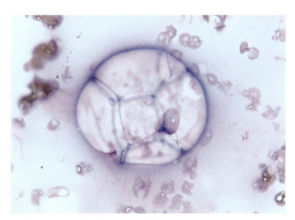

2-4)-15　脂肪細胞(WG 染色)

脂肪細胞(fat cell)

　2倍体(2N)の細胞としては非常に大きな細胞である(100μm径前後).中央部ないし周辺部に円形か卵円形の核を持つ.クロマチン構造は粗剛で,核小体はみられないものが多い.細胞質内の脂肪は標本作製途中で露出してしまうので,細胞質の部分は空虚で,膜がひだを形成しているのがみえるのみである.この標本ではみられないが,幼若な脂肪細胞では細胞質は淡染し,脂肪は多数の空胞としてみえる.骨髄の細胞が過形成を呈し増加すると,脂肪細胞は脂肪を含まなくなり,諸種の骨髄細胞の間に挟まれ星状を呈するようになる.このようになると同定は困難である.

2-4)-12～2-4)-15　脂肪細胞(WG 染色)

　細胞は非常に大きく,周囲の赤血球と比較するとその大きさがわかる.いずれの細胞もクロマチン構造は粗剛で,核小体はみられない.2-4)-12,14 の細胞の核は著しく偏在している.2-4)-13,15 も核の偏在傾向がみられるが,核が中央に認められる細胞も多くみられる.細胞質は 2-4)-12～15 の細胞はいずれも空虚であるが,特に 2-4)-13 はその傾向が強くうかがわれ,また 2-4)-14 では膜がひだを形成しているのがみえる.
2-4)-15 は細胞質にひも状のものが認められるが,このような脂肪細胞も時にはみられる.

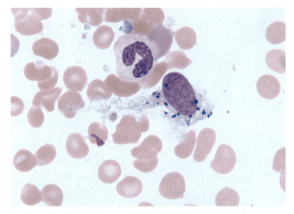

2-4)-16　マクロファージ（大食細胞）（WG染色）

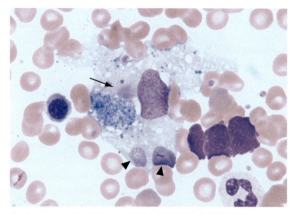

2-4)-17　マクロファージ（大食細胞）（WG染色）

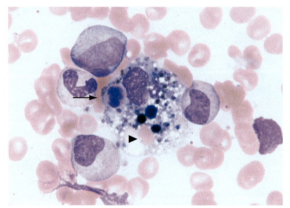

2-4)-18　マクロファージ（大食細胞）（WG染色）

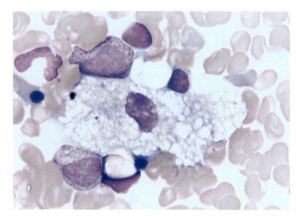

2-4)-19　マクロファージ（大食細胞）（WG染色）

マクロファージ［大食細胞（macrophage）］とその多様な形態

　マクロファージと組織球（histiocyte）は同義語である．大きさは単球と同じくらいのものから巨核球くらいの大型なものまで様々である．核は円形ないし卵円形でクロマチン構造はばらばらでスポンジ様を呈し，明るくみえる．青みがかった核小体が1～2個みられることもある．細胞質は広く淡い青色で，長い突起がみられる場合もあり，細胞辺縁は不整で，細胞境界が不鮮明なのが特徴である．また，貪食した細胞やそれらの遺残物を含むものもある．単球とマクロファージは同一起源で，血中の単球が骨髄その他の組織に出てマクロファージ（組織球）になると考えられており，単球との移行型を思わせるものも時にはみられる．全てのマクロファージの起源が単球であるかについては不明な点もある．

2-4)-16～2-4)-19　マクロファージ（WG染色）

　種々の大きさのマクロファージを示す．核はいずれもスポンジ様で，2-4)-17の細胞には核小体が認められる．細胞質辺縁はいずれの細胞も不鮮明である．2-4)-16の細胞はマクロファージとしては比較的小型で，2-4)-17は大型である．両者ともに青色～濃青色の顆粒を貪食しており，2-4)-17の細胞は核の左側に不透明な細胞の遺残物？（→）や細胞質下側に裸核のようなものを貪食？（▶）している．2-4)-18では，大きさが不揃いな黒色の核または顆粒の他に白血球（→）や赤血球（▶）も貪食している．2-4)-19は大型のマクロファージで，著しい空胞形成がみられ，このような細胞もしばしば認められる．

2 正常骨髄にみられる細胞／4）正常骨髄にみられるその他の細胞

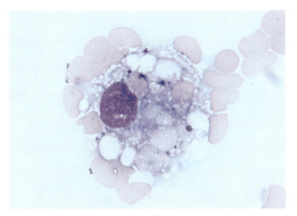

2-4)-20　血球貪食細胞（WG染色）

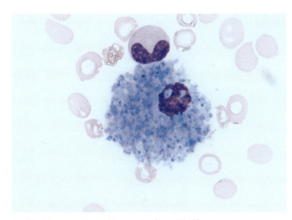

2-4)-21　sea-blue histiocyte（WG染色）

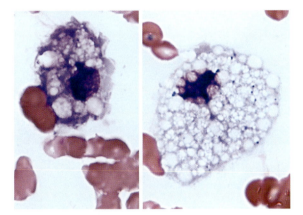

2-4)-22　泡沫細胞（MG染色）

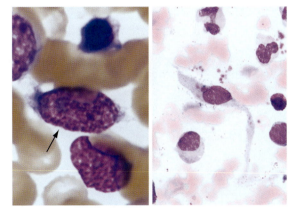

2-4)-23　線維芽細胞（左）と線維細胞（右）（MG染色）

2-4)-20　血球貪食細胞（WG染色）

悪性リンパ腫［血管内大細胞型B細胞リンパ腫（intravascular large B-cell lymphoma）］でみられた血球貪食細胞である．本症例ではこれらが多数認められ，リンパ腫関連血球貪食症候群（lymphoma-associated hemophagocytic syndrome：LAHS）と診断された．マクロファージは赤血球を複数個貪食しており，また空胞形成も認められる．

2-4)-21　sea-blue histiocyte（WG染色）

青色の顆粒を貪食したマクロファージの一種である．慢性骨髄性白血病（chronic myeloid leukemia：CML）や急性骨髄性白血病（acute myeloid leukemia：AML）などで，マクロファージがこのような青色の顆粒を貪食している像がみられることがある．これらを組織像でみると，淡青色の大きなマクロファージが小型の造血諸細胞の間にみえるので，この名称がつけられている．

2-4)-22　泡沫細胞（MG染色）

泡沫細胞はマクロファージの一種で，石けんの泡のようにみえるので泡沫細胞という通称がある．左図は軽度泡沫化，右図は高度に泡沫化している．泡沫細胞の増加している症例は一括して，泡沫細胞症候群（foam cell syndrome）とも呼ばれている．［写真提供：通山　薫］

線維芽細胞（fibroblast），線維細胞（fibrocyte）

2-4)-23　線維芽細胞（左）と線維細胞（右）（MG染色）

左写真の線維芽細胞の核は細長くクロマチンは濃縮しているが，クロマチン塊の境界は明確である．核小体が矢印の先に1個みられる．核の両端に細胞質があるが少なく，辺縁が不鮮明であり，長軸に向かって伸びている．右写真は線維細胞と思われる．線維芽細胞と比べてクロマチンは濃縮し，胞体が伸展している．［左：第5版より転載，右写真提供：通山　薫］

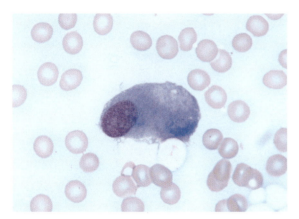

2-4)-24　造骨細胞（骨芽細胞）(WG 染色)

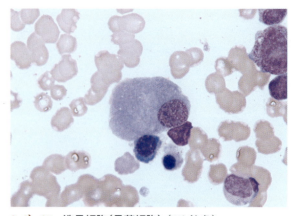

2-4)-25　造骨細胞（骨芽細胞）(WG 染色)

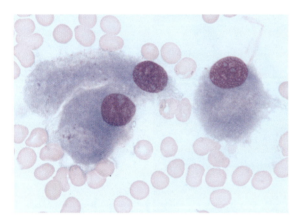

2-4)-26　造骨細胞（骨芽細胞）(WG 染色)

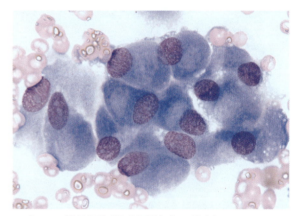

2-4)-27　造骨細胞（骨芽細胞）(WG 染色)

造骨細胞［骨芽細胞(osteoblast)］

2-4)-24〜2-4)-27　造骨細胞（骨芽細胞）(WG 染色)

　一見，形質細胞に類似するが，それより大型で20〜40 μm程度である．卵円形ないし紡錘形の外観を呈し，細胞辺縁はやや不整である．細胞質は好塩基性で，一部に淡い部分（嫌色庭）が認められる．これは核周明庭というよりは核を離れて存在しており，これらが形質細胞との鑑別点とされる．少数の微細なアズール顆粒を認めることもある．核は円形ないし卵円形で偏在して認められるのが特徴的で，細胞質から飛び出したようにみえることも多い．クロマチン構造は網状繊細，通常1個，時に2〜3個の青く染まる核小体を認める．骨新生のある例にみられる細胞で，幼児の骨髄で時に認められ，成人では極めてまれにしか認められないが，骨折後など骨新生を伴う部位，疾患などでしばしば破骨細胞とともに認められる．2-4)-24，25は典型的な造骨細胞である．2-4)-24の細胞は嫌色庭が核から離れた上部に，また2-4)-25の細胞の核は右側に位置するが，嫌色庭は核からやや離れた中央部に位置している．いずれも形質細胞に類似し，核は偏在し細胞質は好塩基性であるが，細胞は形質細胞に比較しやや大型で，核から離れて存在する嫌色庭が特徴的である．2-4)-26，27は造骨細胞が多くみられた乳児の骨髄塗抹標本である．特に2-4)-27では，多くの造骨細胞の集簇が認められ，まれにこのような像がみられる．

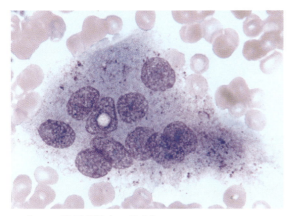

2-4)-28　破骨細胞（WG染色）

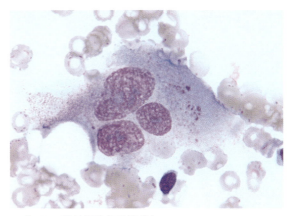

2-4)-29　破骨細胞（WG染色）

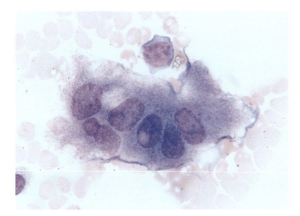

2-4)-30　破骨細胞（WG染色）

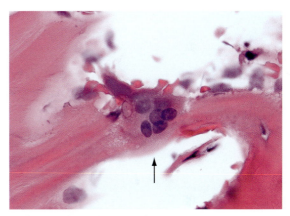

2-4)-31　破骨細胞（HE染色）

■ 破骨細胞（osteoclast）

2-4)-28〜2-4)-30　破骨細胞（WG染色）

2-4)-28は多核の破骨細胞で，核は類円形を呈しほぼ同一な大きさである．マクロファージが互いに融合して巨細胞化すると考えられている．また，それぞれの核は1個の濃く染まる核小体を有している．2-4)-29は骨髄腫の骨髄塗抹標本でみられた破骨細胞である．2-4)-28の細胞の核と比較し核の大きさが不揃いであるが，このような破骨細胞は比較的まれである．しかし，2-4)-28の細胞と同様，1個の濃く染まる核小体を有している．2-4)-30は乳児の骨髄塗抹標本でみられた破骨細胞で，2-4)-28，29の細胞と比較すると，アズール顆粒は微細で大小不同はみられず，骨髄巨核球のアズール顆粒に類似している．しかし，核の形状，クロマチン構造，細胞質内での核の位置などから破骨細胞と判断した．

2-4)-31　破骨細胞　骨髄生検像（HE染色）

再生不良性貧血の骨髄生検標本で偶然検出された．中央にみえる6核の細胞（→）で，骨基質に癒着している様子が窺える．［写真提供：通山　薫］

（坂場幸治）

IV

末梢血における異常血液細胞の観察

1 末梢血赤血球の異常

　末梢血液標本の観察は，白血球に目が行きがちであるが，赤血球や血小板の観察も忘れてはいけない．臨床上重要な疾患・病態へのアプローチにつながることも少なくなく，量的・質的な観察が必要である．本項では赤血球形態の変化および疾患との関連について解説する．

赤血球形態

　健常人の赤血球の大きさは直径約 7～8.5 μm で，厚径約 2 μm の円盤状であり，その中央部がくぼんでいる形態を呈している．血液塗抹標本では血球を二次元的に観察するため，中央の淡染部分［セントラルパラー（central pallor）］がそのくぼんでいる部分に相当する．血球計数値の MCV が赤血球サイズの目安（大きさ）として注目されるが，これは容積を表す単位であり，直径の分布図（幅）である Price-Jones 曲線とは本質的に異なる．

1-1 健常人赤血球（MG 染色）
　健常者の赤血球の観察では，長短軸の違いは程ほどには感じられない．ほぼ正円の円盤状（discocyte）である．

1-2 菲薄赤血球（MG 染色）
　セントラルパラーが拡大した赤血球を菲薄赤血球（leptocyte）といい，MCV，MCHC が低下する．小球性低色素性貧血（microcytic hypochromic anemia）でみられる．

1-3 多色素性（MG 染色）
　赤血球産生の秩序が崩れると等大，同色素性ではなくなる．正色素性に低色素（→）や高色素（→）の赤血球が混在している状態を多色素性（polychromasia）と表現する．

1-4 二相性（MG 染色）
　鉄欠乏性貧血の回復期症例．正色素性（→）と低色素性（→）の赤血球が混在する状態を二相性（dimorphism）という．鉄欠乏性貧血の回復期や鉄芽球性貧血でみられる．

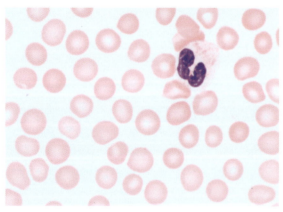

1-1　健常人赤血球（MG 染色）

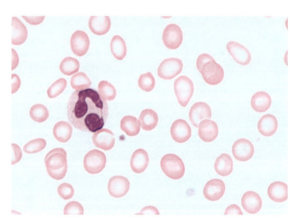

1-2　菲薄赤血球（MG 染色）

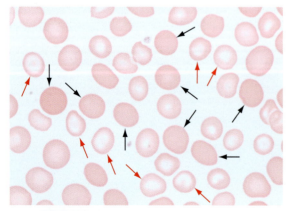

1-3　多色素性（MG 染色）

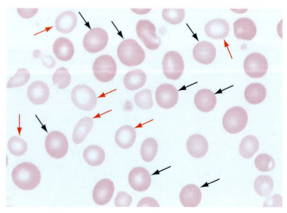

1-4　二相性（MG 染色）

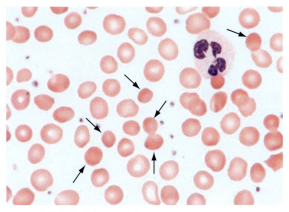

1-5 球状赤血球(MG染色)

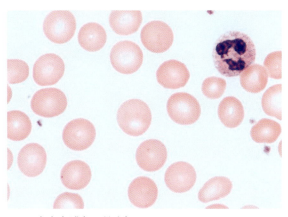

1-6 大赤血球(MG染色)

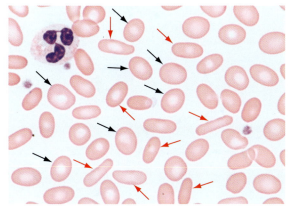

1-7 楕円赤血球(MG染色)

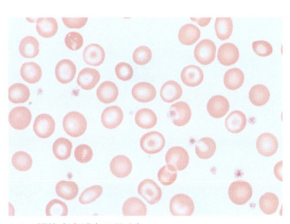

1-8 標的赤血球(MG染色)

1-5 球状赤血球(MG染色)

遺伝性球状赤血球症(hereditary spherocytosis：HS)症例．球状赤血球(spherocyte)は小型化し高色素となるため(→)，染色性は均一化する．球状赤血球はHS，自己免疫性溶血性貧血(autoimmune hemolytic anemia：AIHA)，火傷(burn)，播種性血管内凝固(disseminated intravascular coagulation：DIC)，あるいは血栓性血小板減少性紫斑病(thrombotic thrombocytopenic purpura：TTP)/溶血性尿毒症症候群(hemolytic uremic syndrome：HUS)などの細血管障害性溶血性貧血(microangiopathic hemolytic anemia：MAHA)で認められる．

1-6 大赤血球(MG染色)

標本上では赤血球直径が8.5μm以上のものを大赤血球(macrocyte)という．巨赤芽球性貧血(megaloblastic anemia)やEPO分泌増加の造血亢進状態，赤血球膜脂質量の増大(肝胆道疾患)でみられる．1-6はMCV 152 fLの症例で，多くの赤血球は大型化している．

1-7 楕円赤血球(MG染色)

遺伝性楕円赤血球症(hereditary elliptocytosis：HE)症例．楕円赤血球(ovalocyte/elliptocyte)は，楕円状に変化したもので，長軸と短軸の長さの比率(離心率という)によりⅠ～Ⅳ型に分けられる．Ⅰ・Ⅱ型をovaloshape(→)，Ⅲ・Ⅳ型をelliptoshape(→)とし，HEではⅢ・Ⅳ型が25％以上存在する．英名のovalocyteとelliptocyteは，単なる楕円赤血球では表現不十分である．HE症例の場合は1-7のように長軸方向が一定にならないので，アーチファクトと鑑別可能である．

1-8 標的赤血球(MG染色)

標的赤血球(codocyte/target cell)は中央の淡染部分が上下に隆起し，厚みが増した分だけ濃染するので塗抹標本上では標的状にみえる．サラセミア，異常ヘモグロビン症(hemoglobin S disease：HbS症)，摘脾後，肝疾患(特に閉塞性黄疸)，lecithin cholesterol acyltransferase(LCAT)欠損症等でみられる．

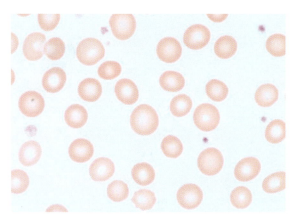

1-9 赤血球の大小不同（中等度）（MG 染色）

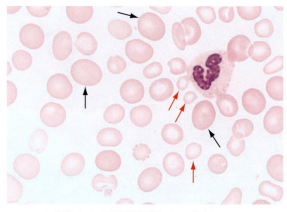

1-10 赤血球の大小不同（高度）（MG 染色）

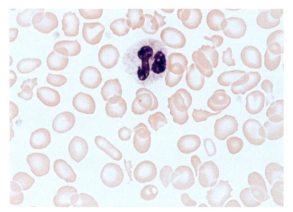

1-11 赤血球の大小不同（高度）（MG 染色）

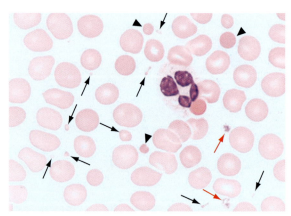

1-12 球状赤血球と断片赤血球（火傷）（MG 染色）

1-9，1-10　赤血球の大小不同（MG 染色）

　前述したように，赤血球のサイズは健常人であっても約 7〜8.5 μm であるので，サイズの大小不同は存在する［軽度（slight）］が，標本上では数値の差ほどの大小は感じられない．大小不同の判定は，中等度以上の場合に臨床的意義がある場合が多い．日本検査血液学会血球形態標準化小委員会の案では，変動幅（8±1 μm）を超えた赤血球が 1 視野中 30％ 以上みられる場合を大小不同があると表現する，とされている．**1-10** の黒矢印で示す赤血球は好中球の 2/3 程度の大きさであり，そばの小赤血球（→）とは大きさに 2 倍以上の差がみられる．高度の大小不同とみなされる．

1-11　赤血球の大小不同（高度）（MG 染色）

　β-サラセミア症例．MCV 45.4 fL と極端な小球性低色素性貧血であり，大小不同も高度である．

1-12　球状赤血球と断片赤血球（火傷）（MG 染色）

　火傷（burn）の場合には，極端な球状赤血球（▶）や，ちぎれた断片赤血球（→）がみられる．重症度と火傷の範囲に関連し，受傷程度が重度であるほど断片赤血球の出現比率は高くなる．また，断片赤血球は血球計数装置での測定時には血小板数にプラス誤差となるため，注意が必要である（→：血小板）．火傷患者が搬送された場合の血小板数はプラス誤差があり得ることを認識し，直接算定法や塗抹標本での間接法による確認を考慮する．また，**1-11** の症例のような MCV が極めて低値の例でも，血小板数にはプラス誤差が起こるため，同様の対応が必要となる．

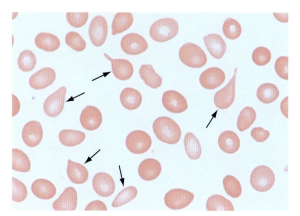
1-13 涙滴赤血球（MG染色）

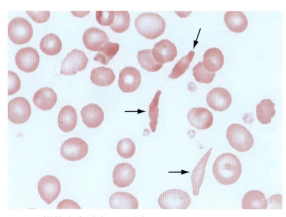
1-14 鎌状赤血球（MG染色）

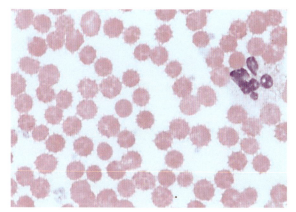
1-15 いが状赤血球（MG染色）

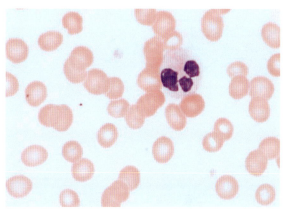
1-16 連銭形成（MG染色）

1-13 涙滴赤血球（MG染色）
　涙滴赤血球（dacryocyte/teardrop cell）は，赤血球の一部が引っ張られたような滴状の形態の赤血球である（→）．骨髄線維症，サラセミア，癌の骨髄転移などでみられる．骨髄線維症を疑う場合は骨髄生検が必須である．

1-14 鎌状赤血球（MG染色）
　低酸素状態ではヘモグロビン（hemoglobin：Hb）Sが重合・結晶化し，赤血球は鎌状化する［鎌状赤血球（drepanocyte/ sickle cell）］（→）．鎌状の"鎌"は死神が持つ西洋式鎌で，日本式の弯曲の強い草刈り鎌ではない．HbS症の患者では，鎌状赤血球が細血管内に詰まり血流を阻止し，血栓形成が起こり，組織壊死を引き起こすことから，鎌状赤血球貧血（sickle cell anemia）といわれる．HbS症患者の新鮮血液をスライドガラス上に載せ，カバーガラスをかけ周囲をマニキュアで封印すると，低酸素状態のため赤血球は鎌状化する（鎌状化試験）．HbS症は常染色体優性（顕性）遺伝し，黒人に多い．

1-15 いが状赤血球（MG染色）
　金平糖状，有棘状と同様に，赤血球二重脂質層の外膜が伸展して変化する．いが状赤血球（burr cell）の棘は短く同長であり，先端は鋭い形態を呈している．金平糖状赤血球よりもさらに人工産物的要因が強く，標本乾燥時に風乾せず自然乾燥させると，1-15のような変化を来すことがある．

1-16 連銭形成（MG染色）
　連銭形成（rouleaux formation）とは，赤血球が重なり合っている状態を積み重ねた貨幣が崩れている様に例えたものである．赤血球膜表面は陰性荷電で反発し合っている（ゼータ電位）が，免疫グロブリンのような陽性荷電物質の増加で反発力が減少し連銭状となる．標本の厚い部分を観察すると同様の像がみられるため，適切な観察部位の選択が重要であり，低倍率にて広範囲を観察した方が判定しやすい．肝硬変，多発性骨髄腫やマクログロブリン血症でみられる．

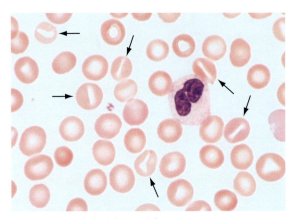

1-17 口唇状赤血球（MG 染色）

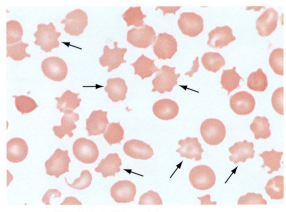

1-18 金平糖状赤血球（MG 染色）

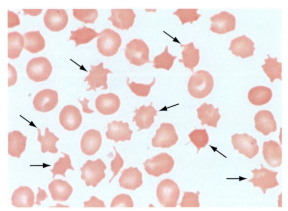

1-19 有棘赤血球（MG 染色）

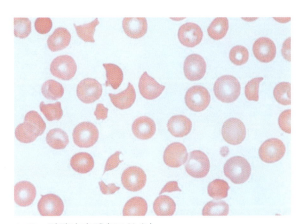

1-20 破砕赤血球（MG 染色）

1-17 口唇状（有口）赤血球（MG 染色）

口唇状赤血球（stomatocyte）は、赤血球の二重脂質層の内膜が伸展し、外膜より広くなりくぼみが出来たものである（→）。茶碗様あるいは口腔様に形状が変化したものである。遺伝的に口唇状赤血球が赤血球の20〜35％を占める場合を遺伝性有口赤血球症（hereditary stomatocytosis：HSt）というが、非常にまれである。後天的にはビンクリスチン投与、慢性アルコール中毒、膵炎などでみられる。

1-18 金平糖状赤血球（MG 染色）

金平糖状赤血球（crenated cell）では赤血球二重脂質層の外膜が伸展し、膜は金平糖・ウニ状突起に変化する。ATP消耗とCaイオンの放出でも同様の変化が起こる。金平糖状赤血球は棘長が短くほぼ同長であり、棘の先端は鈍である（→）。尿毒症などの高尿素窒素血症などでみられる。人工産物もあるが、その時の形態変化は赤血球全体に及ぶ場合が多い。

1-19 有棘赤血球（MG 染色）

棘を有する赤血球には、いが状赤血球（1-15）、有棘赤血球（acanthocyte）、ウニ状赤血球（echinocyte）などがある。有棘赤血球は棘の長短があり、先端部は鋭で、20本未満までが多い（→）。ウニ状赤血球は棘が長くほぼ同長で、20〜30本有する。βリポ蛋白欠損症、アルコール性肝硬変、摘脾後にみられる。

1-20 破砕赤血球（MG 染色）

破砕赤血球は特定の形状を呈しておらず、赤血球断片（RBC fragment）の総称である。また、奇形赤血球（poikilocyte）は、円盤状を逸脱した変形赤血球の総称である。広義には破砕赤血球も奇形赤血球に包括される。破砕赤血球はDICあるいはTTP/HUSといった血栓性細血管障害や、機械的要因による溶血性貧血で観察される。3％以上存在すれば臨床的に意義が高く、血栓症リスクの高い病態では、3％未満であっても凝固・線溶系の項目に注意することが必要である。

1　末梢血赤血球の異常 | 131

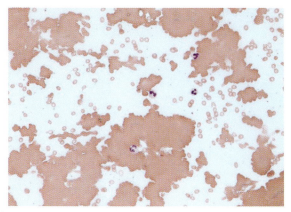
1-21　寒冷凝集（MG染色）

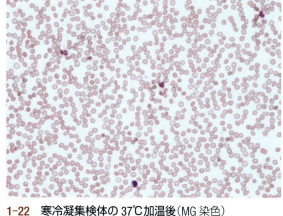
1-22　寒冷凝集検体の37℃加温後（MG染色）

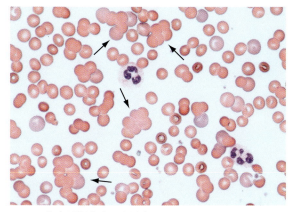
1-23　赤血球凝集（MG染色）

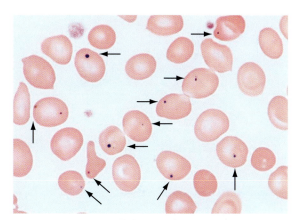
1-24　Howell-Jolly小体（MG染色）

1-21　寒冷凝集（MG染色）

　寒冷凝集（cold agglutination）による赤血球凝集（RBC agglutination）像である．凝集像の大きさは症例により様々であるが，凝集素価の高い症例ほど凝集は強くなる傾向にあり，赤血球凝集塊はより大型化する．血球計数器による算定値に大きな影響を及ぼし，MCVの著しい大型化傾向を示し，赤血球数は減少〜著減する．

1-22　寒冷凝集検体の37℃加温後（MG染色）

　寒冷凝集による赤血球凝集は，37℃に加温することで軽減〜消失する．血球計数値への影響が考えられる場合は，検体を測定する直前までふ卵器で加温しておくことで凝集の影響が回避できる．また，塗抹標本も加温しておいたスライドガラスを使用することで，凝集の軽減〜消失が確認できる．加温による軽減がみられない場合は，寒冷凝集素以外の抗体による影響を考える（直接・間接Coombs試験の考慮）．

1-23　赤血球凝集（MG染色）

　赤血球凝集の際には，塗抹標本上で赤血球が均一に広がらず凝集と隙間が出来る（→）．1-21, 23のような凝集像がみられたら，加温による凝集の軽減〜消失の有無の確認が必要である．AIHAでよくみられ，直接・間接Coombs試験を実施する必要がある．両Coombs試験とも陰性の場合があり（Coombs陰性AIHA），その場合はフローサイトメトリー法による赤血球膜表面の結合免疫グロブリンIgGを測定すれば証明できる．AIHAの80％は温式抗体，20％は冷式抗体によるもので，冷式抗体のうちIgMは寒冷凝集素である．［写真提供：野田幸代］

1-24　Howell-Jolly小体（MG染色）

　Howell-Jolly小体（body）は，赤芽球の脱核時における核の一部が遺残したものである．通常1〜2μm大の赤紫色に染まり，1〜2個程度みられる．悪性貧血，サラセミア，MDSなどの疾患でみられるが，摘脾時には直後から必ず認められる（→）．Feulgen反応陽性である．

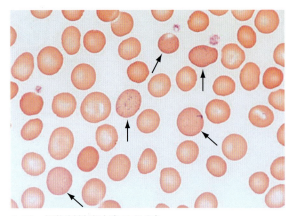
1-25　好塩基性斑点（MG 染色）

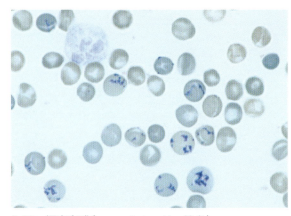
1-26　網赤血球（new methylene blue 染色）

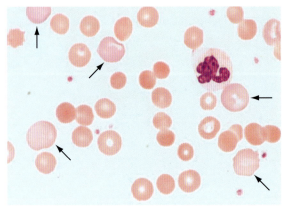
1-27　多染性赤血球の増加（AIHA 症例）（MG 染色）

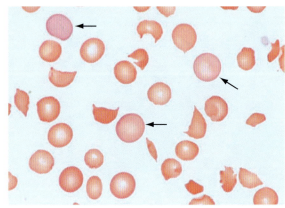
1-28　多染性赤血球の増加（TTP/HUS 症例）（MG 染色）

1-25　好塩基性斑点（MG 染色）

好塩基性斑点（basophilic stippling）は青灰色に染まり，数個～数十個の微細顆粒が赤血球全体にわたって散在する（→）．悪性貧血，サラセミア，MDS，鉛中毒などでみられるが，先天性ピリミジン 5′- ヌクレオチダーゼ欠損症でも観察される．網赤血球（reticulocyte）は脱核後でも，グロビン鎖合成を可能にする mRNA を引き継いだまま持っており，成熟赤血球になる過程でピリミジン 5′- ヌクレオチドを生じる．これを分解する酵素がピリミジン 5′- ヌクレオチダーゼである．本酵素の欠損で赤血球は basophilic stippling を持ち続ける．

1-26　網赤血球（Brecher 法；new methylene blue 染色）

超生体染色は，ニューメチレンブルー（new methylene blue）やブリリアントクレシルブルー（brilliant cresyl blue）といった塩基性色素を用いて，脱核後の残存細胞内器官（リボソーム；RNA を含有）を染色する方法であり，網赤血球が染色される．Heilmeyer は 0～V 型に分類し，正常では IV 型が最も多い（最も成熟した網赤血球）としている．普通染色では，赤血球全体がやや青みを帯びた大赤血球が相当する（多染性赤血球；1-27，28）．全赤血球に対する割合を％や‰で表すのが一般的であるが，絶対数での表現が重要である．網赤血球の増減は赤血球産生能をよく反映し，網赤血球比率の増加に比例して MCV が増加する．

1-27，1-28　多染性赤血球の増加（MG 染色）

赤血球の破壊が亢進し貧血になると，骨髄が代償性に反応し，赤血球産生を増加させ，多染性赤血球（網赤血球）が末梢血液中に増加する（→）．1-27 では球状赤血球，1-28 では破砕赤血球が背景にみられる．

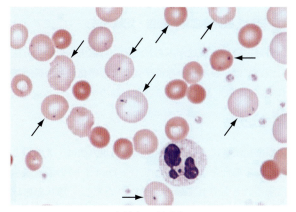

1-29 Pappenheimer 小体（MG 染色）

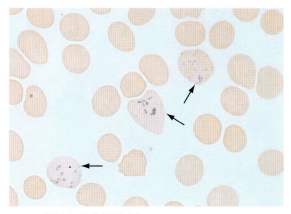

1-30 鉄赤血球（鉄染色）

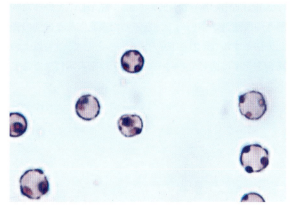

1-31 Heinz 小体（crystal violet 染色）

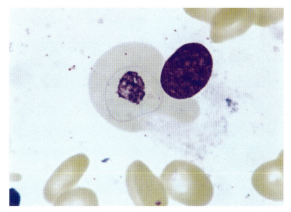

1-32 Cabot 環（MG 染色）

1-29 Pappenheimer 小体（MG 染色）

Pappenheimer 小体は，赤血球中に含有される非ヘモグロビン鉄（フェリチン・ヘモジデリン）が普通染色（Romanowsky 染色）で染め出されたものである．通常1個～数個存在し，淡紫青～濃青色の顆粒状に染まる（→）．鉄芽球性貧血，MDS，摘脾後，鉄過剰状態で観察される．塗抹標本の観察時に二相性で赤血球中に Pappenheimer 小体がみられるような場合には，鉄芽球性貧血の存在を忘れてはならない．

1-30 鉄赤血球（鉄染色）

Pappenheimer 小体を有する赤血球を鉄染色（Berlin blue 法）にて染色すると，顆粒と一致して青緑色の陽性顆粒が観察される（→）．Pappenheimer 小体が疑われる場合には，鉄染色（Berlin blue 法）にて鉄顆粒であることを証明する必要がある．

1-31 Heinz 小体（crystal violet 染色）

Heinz 小体は変性ヘモグロビンの酸化縮合産物である．普通染色（Romanowsky 染色）では染まらないので観察できないが，前述した new methylene blue や brilliant cresyl blue といった色素を用いると染めることができる．1-31 は Heinz 小体形成試験を行ったものである．アセチルフェニルヒドラジンを加え，好気状態で37℃，2時間インキュベーションすると，ヘモグロビンは酸化・変性する．グルコース -6- リン酸脱水素酵素（G6PD）欠乏症では不安定構造のヘモグロビンとなるため，容易に酸化され Heinz 小体を多数生じる．1個の赤血球に5個以上含む赤血球比率（%）を算出する．

1-32 Cabot 環（MG 染色）

Cabot 環は細胞分裂時の紡錘糸の遺残である．赤血球内にリング状や8字状を呈しているのがみられるが，極めてまれである．摘脾後や悪性貧血などでみられることがある．

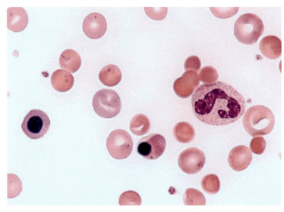

1-33 球状赤血球（MG染色）

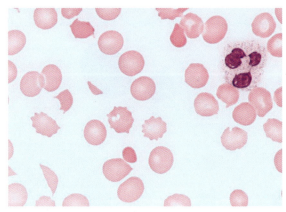

1-34 破砕赤血球（MG染色）

奇形・破砕赤血球の報告・記載方法

奇形・破砕赤血球がみられた場合の臨床への報告方法については，日本検査血液学会より標準化法案が提唱されているので，参照することをお勧めする．

表記方法

標準化法案による奇形赤血球の表現方法は，3％以上みられる場合を比率に応じて，（＋）〜（3＋）の段階表示にすることとされている（**表1**）．ただし，球状赤血球（**1-5**，**1-33**），破砕赤血球（**1-20**，**1-28**，**1-34**），涙滴赤血球（**1-13**）の場合は細血管障害性溶血性貧血（microangiopathic hemolytic anemia：MAHA）といった病態との関連性が強いので，前述した表記方法とは別の表記方法とする（**表2**）．1％未満を（−）として，1％以上の場合を比率に応じて（＋）〜（3＋）の段階表示にすることとされている．

（大倉　貢）

表1 奇形赤血球の表記方法（1）

奇形の程度	表　記
0〜3％未満	−
3％以上〜10％未満	＋
10％以上〜20％未満	2＋
20％以上	3＋

（日本検査血液学会標準化委員会の「赤血球形態表現方法」中の表を基に作成）

表2 奇形赤血球の表記方法（2）

奇形の程度	表　記
0〜1％未満	−
1％以上〜3％未満	＋
3％以上〜10％未満	2＋
10％以上	3＋

＊球状赤血球，破砕赤血球，涙滴赤血球はこの表による表記方法を用いる．
（日本検査血液学会標準化委員会の「赤血球形態表現方法」中の表を基に作成）

2 末梢血白血球の異常

2-1, 2-2　好中球の中毒性顆粒とDöhle小体（MG染色）

好中球の顆粒は健常者検体では淡染し，あまり目立たないが，重症感染症などでは大きく，紫紅色に濃染することがある．これを中毒性顆粒（toxic granule）と呼ぶ．これは大型の一次（アズール）顆粒に由来し，myeloperoxidase（MPO）染色陽性である．2-1の矢印で示す青みがかった封入体はDöhle小体である．細胞質にみられ，直径は1〜2μmの卵円形または細長い紡錘形などの形状を示し，好塩基性に染まる．敗血症などの重症感染症，火傷などで出現する．2-2は中毒性顆粒とDöhle小体（→）を認めた好中球桿状核球である．Döhle小体は，細胞質の成熟が一部遅延した結果，残存した一部のリボソーム（RNA）が染まったものである．

2-3　感染症にみられた好中球（MG染色）

重症細菌感染症にみられた好中球である．矢印の細胞には，大型のDöhle小体とアズール顆粒（中毒性顆粒）がみられる．2つの細胞の細胞質には空胞形成も多数みられ，細胞の変性を示唆している．このように，重症感染症では好中球にDöhle小体，中毒性顆粒，細胞質の空胞形成が相まって出現することがある．［写真提供：大阪国際がんセンター・木谷美紀氏］

2-4　感染症にみられた好中球（核の左方移動と中毒性顆粒）（MG染色）

重症感染症でみられた核の左方移動像である．好中球には中毒性顆粒を認め，矢印の細胞には核側に空胞を認める．好中球核の左方移動とは，各成熟段階における好中球系細胞の分布が健常人に比べて幼若側にシフトしている状態を指す．骨髄から血液中に出て間もない好中球桿状核球などの割合が増加している．細菌感染症などでは好中球需要が高まり，骨髄での好中球産生が亢進し，血液中に動員される好中球桿状核球などの割合が増加する．

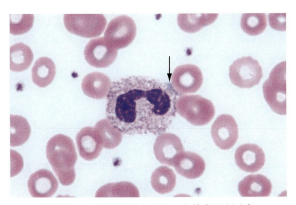

2-1　好中球の中毒性顆粒とDöhle小体（MG染色）

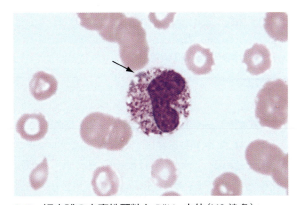

2-2　好中球の中毒性顆粒とDöhle小体（MG染色）

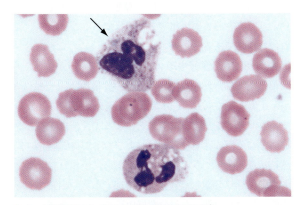

2-3　感染症にみられた好中球（MG染色）

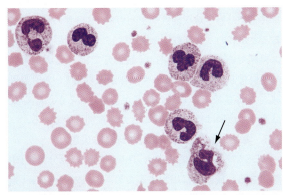

2-4　感染症にみられた好中球（核の左方移動と中毒性顆粒）（MG染色）

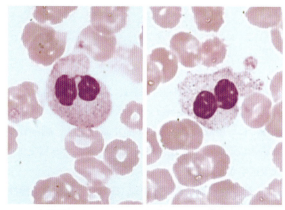

2-5 家族性 Pelger-Huët 核異常好中球（MG 染色）

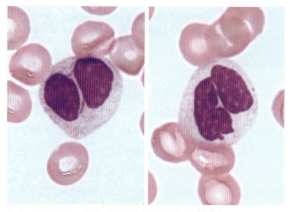

2-6 偽 Pelger-Huët 核異常好中球（MG 染色）

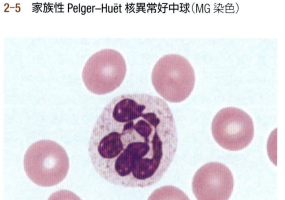

2-7 過分葉好中球（MG 染色）

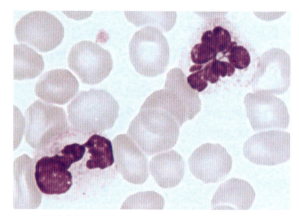

2-8 過分葉好中球（MG 染色）

2-5 家族性 Pelger-Huët 核異常好中球（MG 染色）

写真左は，二次顆粒を有し，核網は粗剛でクロマチンの濃縮を認める．2分葉の核は核糸でつながれ，鼻眼鏡状の低分葉好中球である．Pelger-Huët 核異常の原因遺伝子は核膜に特異的に存在する lamin B receptor (LBR) 遺伝子で，常染色体優性（顕性）遺伝する．ヘテロ異常では好中球機能低下を認めず，2分葉の核を呈することが多い．写真右は，核形は"ダンベル状"で，核網は粗剛である．Pelger-Huët 異常では，この他の核形態異常として卵形，ピーナツ様が知られている．骨髄球，後骨髄球，単球との鑑別が必要であるが，N/C 比は低く，核網は粗剛であることから鑑別可能である．

2-6 偽 Pelger-Huët 核異常好中球（MG 染色）

MDS にみられた偽 Pelger-Huët 核異常（低分葉）好中球である．後天的に出現するため，偽 Pelger-Huët 核異常と呼ばれる（単に Pelger 核異常ともいう）．偽 Pelger-Huët 核異常好中球の出現は，MDS に比較的特異性の高い異形成と考えられているが，抗悪性腫瘍薬（タキサン系薬剤）の投与でも出現することがあるため，MDS の診断においては，他の形態異常も併せて注意深く観察することが必要である．t(8;21) を有する分化型急性骨髄性白血病（AML）でもしばしばみられる．写真左は，2分葉の核は細い核糸でつながれ，鼻眼鏡状の形態を呈している．写真右の核網は粗剛で結節状であることから，これは好中球である．

2-7, 2-8 過分葉好中球（MG 染色）

健常人でみられる成熟好中球核の分葉数は，一般に3〜5分葉までであり，6分葉以上を過分葉好中球と分類する．ビタミン B_{12} や葉酸欠乏による DNA 合成障害が原因となる巨赤芽球性貧血，および MDS，抗腫瘍薬（代謝拮抗薬）投与でみられることがある．2-8 の右上はブドウの房様に分葉した過分葉好中球である．MDS では，細胞の巨大化を伴った過分葉好中球や，核糸を認めない複数核好中球が出現することがある．

2　末梢血白血球の異常

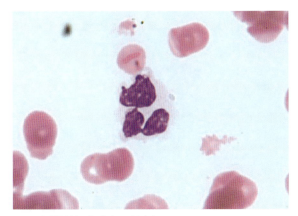

2-9　低顆粒好中球(MG 染色)

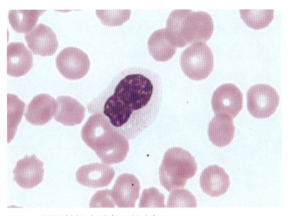

2-10　低顆粒好中球(MG 染色)

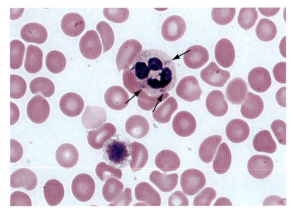

2-11　May-Hegglin 異常と Döhle 様小体(MG 染色)

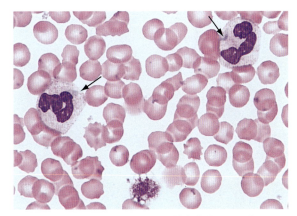

2-12　May-Hegglin 異常と Döhle 様小体(MG 染色)

2-9　低顆粒好中球(MG 染色)

MDS でみられた低顆粒好中球である．低顆粒とは，正常好中球に比べて80％以上(2/3 以上との提案もある)の脱顆粒状態を指す．分葉核，核網粗剛より成熟好中球であることがわかる．成熟好中球に認める二次顆粒を欠いているので無顆粒とも表現する．

2-10　低顆粒好中球(MG 染色)

MDS でみられた低顆粒好中球である．本細胞の核は核網粗剛で結節状であるが，低分葉である．二次顆粒を僅かに認めるため，低顆粒好中球とみなす．低顆粒好中球の出現は，MDS の診断特異性が高い顆粒球系細胞の形態異常の一つとされている．

2-11　May-Hegglin 異常と Döhle 様小体(MG 染色)

巨大血小板(直径が赤血球よりも大)と好中球に Döhle 様小体(→)を認める．May-Hegglin 異常は先天性血小板減少症の一つである．血小板減少，巨大血小板，顆粒球封入体(Döhle 様小体)を認める．MYH9 遺伝子異常が原因で，常染色体優性(顕性)遺伝である．Alport 症状(腎炎，難聴，白内障など)は本疾患を示唆する所見である．

2-12　May-Hegglin 異常と Döhle 様小体(MG 染色)

巨大血小板と好中球に Döhle 様小体(→)を認める．Döhle 様小体はやや不明瞭である．Döhle 様小体は，染色状態や採血後の時間経過とともに染色性が低下することが知られている．また，MYH9 遺伝子はミオシン重鎖ⅡA をコードしているが，ミオシン重鎖ⅡA 尾部側の異常では Döhle 様小体が明瞭に観察できるが，頭部側では認められないため，巨大血小板の出現のみを認める場合は，特発性血小板減少性紫斑病(idiopathic thrombocytopenic purpura：ITP)などとの鑑別が必要である．[写真提供：通山　薫]

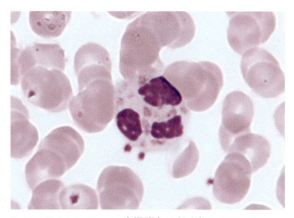

2-13　Chédiak-Higashi 症候群（MG 染色）

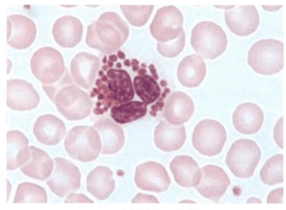

2-14　Chédiak-Higashi 症候群（MG 染色）

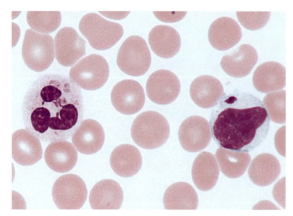

2-15　Chédiak-Higashi 症候群（MG 染色）

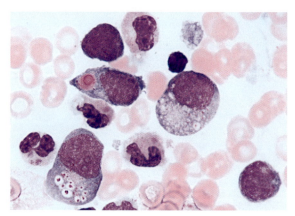

2-16　Chédiak-Higashi 症候群（MG 染色）

2-13　Chédiak-Higashi 症候群（MG 染色）

　Chédiak-Higashi 症候群でみられた巨大顆粒を有する好中球である．Chédiak-Higashi 症候群は，ライソゾームの細胞内輸送に関与する CHS1（LYST）遺伝子に異常を認め，常染色体劣性（潜性）遺伝形式をとる．白血球細胞質内に巨大顆粒を有することを特徴とし，好中球減少，貪食能を有するが，遊走能の低下，殺菌能の遅延により乳児期から反復感染を起こす免疫不全症である．

2-14　Chédiak-Higashi 症候群（MG 染色）

　Chédiak-Higashi 症候群でみられた巨大顆粒を有する好酸球である．巨大顆粒は，好中球でみられるものに比して好酸性である．巨大顆粒は MPO 陽性である．

2-15　Chédiak-Higashi 症候群（MG 染色）

　左は好中球分葉核球，右は成熟リンパ球であるが，いずれも細胞質内に粗大な顆粒がみられる．［写真提供：横浜市立大学附属病院小児科］

2-16　Chédiak-Higashi 症候群の骨髄画像（MG 染色）

　2-15 と同一症例の骨髄所見である．各細胞の細胞質内に封入体もしくは粗大顆粒がみられる．［写真提供：横浜市立大学附属病院小児科］

2 末梢血白血球の異常　139

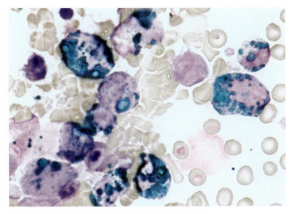

2-17　Chédiak-Higashi 症候群（MPO 染色）

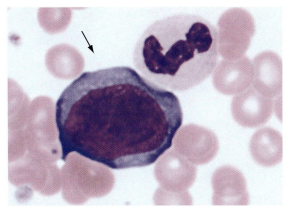

2-18　反応性リンパ球（MG 染色）

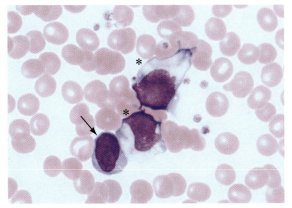

2-19　反応性リンパ球（MG 染色）

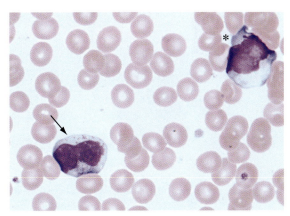

2-20　反応性リンパ球（MG 染色）

2-17　Chédiak-Higashi 症候群症例の骨髄画像（MPO 染色）

2-15, 2-16 と同一症例である．MPO は封入体部分も陽性に染色される．［写真提供：横浜市立大学附属病院小児科］

2-18　反応性リンパ球（MG 染色）

細胞の直径は赤血球の 2 倍以上で，細胞質の好塩基性はリンパ球に比べてかなり強い．クロマチン構造はやや繊細で核小体を認める．これは伝染性単核球症例であるが，他にサイトメガロウイルスなどのウイルス感染症をはじめとする各種感染症，肝機能障害，薬疹などで出現する．Epstein-Barr（EB）ウイルス感染性伝染性単核球症では，ウイルス感染した B 細胞とそれを破壊するために反応性に増加した細胞傷害性 T 細胞（CD8 陽性）で構成され，大部分はこの T 細胞である．

2-19　反応性リンパ球（MG 染色）

いずれの細胞も直径は赤血球の 2 倍以上あり，核は偏在傾向を示す．矢印で示す細胞は，細胞質の好塩基性が強く，核は楕円形である．＊で示す細胞の核形は不整であり，細胞質は広く，リンパ球に比べて強い好塩基性を示し，空胞を認めるものもある．反応性リンパ球の形態は，大きさ，細胞・核の形，分葉傾向，核小体・空胞の有無，細胞質の染色性などが多様であり，幼若化あるいは成熟化段階など種々の段階の細胞が混在する．

2-20　反応性リンパ球（MG 染色）

矢印で示す細胞にはアズール顆粒を多数認めるが，＊で示す細胞にはみられない．ともに反応性リンパ球である．

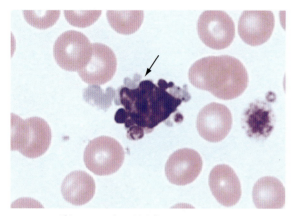

2-21 アポトーシス(MG 染色)

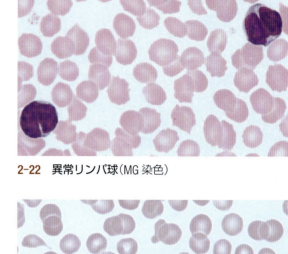

2-22 異常リンパ球(MG 染色)

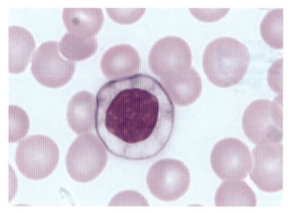

2-23 異常リンパ球(MG 染色)

2-24 異常リンパ球(MG 染色)

2-21 アポトーシス(MG 染色)

矢印で示すアポトーシス細胞は,核と細胞質が凝縮し分断されつつある.伝染性単核球症症例ではアポトーシス細胞を認めることが多く,発症後,反応性リンパ球の出現にやや遅れてアポトーシス細胞が出現し,その後,反応性リンパ球とともに減少する.活性化 T 細胞がアポトーシスによって体内から排除されることが示唆されている.

2-22 異常リンパ球(腫瘍性リンパ球)(MG 染色)

成人 T 細胞白血病/リンパ腫(adult T-cell leukemia/lymphoma:ATLL)でみられた異常リンパ球である.本症例では小型の細胞を認め,クロマチンの増量がみられ,核形不整で切れ込みを有する.急性,リンパ腫型では典型的な flower cell を認めることが多い.

2-23 異常リンパ球(腫瘍性リンパ球)(MG 染色)

ヘアリー細胞白血病(hairy cell leukemia:HCL)でみられた異常リンパ球である.中型の細胞で,核網は凝集円形で,細胞質はやや広く弱好塩基性である.核が中心付近にあり,目玉焼き様(fried eggs appearance)の細胞である.わが国で一般的に行われている強制乾燥では,目玉焼き様の形態をとる.自然乾燥では N/C 比が高く,全周性に毛髪状の突起を有するヘアリー状を呈する.

2-24 異常リンパ球(腫瘍性リンパ球)(MG 染色)

慢性リンパ性白血病(chronic lymphocytic leukemia:CLL)でみられたリンパ球と核影(*)である.リンパ球は小型で,核網は粗剛で核小体を認めず,正常成熟リンパ球との鑑別は困難である.核影は smudge cell または Gumprecht の核影とも呼ばれ,リンパ系腫瘍ではしばしば認められる.しかし,健常人でも標本作製時のアーチファクトとして認められることがあり,注意が必要である.

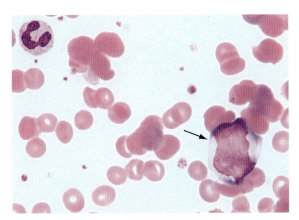
2-25 異常リンパ球(MG染色)

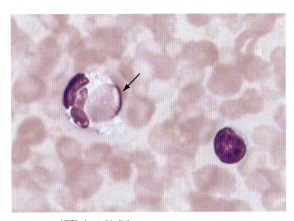
2-26 LE細胞(MG染色)

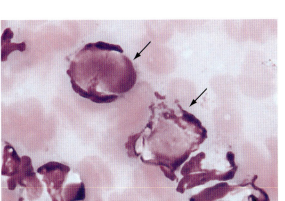
2-27 LE細胞(MG染色)

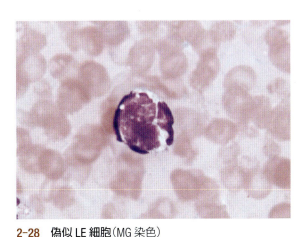
2-28 偽似LE細胞(MG染色)

2-25 異常リンパ球（腫瘍性リンパ球）(MG染色)

非Hodgkinリンパ腫（non-Hodgkin lymphoma：NHL）の骨髄転移症例でみられた異常リンパ球(→)である．やや大型の細胞で，核網は粗剛で軽度の核形不整，細胞質は淡青色である．

2-26 LE細胞(MG染色)

典型的なLE (lupus erythematosus) 細胞である．全身性エリテマトーデス（systemic lupus erythematosus：SLE）患者の血液中γグロブリンに含まれる核蛋白に対する抗体（LE因子）が，補体とともに壊れた白血球核に作用し均質な物質（LE小体）にする．これを貪食能を持つ白血球が貪食することで形成される．クロマチンの網状構造は失われている．LE細胞は試験管内で形成される産物である．

2-27 LE細胞(MG染色)

矢印の細胞は2つともLE細胞である．核はやや染色されているが，クロマチン構造は認められない．LE細胞内の貪食した側の好中球核は濃く染まっている．

2-28 偽似LE細胞（タルト細胞）(MG染色)

核を貪食した好中球であるが，貪食された白血球核のクロマチン構造は残存し，LE小体にはなっていない．タルト細胞（tart cell）の封入体はクロマチン構造が残存しているか，小型で濃染している．LE細胞の多くは好中球であるのに対して，タルト細胞は単球のことが多い．

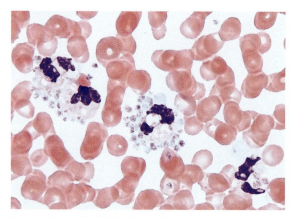

2-29 血小板衛星現象(MG 染色)

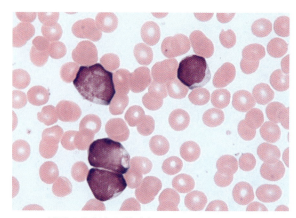

2-30 芽球の出現(MG 染色)

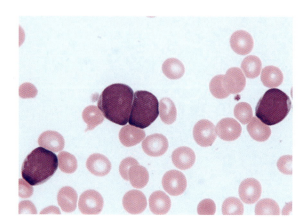

2-31 芽球の出現(MG 染色)

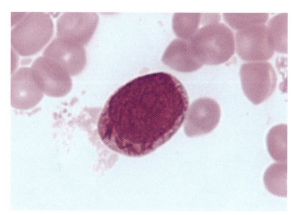

2-32 芽球の出現(MG 染色)

2-29 血小板衛星現象(MG 染色)

成熟好中球の周りに複数の血小板が付着して，ロゼット形成のようにみられる像を血小板衛星現象という．血小板衛星現象は成熟好中球で認められ，リンパ球，好酸球，好塩基球ではみられない．EDTA 塩で抗凝固した血液を用いて作製した塗抹標本で観察される．好中球が付着した血小板を介して凝集しているようにみえることもある．EDTA 依存性偽性血小板減少症に比べると頻度は少ない．EDTA 依存性偽性血小板減少症と同様に，新鮮血液，EDTA-2K 以外の抗凝固薬で抗凝固した血液を用いることで鑑別できる．[写真提供：通山　薫]

2-30 芽球の出現(MG 染色)

BCR-ABL1 を伴う B リンパ芽球性白血病／リンパ腫［B-lymphoblastic leukemia/lymphoma with t(9;22)(q34.1;q11.2)；*BCR-ABL1*］でみられた芽球である．小型の細胞で N/C 比は高く，クロマチンの一部は濃縮している．核小体を複数認める．

2-31 芽球の出現(MG 染色)

未分化型急性骨髄性白血病（acute myeloid leukemia without maturation）でみられた芽球である．N/C 比は高く，核網は繊細で，核小体が明瞭な芽球である．

2-32 芽球の出現(MG 染色)

PML-RARA を伴う急性前骨髄球性白血病（acute promyelocytic leukemia with *PML-RARA*）でみられた芽球である．核は類円形で核小体を認め，核網はやや繊細で，束状の Auer 小体を有する faggot 細胞である．本疾患では汎血球減少を呈することが多い．また，顆粒の目立たない variant type も存在し，単球との鑑別が必要な場合があるが，本疾患では MPO 染色が強陽性であることから鑑別は可能である．

(近藤　弘・竹田知広)

3 血小板の異常

血小板は生体において一次止血の中心的役割を担い，その異常により出血症状を来す．一次止血に破綻をもたらす血小板の異常には，数の異常（血小板減少症）と機能の異常（血小板機能低下症）がある．日常臨床においてはまず，血小板数の確認を行う．一次止血異常があり，血小板数が正常であれば，血小板機能低下を疑って血小板機能検査（血小板凝集能が代表的）を行う．なお，骨髄増殖性腫瘍では血小板増多（特に本態性血小板血症）や血小板形態に異常を認めることが多いが，詳細はp245：Ⅵ-C-1-1)「骨髄増殖性腫瘍」を参照されたい．

血小板減少症(thrombocytopenia)

現在の自動血球計数器は大部分の場合，正確に血小板数が算定できるが，血小板数偽低値の可能性には常に注意する．また，末梢血液像の観察でも血小板減少の有無をおよそ確認することができる．血小板数偽低値に関わる情報を得ることができるので，自動血球計数器による血小板数低値の場合は，1度は必ず血液像を確認することが重要である．血小板数偽低値を呈する代表例を次に示す．

- EDTA依存性偽性血小板減少症（EDTA-dependent pseudothrombocytopenia）：抗凝固薬（EDTA-2K）により，採血管内で抗体依存性に血小板凝集が起きるために発生する．血液像の確認により，すぐ判別することが可能である．この場合，他の抗凝固薬で採血して再検する．
- 巨大血小板：正常血小板より大幅に容積が大きい巨大血小板は，通常の電気抵抗法に基づく自動血球計数器では血小板と認識されない．
- 採血後血液検体の凝固：当然，消費性に血小板は減少する．

表1に，メカニズムごとに分類した，血小板減少を認める病態を示す．

血小板機能低下症(platelet dysfunction)

表2に，血小板機能低下症の分類を示す．日常診療においては，後天性血小板機能低下症，特に薬剤性のものが多い．注意深い病歴聴取や基礎疾患の確認で診断がつけられることが多い．一方，先天性血小板機能低下症

表1 血小板減少が生じるメカニズムと病態

- 後天性の産生不全：再生不良性貧血，発作性夜間ヘモグロビン尿症，巨赤芽球性貧血，薬剤（抗腫瘍薬など）
- 骨髄占拠性病変による産生低下：急性白血病，慢性骨髄性白血病急性転化，悪性リンパ腫・癌の骨髄浸潤
- 先天性の産生不全：先天性巨大血小板症（Bernard-Soulier症候群，May-Hegglin異常など），先天性無巨核球性血小板減少症
- 末梢での免疫機序による消費・破壊亢進：特発性血小板減少性紫斑病（ITP），全身性エリテマトーデス，ヘパリン起因性血小板減少症（ただし，出血症状より血栓症状），他の薬剤（NSAIDなど）
- 末梢での非免疫機序による消費・破壊亢進：血栓性血小板減少性紫斑病（TTP），溶血性尿毒症症候群，播種性血管内凝固症候群
- 脾機能亢進・トロンボポエチンの産生低下：慢性肝炎，肝硬変
- 希釈：保存血大量輸血

ITP：idiopathic thrombocytopenic purpura，NSAID：nonsteroidal antiinflammatory drug（非ステロイド性抗炎症薬），TTP：thrombotic thrombocytopenic purpura.

表2 血小板機能低下症の分類

先天性血小板機能低下症

- 血小板粘着の異常：Bernard-Soulier症候群，コラーゲン不応症（コラーゲン受容体欠損症）
- 血小板凝集の異常：血小板無力症
- 血小板放出能の異常
- 血小板procoagulant activityの異常：Scott症候群

後天性血小板機能低下症

薬剤，異常蛋白血症，骨髄増殖性疾患，尿毒症

は遭遇する頻度は低いが，専門家の協力を得て確実に診断をつけることが重要である．この際，血小板凝集能検査が有用である．多血小板血漿（platelet-rich plasma：PRP）に種々の血小板活性化物質を添加することにより血小板凝集反応が進行するが，これによりPRPの濁度が低下して光が透過しやすくなる．このPRPの光学的変化を経時的に検出する透過光法が一般的である．なお本症の中で，Bernard-Soulier症候群は巨大血小板の出現を特徴としており，末梢血液像でこれを確認することが重要である．

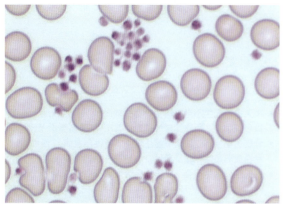

3-1　EDTA依存性偽性血小板減少症(MG染色)　　3-2　EDTA依存性偽性血小板減少症(MG染色)

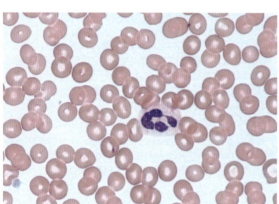
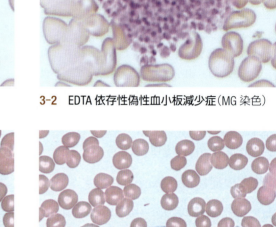

3-3　特発性血小板減少性紫斑病(MG染色)　　3-4　特発性血小板減少性紫斑病(MG染色)

3-1, 3-2　EDTA依存性偽性血小板減少症症例の末梢血液像(MG染色)

　本症は，血球数算定用の採血管に含まれている抗凝固薬(EDTA-2K)の存在下で，抗体依存性に血小板凝集が起きる現象であり，血小板数偽低値を呈する代表である．出現頻度は約0.1％程度と考えられており，種々の基礎疾患を有する患者に起こり得るが，健康人にも起こり得る．試験管(採血管)の中における反応であり，他に疾患がなければ，本症では生体内における血小板数は正常であり，出血傾向もない．本症を疑うことができれば，顕微鏡による血液像の観察などですぐに判別が可能である．診療医は，症状に合わない(つまり，出血傾向がないのに)血小板減少を認めた場合に，まず本症を疑うことが重要である．本症は治療不要であり，不必要な治療を避ける上でも，これを見逃すことは許されない．**3-1**は採血30分後，**3-2**は採血2時間後の像であり，時間依存性に血小板凝集反応が進んでいるのがわかる．

3-3, 3-4　特発性血小板減少性紫斑病症例の末梢血液像(MG染色)

　ITPは，抗血小板自己抗体が血小板に結合した結果，脾臓を中心とする網内系細胞により捕捉，破壊され，血小板が減少する自己免疫性疾患である．抗血小板自己抗体が骨髄巨核球にも結合し，血小板の産生障害を引き起こす機序も推定されている．血球3系統の中で血小板系のみに異常を認めること，血小板減少を来し得る各種疾患を否定できることが重要である．**3-3, 4**は別のITP症例であるが，拡大率を下げても血小板をほとんど認めない．また，それ以外は異常を認めない．なお，**3-3, 4**の中央に認めるのは，それぞれ好中球分葉核球，リンパ球である．

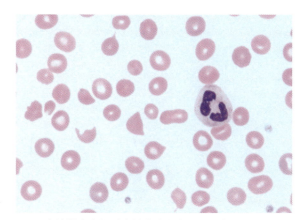

3-5 血栓性血小板減少性紫斑病（MG染色）

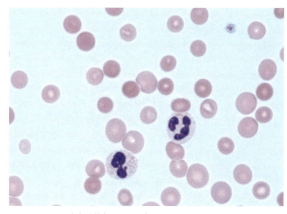

3-6 Evans症候群（MG染色）

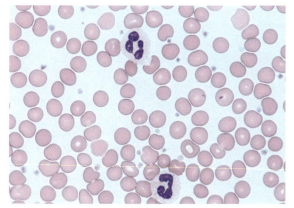

3-7 本態性血小板血症（MG染色）

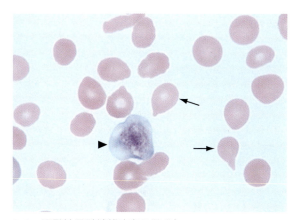

3-8 原発性骨髄線維症（MG染色）

3-5 血栓性血小板減少性紫斑病症例の末梢血画像（MG染色）

血栓性微小血管症（thrombotic microangiopathy：TMA）は、細血管内血小板血栓の形成による消費／破壊性血小板減少症と、細血管障害性溶血性貧血を呈する病態である。その中で、von Willebrand 因子（von Willebrand factor：VWF）を切断する ADAMTS13 の活性が著減（健常人の10%以下）することに伴って、異常に高分子量化した VWF が原因となって血小板血栓形成が促進されるのが TTP である。3-5 は抗 ADAMTS13 抗体による後天性 TTP で、特徴的な破砕赤血球が目立つ（p193：Ⅵ-A-3「後天性溶血性貧血」参照）。

3-6 Evans症候群症例の末梢血画像（MG染色）

自己免疫性溶血性貧血に特発性血小板減少性紫斑病（ITP）を合併する病態である。貧血と血小板減少を認めるという点では TMA との鑑別を要するが、TMA に特徴的な破砕赤血球は認めない。一方、自己免疫性貧血に特徴的な小型の球状赤血球を多く認める。

3-7 本態性血小板血症症例の末梢血画像（MG染色）

本態性血小板血症（essential thrombocythemia：ET）は骨髄増殖性腫瘍の一つで、造血幹細胞レベルの遺伝子異常により主に血小板が著しく増加する。この標本においても血小板が著増しているのがわかる。

3-8 原発性骨髄線維症症例の末梢血画像（MG染色）

原発性骨髄線維症（primary myelofibrosis：PMF）は骨髄増殖性腫瘍の一つで、主に巨核球が増殖する。腫瘍性の巨核球やその他の造血細胞から放出されたサイトカインにより線維芽細胞が反応性に増殖し、骨髄の線維化が進む。赤血球の大小不同、変形を認めることが多いが、特に涙滴赤血球（→）が特徴的である。血小板形態異常、中でも巨大血小板（▶）を認めることが多い。

IV 末梢血における異常血液細胞の観察

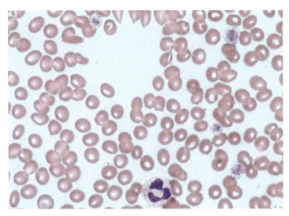

3-9 May-Hegglin 異常（MG 染色）

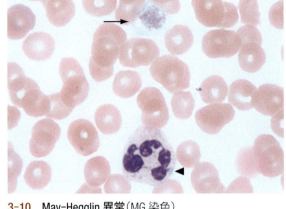

3-10 May-Hegglin 異常（MG 染色）

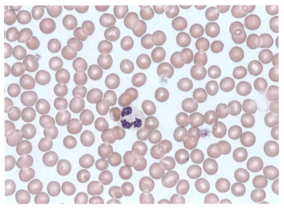

3-11 Bernard-Soulier 症候群（MG 染色）

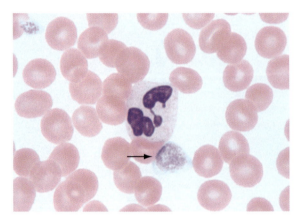

3-12 Bernard-Soulier 症候群（MG 染色）

3-9，3-10　May-Hegglin 異常症例の末梢血画像（MG 染色）

　May-Hegglin 異常は，非骨格筋ミオシン重鎖ⅡA をコードする *MYH9* 遺伝子に異常を認める MYH9 異常症の一病型であり，常染色体優性（顕性）遺伝形式をとる．血小板減少を呈するとともに，血液像において，巨大血小板と顆粒球封入体（Döhle 様小体）を認める．3-9 では，大部分の血小板は巨大血小板であり，自動血球計数器を用いた血小板数算定では偽低値を呈する可能性がある．3-10 は，巨大血小板（→）と顆粒球封入体（Döhle 様小体）（▶）を示す．

3-11，3-12　Bernard-Soulier 症候群症例の末梢血画像（MG 染色）

　血小板膜糖蛋白（glycoprotein：GP）Ⅰb-Ⅸ-Ⅴ複合体の遺伝子変異が原因で，同複合体の機能異常を呈する常染色体劣性（潜性）遺伝性の先天性血小板機能異常症である．巨大血小板性の血小板減少症を呈し，血小板凝集能検査においてリストセチン凝集が欠如することが特徴的である．巨大血小板（→）を認める．May-Hegglin 異常と異なり，白血球には異常を認めない．

3　血小板の異常

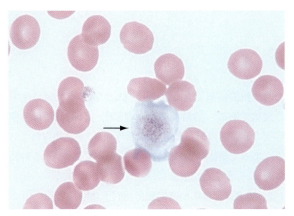

3-13　芽球増加を伴う不応性貧血（MG 染色）

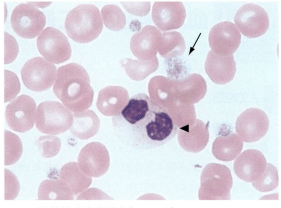

3-14　特発性血球異形成（MG 染色）

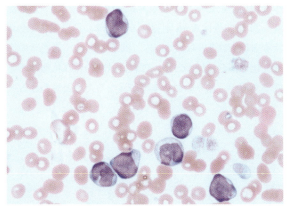

3-15　急性巨核芽球性白血病（MG 染色）

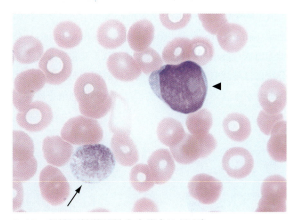

3-16　急性巨核芽球性白血病（MG 染色）

3-13　芽球の増加を伴う不応性貧血症例の末梢血画像（MG 染色）

芽球増加を伴う不応性貧血（refractory anemia with excess blasts：RAEB；WHO 2017 では MDS-EB）では，末梢血や骨髄で芽球の増加，さらには血球減少や血球異形成を認める．矢印は赤血球の径の 2 倍はあると思われる巨大血小板である．

3-14　特発性血球異形成症例の末梢血画像（MG 染色）

骨髄異形成症候群（myelodysplastic syndromes：MDS）の血球減少に関する診断基準を満たさないが，明らかな血球異形成や細胞遺伝学的異常を認める病態に関して，特発性血球異形成［idiopathic dysplasia of undetermined (uncertain) significance：IDUS］という概念が提唱されている．IDUS の病因・病態は明らかではないが，MDS の前段階の異常クローンが存在すると考えられており，実際，MDS と同様の形態学的異常を認める．3-14 では，偽 Pelger-Huët 核異常（▶）とともに，巨大血小板（→）を認める．

3-15，3-16　急性巨核芽球性白血病症例の末梢血画像（MG 染色）

急性巨核芽球性白血病（acute megakaryoblastic leukemia）では，巨核球系の形質を示す芽球が増加する．3-15 では，芽球の増加とともに巨大血小板の増加を認める．3-16 では芽球（▶）と巨大血小板（→）を認める．本症例では芽球に bleb はみられない．

（矢冨　裕）

4 血液細胞の人工的変化

人工的変化（赤血球）

1）赤血球形態の経時的変化

健常人2名より血液をEDTA-2K添加にて採血後，室温に放置して塗抹標本を作製した．標本は採血後30分，6時間，12時間，24時間に作製し，May-Grünwald-Giemsa（MG）染色を施して観察を行った．

4-1 赤血球形態の経時的変化［例1］（MG染色）

人工的変化［アーチファクト（artifact）］で，ウニ状赤血球（echinocyte），金平糖状赤血球（crenated cell），有棘赤血球（acanthocyte）などと呼ばれる変化である．30分後には確認できず，6時間後には数個であるがウニ状赤血球が確認できる．一般的には，長時間血液を放置した時や抗凝固薬であるEDTA-2Kが濃すぎた時に生ずる変化である．12時間後は4割程度，24時間後は8割程度の赤血球の形態変化（ウニ状赤血球）が認められている．よって塗抹標本の作製は，なるべく速やか（2時間以内）に行うことが望ましい．

4-2 赤血球形態の経時的変化［例2］（MG染色）

人工的変化のウニ状赤血球は6時間後でもほとんど認められず，形態的変化としてはやや大小不同が目立つような現象が起こったようである．12時間後は1～2割程度，24時間後は5～6割程度の赤血球の形態変化（ウニ状赤血球）が認められている．例1と比べ，赤血球の形態変化の割合は低かった．これは試料の保存状態は同条件であるが，個々の試料環境が異なるためと思われる．

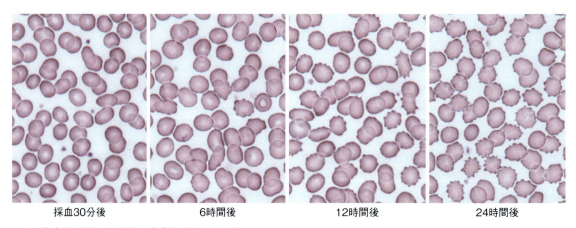

4-1 赤血球形態の経時的変化［例1］（MG染色）
採血30分後　　6時間後　　12時間後　　24時間後

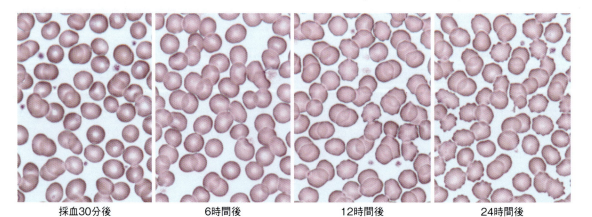

4-2 赤血球形態の経時的変化［例2］（MG染色）
採血30分後　　6時間後　　12時間後　　24時間後

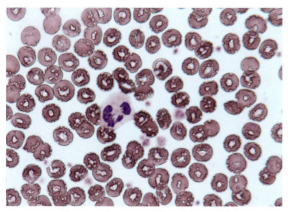

4-3 赤血球の人工的変化（固定不良または標本乾燥不良）（MG染色）

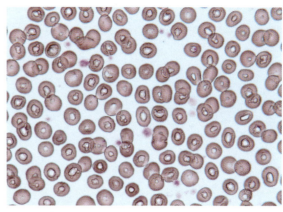

4-4 赤血球の人工的変化（固定不良）（MG染色）

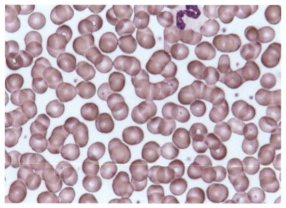

4-5 人工的変化（標本の引き始め）（MG染色）

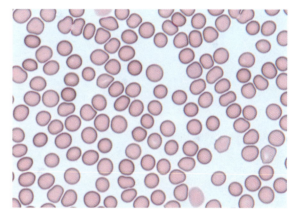

4-6 人工的変化（標本の引き終わり）（MG染色）

2）赤血球のその他の人工的変化

4-3 赤血球の人工的変化（固定不良または標本乾燥不良）（MG染色）

染色時の固定不良（固定時間が短すぎたり，固定液に水分が含まれていたりした場合）や乾燥不十分によって生じる結果で，ドーナツ形赤血球（torocyte）が認められる．これでは赤血球形態の観察はできず，赤血球内に認められるかもしれない封入体の見逃しにもつながる．中央上部にみられる好中球分葉核球は見分けられるが，周囲に認められる一部の血小板は膨化（？）しているようにもみえ，形態的特徴が不明瞭である．塗抹標本を作製してからよく乾燥させること，不良な固定液を使わないように注意することなどが，このような人工的変化を防ぐ上で大切である．

4-4 赤血球の人工的変化（固定不良）（MG染色）

4-3に比べて人工的変化の程度は弱いが，やはりドーナツ形赤血球が認められる．染色時の固定不良（固定時間が短すぎたり，固定液に水分が含まれていたりした場合）によって生じた結果である．

4-5 人工的変化（標本の引き始め）（MG染色）

標本の引き始めに近い部分で，赤血球が重なり合いすぎていて，観察に適さない場所である．このような場所は時として赤血球凝集や連銭形成と勘違いしてしまうことがあるので注意が必要である．赤血球が重なり合わず，中央の明るい部分（セントラルパラー）がみられるようなところを選んで鏡検することが大切である．

4-6 人工的変化（標本の引き終わり）（MG染色）

標本の引き終わりに近いところで，セントラルパラーが確認できず，一見，球状赤血球のようにみえる．このような場所は赤血球形態観察には適さない．しかし，赤血球内の封入体の観察には適している．

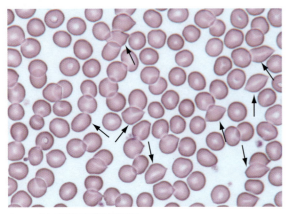

4-7 人工的変化（MG染色）

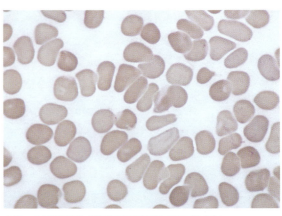

4-8 人工的変化（偽楕円赤血球）（MG染色）

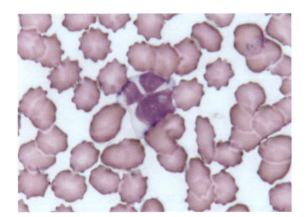

4-9 リンパ球の人工的変化（MG染色）

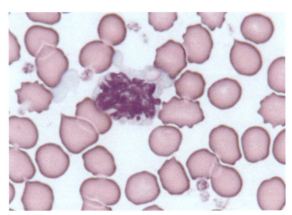

4-10 リンパ球の人工的変化（MG染色）

4-7 人工的変化（MG染色）
　塗抹標本作製時にみられる形態変化である．いくつかの赤血球（→）が偽楕円赤血球（pseudo-elliptocyte）である．長軸の方向（左右）が揃っているので見分けることができる．他の視野でも同じような方向の赤血球が認められれば，もう一度標本の作製をして確認することが望ましい．真の楕円赤血球症では，このような一定の方向性は示さず，長軸の方向は様々である（p127：IV-1「末梢血赤血球の異常」の**1-7**参照）．

4-8 人工的変化（偽楕円赤血球）（MG染色）
　塗抹標本の引き終わりに近いところで，セントラルパラーが確認できない．また，少し赤血球が押し合って形の変化が認められる．うっかりすると楕円赤血球のようにみえる（偽楕円赤血球）．観察視野を動かしていくと偽楕円赤血球はみられなくなる．赤血球形態観察にはこのような場所を選んではいけない．

人工的変化（白血球）

4-9 リンパ球の人工的変化（経時的変化）（MG染色）
　リンパ球は採血後長時間たってから塗抹標本を作製すると，クローバー状の核の変形が顕著である．このような人工的変化を起こさせないためには，抗凝固薬を加えて採血後，できるだけ速やかに（2時間以内に）標本を作製することが大切である．赤血球はウニ状赤血球を示している．

4-10 リンパ球の人工的変化（経時的変化）（MG染色）
　採血後塗抹標本作製までに数時間たつと，このような変化が起こってくる．塗抹標本作製によりリンパ球の細胞質はちぎれており，核周囲は凹凸が生じている．

4　血液細胞の人工的変化　151

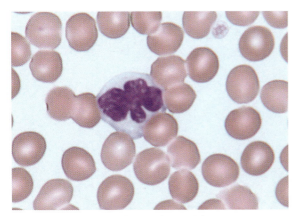

4-11　リンパ球の人工的変化（MG染色）

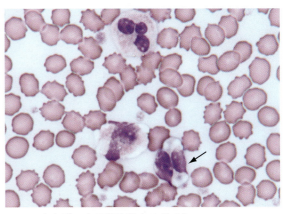

4-12　白血球の人工的変化（MG染色）

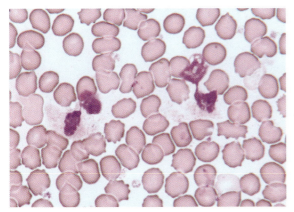

4-13　好中球系（?）の人工的変化（MG染色）

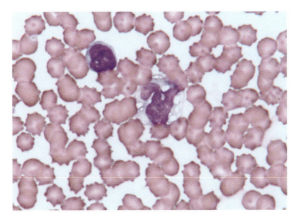

4-14　単球（?）の人工的変化（MG染色）

4-11　リンパ球の人工的変化（経時的変化）（MG染色）

赤血球の形態変化は生じていない程度の，数時間経過の塗抹標本のリンパ球である．核形不整のため一見，成人T細胞白血病/リンパ腫の時にみられる細胞と見間違えそうな細胞である．しかし，核の切れ込みはみられるものの，盛り上がり状は確認できず平面的である．ただし，このような細胞が随所にみつかれば，本当に異常細胞かもしれない．

4-12　白血球の人工的変化（経時的変化）（MG染色）

採血後塗抹標本作製までに長時間経過すると，このような変化が起こってくる．中央上の細胞は好中球分葉核球，中央左の細胞は変性・破壊により不明瞭であるが好中球系と思われる．矢印の細胞は2核に分葉しているが，リンパ球と類推される．

4-13　好中球系（?）の人工的変化（経時的変化）（MG染色）

抗凝固薬（EDTA-2K）添加後，長時間置いた血液を，塗抹した結果生じた人工的変化である．細胞の変性・破壊により，不明瞭であるが好中球分葉核球と推測できる．周りの赤血球がウニ状赤血球を呈していることより，時間の経過が確認できる．

4-14　単球（?）の人工的変化（経時的変化）（MG染色）

中央の細胞は大型の細胞で細胞質に空胞を有しており，リンパ球ではなく恐らく単球と推測される．採血後の変化と思われるが，核形が著しく不整である．左上部の細胞はリンパ球である．周りの赤血球は高頻度でウニ状赤血球を呈しているため，長時間の経過が考えられる．

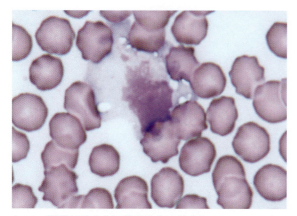

4-15　単球(?)の人工的変化(MG染色)

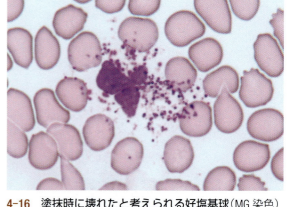

4-16　塗抹時に壊れたと考えられる好塩基球(MG染色)

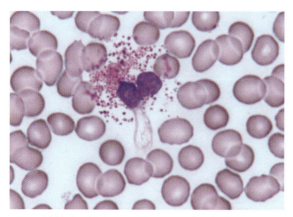

4-17　塗抹時に壊れたと考えられる好酸球(MG染色)

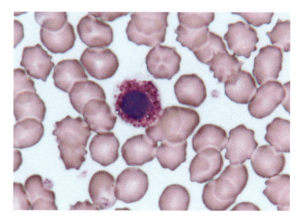

4-18　好酸球の人工的変化(MG染色)

4-15　単球(?)の人工的変化(経時的変化)(MG染色)

　細胞はやや大型で空胞があり，恐らくリンパ球ではなく単球と思われる．長時間の経過や塗抹標本作製時の人工的変化と推測され，核は変性・融解している．

4-16　塗抹時に壊れたと考えられる好塩基球(MG染色)

　中央にみられるのは，塗抹時に壊れたと考えられる好塩基球である．黒っぽい大小様々な好塩基性の顆粒が核の周辺に散らばっており，好塩基球と推測できる．

4-17　塗抹時に壊れたと考えられる好酸球(MG染色)

　中央にみられるのは，塗抹時に壊れたと考えられる好酸球である．好酸性の顆粒が核の周辺に散らばっており，好酸球と認識できる．好酸球が増加している症例では，好酸球と判別できる壊れた細胞が多く認められ，白血球分類時に注意が必要である．

4-18　好酸球の人工的変化(経時的変化)(MG染色)

　経時的な変化により生じた好酸球である．標本は末梢血であり，本来，核は分葉しているにもかかわらず，抗凝固薬(EDTA-2K)添加後，長時間置いて塗抹した結果生じた人工的変化である．時間とともに核が融合し，円形核になってしまったと考えられる．赤血球はウニ状赤血球を呈し，採血後長時間経過していることがわかる．

4 血液細胞の人工的変化　153

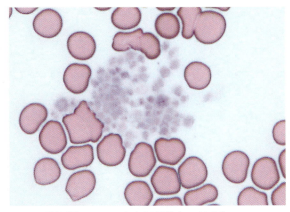

4-19　検体凝固による血小板凝集（MG染色）

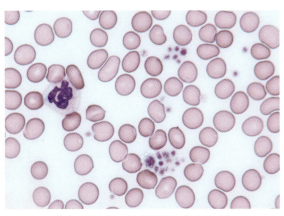

4-20　ヘパリン加血による塗抹標本（MG染色）

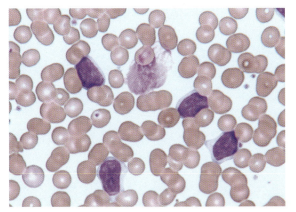

4-21　塗抹時に壊れたリンパ球（？）（MG染色）

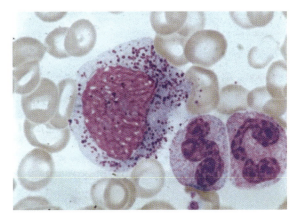

4-22　Ferrata細胞（MG染色）

4-19　検体凝固による血小板凝集（MG染色）

血球算定の試料で血小板が凝集している塗抹標本の観察像である．採血困難時または採血後の混和不足によって生じた現象で，血小板の個々の形態が活性化により不明瞭となっている．塗抹標本の引き終わりや辺縁の観察が大切で，微小なフィブリンの発見により試料の凝固の証明となる．また，この現象と鑑別しなければならないのは，EDTA-2Kによる偽性血小板減少である．

4-20　ヘパリン加血による塗抹標本（血小板凝集）（MG染色）

血球算定や血液像の観察は，一般的に抗凝固薬（EDTA-2K）が添加された静脈血を用いている．一方，このようにヘパリン加血を用いた血球算定は，血小板の凝集による偽性血小板減少がみられ，白血球の偽高値が起こることがあるので注意が必要である．

4-21　塗抹時に壊れたリンパ球（？）（MG染色）

中央上部にみられるのは，塗抹時に壊れた白血球（この症例は慢性リンパ性白血病）の円形核で，smudge cellまたはGumprechtの核影と思われる．リンパ性白血病ではこのようなsmudge cellをみることが多く，特徴の一つにもなっているが特異的所見ではない．このような壊れた細胞が多くある場合は，白血球分類時に注意が必要である．

4-22　Ferrata細胞（MG染色）

塗抹標本作製の際に壊れかけた前骨髄球で，いわゆるFerrata細胞と呼ばれているもので人工産物である．Ferrataという学者はこれをhaemohistioblastと名づけ，細網細胞（reticulum cell）に属し，ある条件下で顆粒球，リンパ球，単球，血小板，赤芽球に分化し得る細胞として造血幹細胞（hematopoietic stem cell）的使命を認めようとしたと言われている．

（川田　勉）

V

骨髄における異常血液細胞の観察

1 骨髄赤芽球系の異常

赤芽球過形成

1-1, 1-2 赤芽球過形成　骨髄塗抹標本（WG染色）

悪性貧血（pernicious anemia）症例である．巨赤芽球性変化を伴う赤芽球過形成が認められる．

巨赤芽球性変化（megaloblastic change）

巨赤芽球性貧血に共通してみられる所見である．骨髄では巨赤芽球性変化を伴う赤芽球過形成が認められる．ヘモグロビン合成に伴い細胞質が成熟傾向にあるも，クロマチンの濃縮が不十分で，核網構造が幼若な様相にとどまることを核–細胞質成熟乖離という．DNAの合成障害によって起こる現象である．赤芽球のクロマチン濃縮が遅れ，繊細なクロマチンが均等に分布することにより生じる隙間は，スポンジ状と表現されることもある．顆粒球では大型化（巨大後骨髄球，巨大桿状核球），過分葉好中球が認められる．

1-3, 1-4 前巨赤芽球　骨髄塗抹標本（WG染色）

悪性貧血症例である．正常の前赤芽球（proerythroblast）と比較すると細胞は大きい．しかし，その点を除いては，正常の前赤芽球と形態学的な違いは明瞭ではない．この細胞の存在だけで巨赤芽球性貧血と診断することは困難である．

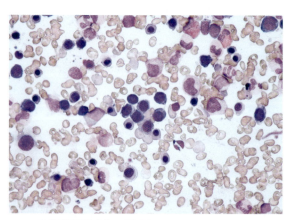
1-1　赤芽球過形成（WG染色）

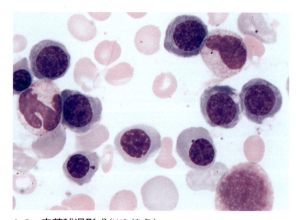
1-2　赤芽球過形成（WG染色）

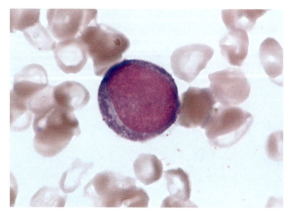
1-3　前巨赤芽球（WG染色）

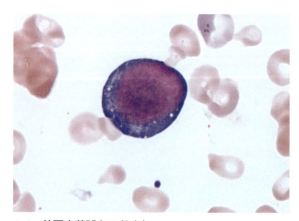
1-4　前巨赤芽球（WG染色）

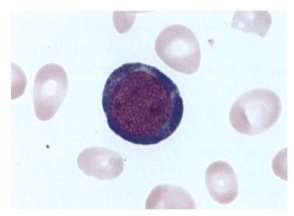

1-5　好塩基性巨赤芽球（WG染色）

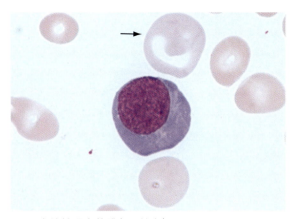

1-6　多染性巨赤芽球（WG染色）

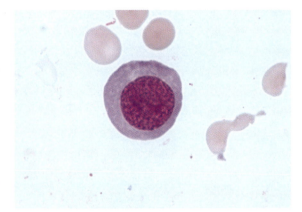

1-7　多染性巨赤芽球（WG染色）

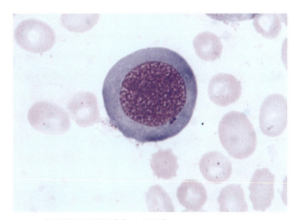

1-8　多染性巨赤芽球（MG染色）

1-5　好塩基性巨赤芽球　骨髄塗抹標本（WG染色）

悪性貧血症例である．正常の好塩基性赤芽球（basophilic erythroblast）と比較すると細胞は大きいが，形態学的には正常の好塩基性赤芽球との区別は容易ではない．巨赤芽球では細胞質が比較的広く，N/C比が小さくなる傾向がある．

1-6, 1-7　多染性巨赤芽球　骨髄塗抹標本（WG染色）

悪性貧血症例である．多染性巨赤芽球（polychromatic megaloblast）の細胞質はヘモグロビンの色調がプラスされ多染性を呈しているが，クロマチンは繊細顆粒状である．このような細胞質の成熟と比べて核の成熟が遅れている（核-細胞質成熟乖離）赤芽球の存在は，巨赤芽球性貧血の診断に役立つ．**1-6**には巨赤血球（megalocyte）もみられる（→）．

1-8, 1-9　多染性巨赤芽球　骨髄塗抹標本（MG染色）

次頁の**1-9**ともに，悪性貧血症例の骨髄でみられる典型的な多染性巨赤芽球である．細胞質は淡青色で，比較的幼若な多染性巨赤芽球とみなされる．クロマチンは繊細顆粒状である．［写真提供：通山　薫］

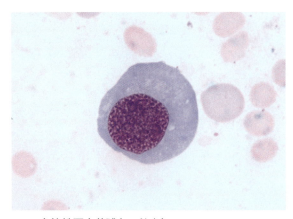

1-9　多染性巨赤芽球（MG染色）

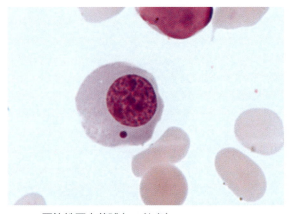

1-10　正染性巨赤芽球（WG染色）

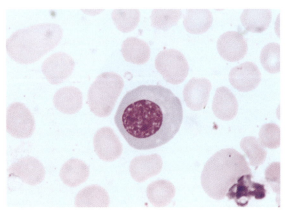

1-11　正染性巨赤芽球（WG染色）

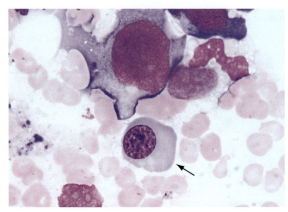

1-12　正染性巨赤芽球（MG染色）

1-9　多染性巨赤芽球　骨髄塗抹標本（MG染色）
　解説は前頁を参照．［写真提供：通山　薫］

1-10　正染性巨赤芽球　骨髄塗抹標本（WG染色）
　悪性貧血症例である．正染性巨赤芽球（orthochromatic megaloblast）の細胞質の色調は正常赤血球に近い．正常な正染性赤芽球では，クロマチン構造はその構造が観察できないくらいまで濃縮していることが多い．しかし，写真の細胞は核−細胞質成熟乖離が認められ，正常な正染性赤芽球と比較するとクロマチンに繊細さが残存している．Howell-Jolly小体も認められる．Howell-Jolly小体は巨赤芽球性貧血で観察される．

1-11, 1-12　正染性巨赤芽球　骨髄塗抹標本（MG染色）
　1-8, 9と同一症例である．これらの正染性巨赤芽球（1-12では矢印の細胞）は，周囲の赤血球に比べてまだ僅かに多染性を残している．クロマチンは濃縮が不十分であり，核−細胞質成熟乖離の所見である．1-12の上方の大きな幼若細胞は帰属不詳であるが，前巨赤芽球の可能性がある．［写真提供：通山　薫］

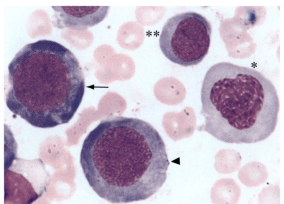

1-13 巨赤芽球性変化（MG 染色）

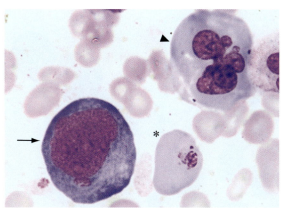

1-14 前巨赤芽球と多染性巨赤芽球（MG 染色）

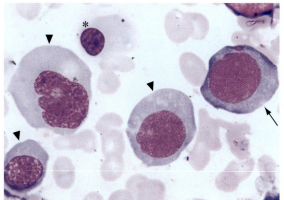

1-15 巨赤芽球性変化（MG 染色）

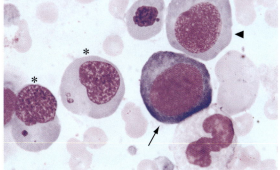

1-16 巨赤芽球性変化（MG 染色）

1-13 巨赤芽球性変化　骨髄塗抹標本（MG 染色）

1-8，9と同一症例である．前巨赤芽球（→），好塩基性巨赤芽球（▶）と，核辺縁不整を伴う多染性巨赤芽球（＊）がみえる．前巨赤芽球と好塩基性巨赤芽球は酷似しているが，前者の方が核網がより繊細である．どちらも細胞質が豊かで，N/C 比が低めである．＊＊の細胞はまだ好塩基性を残しているが，多染性巨赤芽球とみなすのが妥当であろう．ただし，周囲の赤芽球に比べてかなり小型である．［写真提供：通山　薫］

1-14 前巨赤芽球と多染性巨赤芽球　骨髄塗抹標本（MG 染色）

1-8，9と同一症例である．前巨赤芽球（→）は核辺縁不整と一部核断片化を示している．右上方に核破砕像（核分葉）を呈する多染性巨赤芽球（▶）がみえる．＊の細胞は巨赤血球で，若干の核遺残物を含んでいる．［写真提供：通山　薫］

1-15 巨赤芽球性変化　骨髄塗抹標本（MG 染色）

1-8，9と同一症例である．右端の細胞は核網の繊細さから前巨赤芽球（→）と判定され，多染性巨赤芽球が3個みられる（▶）．左端の大型の多染性巨赤芽球は核辺縁不整が顕著で，分葉傾向を呈している．上方の裸核（＊）は正染性巨赤芽球の崩壊像と思われ，核網は巨赤芽球性変化の特徴を残している．［写真提供：通山　薫］

1-16 巨赤芽球性変化　骨髄塗抹標本（MG 染色）

1-8，9と同一症例である．前巨赤芽球（→），多染性巨赤芽球（▶），さらに多染性ないしほぼ正染性の赤芽球（＊）が3個みられる．右下方には巨大好中球桿状核球がみえる．［写真提供：通山　薫］

V 骨髄における異常血液細胞の観察

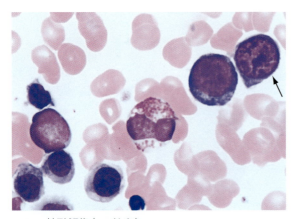

1-17 核融解像(MG染色)

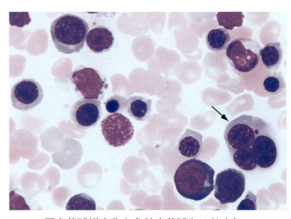

1-18 巨赤芽球様変化と多核赤芽球(MG染色)

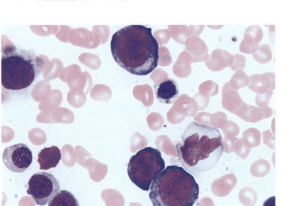

1-19 巨赤芽球様変化(MG染色)

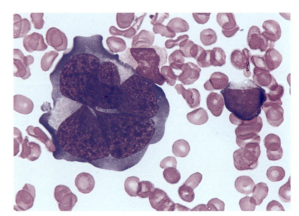

1-20 異常な多核巨赤芽球(MG染色)

1-17 核融解像(MG染色)

MDS症例である．赤芽球はいずれも軽度巨赤芽球様変化を呈するが，特に右上の好塩基性赤芽球(→)は核網が崩れて不規則に濃縮しており，核融解像の所見である．なお，「巨赤芽球様変化(megaloblastoid change)」という表現は，巨赤芽球性変化(megaloblastic change)に類似の所見がMDSのような原因不明の病態に出現する場合に用いられるが，特に区別することに意味はないとの意見もある．[写真提供：通山　薫]

1-18 巨赤芽球様変化と多核赤芽球(MG染色)

MDS症例である．赤芽球はいずれも軽度巨赤芽球様変化を呈するが，特に右下の多染性赤芽球(→)は3核で，Howell-Jolly小体も伴っており，明らかに異常な細胞である．[写真提供：通山　薫]

1-19 巨赤芽球様変化(MG染色)

MDS症例である．視野にみられる赤芽球は全て巨赤芽球様変化を呈しているが，ビタミンB_{12}欠乏性貧血の場合ほど典型的ではない．[写真提供：通山　薫]

1-20 異常な多核巨赤芽球(MG染色)

MDS症例である．大型で奇怪な核分葉を伴う多倍体化細胞である．核網と細胞質の様態から，巨核球ではなく赤芽球(巨赤芽球)と判断される．[写真提供：通山　薫]

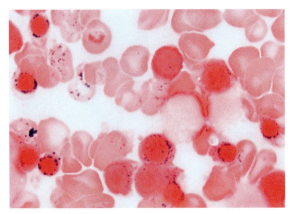
1-21　環状鉄芽球(鉄染色)

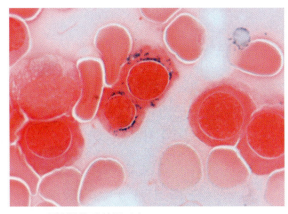
1-22　環状鉄芽球(鉄染色)

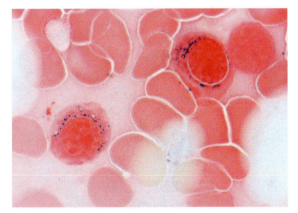
1-23　環状鉄芽球(鉄染色)

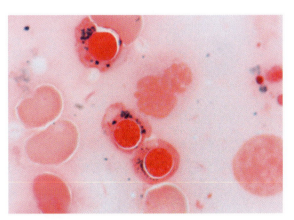
1-24　環状鉄芽球(鉄染色)

環状鉄芽球(ring sideroblast)

　環状鉄芽球は核の周囲(1/3以上にわたって)に鉄顆粒が5個以上存在する場合をいい(classical rule)，ミトコンドリアへの鉄の異常蓄積により形成される．鉄顆粒は正常の赤芽球にも少数みられるが，正常赤芽球では環状を呈することはない．鉄染色でミトコンドリア内に沈着した鉄が染色され，赤芽球の核を取り囲むように環状に染まる．末梢血では小球性低色素性赤血球と正球性正色素性赤血球が混在し，二相性の型をとることがある．

1-21　環状鉄芽球(鉄染色)

　ほとんどの赤芽球が環状鉄芽球の所見である．脱核して担鉄赤血球(siderocyte)となったものも多数みられる．[写真提供：通山　薫]

1-22～1-24　環状鉄芽球　骨髄画像(鉄染色)

　鉄芽球性貧血症例である．本症例の骨髄では環状鉄芽球が約60%認められた．ミトコンドリアは核を取り囲むように並んでおり，ミトコンドリアでのヘム合成障害に起因して過剰な鉄がミトコンドリア内に蓄積され，その結果として環状鉄芽球を呈する．

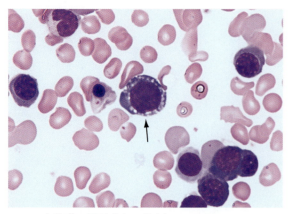

1-25　赤芽球の異形成（MG 染色）

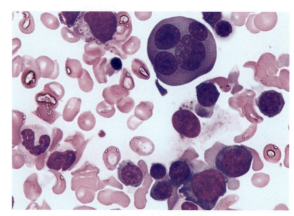

1-26　赤芽球の異形成（MG 染色）

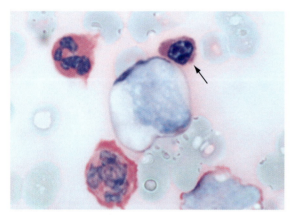

1-27　PAS 陽性赤芽球（PAS 染色）

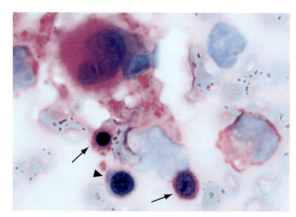

1-28　PAS 陽性赤芽球（PAS 染色）

その他の異形成

1-25　赤芽球の異形成（MG 染色）

　MDS-RS-MLD 症例である．赤芽球全般にクロマチン濃縮不良やクロマチン構造の不整（核融解像）がみられ，また中央の赤芽球（→）は核周囲に細胞質空胞化を呈している．この症例は鉄染色にて環状鉄芽球が多数みられ，MDS-RS-MLD と診断された．［写真提供：通山　薫］

1-26　赤芽球の異形成（MG 染色）

　1-25 と同一症例の別視野である．上方の多核赤芽球が目を引くが，その他の赤芽球にはクロマチン構造の不整（核融解像）がみられる．［写真提供：通山　薫］

1-27　PAS 陽性赤芽球（PAS 染色）

　MDS 症例である．正常な赤芽球は PAS 陰性であるが，急性赤白血病（FAB；M6）や MDS の場合に PAS 陽性赤芽球がみられることがある（→）．視野にみられるように，成熟好中球は通常，PAS 陽性である．［写真提供：通山　薫］

1-28　PAS 陽性赤芽球（PAS 染色）

　MDS 症例である．PAS 陽性の異常赤芽球が 2 個（→），PAS 陰性の正常赤芽球が 1 個（▶）みられる．上方の巨核球と血小板は通常，PAS 陽性である．［写真提供：通山　薫］

ヒトパルボウイルス(human parvovirus) B19 感染

伝染性紅斑の原因ウイルスであるヒトパルボウイルスB19は骨髄赤芽球系前駆細胞に選択的に感染し，これらを破壊して赤血球産生を一過性に停止させることが知られている．そのため，溶血性貧血患者に感染すると，赤芽球系にaplastic crisisを来すため要注意である．この時の骨髄の変化としては，赤芽球の激減と残存する前赤芽球の巨大化[巨大前赤芽球(giant proerythroblast)]が特徴的所見として認められる．白血球減少，血小板減少を来したとの報告もある．

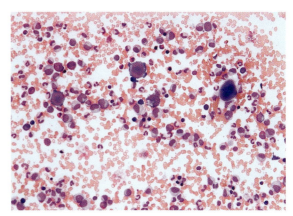

1-29　ヒトパルボウイルスB19感染症例の骨髄（MG染色）

1-29　ヒトパルボウイルスB19感染症例の骨髄画像（MG染色）

症例は60歳代男性で，溶血性貧血など基礎となる血液疾患は確認されていないが，受診時の末梢血検査所見は赤血球 $2.47 \times 10^6/\mu L$，Hb 7.3 g/dL，Ht 23.0%，MCV 93.1 fL，MCH 29.6 pg，MCHC 31.7 g/dLであった．なお，白血球 $1.01 \times 10^3/\mu L$（うち好中球41%），血小板 $134 \times 10^3/\mu L$ で，汎血球減少の傾向がみられた．赤芽球が減少しているのが低倍率視野でもわかる．中央上部と左にほぼ円形の大型細胞がみられるが，いずれも巨大前赤芽球である．やや右に成熟巨核球がみられるが，巨大前赤芽球はほぼ同程度の大きさである．なお，血球減少はこの後，自然軽快した．

1-30　ヒトパルボウイルスB19感染症例の骨髄にみられた巨大前赤芽球（MG染色）

1-29と同一症例である．巨大前赤芽球の直径は成熟好中球の3倍近くあり，核網は繊細・緻密で，核内中心部に雲状の濃染部分がある．細胞質は好塩基性が非常に強い．

1-31　ヒトパルボウイルスB19感染症例の骨髄にみられた巨大前赤芽球（MG染色）

1-29と同一症例である．巨大前赤芽球（右上）は左下にみられる成熟段階の巨核球に匹敵する大きさである．

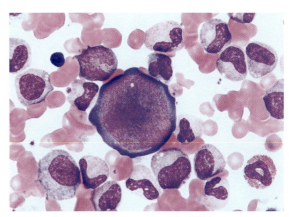

1-30　ヒトパルボウイルスB19感染症例の骨髄にみられた巨大前赤芽球（MG染色）

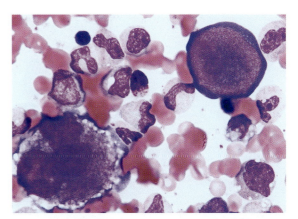

1-31　ヒトパルボウイルスB19感染症例の骨髄にみられた巨大前赤芽球（MG染色）

鉄欠乏性貧血にみられる赤芽球

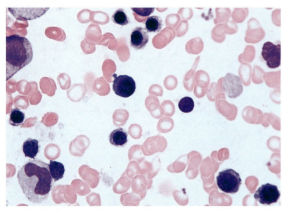

1-32　鉄欠乏性貧血症例の骨髄（MG 染色）

鉄欠乏性貧血の詳細は，Ⅵ-A-1「鉄欠乏性貧血」（p 186）にて述べられているので，ここでは骨髄中にみられる赤芽球の特徴を紹介する．赤芽球系は過形成を呈するが，鉄欠乏のためにヘモグロビン合成障害を来し，その結果として細胞質が未発達な赤芽球が大部分を占める．細胞質は狭小化し，しばしば辺縁がギザギザして不整を呈し，萎縮したような赤芽球が多くみられる．また，核の成熟に比して細胞質の色調が比較的好塩基性にとどまるが，これはヘモグロビン含量が少ないことを反映している．

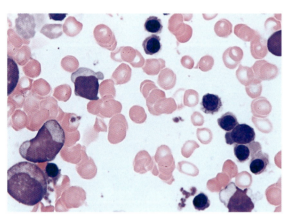

1-33　鉄欠乏性貧血症例の骨髄（MG 染色）

1-32, 1-33　鉄欠乏性貧血症例の骨髄画像（MG 染色）

この症例の末梢血検査所見は，赤血球数 $4.71 \times 10^6/\mu L$，Hb 8.8 g/dL，Ht 31.3%，MCV 66.5 fL，MCH 18.7 pg，MCHC 28.1 g/dL であった．赤芽球は増加しているが，細胞質は狭小化し，辺縁がギザギザして萎縮したようにみえる．塗抹標本の乾燥固定不良があると，細胞が萎縮してみえることがあるが，1-32, 33 ではいずれも他の血球にはそのような所見がなく，アーチファクトではない．また，小型で成熟しつつあるような赤芽球で，本来なら正染性赤芽球と呼ぶべき段階になっても，細胞質の色調は多染性にとどまっているようにみえる．

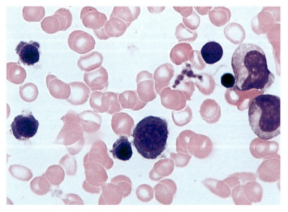

1-34　鉄欠乏性貧血症例の骨髄（MG 染色）

1-34　鉄欠乏性貧血症例の骨髄画像（MG 染色）

中央やや下の赤芽球は本来，初期の多染性赤芽球と思われるが，細胞質は狭小で，その色調は好塩基性赤芽球並みに青染している．すぐ左に近接している細胞は，クロマチンの濃縮度からすれば正染性赤芽球，左端の 2 個の細胞は後期の多染性赤芽球と思われるが，いずれも細胞質は貧弱で好塩基性を残している．

（p156～160：松田　晃・p161：真部　淳・平林真介・p162～164：通山　薫）

2 骨髄顆粒球系の異常

巨赤芽球性貧血における好中球系細胞の異常

2-1 過分葉好中球　骨髄画像（MG染色）

通常の好中球は4分葉程度までで，まれに5分葉を認める程度である．6分葉以上に分葉している好中球を過分葉とする（過分葉好中球）．巨赤芽球性貧血でみられる特徴的な細胞であるが，骨髄異形成症候群（myelodysplastic syndromes：MDS）などでも出現することがある．本例は悪性貧血の症例である．

2-2，2-3 巨大後骨髄球　骨髄画像（MG染色）

矢印の細胞（後骨髄球）は，好中球と比較するとかなり大きい．巨大後骨髄球（giant metamyelocyte）である．巨赤芽球性貧血に特徴的に認められる．

2-4 巨大好中球桿状核球と過分葉好中球　骨髄画像（MG染色）

矢印の細胞は，大型で核も太い．巨大好中球桿状核球（giant band neutrophil）である．矢頭は過分葉好中球である．

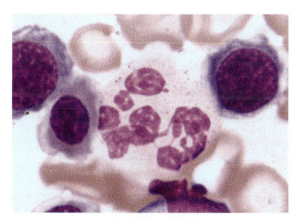

2-1　過分葉好中球（MG染色）

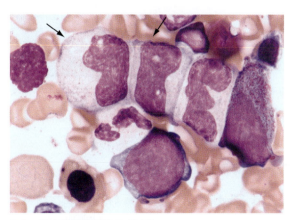

2-2　巨大後骨髄球（MG染色）

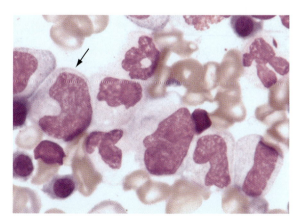

2-3　巨大後骨髄球（MG染色）

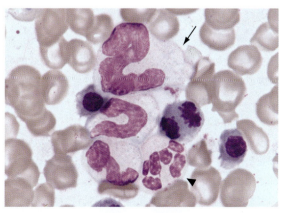

2-4　巨大好中球桿状核球と過分葉好中球（MG染色）

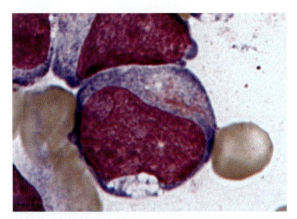

2-5　Auer 小体(MG 染色)

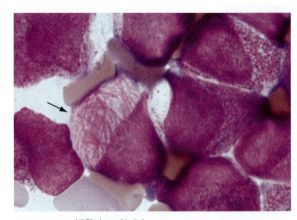

2-6　faggot 細胞(MG 染色)

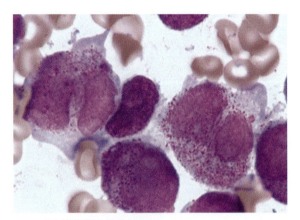

2-7　APL 細胞(MG 染色)

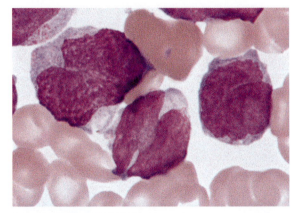

2-8　APL variant(MG 染色)

急性骨髄性白血病における芽球

　急性骨髄性白血病では，骨髄または末梢血の芽球が20％以上に増加している．正常の芽球と形態上の区別が困難な症例もあるが，特徴的な芽球を示す症例をここに示す．

2-5　Auer 小体　骨髄画像(MG 染色)

　細胞質にみられる赤紫色の針状の構造物はアズール顆粒が結晶化したもので，Auer 小体と呼ばれる．骨髄系腫瘍細胞であることの証拠であり，急性骨髄性白血病やMDS で認められる．

2-6　faggot 細胞　骨髄画像(MG 染色)

　Auer 小体が束状になったものを有する細胞を faggot 細胞(→)という．急性前骨髄球性白血病(acute promyelocytic leukemia：APL)でよく認められる．それ以外の細胞は細胞質にアズール顆粒を豊富に持つ異常な前骨髄球である．APL では前骨髄球を芽球と捉える．

2-7　APL 細胞　骨髄画像(MG 染色)

　深く切れ込みがあり，2分葉している細胞は APL の特徴的な細胞である．形状から"ダンベル状"と表現されることもある．この細胞は顆粒が多い．

2-8　APL variant の骨髄画像(MG 染色)

　2-7 と同様に，核に切れ込みがあり 2分葉しているが，顆粒は判然としない．顆粒がないか，または微細顆粒のものを variant type とする．

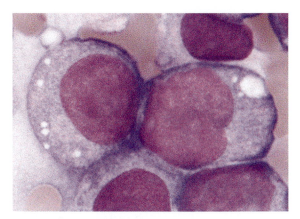

2-9 単芽球（MG 染色）

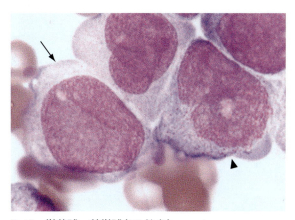

2-10 単芽球・前単球（MG 染色）

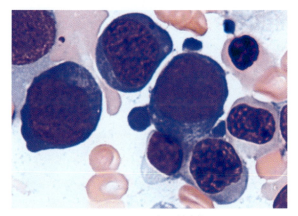

2-11 pure erythroid leukemia（MG 染色）

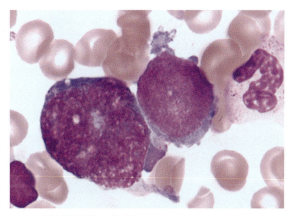

2-12 巨核芽球（MG 染色）

急性骨髄性白血病における芽球

2-9 単芽球　骨髄画像（MG 染色）
　細胞質は好塩基性で広い．また，細胞質に空胞を有している．左の細胞の核は円形であるが，右の細胞は少し変形がある．どちらも核小体を認める．細胞質が広いこのタイプは単芽球を思わせる．確定診断には EST 染色やフローサイトメトリーを行うが，それでも決め手にならないこともある．

2-10 単芽球・前単球　骨髄画像（MG 染色）
　矢印の細胞は細胞質が好塩基性で，核は円形で核網は繊細であり，単芽球と考えられる．矢頭の指す細胞は大型で，細胞質は好塩基性であるが，核にくびれを有し前単球である．

2-11 pure erythroid leukemia の骨髄画像（MG 染色）
　幼若で核異形成を示す赤芽球が主体をなしている．［写真提供：通山　薫］

2-12 巨核芽球　骨髄画像（MG 染色）
　比較的小型で，細胞質が狭い．細胞質からは蕾状の突起（bleb）が出ていることが特徴的である．

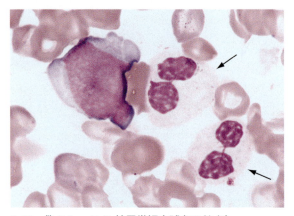

2-13 偽 Pelger-Huët 核異常好中球（MG 染色）

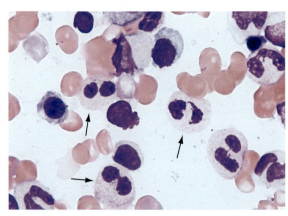

2-14 低分葉好中球（偽 Pelger-Huët 核異常）（MG 染色）

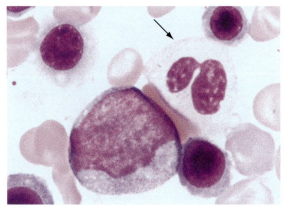

2-15 無顆粒好中球（MG 染色）

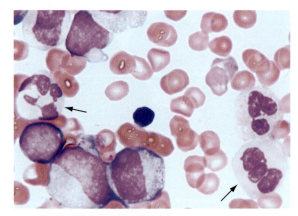

2-16 無顆粒好中球（MG 染色）

顆粒球系細胞の異形成

2-13 偽 Pelger-Huët 核異常好中球　骨髄画像（MG 染色）

矢印の細胞は低分葉で，眼鏡状の核を有している．クロマチンが粗剛でブロック状に濃縮しており，偽 Pelger-Huët 核異常である．本症例の細胞は低顆粒も伴っている．

2-14 低分葉好中球（偽 Pelger-Huët 核異常）　骨髄画像（MG 染色）

MDS 症例である．好中球の核が 2 分葉止まりで，クロマチンが濃縮している．この視野には典型的な細胞が 3 個みられるが（→），それ以外の好中球も低分葉傾向と思われる．10％以上という定量的評価のためには，なるべく典型例をカウントして判定する．［写真提供：通山　薫］

2-15 無顆粒好中球　骨髄画像（MG 染色）

細胞質に顆粒を全く認めない，無顆粒という異形成である．矢印の細胞は 2-13 同様に核が細い核糸でつながっており，偽 Pelger-Huët 核異常である．

2-16 無顆粒好中球　骨髄画像（MG 染色）

MDS 症例である．好中球の顆粒欠損は重要な異形成所見である．矢印の 2 個の好中球はほぼ完全に無顆粒とみなされる．周囲に顆粒を保持している好中球があることから，無顆粒がアーチファクトでないことがわかる．
［写真提供：通山　薫］

2 骨髄顆粒球系の異常

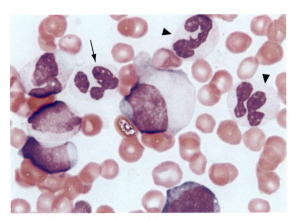

2-17 低顆粒好中球(MG染色)

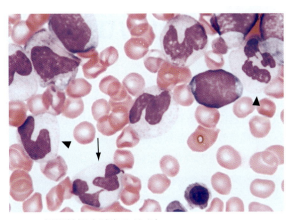

2-18 低顆粒好中球(MG染色)

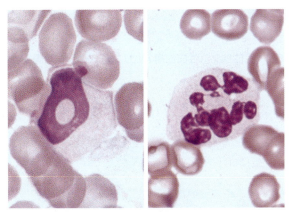

2-19 輪状核好中球(左)と過分葉好中球(MG染色)

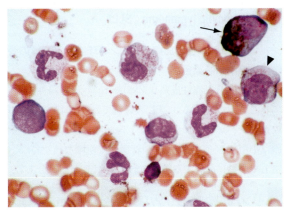

2-20 MPO陰性好中球(MPO染色)

2-17 低顆粒好中球　骨髄画像(MG染色)
MDS症例である．ほぼ完全な無顆粒好中球(→)と，顆粒が乏しい低顆粒好中球が2個(▶)みられる．[写真提供：通山　薫]

2-18 低顆粒好中球　骨髄画像(MG染色)
MDS症例である．ほぼ完全な無顆粒好中球(→)と，顆粒が乏しい低顆粒好中球が2個(▶)みられる．[写真提供：通山　薫]

2-19 輪状核好中球と過分葉好中球　骨髄画像(MG染色)
写真左は輪状核好中球で，多くはないが，急性白血病やMDSなどでみられることがある(環状核と書くと桿状核と紛らわしい)．写真右は6分葉以上に分葉している．

2-20 MPO陰性好中球　骨髄画像(MPO染色)
MDS/MPNの一病型である非定型慢性骨髄性白血病(atypical CML)症例である．右上にMPO陽性の骨髄球(→)，その下にMPO弱陽性の骨髄球(▶)がみえるが，3個の好中球(桿状核球および分葉核球)は好中性顆粒を有しているが，MPO陰性である．MDSでも時にみられる所見であるが，現時点では異形成像として確立されてはいない．[写真提供：通山　薫]

(波多智子)

3 骨髄リンパ球系の異常

リンパ系腫瘍の詳細は「VI-D（p321～）」にて述べ，本項では骨髄における異常細胞の観察という観点から，リンパ系腫瘍の骨髄浸潤例を塗抹標本画像を用いて紹介する．なお，急性リンパ性白血病については触れない．

B 細胞系腫瘍

慢性リンパ性白血病/小リンパ球性リンパ腫 (chronic lymphocytic leukemia：CLL/small lymphocytic lymphoma：SLL)

3-1 慢性リンパ性白血病/小リンパ球性リンパ腫の骨髄塗抹標本(MG 染色)

本病型はB細胞性成熟リンパ球（IgM/IgD 陽性）が腫瘍化したものである．CLLの骨髄では，単調な形態の成熟リンパ球の増加がみられ（30～40％以上），腫瘍細胞は小型でN/C比は高く，特徴的で粗剛な核を持つ．SLLで骨髄に浸潤する細胞の形態はCLLと同様である．

リンパ形質細胞性リンパ腫/Waldenström マクログロブリン血症(lymphoplasmacytic lymphoma：LPL/Waldenström macroglobulinemia：WM)

3-2 リンパ形質細胞性リンパ腫/Waldenström マクログロブリン血症の骨髄塗抹標本(MG 染色)

小型B細胞，形質細胞様リンパ球や形質細胞が腫瘍化したもので，典型的な腫瘍細胞（→）はリンパ球よりやや大きく，より好塩基性の細胞質に核周囲の染色の明るい部分があり，核は偏在し，粗なクロマチン濃縮がみられる．矢印以外のリンパ系細胞も腫瘍細胞と考えられる．

脾辺縁帯リンパ腫 (splenic marginal zone lymphoma：SMZL)

3-3 脾辺縁帯リンパ腫の骨髄塗抹標本(MG 染色)

本病型は，腫瘍性小型B細胞が白脾髄を取り囲むようにしてリンパ濾胞胚中心を置換しながら浸潤する一方，マントル層を浸潤により消失させ，さらには濾胞辺縁帯にも浸潤する．骨髄，末梢血などにも浸潤する．腫瘍細胞は成熟リンパ球よりやや大きく，数個の有毛様突起を持つ弱い好塩基性の細胞質で，核は中心性で，粗なクロマチン濃縮がみられる．核小体は明らかでない．

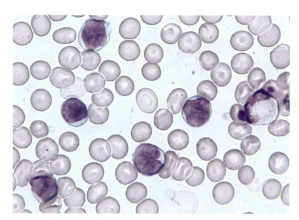

3-1 慢性リンパ性白血病/小リンパ球性リンパ腫（MG 染色）

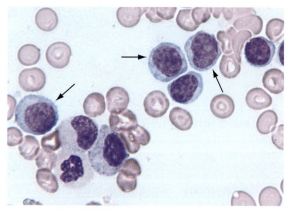

3-2 リンパ形質細胞性リンパ腫/Waldenström マクログロブリン血症(MG 染色)

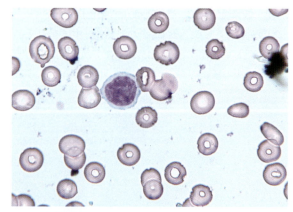

3-3 脾辺縁帯リンパ腫(MG 染色)

ヘアリー細胞白血病(hairy cell leukemia：HCL)

3-4 ヘアリー細胞白血病の骨髄塗抹標本(MG染色)

腫瘍細胞は中型で，細胞輪郭は全周性に波状である．細胞質は豊富で弱い好塩基性を示す．楕円形〜不整な核辺縁を持つ．クロマチンは濃縮している．核小体は明らかでない．診断には腫瘍細胞における酒石酸抵抗性酸ホスファターゼ(tartrate-resistant acid phosphatase：TRAP)陽性が参考となり，診断には，*BRAF* V600E変異の検出が有用である．

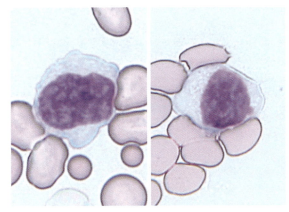

3-4 ヘアリー細胞白血病(MG染色)

形質細胞骨髄腫(plasma cell myeloma)

3-5 形質細胞骨髄腫の骨髄塗抹標本(MG染色)

本病型は形質細胞が腫瘍化したものである．ここではGreipp分類に則って提示する．

a：腫瘍細胞は小型で，核の偏在，クロマチン濃縮塊，強い好塩基性の細胞質，核周明庭など，成熟した形質細胞を示唆する(Greipp分類：成熟型)．

b：腫瘍細胞は中型で，大きな偏在した核，クロマチン濃縮塊，好塩基性の細胞質，やや不明瞭な核周明庭など，成熟と未熟の形質細胞の中間型を示唆する(Greipp分類：中間型)．

c：腫瘍細胞は中型から大型で，核の偏在，クロマチン濃縮塊，大きな核小体，好塩基性の細胞質，やや不明瞭な核周明庭など，未熟な形質細胞を示唆する(Greipp分類：未熟型)．

d：腫瘍細胞は中型から大型で，核は中心性，均一なクロマチン構造，大きな核小体，好塩基性の細胞質，不明瞭な核周明庭など，未熟な形質細胞を示唆する(Greipp分類：形質細胞芽球型)．

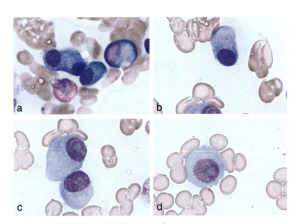

3-5 形質細胞骨髄腫(MG染色)

3-6 形質細胞骨髄腫の骨髄塗抹標本(MG染色)

形質細胞芽球性白血病と考えられた症例．腫瘍細胞は中型から大型で，細胞質は好塩基性で，一部に核周明庭があり，また核は中心性で，均一なクロマチン構造，大きな核小体など，幼若な形質細胞を示唆する(Greipp分類：形質細胞芽球型)．

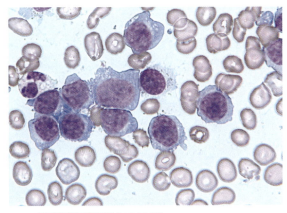

3-6 形質細胞骨髄腫(MG染色)

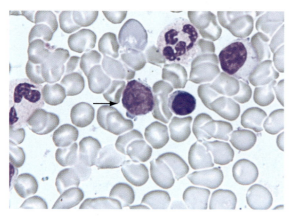

3-7　MALTリンパ腫(MG染色)

粘膜関連リンパ組織型節外性辺縁帯リンパ腫（MALTリンパ腫）[extranodal marginal zone lymphoma of mucosa-associated lymphoid tissue (MALT-lymphoma)]

3-7　MALTリンパ腫の骨髄塗抹標本(MG染色)

本病型は胚中心での分化後の濾胞辺縁帯B細胞由来と考えられている．centrocyte様細胞，単球様細胞，小リンパ球，免疫芽球，centroblast様細胞など，形態学的に多彩なリンパ球が混在してリンパ節外に病変を形成する．腫瘍細胞はリンパ節の濾胞辺縁帯や濾胞間に浸潤する．骨髄浸潤は極めてまれである．腫瘍細胞(→)は小型から中型で，N/C比は大きく，核形は不整，核網は繊細，核小体を認め，centrocyte様の細胞である．

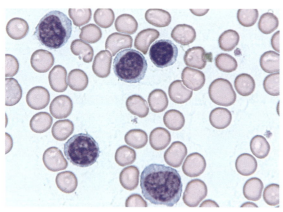

3-8　節性辺縁帯リンパ腫(MG染色)

節性辺縁帯リンパ腫（nodal marginal zone lymphoma：nodal MZL）

3-8　節性辺縁帯リンパ腫の骨髄塗抹標本(MG染色)

本病型は単球様B細胞によるリンパ節原発のB細胞リンパ腫で，リンパ節濾胞辺縁帯B細胞を起源とする．リンパ節濾胞辺縁帯と濾胞間に濾胞辺縁帯B細胞（centrocyte-like），単球様B細胞または小型B細胞が浸潤し，centroblast様細胞やimmunoblast様細胞が認められる．末梢血出現はまれである．腫瘍細胞は小型から中型で，数個の有毛様突起を持つ．弱い好塩基性で類円形の核と，明瞭で大きな核小体を有する．

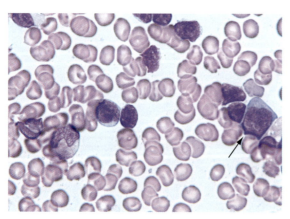

3-9　濾胞性リンパ腫(MG染色)

濾胞性リンパ腫(follicular lymphoma：FL)

3-9　濾胞性リンパ腫の骨髄塗抹標本(MG染色)

本病型は2種類の濾胞中心B細胞，centrocyteとcentroblastからなる腫瘍で，少なくとも一部に濾胞構造が認められる．異常細胞は濃縮したクロマチンと一部の核に切れ込みを持ち，高いN/C比の正常リンパ球より小型の細胞である（centrocyteと思われる）．裸核にみえる細胞は，注意深く観察すると非常に狭い細胞質が確認できる．centroblastと思われる核小体を有する大型の細胞もみられる(→)．

マントル細胞リンパ腫
（mantle cell lymphoma：MCL）

3-10 マントル細胞リンパ腫の骨髄塗抹標本（MG染色）

　本病型は胚中心での分化前のマントル層内側のB細胞を起源とする腫瘍である．小型から中型のB細胞で，形態学的に多様で，核形が不整で角張った，または切れ込みのある核を持つ．一部細胞は明瞭な核小体を持つ．FLのcentrocyteと比較して，より多形性を持ち，また，より広い切れ込みのある核とより広い細胞質を有する．

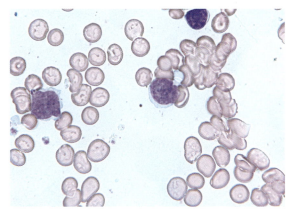

3-10 マントル細胞リンパ腫（MG染色）

びまん性大細胞型B細胞リンパ腫，非特定型
（diffuse large B-cell lymphoma, not otherwise specified：DLBCL, NOS）

3-11 びまん性大細胞型B細胞リンパ腫，非特定型の骨髄塗抹標本（MG染色）

　本病型は，核の大きさがマクロファージと同じかそれ以上，あるいは正常のリンパ球の2倍を超える大型B細胞による腫瘍の総称である．従来，形態学的にcentroblast由来と考えられるcentroblastic型，immunoblast由来で形質細胞への分化を示すimmunoblastic型，非常に大きな巨核細胞や多核細胞をみるanaplastic型などに区分されてきた．本例は強い好塩基性の豊富な細胞質と，中央に明瞭な核小体を持つ大きな核を有する非常に大きな細胞であり，immunoblastic型と考えられる．

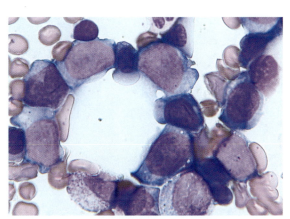

3-11 びまん性大細胞型B細胞リンパ腫，非特定型（MG染色）

3-12 びまん性大細胞型B細胞リンパ腫，非特定型の骨髄塗抹標本（MG染色）

　強い好塩基性の豊富な細胞質と，複数の核小体を持つ大きな核を有する非常に大きな細胞で，centroblastic型と考えられる．centroblastが循環血中に播種した場合，細胞はかなり大きく多形性を示す．細胞の所見は，豊富な細胞質と1個ないし数個の非常に明瞭な核小体を有し，核形は不整で，しばしば分葉した核である．

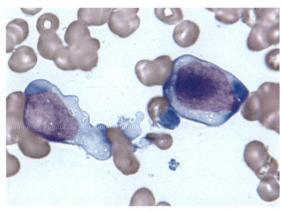

3-12 びまん性大細胞型B細胞リンパ腫，非特定型（MG染色）

血管内大細胞型B細胞リンパ腫 (intravascular large B-cell lymphoma：IVLBCL)

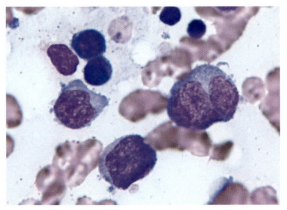

3-13　血管内大細胞型B細胞リンパ腫（MG染色）

3-13　血管内大細胞型B細胞リンパ腫の骨髄塗抹標本（MG染色）

　本病型は節外びまん性大細胞型B細胞リンパ腫のまれな亜型で，小血管，特に毛細血管の腔内にのみリンパ腫細胞を認める．腫瘍細胞は大型で，好塩基性の中等度に豊かな細胞質と複数の明瞭な核小体を有する．

Burkittリンパ腫（Burkitt lymphoma：BL）

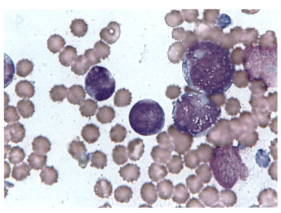

3-14　Burkittリンパ腫（MG染色）

3-14　Burkittリンパ腫の骨髄塗抹標本（MG染色）

　急速進行性の腫瘍で，しばしば節外性あるいは急性白血病として発症する．腫瘤形成がない場合，ALLのL3に分類される．Burkittリンパ腫とALLのL3細胞は形態的に同じである．細胞は中型から大型で，好塩基性の細胞質と核上に多数の空胞がみられる．核形は多様である．

T細胞・NK細胞系腫瘍

T細胞前リンパ球性白血病 (T-cell prolymphocytic leukemia：T-PLL)

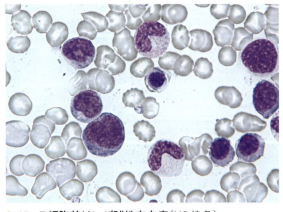

3-15　T細胞前リンパ球性白血病（MG染色）

3-15　T細胞前リンパ球性白血病の骨髄塗抹標本（MG染色）

　本病型は胸腺皮質T細胞と末梢血T細胞の中間の分化段階に由来すると考えられている．小型から中型の成熟T細胞形質を持つ前リンパ球が増殖する進行性の白血病で，腫瘍細胞は正常リンパ球と同サイズの症例とより大きい症例がある．大きい場合，比較的豊富な細胞質と中央に明瞭な核小体を持つ．細胞質がより好塩基性で核辺縁が不整の症例もある．小型細胞の症例では，N/C比が大きく，核小体は小さく明瞭さが減少する．核辺縁は不整で，細胞質突起（bleb）を持つことがある．

T細胞大顆粒リンパ球性白血病（T-cell granular lymphocytic leukemia：T-LGL）

3-16　T細胞大顆粒リンパ球性白血病の骨髄塗抹標本（MG染色）

明らかな原因がなく，大顆粒リンパ球（large granular lymphocyte：LGL）が末梢血に6ヵ月以上持続して増加している疾患群である．LGLにはT細胞性とNK細胞性が存在するが，CD3陰性でT細胞受容体αβ陰性の場合にはNK細胞性腫瘍に分類される．骨髄の腫瘍細胞は正常のLGLに酷似している．弱い好塩基性の豊富な細胞質と繊細または粗大なアズール顆粒を持ち，中等度に濃縮したクロマチンを有する円形または卵形の核を有する．

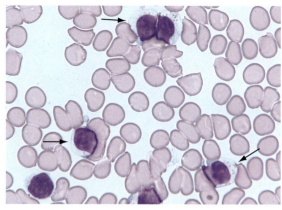

3-16　T細胞大顆粒リンパ球性白血病（MG染色）

アグレッシブNK細胞白血病（aggressive NK-cell leukemia：ANKL）

3-17　アグレッシブNK細胞白血病の骨髄塗抹標本（MG染色）

NK細胞の全身性増殖を特徴とし，急速進行性の臨床経過を呈する．形態学的には正常の顆粒リンパ球よりやや大きく，核形は不整で，クロマチンは濃縮しており，アズール顆粒を含むやや好塩基性の豊富な細胞質を有する．一部細胞はより大きくよりクロマチンが粗剛で，明らかな核小体を持つ．

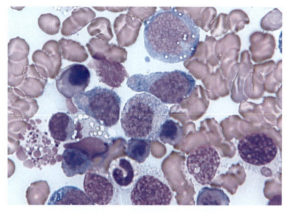

3-17　アグレッシブNK細胞白血病（MG染色）

成人T細胞白血病／リンパ腫（adult T-cell leukemia/lymphoma：ATLL）

3-18　成人T細胞白血病／リンパ腫の骨髄塗抹標本（MG染色）

本病型はヒトT細胞白血病ウイルス1型（human T-cell leukemia virus type 1：HTLV-1）により活性化した末梢T細胞が起源とされる末梢T細胞リンパ腫である．多形性に富み，大きさ，形，N/C比，クロマチン濃縮の度合いが異なる．細胞質は乏しいもの（a）から中等度に豊富なもの（d）まであり，時に好塩基性（b）である．一部細胞は核小体と繊細なクロマチンを持ち，他の細胞はクロマチンが濃縮し，時に過剰に濃縮している（b）．核の形は多様で，一部は分葉し（c），クローバー状またはフラワー状（d）である．

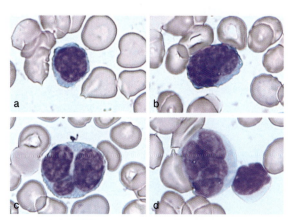

3-18　成人T細胞白血病／リンパ腫（MG染色）

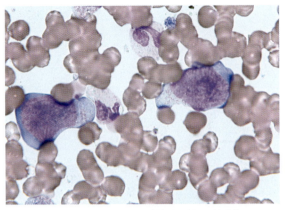

3-19 節外性NK/T細胞リンパ腫,鼻型(MG染色)

節外性NK/T細胞リンパ腫,鼻型 （extranodal NK/T-cell lymphoma,nasal type）

3-19 節外性NK/T細胞リンパ腫,鼻型の骨髄塗抹標本（MG染色）

　本病型は活性化NK細胞や細胞傷害性T細胞が起源とされる節外性リンパ腫である．腫瘍細胞は小型から大型，さらには高度異型性を呈するものまである．本例の異常細胞は極めて大型で，細胞質は好塩基性で，偽足様の突出部は好塩基性が弱く，粗大なアズール顆粒が局在している．

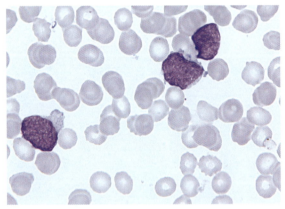

3-20 肝脾T細胞リンパ腫(MG染色)

肝脾T細胞リンパ腫 （hepatosplenic T-cell lymphoma：HSTL）

3-20 肝脾T細胞リンパ腫の骨髄塗抹標本（MG染色）

　γδ型細胞傷害性T細胞由来の中型細胞による節外性・全身性腫瘍で，脾臓・肝臓・骨髄の類洞への著明な浸潤を認める．骨髄は中等度の大きさの無顆粒のリンパ球が浸潤し，時に細胞集塊がみられる．異常細胞は中型で，N/C比は大きく，類円形である．一部細胞は細胞辺縁が突起状を示す．

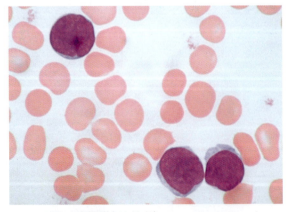

3-21 Sézary症候群(MG染色)

Sézary症候群（Sézary syndrome：SS）

3-21 Sézary症候群の骨髄塗抹標本（MG染色）

　本病型は紅皮症，リンパ節腫脹，白血化を特徴とする成熟T細胞リンパ腫である．菌状息肉腫のvariantと位置づけられるが，菌状息肉腫よりはるかに進行性である．Sézary細胞は正常な小型リンパ球と同じ大きさのものから2～3倍の大きさのものまであり，N/C比が大きい．クロマチンは高度に濃縮し，時に過濃縮している．電顕上，核は「回旋状」または「脳回転様」と称され，分葉が相互に絡み合い脳の回旋に類似するが，光顕ではそこまでわからないまでも核の表面に溝や皺があるようにみえる．分葉は大きな細胞ほど見分けやすい．核小体は不鮮明であるが，大きな細胞で検出される．細胞質は小さな細胞で乏しく，大きな細胞でより豊富である．細胞質は無顆粒で空胞がみられることがある．[写真提供：通山　薫]

末梢性T細胞リンパ腫,非特定型(peripheral T-cell lymphoma, not otherwise specified：PTCL, NOS)

3-22　末梢性T細胞リンパ腫,非特定型の骨髄塗抹標本 (MG染色)

　末梢性T細胞リンパ腫から，明確な疾患単位として認識された病型を除いた残りの疾患群である．形態学的な variant として T-zone variant と lymphoepithelial cell variant の2つが認められている．腫瘍細胞は極めて多形性に富む．中型から大型，またはこれらの混合である．細胞質は通常，中等度に好塩基性で，小さな空胞を持つ．核形は円形，卵形または分葉状で，クロマチンパターンはびまん性か多少の濃縮がある．1個から数個の明瞭な核小体がみられる．

3-23　末梢性T細胞リンパ腫,非特定型の骨髄塗抹標本 (MG染色)

　本例で出現した細胞は小型から中型で，細胞質は通常，中等度に好塩基性である．左写真の細胞は中型でN/C比は大きく，細胞質は好塩基性である．核は深い切れ込みがあり，クロマチンは過剰に濃縮している．右写真の細胞は小型から中型でN/C比は大きく，細胞質は好塩基性で，核は切れ込みがあり，クロマチンは濃縮している．

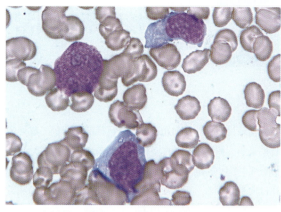

3-22　末梢性T細胞リンパ腫,非特定型(MG染色)

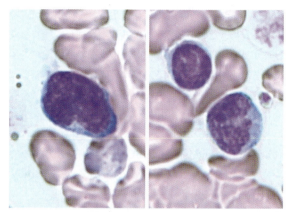

3-23　末梢性T細胞リンパ腫,非特定型(MG染色)

未分化大細胞型リンパ腫 (anaplastic large cell lymphoma：ALCL)

3-24　未分化大細胞型リンパ腫の骨髄塗抹標本(MG染色)

　本病型は活性化細胞傷害性T細胞由来とされる．腫瘍細胞はCD30陽性で，細胞傷害性蛋白を発現しており，多くは anaplastic large cell lymphoma kinase (ALK) 陽性である．陽性例は若年者に多く，陰性例は高齢者に多く，予後はやや不良である．形態学的に多彩で，3つの variant (common variant, lymphohistiocytic variant, small variant) が存在する．骨髄浸潤した場合でも細胞数は少ない(5%以下)．本例で出現した細胞(→)は大型で，様々な程度の好塩基性を持つ．Golgi野が明瞭である．核は不整に折り込まれ，粗剛なクロマチンパターンと多数の明瞭な核小体がある．

(宮地勇人・通山　薫)

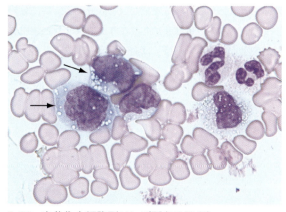

3-24　未分化大細胞型リンパ腫(MG染色)

4 骨髄巨核球系の異常

はじめに

　巨核球は巨核球系前駆細胞から巨核芽球を経て成熟過程に入る．核は分裂して多倍体化するが，細胞質分裂を伴わず［これを細胞内核分裂（endomitosis）という］，胞体は大型化する．正常な巨核球の核は，多倍体化の後も互いに核糸でつながっている．

小型巨核球

　特発性血小板減少性紫斑病（idiopathic thrombocytopenic purpura：ITP）では，産生された血小板が破壊されるため，それを補うべく巨核球が増加して幼若な巨核球が目立つ．比較的小型で分葉の少ない巨核球が主体である．小型巨核球の大きさについては，前骨髄球よりも大きく，正常巨核球の半分くらいのサイズまでと理解すればよいであろう．微小巨核球と区別すべきで，小型巨核球は異形成とはみなさない．慢性骨髄性白血病（chronic myeloid leukemia：CML）の場合も，比較的小型で分葉傾向の乏しい巨核球が増加するが，血小板産生は旺盛である．

微小巨核球

　細胞サイズが前骨髄球もしくはそれ以下の細胞が該当する．通常，単核で無分葉核ないし低分葉核，時に分離2核を呈するが，巨核芽球と異なりクロマチンと細胞質は成熟傾向にあり，しばしば血小板産生がみられる．骨髄異形成症候群（myelodysplastic syndromes：MDS）に特異性が高く，重要な異形成とされる．

低分葉核巨核球

　全く分葉しないか，あるいは2分葉核程度にとどまる場合で，極端な場合は類円形単核になる．異形成の一つで，MDSの5q-症候群症例で顕著であるが，他でも5番染色体異常を伴う症例ではしばしば低分葉核を示す．また，小型巨核球は全般に低分葉核の傾向がある．

分離多核巨核球

　多倍体化しているが，正常巨核球のように核同士が核糸でつながらず，互いに分離している．その場合，核は類円形であることが多いので，円形分離多核ともいう．異形成の一つである．

過分葉核巨核球

　多倍体化が顕著な場合で，胞体は巨大化する．異形成とはみなさないが，本態性血小板血症（essential thrombocythemia：ET）の際にしばしばみられる．

貫入現象（emperipolesis）

　巨核球胞体内に他の細胞が貫入している所見で，貫入した細胞は形態を保持しており，貪食像とは異なる．開放小管系に侵入したものといわれているが，正常骨髄でもみられることがあり，その意義は不明である．

4　骨髄巨核球系の異常

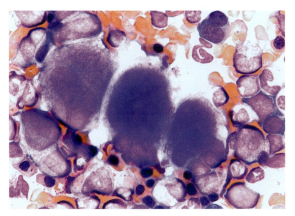

4-1　小型巨核球（MG染色）

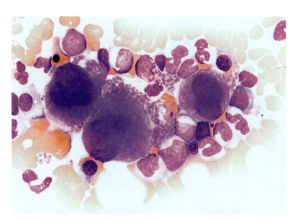

4-2　小型巨核球（MG染色）

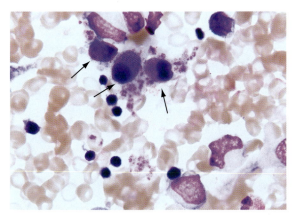

4-3　微小巨核球（MG染色）

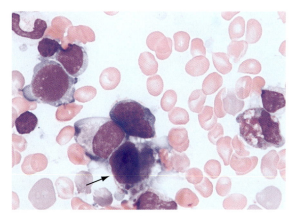

4-4　微小巨核球（MG染色）

小型巨核球

4-1　小型巨核球（MG染色）
　特発性血小板減少性紫斑病（ITP）症例の骨髄画像である．小型で分葉の少ない巨核球が主体で，血小板付着像に乏しい．

4-2　小型巨核球（MG染色）
　慢性骨髄性白血病（CML）症例の骨髄画像である．比較的小型で分葉傾向の乏しい巨核球が増加するが，血小板産生は旺盛である．

微小巨核球

4-3　微小巨核球（MG染色）
　骨髄異形成症候群（MDS）症例の骨髄画像である．3個の微小巨核球が集塊をなしており（→），血小板産生像がみられる．

4-4　微小巨核球（MG染色）
　別のMDS症例の骨髄画像である．視野下方に単核無分葉の微小巨核球が1個みえる（→）．

180 Ⅴ 骨髄における異常血液細胞の観察

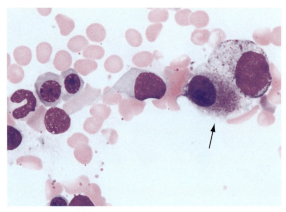

4-5 微小巨核球(MG染色)

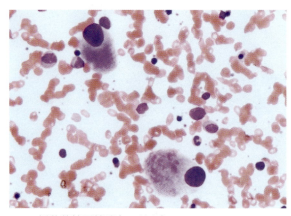

4-6 低分葉核巨核球(MG染色)

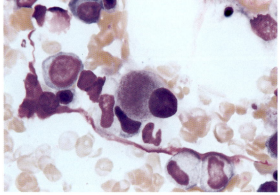

4-7 低分葉核巨核球(MG染色)

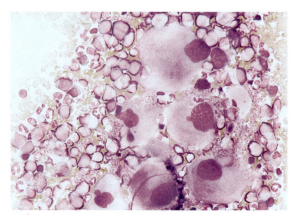

4-8 大型の低分葉核巨核球(MG染色)

4-5 微小巨核球(MG染色)
別のMDS症例の骨髄画像である．視野右方に無分葉核の微小巨核球が1個みえる(→)．

低分葉核巨核球

4-6 低分葉核巨核球(MG染色)
5q-症候群症例の骨髄画像である．核は類円形で，細胞質は発達している．

4-7 低分葉核巨核球(MG染色)
MDS症例の骨髄画像である．大きさの比較対象となる前骨髄球がみられないが，微小巨核球とみなしてもよい大きさである．

4-8 大型の低分葉核巨核球(MG染色)
分類不能型骨髄異形成／骨髄増殖性腫瘍（myelodysplastic/myeloproliferative neoplasms, unclassifiable：MDS/MPN, U）と診断された症例の骨髄画像である．本症例では染色体異常5q-と*JAK2*-V617F変異が検出された．巨核球は巨大かつ低分葉核の傾向を示している．

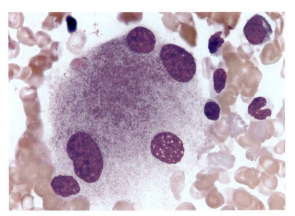

4-9　分離多核巨核球（MG 染色）

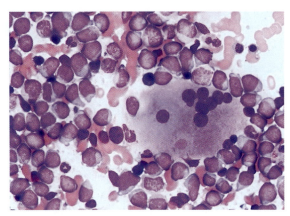

4-10　分離多核巨核球（MG 染色）

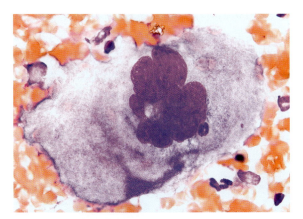

4-11　過分葉核巨核球（MG 染色）

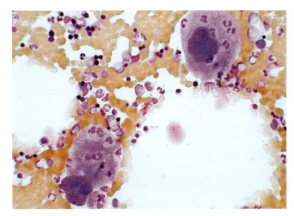

4-12　貫入現象（MG 染色）

■ 分離多核巨核球

4-9　分離多核巨核球（MG 染色）
　MDS 症例の骨髄画像である．分離した 5 核からなっていると思われる．核糸は全くみられない．

4-10　分離多核巨核球（MG 染色）
　骨髄異形成変化を伴う急性骨髄性白血病（acute myeloid leukemia with myelodysplasia-related changes：AML-MRC）症例の骨髄画像である．白血病性芽球が著増しているが，その合間に分離多核巨核球がみえる．

■ 過分葉核巨核球

4-11　過分葉核巨核球（MG 染色）
　本態性血小板血症（ET）症例の骨髄画像である．核の多倍体化と胞体の巨大化が顕著である．

■ 貫入現象（emperipolesis）

4-12　貫入現象（MG 染色）
　ET 症例の骨髄画像である．よく発達した巨核球 2 個ともに，多数の好中球が貫入しているようにみえる．この所見自体は異常ではない．

（通山　薫）

5 骨髄マクロファージ（組織球）の異常

単球は骨髄や肝臓・脾臓などの網内系に入るとマクロファージとなり，血球を貪食する．この血球を貪食する細胞をかつては組織球（histiocyte）と呼んだ．これに対して，貪食を起こしていない細胞を細網細胞（reticulum cell）と呼ぶ．ただし，この概念は流動的であり，いまだに意見の一致をみていない．

5-1，5-2 活性化マクロファージと血球貪食像（MG染色）

悪性リンパ腫に伴う血球貪食症候群を発症した症例である．マクロファージの核はやや赤みを帯びており，細胞質の辺縁は不整であるのが特徴である．好中球や赤血球の激しい貪食像を呈する．

5-3 hemophagocyte（血球を貪食したマクロファージ）（MG染色）

多染性赤芽球を2個，他に赤血球や血小板も貪食したとみられるマクロファージである．マクロファージ自体の核は下方に伸展してみえる．上方に髪の毛状の突起もみられ，"オバケのQ太郎"（往年の人気アニメキャラクター）を彷彿とさせる姿である．［写真提供：通山　薫］

5-4 泡沫細胞（foam cell）（MG染色）

マクロファージの一種で，細胞質が石けんの泡のようにみえるので，この名が付けられた．ここに示す細胞は泡沫細胞としては比較的初期のものと思われ，泡沫部分がさほど発達していない．この細胞は再生不良性貧血症例の骨髄でみられたものである．［写真提供：通山　薫］

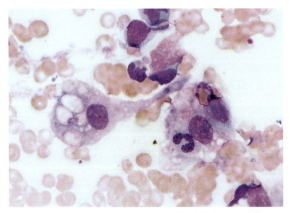

5-1　活性化マクロファージと血球貪食像（MG染色）

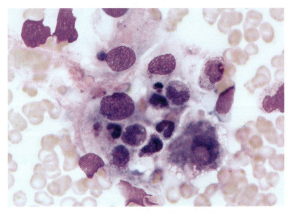

5-2　活性化マクロファージと血球貪食像（MG染色）

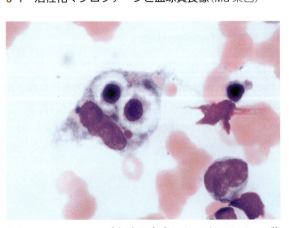

5-3　hemophagocyte（血球を貪食したマクロファージ）（MG染色）

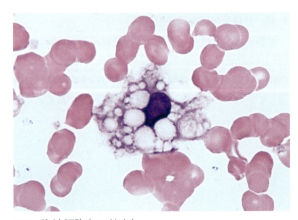

5-4　泡沫細胞（MG染色）

5　骨髄マクロファージ（組織球）の異常　183

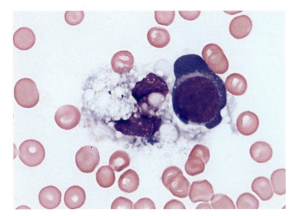

5-5　泡沫細胞（MG染色）

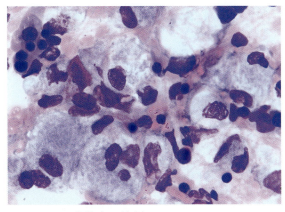

5-6　Gaucher細胞（MG染色）

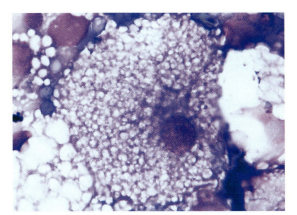

5-7　Niemann-Pick細胞（MG染色）

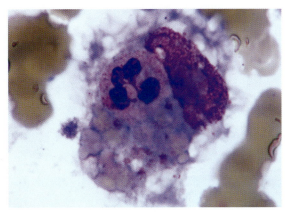

5-8　histiocytic medullary reticulosis（MG染色）

5-5　泡沫細胞（foam cell）（MG染色）
　5-4と同一症例でみられた泡沫細胞である．右隣に前赤芽球がみられるが，偶然隣り合ったものと思われる．[写真提供：通山　薫]

5-6　Gaucher細胞（MG染色）
　マクロファージは膨潤傾向を示し，猫が爪で引っかいた傷痕のようにみえる胞体が特徴的である．[写真提供：通山　薫]

5-7　Niemann-Pick病にみるNiemann-Pick細胞（MG染色）
　スフィンゴミエリナーゼの障害により，多量のスフィンゴミエリンがリソソーム内に蓄積する遺伝性疾患である．細胞は大きくなり，細胞質は泡沫状を呈する．[写真提供：柳瀬敏幸氏]

5-8　histiocytic medullary reticulosis（MG染色）
　好中球分葉核球，赤血球を貪食する旺盛な貪食能を持った組織球（histiocyte）が，著しく増生しているのが本症の特徴である．急速に進行する悪性の疾患である．

（真部　淳・平林真介）

VI

各種疾患における血液細胞形態学

A 赤血球系疾患

1 鉄欠乏性貧血

iron-deficiency anemia(IDA)

　赤血球は，その胞体内に含まれるヘモグロビンの働きによって全身へ酸素を供給している．ヘモグロビンはヘムとグロビンからなり，そのうちヘムはポルフィリン環の中に鉄が入り込むことで，酸素との結合能力を獲得する．鉄についてみてみると，鉄は栄養元素の一つであるので当然消化管から吸収されるが，生体は体内に存在する鉄を体外へ積極的・能動的に排出する機構を備えていないため，実は吸収・排泄されている鉄はごく一部であり，ほとんどの鉄は体内にとどまったまま利用されている．このような半閉鎖的な回路を構築している鉄代謝であるので，本来は鉄を失いにくくなっているが，例えば胃潰瘍など消化管出血や月経などによって，鉄を多く含む赤血球を体外に喪失してしまう状態が続くと，次第に体内の鉄が枯渇していく．

　赤血球は120日程度の寿命であるため，骨髄では赤芽球から日々新しい赤血球を供給していかなくてはならず，この赤血球造血が生体において最も鉄を利用するところとなっている．そのため，鉄が枯渇している状態では十分な量のヘモグロビンを有する赤血球産生ができなくなるため，貧血という状態が生じてしまうことになる．これを鉄欠乏性貧血(IDA)と呼び，貧血の中でも最も頻度が高い病態である．末梢血血算でヘモグロビン12 g/dL未満で平均赤血球容積(mean corpuscular volume：MCV)が80 fL未満の小球性貧血を呈し，血清生化学で体内総鉄貯蔵量を示す血清フェリチン12 ng/mL未満であることを確認し診断する．そのため，末梢血の赤血球や骨髄の赤芽球の形態の確認は診断には必須ではないことになるが，日常臨床で最も多く遭遇する貧血であるので，形態的特徴をしっかり理解しておくことは必須である．

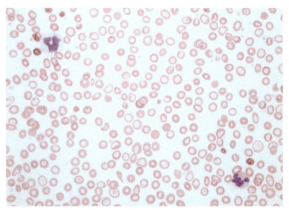

A1-1 鉄欠乏性貧血(MG染色)

A1-1　鉄欠乏性貧血症例の末梢血画像(MG染色)

　通常の赤血球は全体に橙色から赤色の色調を呈しているが，これは赤血球が細胞質内に多く含んでいるヘモグロビンの色調からくるものである．また，赤血球はその形態が特徴的で，全体として直径7～8.5 μmの円盤状を呈しながら，その中心部分1/3～1/2程度がへこんで薄くなった形態をとっており，その部分の赤色の色調は弱くなっている［セントラルパラー(central pallor)］．IDA症例の末梢血塗抹標本を観察すると，最も大きな特徴は，菲薄赤血球(leptocyte)と呼ばれる，色素が全体に薄く，特に中心部の色調の低下が著しく，セントラルパラーが占める割合が直径の1/2～2/3以上にもなっている赤血球が多く認められることである．菲薄赤血球の大きさは，通常の赤血球より小さくなるものが多く認められる．これらの所見は，鉄が不足しているために，骨髄中の赤芽球内で十分なヘムが産生できず，最終的に不十分な量のヘモグロビンしか含まずに末梢に赤血球として出てきてしまうために起こり，鉄欠乏の程度が強いとその傾向は強くなる．なお，このような小型の菲薄赤血球がほとんどを占めながらも，赤血球の数としては減少せずに正常と変化がない場合も多い．さらに，IDAの末梢血画像をみて気づくことは，赤血球の大小不同が認められ，なおかつ全体として小さいものが多くなっていることである．これはanisocytosisと呼ばれる所見である．

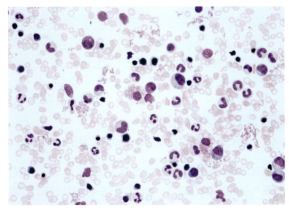

A1-2 鉄欠乏性貧血（MG染色）

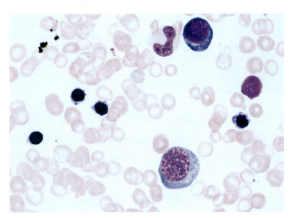

A1-3 鉄欠乏性貧血（MG染色）

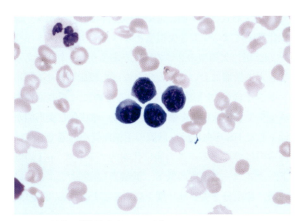

A1-4 鉄欠乏性貧血（MG染色）

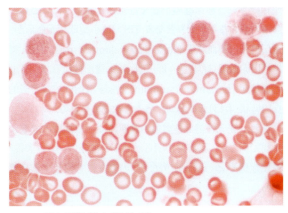

A1-5 鉄欠乏性貧血（鉄染色）

A1-2　鉄欠乏性貧血症例の骨髄画像（MG染色）

消化管出血や過多月経などの原因がはっきりしている典型的なIDAにおいては，実臨床上，骨髄穿刺まで施行する必要性は乏しく，実際に施行される頻度も少ない．しかし，IDAにおける骨髄所見には特徴が認められ，診断や治療方針決定に有用となる場合がある．典型的なIDAの場合，骨髄中の赤芽球は過形成の傾向を示す．

A1-3　鉄欠乏性貧血症例の骨髄画像（MG染色）

IDA患者で認められる赤芽球を高倍率で観察すると，赤芽球の細胞質が少なく狭くなっており，細胞の辺縁が不整でギザギザしたようにみえる細胞が多い．僅かに残っている細胞質の染色性をみてみると，比較的強い好塩基性を残しているものが多い．

A1-4　鉄欠乏性貧血症例の骨髄画像（MG染色）

A1-3とは別の症例で認められた骨髄中の赤芽球であるが，通常の赤芽球に比べると細胞質の狭小化がみられ，この症例では特に，残っている細胞質に好塩基性が強く認められる．これは，鉄欠乏によって胞体内で産生されるヘモグロビンの量が不足し，ヘモグロビンの色調が薄くなるためである．

A1-5　鉄欠乏性貧血症例の骨髄画像（鉄染色）

IDA症例の骨髄検査を施行した場合，鉄染色を加えるべきである．鉄欠乏のない場合では，鉄染色を行い高倍率で観察を行うと，僅かではあるが赤血球，赤芽球やマクロファージの胞体内にヘモジデリンをはじめとする青緑色〜青色の可染鉄が数個の細顆粒状として認められる．陽性率は赤血球では0.3%程度までであるが，赤芽球では15%程度に認められる．しかし，IDA患者では鉄が欠乏している状態であるので，そうした可染鉄を観察することはほとんどない．

（生田克哉・高橋裕之）

A 赤血球系疾患
2 先天性溶血性貧血
congenital hemolytic anemia

　先天性溶血性貧血は，赤血球膜異常症，赤血球酵素異常症，ヘモグロビン異常症に大別される．わが国では赤血球膜異常症である遺伝性球状赤血球症（hereditary spherocytosis：HS）が最も診断される頻度が高い．

　一般に，赤血球の形態が通常の許容範囲を超えて変形している状態を奇形赤血球症といい，形態に基づき奇形赤血球として十数種類が定義されている．先天性溶血性貧血ではしばしばその疾患固有の赤血球形態異常を有し，塗抹標本にて赤血球の形態を注意深く観察することは，診断の有力な手がかりとなる．HSでは小型球状赤血球が，遺伝性楕円赤血球症（hereditary elliptocytosis：HE）では楕円赤血球（桿状型，卵円型）が，遺伝性口唇状（有口）赤血球症（hereditary stomatocytosis：HSt）では特徴的な口唇状（有口）赤血球が，各々多数認められる．

　なお，先天性溶血性貧血の診断には，家族歴の聴取が重要であるが，家族歴が明らかでない孤発例［劣性（潜性）遺伝症例や de novo 症例など］の存在にも留意する必要がある．

遺伝性球状赤血球症（hereditary spherocytosis：HS）

　赤血球膜は脂質二重層を基本構造（図1）として，これに種々の膜蛋白が関与している．HS赤血球では，赤血球膜骨格と膜脂質とを連結する役割を果たしている蛋白群に異常を認める（主に蛋白発現量の減少に由来）．責任遺伝子は *ANK1*，*SPTA1*，*SPTB*，*EPB42*，*SLC4A1* で，遺伝形式は基本的に常染色体優性（顕性）を示す．球状化機序にはバンド3欠損型とスペクトリン/アンキリン/4.2蛋白欠損の2つの病態があるが，いずれであっても末梢循環において不安定となった膜脂質が小胞（バンド3を含む）を形成して遊離するために，膜表面積の減少を生じて球状化を来す．さらに，球状化し変形能が低下したHS赤血球は，脾臓の毛細血管を通過できずに髄索内に停滞する．この間に代謝的ストレス（pHの低下，グルコース濃度の低下，低酸素）を受けて，さらに一層，膜成分を失い球状度を高めることとなる（図2）．

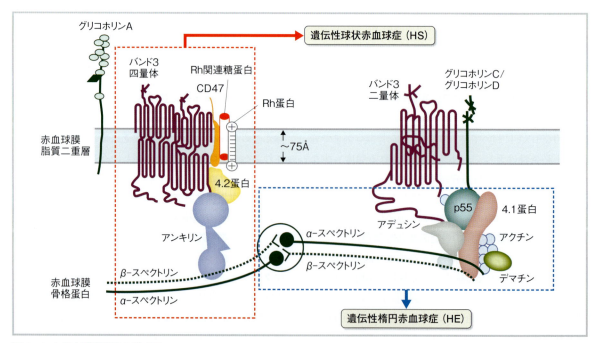

図1　ヒト赤血球膜構造の模式図
縦方向のつながり（バンド3-4.2蛋白-アンキリン-スペクトリン間）の異常を示すHSと，横方向のつながり（スペクトリン-4.1蛋白間）の異常を示すHE．
（文献1）より引用，一部改変）

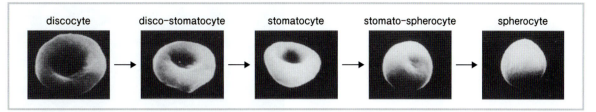

図2　遺伝性球状赤血球症における赤血球の口唇状（有口）化から球状化への変化

この赤血球崩壊への方向づけの過程を，脾臓による条件づけ（splenic conditioning）と呼んでいる．最終的に脾臓の髄索から狭い間隙をくぐり抜けて脾洞内に出ることができず，貪食細胞に捕捉され溶血に至る（血管外溶血）．日本人の頻度はおよそ7万～20万人に1人である．

遺伝性楕円赤血球症（hereditary elliptocytosis：HE）

病因は主に赤血球膜骨格蛋白異常によると考えられている．赤血球膜骨格には連結部複合体と呼ばれている4.1蛋白などの蛋白群に，線維状のスペクトリン四量体が結合することで網目状構造を形成しているが（図1），HEではこれまでにα-スペクトリン，β-スペクトリンおよび4.1蛋白の分子異常が確認されている．責任遺伝子はSPTA1，SPTB，EPB41で，遺伝形式は基本的に常染色体優性（顕性）を示す．楕円赤血球は長短軸に明らかな差を有する細胞であり，その長短軸比が約2：1以上のものを桿状型（rod-shaped type），2：1以下の場合を卵円型（ovalocytic type）に分類している．本症の多くは桿状型の赤血球形態であり，溶血を呈することは少ない（非溶血型HE）．逆に，溶血するHE（溶血型HE）の多くは卵円型を示す症例である．なお，溶血機序はHSと同様であると考えられている．日本人における頻度はHSと比較してかなり低く，およそ300万～1,000万人に1人である．

遺伝性口唇状（有口）赤血球症（hereditary stomatocytosis：HSt）

赤血球膜の1価陽イオン（Na^+，K^+）輸送や細胞水分量の異常によって赤血球の形態変化を来す症候群である．責任遺伝子はPIEZO1，KCNN4，DHS1，PSHK2，RHAG，SLC4A1などが知られている．無症候性のものから溶血性貧血を呈するものまで様々な症例が存在する．基本的に赤血球膜脂質には異常は認められない．細胞水分量が増加しているoverhydrated hereditary stomatocytosis（OHSt）と，赤血球脱水を伴っているdehydrated hereditary stomatocytosis（DHSt）の2つの病型に分けられる．なお，Na^+，K^+輸送異常の観点からさらに細分化される病型も存在する．

鎌状赤血球貧血（sickle cell anemia）[ヘモグロビンS症（hemoglobin S disease：HbS症）]

βグロビン遺伝子の6番目のアミノ酸であるグルタミン酸をコードしているGAGが，GTGに1塩基置換することにより，バリンに置換され合成が行われる異常ヘモグロビン症である．責任遺伝子はHBBで，遺伝形式は常染色体相互優性（顕性）を示す．末梢血で特徴的な鎌状赤血球がみられ，ヘモグロビン（Hb）分画ではHbAはみられず，HbSとHbFからなるのが特徴である．国際化による人間交流により，元々アフリカの黒人に多くみられたが，現代では様々な国でHbS症が確認されるようになった．ホモ接合体は重篤な貧血や全身の血流障害を来し早期に死亡するが，ヘテロ接合体では正常なHbも存在するため，ほぼ通常の日常生活を送ることができる．

βサラセミア（β-thalassemia）

βグロビン鎖の産生低下により生じたヘモグロビン異常症がβサラセミアである．日本人における頻度は約1,000人に1人であり，決してまれな疾患ではない．責任遺伝子はHBBで，遺伝形式は常染色体劣性（潜性）を示す．βサラセミアではHbF，HbA2ともに高値を示し，αサラセミアに特徴的なHbH inclusion bodyを有する赤血球はみられない．日本人のβサラセミアの大半が軽症型であり，臨床症状はほとんどなく，非鉄欠乏性の小球性貧血として発見されることが多い．また，サラセミアの軽症型では小球性貧血を代償すべく赤血球数が増加し，Mentzer index［MCV/RBC（×100万/μL）］が13以下を示すことが多く，診断に有用である．重症型βサラセミア（β^0/β^0）は日本人に少ないが，定期的輸血と輸血後鉄過剰症に対する鉄キレート療法が生涯にわたって必要である．

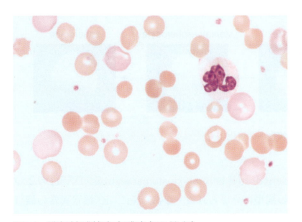

A2-1 遺伝性球状赤血球症(MG染色)

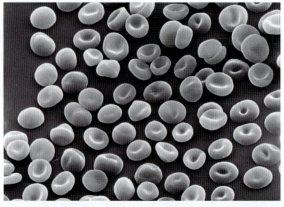

A2-2 遺伝性球状赤血球症(走査電顕像)

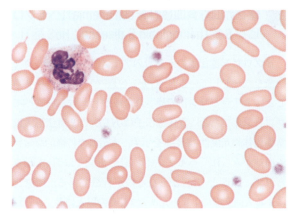

A2-3 遺伝性楕円赤血球症(MG染色)

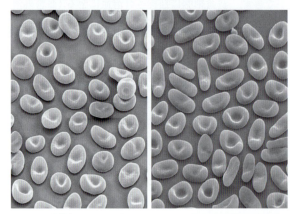

A2-4 卵円型(左)と桿状型(右)の遺伝性楕円赤血球症(走査電顕像)

遺伝性球状赤血球症
（hereditary spherocytosis：HS）

A2-1 遺伝性球状赤血球症症例の末梢血画像(MG染色)

　球状赤血球(spherocyte)はセントラルパラーを失い，濃染された小型の円形細胞[小型球状赤血球(microspherocyte)]として見分けがつき，塗抹標本のやや厚めの箇所を視野に選ぶとよく観察できる．球状赤血球は実際には全赤血球の10％前後であることが多く，赤血球の口唇状(有口)化(あるいはウニ状化)から球状化への一連の形態変化が捉えられる．大型の赤血球がやや青みがかって染まる多染性赤血球は，網赤血球に相当する成熟段階にあると考えてよい．

A2-2 遺伝性球状赤血球症症例の走査電顕像

　口唇状(有口)赤血球(stomatocyte)の存在が確認され，球状化傾向を示す口唇状(有口)赤血球(stomato-spherocyte)を経て，小型の球状赤血球へ移行する様が明瞭である．摘脾後では小型球状赤血球は認められなくなり，本症の基礎病変ともいえる口唇状(有口)赤血球性変化が残る．

遺伝性楕円赤血球症
（hereditary elliptocytosis：HE）

A2-3 遺伝性楕円赤血球症症例の末梢血画像(MG染色)

　大多数が楕円赤血球を呈する点が特徴である．赤血球の長軸と短軸の長さに差がある楕円赤血球(elliptocyte)には，卵円形(ovalocyte)を呈する卵円型と，葉巻様の桿状(rod-shaped)の楕円形を呈する桿状型がある．

A2-4 遺伝性楕円赤血球症症例の走査電顕像

　赤血球の離心率$[\sqrt{1-(短軸／長軸)^2}]$を求め，0～0.62の範囲にあるのが卵円型(左)で，溶血を呈する症例で多く認められる．一方，離心率が0.63～1.00の範囲にあるのが桿状型(右)で，溶血を呈さない症例で多く認められる．溶血型HEでは桿状型になる前に全て溶血することにより，結果として卵円型が主体となり，非溶血型HEでは溶血しないためにほとんどが桿状型になるまで赤血球寿命が保たれていると考えられる．

遺伝性口唇状(有口)赤血球症
(hereditary stomatocytosis：HSt)

A2-5　遺伝性口唇状(有口)赤血球症症例の末梢血画像(MG 染色)

　中央に亀裂ないし小孔のある赤血球を，その形状から口唇状(有口)赤血球という．本症は末梢血赤血球形態が口唇状赤血球を呈することを特徴としている．

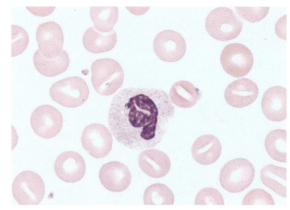

A2-5　遺伝性口唇状(有口)赤血球症(MG 染色)

A2-6　遺伝性口唇状(有口)赤血球症症例の走査電顕像

　左は OHSt 症例．cell hydration が亢進し，細胞水分量が増加している．片面凹(monoconcave)のカップ状の形態を呈する赤血球がみられる．一般に MCV 高値，MCHC 低値を呈し，赤血球浸透圧抵抗の減弱がみられる．かつては遺伝性口唇状赤血球症として知られていた．右は DHSt 症例．赤血球脱水を伴っている．赤血球形態は典型的な細胞脱水所見，すなわち細胞の扁平化により正常の discocyte に特徴的な両面凹(biconcave)形態を失い，細胞中央部分の陥凹は目立たなくなっている．さらに cell dehydration が進むと，赤血球辺縁部に凹凸が生じて細胞質濃縮が進むことが想定される．一般に MCHC 高値を呈し，赤血球浸透圧抵抗の増強がみられる．かつては遺伝性乾燥赤血球症として知られていた．

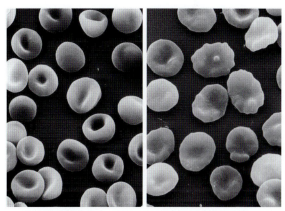

A2-6　遺伝性口唇状(有口)赤血球症；OHSt(左)と DHSt(右)(走査電顕像)

鎌状赤血球貧血(sickle cell anemia)(HbS 症)

A2-7　鎌状赤血球貧血症例の末梢血画像(MG 染色)

　細長く両端がとがった鎌状赤血球(drepanocyte)や，一部に標的赤血球(codocyte，target cell)もみられる．鎌状赤血球とは，HbS と呼ばれる異常ヘモグロビンが含まれるために，赤血球が鎌状ないし半月状に変形したものである．この特徴的な赤血球形態異常は，酸化環境下で観察するとその傾向が顕著となる．

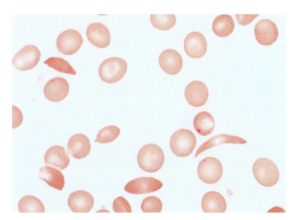

A2-7　鎌状赤血球貧血(MG 染色)

βサラセミア（β-thalassemia）

A2-8　重症型βサラセミア症例の末梢血画像（MG染色）

高度の小球性低色素性貧血（MCV 46.0 fL）を呈した重症型βサラセミア症例である．大小不同症や，標的赤血球，楕円赤血球，涙滴赤血球（dacryocyte）などの奇形赤血球が著しい．標的赤血球は赤血球中心部が厚く中間部が薄いため，標的あるいはメキシカン・ハットのようにみえる．

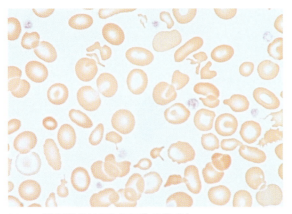

A2-8　重症型βサラセミア（MG染色）

A2-9　軽症型βサラセミア症例の末梢血画像（MG染色）

赤血球増多を伴う小球性貧血（MCV 58.5 fL）を呈した軽症型βサラセミア症例である．間接ビリルビン，ハプトグロビン，網赤血球ともに基準範囲内で，溶血所見は認められず，標的赤血球はあまり目立たない．βグロビンの遺伝子解析で，介在配列（intervening sequence：IVS）-Ⅱ-654 C→T 変異（$β^0$サラセミア，heterozygote）が検出されている．

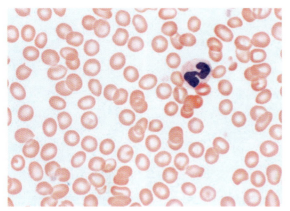

A2-9　軽症型βサラセミア（MG染色）

A2-10　軽症型βサラセミア症例の末梢血画像（MG染色）

赤血球増多を伴う小球性貧血（MCV 54.9 fL）を呈した軽症型βサラセミア症例である．A2-9の症例と異なり，網赤血球増加などの溶血所見を認め，標的赤血球，大小不同が目立っている．βサラセミアで増加するHbF，HbA2がともに高値を示し，βグロビンの遺伝子解析でinitiation codon ATG（Met）→AGG（Arg）変異（$β^0$サラセミア，heterozygote）が検出された．

（和田秀穂）

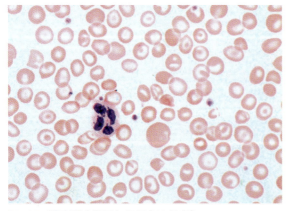

A2-10　軽症型βサラセミア（MG染色）

● 文献

1) King M.J. et al.：Hereditary red cell membrane disorders and laboratory diagnostic testing. Int J Lab Hematol 35：237-243, 2013

A 赤血球系疾患
3 後天性溶血性貧血
acquired hemolytic anemia

　後天性溶血性貧血の発症要因として，自己免疫機序（自己免疫性溶血性貧血や寒冷凝集素症等），赤血球膜の異常（発作性夜間ヘモグロビン尿症），機械的溶血（人工弁，行軍ヘモグロビン尿症，血栓性微小血管症），脾機能亢進症，不適合輸血等があげられる．溶血性貧血に共通する検査異常として，LDH（Ⅰ，Ⅱ型優位），間接型優位のビリルビン上昇，ハプトグロビンの低下，網赤血球の増加があげられる．網赤血球の増加を反映して血算ではMCVは高値をとることが多く，自己免疫性溶血性貧血では時に赤血球凝集による異常高値を呈することがある．骨髄では溶血を補うために赤血球造血が亢進し，赤芽球の過形成を認めるが，形態に異常はなく，染色体も正常である．本項では，代表的な後天性溶血性貧血の骨髄および末梢血における赤芽球，赤血球像を提示する．

自己免疫性溶血性貧血（autoimmune hemolytic anemia：AIHA）

1）病　態
　AIHAは，赤血球膜上の抗原に対し自己抗体が産生され，溶血が起こることで発症する貧血である．AIHAには温式抗体による温式AIHA，冷式抗体による寒冷凝集素症（cold agglutinin disease：CAD），発作性寒冷ヘモグロビン尿症（paroxysmal cold hemoglobinuria：PCH）の3疾患があり，基礎疾患の有無によって特発性と続発性（二次性）に区別される．温式AIHAはIgG型抗体により発症し，CADはIgM型抗体により発症する．発症頻度としては温式AIHAの頻度が最も高い．温式AIHAに特発性血小板減少性紫斑病（idiopathic thrombocytopenic purpura：ITP）を合併する場合をEvans症候群と呼ぶ．基礎疾患として，自己免疫疾患と悪性リンパ腫などのリンパ増殖性疾患および感染症の頻度が高く，特に悪性リンパ腫は注意すべき基礎疾患である．

2）検査所見
　AIHAにおいては溶血性貧血に共通する上記の検査異常に加えて，Coombs試験が陽性となる．温式AIHAでは，特異抗血清による直接Coombs試験でIgGのみ，またはIgGと補体成分が検出され，CADでは抗補体または広スペクトル抗血清で陽性となる．この他，CADでは血清寒冷凝集素価の著明な上昇（数千～百万倍）を認め，PCHではDonath-Landsteiner（D-L）抗体が陽性となる．末梢血では，赤血球に結合した自己抗体を介した凝集が認められることがある．特に，IgM抗体によるCADにおいて赤血球凝集反応が強く認められる．また，赤血球の形態異常として球状赤血球が観察される．

血栓性血小板減少性紫斑病（thrombotic thrombocytopenic purpura：TTP）

1）病　態
　TTPはvon Willebrand因子（VWF）の切断酵素であるADAMTS13に対する中和抗体が産生されることが原因で発症する．中和抗体によるADAMTS13の活性低下でvon Willebrand因子の重合体が形成され，その結果，細動脈に血小板血栓が多発し，多臓器不全が引き起こされる．主たる臓器障害として，腎不全，精神症状などが認められる．

2）検査所見
　微小血栓によって赤血球が物理的に破壊されるため，末梢血において特徴的な破砕赤血球が観察される．この他，血栓形成による消費性の血小板減少，物理的溶血による溶血所見が認められる．

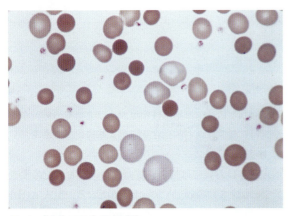

A3-1 温式AIHA（MG染色）

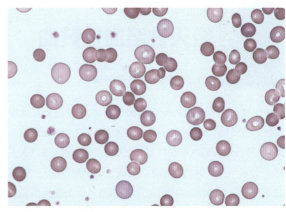

A3-2 温式AIHA（MG染色）

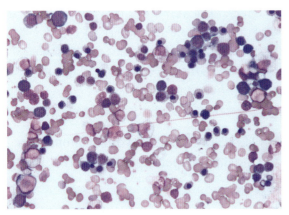

A3-3 温式AIHA（MG染色）

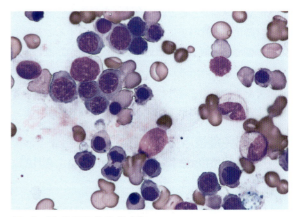

A3-4 温式AIHA（MG染色）

自己免疫性溶血性貧血
（autoimmune hemolytic anemia：AIHA）

A3-1 温式AIHA症例の末梢血画像（MG染色）
　温式AIHAで観察された球状赤血球である．球状赤血球は遺伝性球状赤血球症に特徴的とされているが，AIHAにおいてもしばしば観察される．自己抗体による赤血球膜の傷害により球状の形態変化が生じると考えられている．［第5版より転載］

A3-2 温式AIHA症例の末梢血画像（MG染色）
　AIHAにおいては網赤血球の増加が著明であるため，MCV値が上昇する．好塩基性で大型の赤血球が，増加している網赤血球である．

A3-3 温式AIHA症例の骨髄画像（MG染色）
　末梢での溶血を代償するために骨髄では赤芽球系過形成となっている．各成熟段階の赤芽球が著増しているが，形態的な異常は認められない．

A3-4 温式AIHA症例の骨髄画像（MG染色）
　A3-3と同様に赤芽球の増加・過形成が観察される．赤芽球の形態は正常と変わらない．好塩基性～多染性の赤芽球が多数認められる．

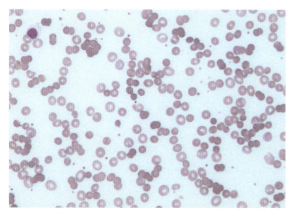

A3-5 温式 AIHA（MG 染色）

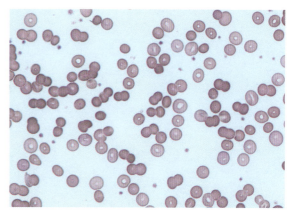

A3-6 温式 AIHA（MG 染色）

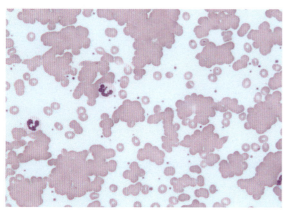

A3-7 寒冷凝集素症（MG 染色）

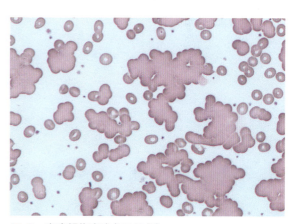

A3-8 寒冷凝集素症（MG 染色）

A3-5　温式 AIHA 症例の末梢血画像（MG 染色）

　温式 AIHA において認められた凝集像である．温式 AIHA は抗 IgG 抗体により発症するため，凝集像は CAD と比較して軽度であるが，凝集像が認められることもある．

A3-6　温式 AIHA 症例の末梢血画像（MG 染色）

　A3-5 と同様に軽度の凝集像が認められる．

A3-7　寒冷凝集素症症例の末梢血画像（MG 染色）

　CAD で観察された赤血球凝集像である．疾患名が示す通り，赤血球の凝集反応をもって寒冷凝集素が測定される．CAD の冷式抗体である IgM は五量体を形成するため，抗 IgG 抗体よりも凝集反応を起こしやすい．

A3-8　寒冷凝集素症症例の末梢血画像（MG 染色）

　強拡大にすると，赤血球凝集像がより顕著に観察される．冷式抗体による凝集は加温によって消失する．

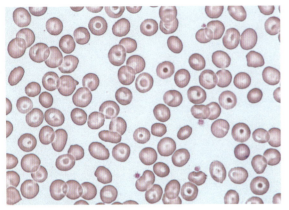

A3-9 標的赤血球(MG染色)

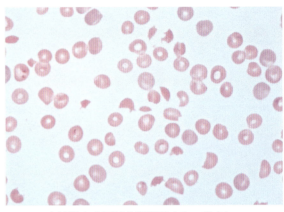

A3-10 血栓性血小板減少性紫斑病(MG染色)

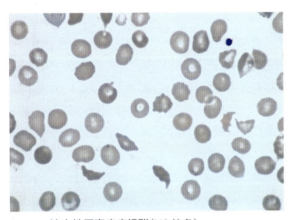

A3-11 溶血性尿毒症症候群(MG染色)

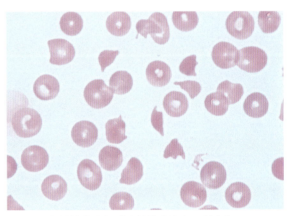

A3-12 血栓性血小板減少性紫斑病(MG染色)

血栓性血小板減少性紫斑病(thrombotic thrombocytopenic purpura：TTP)など

A3-9 標的赤血球(codocyte, target cell)(MG染色)

閉塞性黄疸で認められた標的赤血球である．脂質の変化により赤血球膜に変化が生じ，このような形態変化が起こるものと考えられている．

A3-10 血栓性血小板減少性紫斑病症例の末梢血画像(MG染色)

血小板血栓により赤血球が物理的に破壊され，断片化すること(red cell fragmentation)により生じた破砕赤血球が観察される．三角形，ヘルメット形の赤血球断片である．

A3-11 溶血性尿毒症症候群(hemolytic uremic syndrome)症例の末梢血画像(MG染色)

破砕赤血球や有棘赤血球(acanthocyte)など多様な奇形赤血球が観察される．多染性赤血球も観察され，溶血に伴う網赤血球の増加が示唆される．

A3-12 血栓性血小板減少性紫斑病症例の末梢血画像(MG染色)

本症例はTTPであるが，破砕赤血球は造血幹細胞移植後，膠原病による血管内皮障害に伴って発症する血栓性微小血管症(thrombotic microangiopathy)においても観察される．

(張替秀郎)

A 赤血球系疾患
4 巨赤芽球性貧血
megaloblastic anemia

巨赤芽球性貧血は骨髄にて巨赤芽球の過形成を認める造血障害であり，主としてビタミン B_{12} もしくは葉酸の欠乏を原因とする．この他，ヒドロキシウレア等の抗腫瘍薬の投与によっても発症する．本項では，巨赤芽球性貧血で観察される赤血球各分化段階での赤芽球形態および骨髄球系の形態異常を提示する．

1) 病　態

ビタミン B_{12} 欠乏による巨赤芽球性貧血のうち，自己免疫機序により発症する巨赤芽球性貧血を悪性貧血 (pernicious anemia) と称する．悪性と称される理由は，原因が不明であった1920年代はほとんどの患者が致死的な経過をたどったことによる．悪性貧血は巨赤芽球性貧血の中で最も頻度が高い．自己免疫機序により産生される抗壁細胞抗体は壁細胞を破壊し，粘膜の萎縮による胃底部・胃体部を中心とした自己免疫性萎縮性胃炎（A型萎縮性胃炎）を発症させる．その結果，胃内が低酸・無酸状態になるとともに内因子の分泌不全が生じる．また，抗内因子抗体はビタミン B_{12} と内因子の結合を阻害，もしくはビタミン B_{12}-内因子複合体と受容体との結合を阻害する．これらの機序によりビタミン B_{12} 欠乏が生じる．葉酸欠乏の原因としては，不十分な食事やアルコール依存による摂取不足，吸収障害などの他，妊娠などによる需要の増大があげられる．また，メトトレキサートなどの葉酸代謝に拮抗する薬剤により欠乏することがある．ビタミン B_{12} 欠乏，葉酸欠乏いずれの場合もDNA合成が障害され，赤血球を中心とした分化障害，骨髄内無効造血が生じる．

2) 検査所見

無効造血による溶血所見を伴う大球性貧血を呈する．MCVは120 fLを超えることが多く，他の大球性貧血と比べ大球性のレベルが顕著である．骨髄では，核-細胞質成熟乖離を特徴とする巨赤芽球の過形成が観察される．これら巨赤芽球は著しく大型で，クロマチン構造が繊細・顆粒状であり，一見して幼若な印象を持つ赤芽球である．ヘモグロビン産生が明らかな成熟段階においても，核の成熟が認められずクロマチンの濃縮が認められない．骨髄球系においても巨大後骨髄球，巨大好中球桿状核球，6分葉以上の過分葉好中球といった形態異常が認められる．これらの成熟障害は骨髄内での無効造血に帰結するため，貧血だけでなく，白血球，血小板減少を伴った汎血球減少症を呈することが少なくない．その結果，生化学検査では，骨髄での無効造血を反映した間接ビリルビン優位のビリルビン上昇，LDHの上昇，ハプトグロビンの低下などの溶血所見が認められる．ただし，網赤血球の絶対数は他の溶血性貧血と異なり，増加を認めないことが多い．悪性貧血では抗内因子抗体，抗壁細胞抗体などの自己抗体が検出される．

3) 臨床症状

他の貧血と同様に易疲労感，頭痛，息切れ，動悸といった症状が認められるとともに，骨髄内溶血による軽度の黄疸を認める．ビタミン B_{12} 欠乏においては，末梢神経障害，深部感覚障害といった神経学的症状が認められる．この他，舌乳頭の萎縮によるHunter舌炎，萎縮性胃炎に伴う消化器症状などを合併する．また，慢性甲状腺炎などの自己免疫疾患や胃癌などの発症率が健常人と比較して高い．

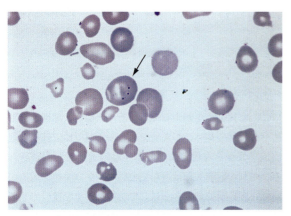

A4-1 巨赤芽球性貧血（悪性貧血）（MG 染色）

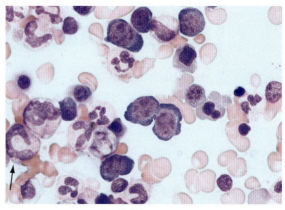

A4-2 巨赤芽球性貧血（悪性貧血）（MG 染色）

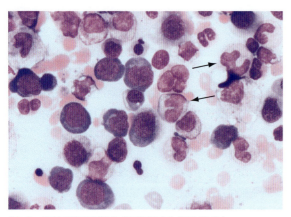

A4-3 巨赤芽球性貧血（悪性貧血）（MG 染色）

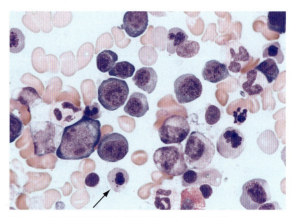

A4-4 巨赤芽球性貧血（悪性貧血）（MG 染色）

巨赤芽球性貧血（megaloblastic anemia）

A4-1 巨赤芽球性貧血（悪性貧血）症例の末梢血画像（MG 染色）

巨赤芽球性貧血の末梢血で認められた巨赤血球である. Ⅵ-A-3「後天性溶血性貧血」(p193) の溶血性貧血の赤血球に比して, サイズが明らかに大きいことがわかる. MCV が 130 fL を超える大球性貧血は巨赤芽球性貧血である可能性が極めて高い. 赤血球の中に Howell-Jolly 小体を 3 個持つ赤血球がみられる (→). ［第 5 版より転載］

A4-2 巨赤芽球性貧血（悪性貧血）症例の骨髄画像（MG 染色）

赤芽球の過形成, 各成熟段階の巨赤芽球および巨大好中球桿状核球 (→) が観察される. 悪性貧血は自己免疫機序による壁細胞の破壊から萎縮性胃炎が起こり, 低酸状態・内因子の欠乏がもたらされて発症する巨赤芽球性貧血である.

A4-3 巨赤芽球性貧血（悪性貧血）症例の骨髄画像（MG 染色）

A4-2 と同様に赤芽球の過形成, 各成熟段階の巨赤芽球および巨大好中球桿状核球 (→) が観察される.

A4-4 巨赤芽球性貧血（悪性貧血）症例の骨髄画像（MG 染色）

この写真においては, 過形成の巨赤芽球に加えて, 矢印で示すように Howell-Jolly 小体が観察される.

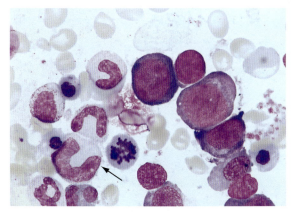

A4-5 巨赤芽球性貧血（悪性貧血）（MG 染色）

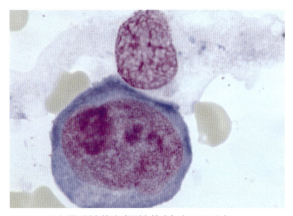

A4-6 巨赤芽球性貧血（悪性貧血）（MG 染色）

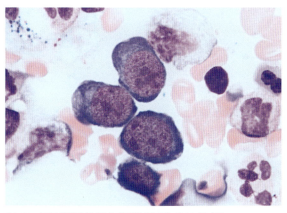

A4-7 巨赤芽球性貧血（悪性貧血）（MG 染色）

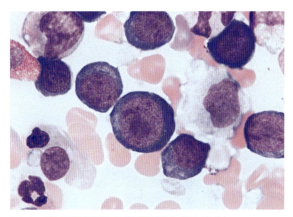

A4-8 巨赤芽球性貧血（悪性貧血）（MG 染色）

A4-5 巨赤芽球性貧血（悪性貧血）症例の骨髄画像（MG 染色）

Ⅵ-A-3の溶血性貧血同様，赤芽球の過形成が認められるが，サイズの違いが明らかである．一つ一つの赤芽球が著しく大型で，クロマチン構造は繊細・顆粒状で幼若な核を呈している．矢印に示すように巨大好中球桿状核球が認められる．サイズが著しく大きく，またクロマチンの濃縮が不十分な異形成を有する．［第5版より転載］

A4-6 巨赤芽球性貧血（悪性貧血）症例の骨髄画像；前巨赤芽球（promegaloblast）（MG 染色）

サイズの大きさが通常の前赤芽球と異なるため巨赤芽球と判断されるが，この成熟段階ではいずれも核網が繊細で顆粒状であり，核の異形成から判断することは難しい．前赤芽球の特徴である濃染する核小体が認められる．［第5版より転載］

A4-7 巨赤芽球性貧血（悪性貧血）症例の骨髄画像；好塩基性巨赤芽球（basophilic megaloblast）（MG 染色）

通常の好塩基性赤芽球より大きな好塩基性巨赤芽球である．形態上は通常の好塩基性赤芽球のように前赤芽球よりも濃染する細胞質を有し，核周明庭も認められる．

A4-8 巨赤芽球性貧血（悪性貧血）症例の骨髄画像，好塩基性巨赤芽球（MG 染色）

A4-7 と同様に，通常の好塩基性赤芽球より大きな好塩基性巨赤芽球である．形態上は通常の好塩基性赤芽球のように前赤芽球よりも濃染する細胞質を有し，核周明庭も認められる．

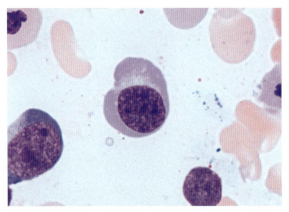

A4-9 巨赤芽球性貧血（悪性貧血）（MG 染色）

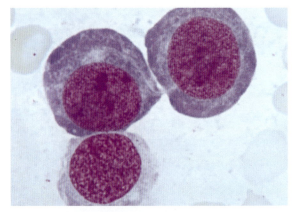

A4-10 巨赤芽球性貧血（悪性貧血）（MG 染色）

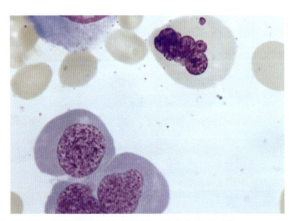

A4-11 巨赤芽球性貧血（悪性貧血）（MG 染色）

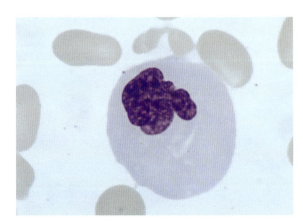

A4-12 巨赤芽球性貧血（悪性貧血）（MG 染色）

A4-9　巨赤芽球性貧血（悪性貧血）症例の骨髄画像；多染性巨赤芽球(polychromatic megaloblast)（MG 染色）
　好塩基性が残っているものの，多染性となりつつある．核の濃縮は遅れている．

A4-10　巨赤芽球性貧血（悪性貧血）症例の骨髄画像；多染性巨赤芽球（MG 染色）
　ヘモグロビン産生により細胞質の好塩基性が薄れ多染性となっているが，核網は依然繊細で顆粒状であり，巨赤芽球に特徴的な，いわゆる核－細胞質成熟乖離が認められる．細胞のサイズは，通常の多染性赤芽球に比して明らかに大きい．特に，細胞質が比較的広く，N/C 比が低値の傾向がある．［第 5 版より転載］

A4-11　巨赤芽球性貧血（悪性貧血）症例の骨髄画像；多染性巨赤芽球（MG 染色）
　A4-9 よりも好塩基性が薄れてきているが，多染性の巨赤芽球である．スポンジ状の核を呈する巨赤芽球が観察される．右上は正染性巨赤芽球である．［第 5 版より転載］

A4-12　巨赤芽球性貧血（悪性貧血）症例の骨髄画像；正染性巨赤芽球(orthochromatic megaloblast)（MG 染色）
　ヘモグロビン産生が進み成熟赤血球に類似した細胞質の色を呈しているが，非常に大きく，核の成熟が完成していない．核の形態も円形ではなく正常ではない．［第 5 版より転載］

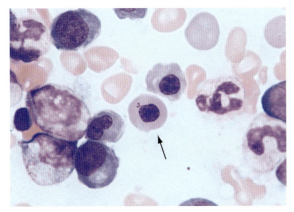

A4-13 巨赤芽球性貧血(悪性貧血)(MG染色)

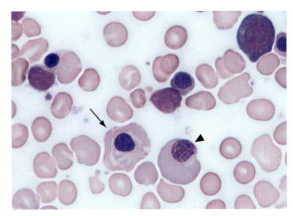

A4-14 骨髄異形成症候群(MG染色)

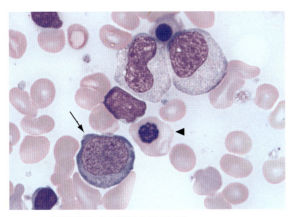

A4-15 骨髄異形成症候群(MG染色)

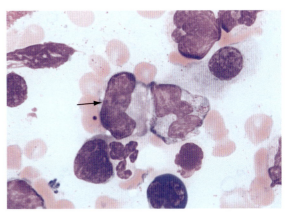

A4-16 悪性貧血(MG染色)

A4-13 巨赤芽球性貧血(悪性貧血)症例の骨髄画像；正染性巨赤芽球(MG染色)

ヘモグロビン産生が進んだ正染性の巨赤芽球である(→)．Howell-Jolly小体が観察される．

A4-14 骨髄異形成症候群症例の骨髄画像；巨赤芽球様変化(megaloblastoid change)(MG染色)

骨髄異形成症候群(myelodysplastic syndromes：MDS)で認められた巨赤芽球様の形態異常を呈する赤芽球である．核の成熟障害，拡大した細胞質など巨赤芽球性貧血で認められる形態異常に類似している．矢印は正染性赤芽球，矢頭は多染性赤芽球であるが，いずれも大きい．

A4-15 骨髄異形成症候群症例の骨髄画像；巨赤芽球様変化(MG染色)

A4-14と同様に，MDSで認められた巨赤芽球様の形態異常を呈する赤芽球である．矢印は好塩基性赤芽球，矢頭は正染性赤芽球である．矢印の好塩基性赤芽球はスポンジ状の核網を有している．矢頭の正染性赤芽球は核の形が円形ではなく，いびつである．

A4-16 悪性貧血症例の骨髄画像；巨人後骨髄球(giant metamyelocyte)(MG染色)

悪性貧血の骨髄で認められた巨大後骨髄球である(→)．サイズは著しく大型でやや顆粒に乏しく，核に異形成を認める．他に観察される骨髄系の細胞についても異形成が著明である．

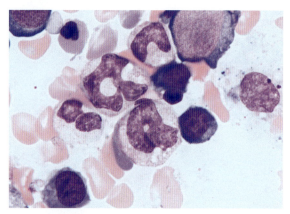

A4-17　悪性貧血（MG染色）

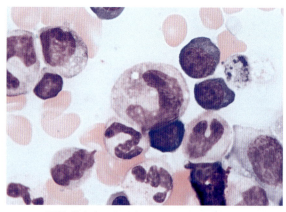

A4-18　悪性貧血（MG染色）

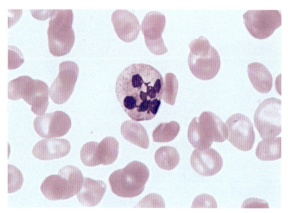

A4-19　悪性貧血（MG染色）

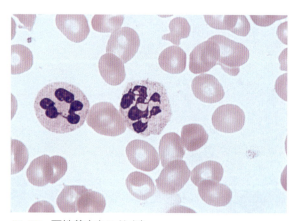

A4-20　悪性貧血（MG染色）

A4-17　悪性貧血症例の骨髄画像；巨大好中球桿状核球（giant band neutrophil）（MG染色）

　サイズが著しく大きく，またクロマチンの濃縮が不十分な，異形成を有する好中球桿状核球である．好中球桿状核球としての細胞形態にも異形成が認められる．

A4-18　悪性貧血症例の骨髄画像；巨大好中球桿状核球（MG染色）

　A4-17と同様に，サイズが著しく大きく，核に異形成を有する好中球桿状核球である．

A4-19　悪性貧血症例の末梢血画像；過分葉好中球（hypersegmented neutrophil）（MG染色）

　健常人の好中球は通常4核までで，5核以上の核はまれである．写真では7核の過分葉好中球が観察される．

A4-20　悪性貧血症例の末梢血画像；過分葉好中球（MG染色）

　A4-19と同様に，6核以上の過分葉好中球が観察される．巨赤芽球性貧血に特徴的な所見とされるが，MDSにおいても観察されることがある．

（張替秀郎）

A 赤血球系疾患
5 再生不良性貧血

aplastic anemia (AA)

　再生不良性貧血は「何らかの原因で骨髄の造血幹細胞が持続的に減少した結果，末梢血の汎血球減少を生じた状態」と定義されている．発症のきっかけとなる造血幹細胞の減少は，「造血幹細胞自身の異常」が原因のこともあるが，大部分は「免疫学的機序による造血幹細胞の傷害」によると想定されている．

　Hb 10 g/dL 未満，好中球 1,500/μL 未満，血小板 10万/μL 未満のうち少なくとも2つを満たし，骨髄が低形成であれば，再生不良性貧血が診断の候補にあがる．しかし，再生不良性貧血では，血球の形態異常や芽球の増加といった診断の決め手となる形態学的特徴がみられないため，血球減少を来す他の疾患との鑑別がしばしば問題となる．

　再生不良性貧血は重症と非重症に分類されるが，診断時の重症度と発症までの経過による病型分類は比較的相関している．

急性型再生不良性貧血（acute aplastic anemia）

　重症例（わが国の重症度分類では stage 4 および 5）に多い．好中球減少，血小板減少が高度で，発熱あるいは出血症状で受診する例が多い．発症して間もないため，貧血はむしろ軽度である．急性型の骨髄は再生不良性貧血の典型像を示し，ほぼ完全に脂肪髄化しているため，診断に迷うことは少ない．ただしリンパ球が主体となるため，ヘアリー細胞白血病との鑑別に注意する（p337：VI-D-2-2）「ヘアリー細胞白血病」参照）．

慢性型再生不良性貧血（chronic aplastic anemia）

　非重症例（わが国の重症度分類では stage 1～3）に多い．わが国に比較的多い病型であるが，芽球の増加を伴わない骨髄異形成症候群（myelodysplastic syndromes：MDS）や特発性血小板減少性紫斑病（idiopathic thrombocytopenic purpura：ITP）との鑑別がしばしば問題となる．

　血球減少がゆっくり進行する慢性型は，ところどころ代償性に造血巣が残存しているため，たまたまその部位を穿刺すると低形成髄であることを証明できない．また，病初期は貧血よりむしろ血小板減少が先行することが多いため，ITPとの鑑別もしばしば問題となる．しかし，全体の細胞密度が保たれていても，巨核球が相対的に減少あるいは皆無の時は，再生不良性貧血が強く疑われる．骨髄の細胞密度を正しく評価するためには，骨髄穿刺のみならず腸骨からの骨髄生検を必ず併用する．

　なお，慢性型再生不良性貧血では，赤芽球に2核や巨赤芽球様変化などの形態異常をしばしば認める．また，顆粒球系にも MDS にみられるような異形成所見を認めることがあるが，その頻度は低く，10%を超えることはない．一方，微小巨核球の存在は MDS であることを強く示唆するため，再生不良性貧血は考えにくい．

再生不良性貧血-発作性夜間ヘモグロビン尿症（aplastic anemia-paroxysmal nocturnal hemoglobinuria：AA-PNH）症候群

　免疫抑制療法が奏効した後に貧血が進行した場合，再発，PNH の合併，MDS への移行が鑑別にあがる．網赤血球の増加や LDH の上昇が認められる時は，AA-PNH 症候群が疑わしいので，フローサイトメトリーを用いて CD55 や CD59 などの glycosylphosphatidylinositol（GPI）アンカー膜蛋白を欠失した PNH 型血球の出現を確認する．AA-PNH 症候群では，溶血を反映して骨髄中の赤芽球は増加する．細胞密度が高くなることから，MDS との鑑別に注意する．

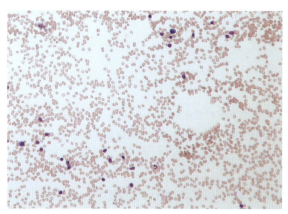

A5-1 再生不良性貧血（MG染色）

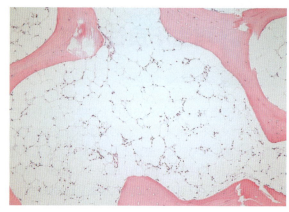

A5-2 再生不良性貧血（HE染色）

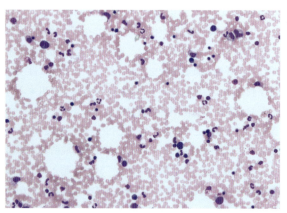

A5-3 再生不良性貧血（MG染色）

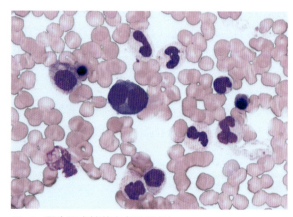

A5-4 再生不良性貧血（MG染色）

急性型再生不良性貧血（acute aplastic anemia）

A5-1　再生不良性貧血症例1（stage 5）の骨髄穿刺像（MG染色）

赤芽球系，顆粒球系，巨核球の3系統とも著明に減少した高度の低形成髄．リンパ球や形質細胞が散見される．このような像をみた場合，末梢血混入による検体採取不良（形質細胞がみられれば，骨髄が採取されていると判断できる）や，骨髄線維症患者における dry tap との鑑別に注意が必要である．

A5-2　再生不良性貧血症例1（stage 5）の骨髄生検像（HE染色）

骨梁に囲まれた骨髄のほぼ全領域が脂肪髄に置き換わっており，造血細胞は著しく減少している．僅かにリンパ球や形質細胞が散見される．再生不良性貧血の典型像である．

慢性型再生不良性貧血（chronic aplastic anemia）

A5-3　再生不良性貧血症例2（stage 2）の骨髄穿刺像（MG染色）

脂肪成分が多いことから円形の空胞が散在する．赤芽球系や顆粒球系の細胞はみられるが，本視野に巨核球はみられない．本例のように，比較的細胞数が多いと思われる例であっても，それに見合った数の巨核球が認められない場合は，再生不良性貧血である可能性が高い．

A5-4　再生不良性貧血症例2（stage 2）の骨髄穿刺像（MG染色）

写真中央に2核の赤芽球を認める．再生不良性貧血では，赤芽球系のみの形態異常はしばしば認められる．

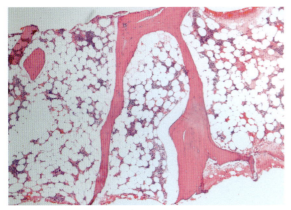

A5-5　再生不良性貧血（HE 染色）

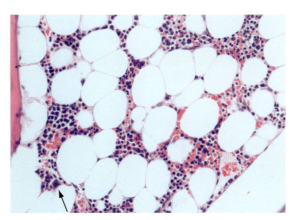

A5-6　再生不良性貧血（HE 染色）

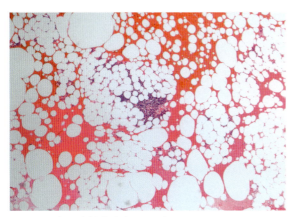

A5-7　再生不良性貧血（HE 染色）

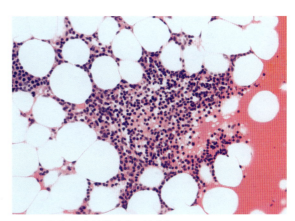

A5-8　再生不良性貧血（HE 染色）

A5-5　再生不良性貧血症例 2（stage 2）の骨髄生検像（HE 染色）

骨梁に囲まれた骨髄は脂肪組織が増加しているものの，造血細胞の集塊がところどころ島状に残存している．ゆっくり進行する慢性型の非重症再生不良性貧血例の典型像である．

A5-6　再生不良性貧血症例 2（stage 2）の骨髄生検像（HE 染色）

M/E 比は 1〜2 程度で，赤芽球系および顆粒球系の細胞は比較的多数みられるものの，巨核球は写真左下に 1 個認めるのみであり（→），明らかに減少している．巨核球が相対的に減少あるいは皆無の場合は，たとえ全体の細胞密度が保たれていても，再生不良性貧血を考える．

A5-7　再生不良性貧血症例 3（stage 3）の骨髄クロット標本（HE 染色）

骨髄は脂肪細胞が大部分を占めており，造血細胞は一部にみられるのみだが，その部分では正形成髄といえる．

A5-8　再生不良性貧血症例 3（stage 3）の骨髄クロット標本（HE 染色）

赤芽球系細胞と顆粒球系細胞がみられるが，相対的に赤芽球系細胞が増加している．標本上，巨核球は認められない．

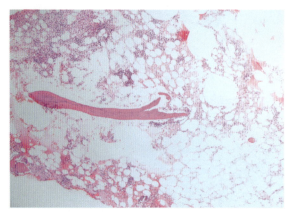

A5-9　再生不良性貧血（HE染色）

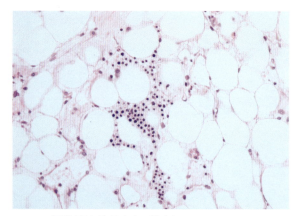

A5-10　再生不良性貧血（HE染色）

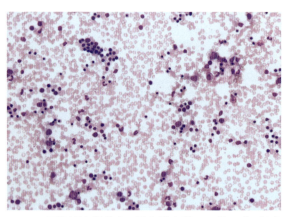

A5-11　再生不良性貧血−発作性夜間ヘモグロビン尿症症候群（MG染色）

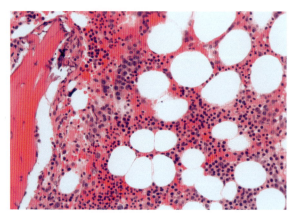

A5-12　再生不良性貧血−発作性夜間ヘモグロビン尿症症候群（HE染色）

A5-9　再生不良性貧血症例4（stage 2）の骨髄生検像（HE染色）

視野によって造血細胞の密度が異なり，造血細胞と脂肪細胞が同程度に認められる領域（写真左側）と，ほとんどが脂肪組織に置き換わり造血細胞をほとんど認めない領域（写真右側）が混在している．この例のように，ゆっくり進行する慢性型の非重症例では，細胞密度に偏りが認められることが多い．

A5-10　再生不良性貧血症例4（stage 2）の骨髄生検像（HE染色）

A5-9右側の拡大像．この部位から穿刺すれば低形成であることを証明できるが，左側の細胞密度が高いところを穿刺すると，低形成であることを証明できない可能性がある．そのため，再生不良性貧血の診断時には必ず骨髄生検を併用する．

再生不良性貧血−発作性夜間ヘモグロビン尿症（aplastic anemia-paroxysmal nocturnal hemoglobinuria：AA-PNH）症候群

A5-11　再生不良性貧血−発作性夜間ヘモグロビン尿症症候群症例5の骨髄穿刺像（MG染色）

正形成髄．溶血を反映して赤芽球系細胞が増加するためM/E比は小さい．赤芽球の集簇像も散見される．本標本では認めないが，マクロファージの周りを赤芽球が囲む赤芽球島が認められることもある．

A5-12　再生不良性貧血−発作性夜間ヘモグロビン尿症症候群症例5の骨髄生検像（HE染色）

再生不良性貧血発症時にみられた脂肪細胞は減少し，細胞密度は正常化している．ただし，造血巣の大部分を赤芽球系細胞が占め，M/E比は低下している．

〔山﨑宏人〕

A 赤血球系疾患
6 純赤芽球癆
pure red cell aplasia (PRCA)

　純赤芽球癆（PRCA）は赤血球系前駆細胞の選択的な増殖・分化の障害によって貧血を来す疾患であり，網赤血球の著減および骨髄赤芽球の著減を形態学的な特徴とする．PRCAの病因・病態は多様であり，様々な疾患に伴って発症する続発性と，基礎疾患を同定できない特発性がある．特発性の後天性慢性PRCAにおいては顆粒球系および巨核球・血小板系の造血能は原則として保たれているが，続発性の場合には病因により好中球数あるいは血小板数の変化を伴うことがある．なお，本項で赤芽球癆は，純赤芽球癆（PRCA）を表すものとする．

　PRCAは正球性貧血と網赤血球の著減（1％未満）により疑い，骨髄赤芽球の減少（5％未満）により形態学的に診断される．PRCAにおける診断のポイントは病型の区分と病因の同定である．病型は大きく先天性と後天性に区分され，臨床経過から急性と慢性に分類される．先天性PRCAとして，リボソーム蛋白をコードする遺伝子の変異を伴うDiamond-Blackfan貧血がよく知られている．後天性PRCAは基礎疾患を同定し得ない特発性と，基礎疾患を有する続発性に分類される．続発性PRCAの病因は多様で，薬剤，感染症（ヒトパルボウイルスB19など），胸腺腫，リンパ系腫瘍，骨髄性疾患，自己免疫性疾患，固形腫瘍，妊娠，ABO major不適合同種造血幹細胞移植などがある．

　薬剤服用歴と先行感染症の有無を確認することと，被疑薬の中止後約1ヵ月間，注意深い経過観察を行うことが病型診断に重要で，被疑薬の中止後あるいは診断後1ヵ月以内に自然軽快するものは急性型，軽快しないものを慢性型とする．特発性造血障害に関する調査研究班が行った全国調査によれば，日本における成人後天性慢性PRCAの3大病因は特発性（39％），胸腺腫関連（23％），リンパ系腫瘍関連（14％）であり，リンパ系腫瘍で最も多いのは大顆粒リンパ球性白血病，次いで悪性リンパ腫であった．

■ 大顆粒リンパ球性白血病関連赤芽球癆 [large granular lymphocytic (LGL) leukemia-associated PRCA]

　大顆粒リンパ球性白血病は欧米において最も多い続発性慢性PRCAの基礎疾患である．大顆粒リンパ球は形態学的特徴により定義されている．細胞の大きさは15〜18μmで赤血球の約2倍を示し，アズール顆粒を含む豊富な細胞質と円形の核を有する．大顆粒リンパ球にはT細胞に由来するものとNK細胞に由来するものがあるが，T細胞大顆粒リンパ球性白血病の少数は典型的な大顆粒リンパ球の形態を示さないことが報告されている．PRCAを合併する大顆粒リンパ球性白血病の多くはT細胞性で，CD8陽性である．健常人において，末梢血中に観察される大顆粒リンパ球数は200〜400/μLである．大顆粒リンパ球性白血病の診断は，一般的には大顆粒リンパ球数が2,000/μL以上の場合になされるが，もしクローン性が証明できれば400〜2,000/μLでもよいとされている．

■ 特発性赤芽球癆（idiopathic PRCA）

　特発性慢性PRCAの発症メカニズムとして，赤芽球系前駆細胞に対する自己抗体や細胞傷害性リンパ球を介した自己免疫学的機序が推定されているが，その抗原特異性は不明である．免疫抑制療法が有効である．

■ 胸腺腫関連赤芽球癆（thymoma-associated PRCA）

　胸腺腫は腫瘍随伴症候群としてPRCAの他に，重症筋無力症や辺縁系脳炎などの自己免疫疾患を伴うことがよく知られている．PRCAの病態における胸腺腫の役割は不明で，胸腺腫とPRCAの発症は同時・異時の両者がある．免疫抑制療法が奏効することから，特発性PRCAと同様に自己免疫学的機序が推察されている．

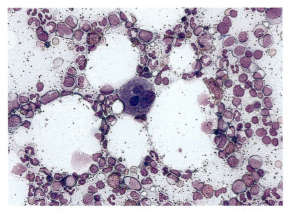

A6-1　大顆粒リンパ球性白血病関連赤芽球癆(MG 染色)

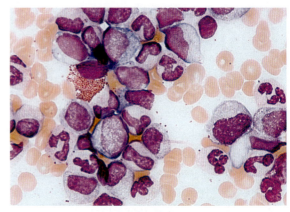

A6-2　大顆粒リンパ球性白血病関連赤芽球癆(MG 染色)

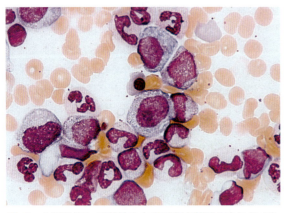

A6-3　大顆粒リンパ球性白血病関連赤芽球癆(MG 染色)

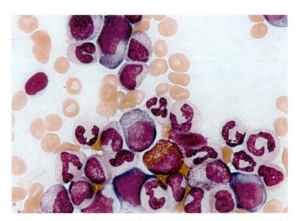

A6-4　大顆粒リンパ球性白血病関連赤芽球癆(MG 染色)

大顆粒リンパ球性白血病関連赤芽球癆
[large granular lymphocytic (LGL) leukemia-associated PRCA]

A6-1　大顆粒リンパ球性白血病関連赤芽球癆症例 1 の骨髄画像(MG 染色)

　各成熟段階の顆粒球系細胞と骨髄巨核球，そして少数のリンパ球様細胞がみられるが，明確に赤芽球と識別できる細胞は画面右下にわずかに認められるのみである．

A6-2　大顆粒リンパ球性白血病関連赤芽球癆症例 1 の骨髄画像(MG 染色)

　各成熟段階の顆粒球系細胞がみられ，分化は良好である．この画面で赤芽球と識別できる細胞はみられない．

A6-3　大顆粒リンパ球性白血病関連赤芽球癆症例 1 の骨髄画像(MG 染色)

　各成熟段階の顆粒球系細胞と画面中央に 1 個の赤芽球を認める．

A6-4　大顆粒リンパ球性白血病関連赤芽球癆症例 1 の骨髄画像(MG 染色)

　分化傾向良好な各成熟段階の顆粒球系細胞がみられる．画面下部にみられる好塩基性の細胞質を有し，核の周囲が明るい細胞は前赤芽球かもしれない．この画面では成熟した赤芽球は認められない．

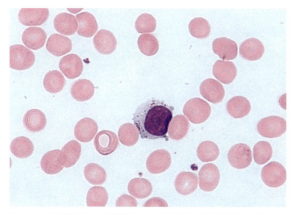

A6-5　大顆粒リンパ球性白血病関連赤芽球癆（MG 染色）

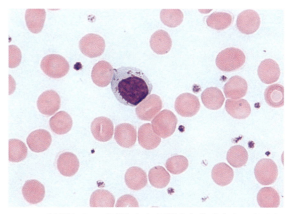

A6-6　大顆粒リンパ球性白血病関連赤芽球癆（MG 染色）

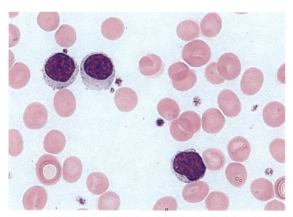

A6-7　大顆粒リンパ球性白血病関連赤芽球癆（MG 染色）

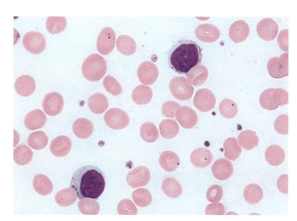

A6-8　大顆粒リンパ球性白血病関連赤芽球癆（MG 染色）

A6-5　大顆粒リンパ球性白血病関連赤芽球癆症例1の末梢血画像（MG 染色）

　画面中央に赤血球の約2倍の大きさのリンパ球がみられ，やや粗大なアズール顆粒を含む豊富な細胞質と円形核を有している．本例の血算は白血球 10,300/μL，ヘモグロビン 6.6 g/dL，血小板数 36.5 万/μL，網赤血球 5.1‰（10,600/μL），リンパ球表面マーカー解析では CD3 98.5%，CD4 6.1%，CD8 92.5% であった．T 細胞受容体（T-cell receptor：TCR）解析が行われ，フローサイトメトリー法で TCRαβ 陽性，PCR 法でクローン性の TCRαβ 陽性細胞の増加が証明された．

A6-6　大顆粒リンパ球性白血病関連赤芽球癆症例1の末梢血画像（MG 染色）

　この画面でも赤血球の約2倍の大きさを示す，やや粗大なアズール顆粒を含む豊富な細胞質と円形核を有するリンパ球がみられる．

A6-7　大顆粒リンパ球性白血病関連赤芽球癆症例1の末梢血画像（MG 染色）

　同一症例であるが，やや小型のリンパ球が3個みられる．この画面でみられるリンパ球は全て微細なアズール顆粒を含んでいる．

A6-8　大顆粒リンパ球性白血病関連赤芽球癆症例1の末梢血画像（MG 染色）

　この画面でみられるリンパ球も赤血球の2倍には満たない大きさであるが，円形核とアズール顆粒を有している．

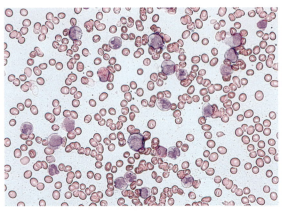

A6-9 特発性赤芽球癆（MG 染色）

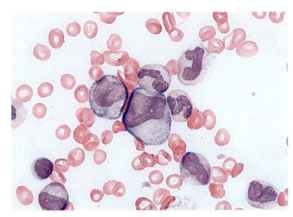

A6-10 特発性赤芽球癆（MG 染色）

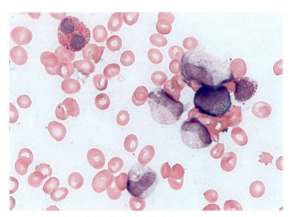

A6-11 特発性赤芽球癆（MG 染色）

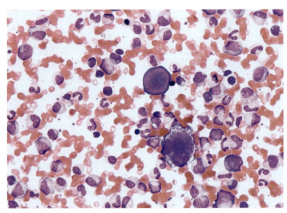

A6-12 ヒトパルボウイルス B19 感染に伴う赤芽球癆（MG 染色）

特発性赤芽球癆（idiopathic PRCA）

A6-9 特発性赤芽球癆症例1の骨髄画像（MG 染色）

各成熟段階の顆粒球系細胞がみられる．この画面で赤芽球と識別できる細胞はみられない．

A6-10 特発性赤芽球癆症例1の骨髄画像（MG 染色）

各成熟段階の顆粒球系細胞がみられる．分化は良好である．この画面で赤芽球と識別できる細胞はみられない．

A6-11 特発性赤芽球癆症例1の骨髄画像（MG 染色）

前骨髄球から後骨髄球に至る各成熟段階の顆粒球系細胞および好酸球がみられる．この画面においても赤芽球はみられない．

A6-12 ヒトパルボウイルス B19 感染に伴う赤芽球癆症例の骨髄画像（MG 染色）

既述のヒトパルボウイルス B19 感染症例（p163：V-1「骨髄赤芽球系の異常」の 1-29 ～ 31）と同一症例である．赤芽球系細胞は著減している．中央上方の大型円形細胞は巨大前赤芽球（giant proerythroblast）で，ヒトパルボウイルス B19 感染に特徴的である．中央下方の大型細胞は正常の巨核球である．［写真提供：通山　薫］

（廣川　誠）

A 赤血球系疾患

7 小児の骨髄不全症（CDA を含む）

　小児の骨髄不全症は，先天性のものと後天性のものに大別される．前者は頻度はまれながら多くの疾患があり，後者は再生不良性貧血（AA）と小児不応性血球減少症（RCC）に大別される．

■ 遺伝性骨髄不全症候群（inherited bone marrow failure syndrome：IBMFS）

　IBMFS は，造血細胞の分化・増殖が先天的に障害され，血球減少を来す疾患の総称である．血球減少に加え，特徴的な外表奇形や所見を伴うことから，従来は臨床診断がなされてきた．1990 年代から急速に発展したゲノム学により，頻度が比較的高い疾患については責任遺伝子が同定され，造血不全における遺伝的因子の関与が明らかにされた．汎血球減少を来す IBMFS には Fanconi 貧血，先天性角化不全症，Shwachman-Diamond 症候群などがあげられる．また，単一系統に限定される血球減少症としては，赤血球系では Diamond-Blackfan 貧血（DBA），先天性赤血球系異形成貧血（congenital dyserythropoietic anemia：CDA），好中球系では重症先天性好中球減少症，血小板系では急性骨髄性白血病に移行傾向を有する家族性血小板異常症（familial platelet disorder/ acute myeloid leukemia：FPD/AML）などがあげられる．

■ 再生不良性貧血（aplastic anemia：AA）

　AA は骨髄での 3 血球系統の産生が減少し，末梢血で汎血球減少を呈する症候群である．汎血球減少がみられる疾患，病態は多数存在し，診断に当たっては骨髄標本で各血球成分に形態異常を認めないこと，白血病細胞や固形腫瘍の骨髄転移を認めないこと，骨髄線維成分の増加を認めないことなどを確認する必要がある．前述の IBMFS による先天性 AA と後天性 AA に大別される．後天性のものには原因不明の特発性（一次性）のものと，様々な薬剤，放射線被曝やベンゼンなどによる二次性のものがある．特殊なものとして肝炎に関連して発症するものや，発作性夜間ヘモグロビン尿症（paroxysmal nocturnal hemogrobinuria：PNH）に伴うものがある．

■ 小児不応性血球減少症（refractory cytopenia of childhood：RCC）

　小児骨髄異形成症候群（myelodysplastic syndromes：MDS）の骨髄は低形成であることが多く，AA との鑑別が問題であり，IBMFS に続発する場合もある．小児 MDS において芽球増加を伴わない MDS は，①貧血単独ではなく多系統の血球減少を来すことが多い，②骨髄がしばしば低形成を呈する，③異形成が多系統に及ぶことの意義が明らかではない，などの成人と異なる特徴を有するため，WHO 2017 では refractory cytopenia of childhood（RCC：小児不応性血球減少症）という暫定病名が提唱された．RCC は遷延する血球減少を呈し，芽球割合が骨髄で 5% 未満，末梢血で 2% 未満であり，骨髄塗抹標本において 2 系統以上の異形成か，1 系統において 10% 以上の細胞に異形成を認めることが必須とされる．

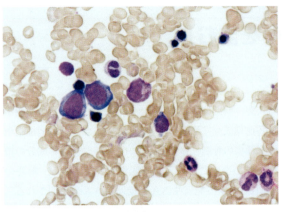

A7-1　Fanconi 貧血（MG 染色）

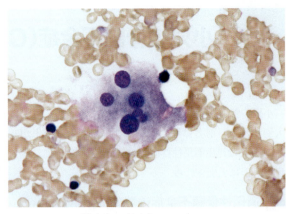

A7-2　Fanconi 貧血（MG 染色）

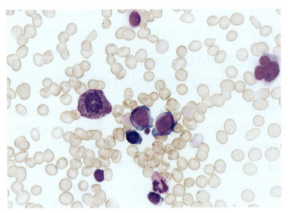

A7-3　Fanconi 貧血（MG 染色）

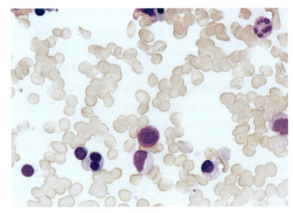

A7-4　Fanconi 貧血（MG 染色）

遺伝性骨髄不全症候群（inherited bone marrow failure syndrome：IBMFS）

A7-1　Fanconi 貧血症例の骨髄画像（MG 染色）

骨髄は低形成，少数の骨髄球系細胞，赤芽球系細胞を認める．赤芽球においては巨赤芽球様変化を認める．

A7-2　Fanconi 貧血症例の骨髄画像（MG 染色）

分離核の巨核球である．

A7-3，A7-4　Fanconi 貧血症例の骨髄画像（MG 染色）

巨赤芽球様変化や 2 核の赤芽球を認める．本症例は，骨髄低形成で軽度異形成を認めることで，RCC と同様の骨髄像を呈するが，Fanconi 貧血が全てこれらの像と同じとは限らない．AA や MDS のような像を呈することもあるため，形態的特徴は様々である．

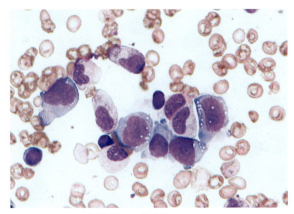

A7-5 Pearson 症候群(MG 染色)

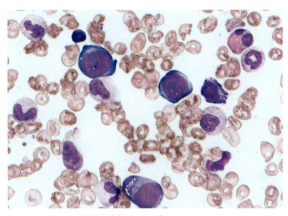

A7-6 Pearson 症候群(MG 染色)

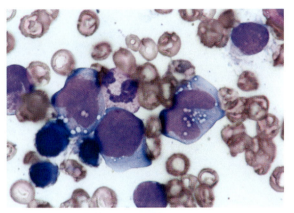

A7-7 Pearson 症候群(MG 染色)

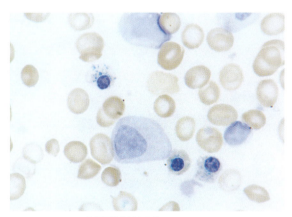

A7-8 Pearson 症候群(鉄染色)

A7-5　Pearson 症候群症例の骨髄画像(MG 染色)
　本症例は，生後 4 ヵ月にウイルス感染症の診断で入院した際に汎血球減少を指摘され，末梢血では赤血球の大小不同や奇形赤血球，血小板においては大型血小板を認め，先天性の造血不全が疑われた．骨髄では，骨髄球系と赤芽球系の前駆細胞に空胞形成が認められた．ミトコンドリア DNA 解析において 4,977 bp の単一欠損が認められ，Pearson 症候群と診断された症例である．

A7-6, A7-7　Pearson 症候群症例の骨髄画像(MG 染色)
　骨髄球系と赤芽球の前駆細胞に空胞形成を認める．

A7-8　Pearson 症候群症例の骨髄画像(鉄染色)
　本症例においては環状赤芽球を 68% 認めた．Pearson 症候群では環状赤芽球を認めることが多いとされているが，全ての Pearson 症候群において認められるとは限らない．

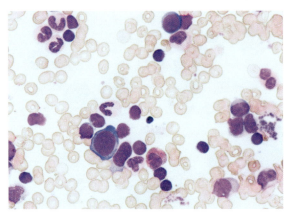

A7-9　Diamond-Blackfan 貧血（MG 染色）

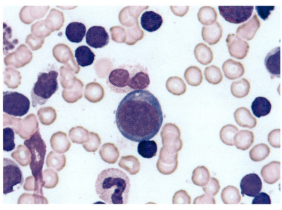

A7-10　Diamond-Blackfan 貧血（MG 染色）

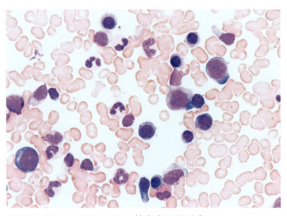

A7-11　Diamond-Blackfan 貧血（MG 染色）

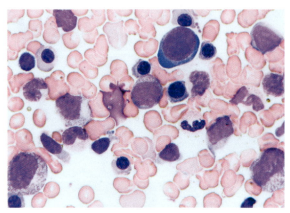

A7-12　Diamond-Blackfan 貧血（MG 染色）

A7-9　Diamond-Blackfan 貧血症例の骨髄画像（MG 染色）

　本症例は生後1ヵ月に Hb 3.2 g/dL と貧血を認め，DBA が疑われたものである．骨髄穿刺において，赤芽球は前赤芽球のみ 2.0％認め，成熟停止像が窺えた．他の血球系においては異常は認められなかった．*RPS19* 遺伝子変異を認め，DBA と診断された．

A7-10　Diamond-Blackfan 貧血症例の骨髄画像（MG 染色）

　前赤芽球は認められるが，塩基性・多染性・正染性赤芽球は認められず，成熟停止像である．

A7-11，A7-12　Diamond-Blackfan 貧血症例の骨髄画像（MG 染色）

　A7-9，10 の治療開始6ヵ月後の骨髄である．治療効果により各成熟段階の赤芽球が認められるが，適宜，輸血は行っている．

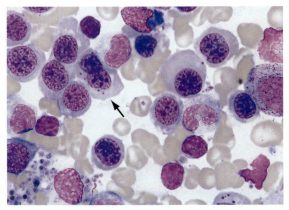

A7-13 先天性赤血球系異形成貧血Ⅰ型（MG染色）

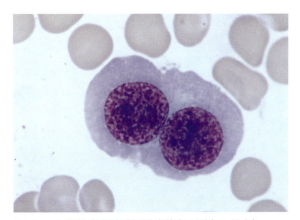

A7-14 先天性赤血球系異形成貧血Ⅰ型（MG染色）

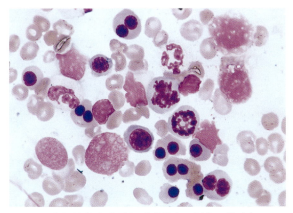

A7-15 先天性赤血球系異形成貧血Ⅱ型（MG染色）

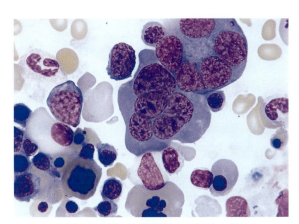

A7-16 先天性赤血球系異形成貧血Ⅲ型（MG染色）

A7-13 先天性赤血球系異形成貧血Ⅰ型症例の骨髄画像（MG染色）

巨赤芽球性貧血に似るが，核の未成熟がそれほどまでは強くない巨赤芽球様細胞（megaloblastoid cell）の過形成がみられる．多染性のものが揃っており，Howell-Jolly小体を持つ赤芽球や2核の赤芽球（→）がみられる．CDAのⅠ型である．まれな疾患である．［写真提供：小峰光博氏，第5版より転載］

A7-14 先天性赤血球系異形成貧血Ⅰ型症例の骨髄画像（MG染色）

2核の巨赤芽球様細胞を示す．［第5版より転載］

A7-15 先天性赤血球系異形成貧血Ⅱ型症例の骨髄画像（MG染色）

Ⅰ型のような巨赤芽球様細胞でなく，2核の比較的成熟した正染性赤芽球が目につく．遺伝性酸溶血試験陽性多核赤芽球症（hereditary erythroblastic multinuclearity associated with a positive acidified serum test：HEMPAS）とも呼ばれ，PNHの診断に用いるHam試験は陽性だが，もう1つの蔗糖溶血試験は陰性という特徴がある．まれな疾患である．［写真提供：小峰光博氏，第5版より転載］

A7-16 先天性赤血球系異形成貧血Ⅲ型症例の骨髄画像（MG染色）

著しく大型で多数の核を持つ巨赤芽球様細胞が目立ち，種々の成熟度を示す．極めて珍しい症例である．［写真提供：山口延男氏，第5版より転載］

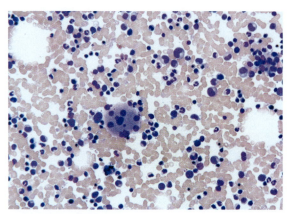

A7-17 急性骨髄性白血病に移行傾向を有する家族性血小板異常症（MG染色）

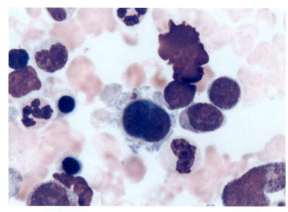

A7-18 急性骨髄性白血病に移行傾向を有する家族性血小板異常症（MG染色）

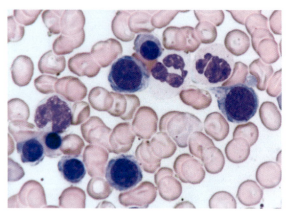

A7-19 急性骨髄性白血病に移行傾向を有する家族性血小板異常症（MG染色）

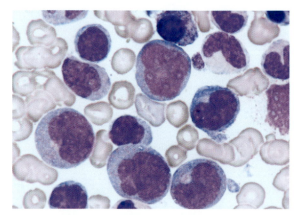

A7-20 急性骨髄性白血病に移行傾向を有する家族性血小板異常症（MG染色）

A7-17, A7-18　急性骨髄性白血病に移行傾向を有する家族性血小板異常症症例の骨髄画像（MG染色）

　本症例は，家系にMDSを発症した親族を持つ小児の症例である．紫斑がみられるようになり血液検査を受けたところ，血小板が低値であった．骨髄では分離核や小型の巨核球を認める．

A7-19　急性骨髄性白血病に移行傾向を有する家族性血小板異常症症例の骨髄画像（MG染色）

　赤芽球においては巨赤芽球様変化を認め，顆粒の減少した骨髄球系も散見される．芽球の増加はないが，MDSと診断され，その後 *RUNX1* 遺伝子変異も認められている．

A7-20　急性骨髄性白血病に移行傾向を有する家族性血小板異常症症例の骨髄画像（MG染色）

　血小板は約3万/μLで推移したが，数年後，血小板数の低下と白血球増多を認め，骨髄では芽球の増加がみられた．

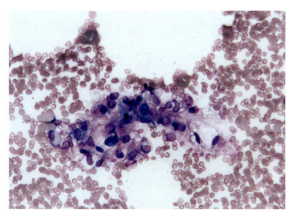

A7-21　再生不良性貧血（MG染色）

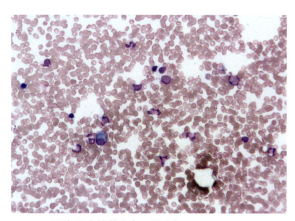

A7-22　再生不良性貧血（MG染色）

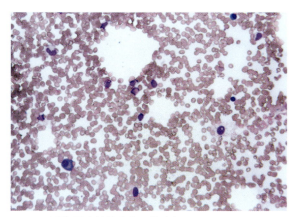

A7-23　再生不良性貧血（MG染色）

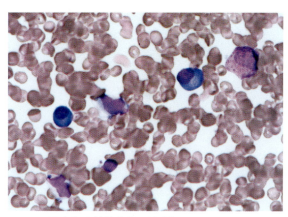

A7-24　再生不良性貧血（MG染色）

再生不良性貧血（aplastic anemia：AA）

A7-21　再生不良性貧血症例の骨髄画像（MG染色）

骨髄は低形成で巨核球は認められないが，脂肪髄，particleが認められることから，末梢血の混入は考えにくい．

A7-22，A7-23　再生不良性貧血症例の骨髄画像（MG染色）

散見される細胞は大部分がリンパ球，形質細胞である．

A7-24　再生不良性貧血症例の骨髄画像（MG染色）

少数の骨髄球系・赤芽球系の細胞を認めるが，異形成は目立たない．残存する細胞はリンパ球，形質細胞が多数を占める．

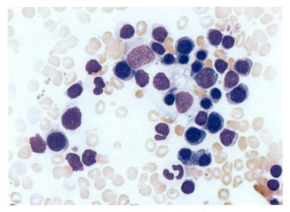

A7-25　小児不応性血球減少症（MG 染色）

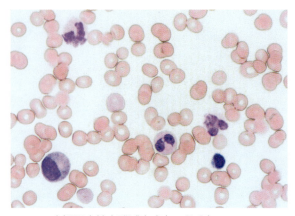

A7-26　小児不応性血球減少症（MG 染色）

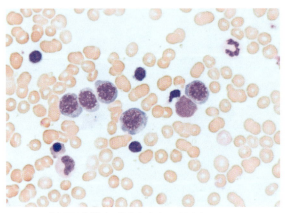

A7-27　小児不応性血球減少症（MG 染色）

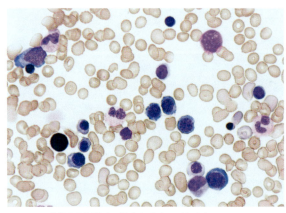

A7-28　小児不応性血球減少症（MG 染色）

小児不応性血球減少症（refractory cytopenia of childhood：RCC）

A7-25　小児不応性血球減少症症例の骨髄画像（MG 染色）

　骨髄は低形成である．巨核球は減少しているため，画像に収めることが不可能であった．赤芽球の巨赤芽球様変化と低分葉好中球を認める．

A7-26　小児不応性血球減少症症例の骨髄画像（MG 染色）

　偽 Pelger-Huët 核異常の好中球を認める．

A7-27，A7-28　小児不応性血球減少症症例の骨髄画像（MG 染色）

　赤芽球の巨赤芽球様変化を認める．骨髄低形成と軽度異形成が RCC の特徴である．

（真部　淳・平林真介）

A 赤血球系疾患
8 続発性貧血
secondary anemia

　本項では，様々な病態を背景とした続発性の貧血を取り上げる．基礎疾患としては慢性の感染症や自己免疫疾患，Castleman 病などがあり，広義には慢性腎臓病（chronic kidney disease：CKD）やがんによる貧血も含まれる．この他，栄養障害や肝障害による貧血についても取り上げる［鉄（p186：Ⅵ-A-1「鉄欠乏性貧血」），ビタミン B_{12} および葉酸（p197：Ⅵ-A-4「巨赤芽球性貧血」）欠乏性貧血についてはそれぞれ当該項を参照］．

■ 慢性炎症による貧血

　慢性炎症による貧血は，古くから「慢性疾患の貧血（anemia of chronic disease：ACD）」として知られていた．ACD の病態は複合的で，鉄の利用障害，相対的なエリスロポエチン（erythropoietin：EPO）産生の低下，炎症性サイトカインによる造血抑制，赤血球寿命の短縮などが関与しており，まれに二次性の骨髄線維症を来すこともある．これらの中で最も病態に寄与しているのが，鉄の利用障害である．炎症性サイトカインのインターロイキン 6 が，肝臓における鉄代謝制御ホルモンのヘプシジンの発現を誘導し，これが網内系マクロファージから赤芽球への鉄の供給を抑制する（p45：Ⅱ-2「鉄代謝」参照）．このため，慢性の炎症性疾患では，しばしば鉄欠乏性貧血によく似た小球性低色素性貧血を呈する．鉄欠乏性貧血との鑑別点としては，血清フェリチン値の低下がみられないこと，C 反応性蛋白（C-reactive protein：CRP）が陽性であること，血清アルブミンや総鉄結合能（total iron binding capacity：TIBC）の低下がみられること，などがあげられる（p47：Ⅱ-2 の**表 1** 参照）．

■ 腎性貧血

　CKD では，腎臓の間質に存在する EPO 産生細胞からの EPO の分泌が相対的に低下している．もし，貧血のみられる CKD 患者で血清 EPO 濃度の上昇がみられなければ，腎性貧血と診断できる．一方，EPO 濃度が異常に高い場合には，むしろ再生不良性貧血や骨髄異形成症候群などの骨髄不全症を疑うべきである．腎性貧血の病態には，EPO の相対的な不足以外に，鉄の利用障害や赤血球寿命の短縮も関わっている．多くの場合は正球性貧血で，特徴的な形態異常はない．

■ 自己免疫疾患による貧血

　貧血を来す代表的な自己免疫疾患には，関節リウマチや全身性エリテマトーデス（systemic lupus erythematosus：SLE）がある．自己免疫疾患の貧血は，炎症性サイトカインによる造血障害や鉄の利用障害，免疫性の溶血，微小血管症，血球貪食症候群，脾腫，薬剤性など，様々な要因によって生じる．例えば，関節リウマチではしばしばメトトレキサートによる薬剤性の葉酸欠乏性貧血がみられる．また，SLE の病初期には自己免疫性溶血性貧血や免疫性血小板減少症を伴うことがあるが，その際には赤芽球や巨核球系細胞の増加と若干の形態学的異形成がみられ，骨髄異形成症候群と紛らわしい．一方，病歴の長い，汎血球減少を来している SLE 患者では，骨髄が低形成であることが多く，時に骨髄の漿液性脂肪萎縮（serous fat atrophy）を来す（**A8-6, 7**）．これは，骨髄の脂肪組織の萎縮と，局所的な造血細胞の消失，および細胞外へのゼラチン様物質の沈着である．SLE に特徴的にみられるとされる lupus erythematosus（LE）細胞は，変性した核を貪食している好中球やマクロファージである．採血後に血液を放置しておくと LE 細胞が増加するので，多くは in vitro の現象と考えられる（**A8-5**）．

■ 栄養障害による貧血

　高度の栄養障害では骨髄が低形成となり，広範囲の漿液性脂肪萎縮がみられることがある．これが骨髄全体に及ぶ場合，膠様変性（gelatinous transformation）とも呼ばれる（**A8-8**）．神経性食思不振症や末期がん患者などでみられる．長期経管栄養を行っている患者では，銅欠乏性貧血を発症することがある．貧血と好中球減少を来すが，血小板減少はまれである．骨髄では，赤芽球や顆粒球系細胞の細胞質の空胞や，偽 Pelger-Huët 核異常，環状鉄芽球の増加がみられる（**A8-9**）．骨髄異形成症候群［特に環状鉄芽球を伴うもの（myelodysplastic syndromes with ring sideroblasts：MDS-RS）］と紛らわしい．

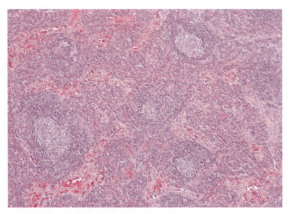

A8-1　多中心性 Castleman 病（HE 染色）

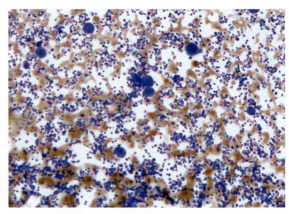

A8-2　多中心性 Castleman 病（MG 染色）

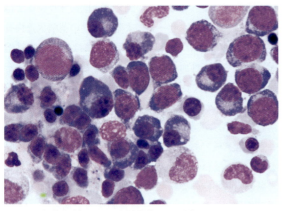

A8-3　多中心性 Castleman 病（MG 染色）

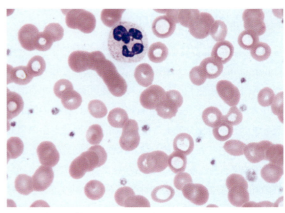

A8-4　多中心性 Castleman 病（MG 染色）

A8-1　多中心性 Castleman 病症例 1 のリンパ節組織像（形質細胞型）（HE 染色）

Castleman 病は炎症性の貧血を来す代表的な疾患である．写真では，発達したリンパ濾胞と，濾胞間隙にシート状の形質細胞浸潤がみられる．Castleman 病ではインターロイキン 6 の過剰産生によって鉄の利用障害を生じ，小球性の貧血を来す．

A8-2　多中心性 Castleman 病症例 1 の骨髄塗抹標本（MG 染色）

顆粒球系の過形成と，炎症による反応性の巨核球の増加がみられる．末梢血では血小板増多もみられた．二次性の骨髄線維化を来すこともある．

A8-3　多中心性 Castleman 病症例 1 の骨髄塗抹標本（MG 染色）

全体的には顆粒球系細胞の増加がみられたが，ところどころに写真のような形質細胞の集塊もみられた．形質細胞型の Castleman 病で時にみられる所見である．

A8-4　多中心性 Castleman 病症例 2 の末梢血塗抹標本（MG 染色）

Castleman 病ではしばしば高度の多クローン性高ガンマグロブリン血症を来し，これに伴って赤血球の連銭形成がみられる．この患者の MCV は 69 fL と小球性で，菲薄赤血球もみられた．血小板は反応性に増加していた．

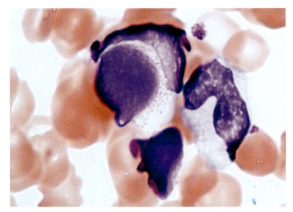

A8-5 全身性エリテマトーデス(MG 染色)

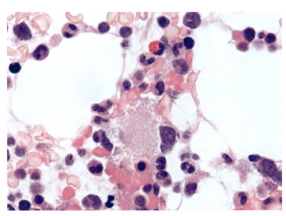

A8-6 全身性エリテマトーデス(HE 染色)

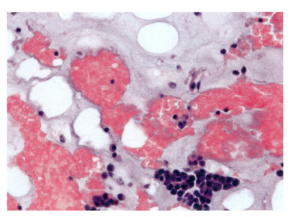

A8-7 全身性エリテマトーデス(HE 染色)

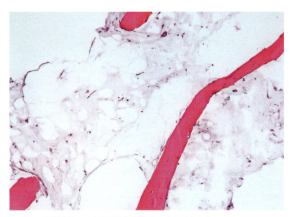

A8-8 低栄養による汎血球減少(HE 染色)

A8-5　全身性エリテマトーデス症例1の骨髄画像（MG染色）

骨髄にみられた LE 細胞．膨化，変性した核を貪食している好中球で，もし見つかれば診断的な価値が高い．

A8-6　全身性エリテマトーデス症例1の骨髄クロット標本(HE 染色)

写真中央に無構造の部分がみられ，漿液性脂肪萎縮と思われる．

A8-7　全身性エリテマトーデス症例2の骨髄クロット標本(HE 染色)

写真の下方にリンパ球の集簇がみられるが，漿液性脂肪萎縮が広範囲に広がっていて，極めて低形成である．

A8-8　低栄養による汎血球減少症例の骨髄生検像(HE染色)

高度な低形成髄で，漿液性脂肪萎縮あるいは膠様変性の所見である．慢性の炎症性疾患，神経性食思不振症，末期腎不全，末期がんのカヘキシー（悪液質）の患者などでみられる．

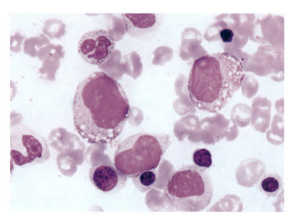

A8-9 銅欠乏性貧血(MG染色)

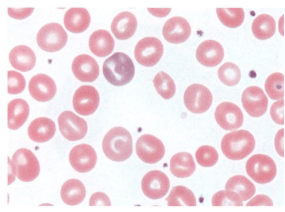

A8-10 大球性貧血のみられた慢性アルコール中毒（MG染色）

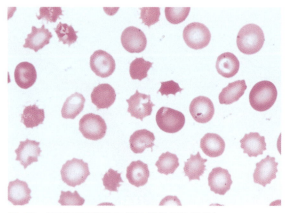

A8-11 高度の肝障害を伴う貧血(MG染色)

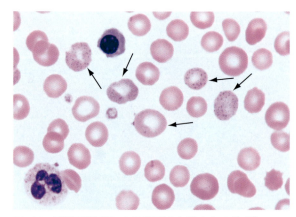

A8-12 重症感染症による腎不全と貧血(MG染色)

A8-9 銅欠乏性貧血症例の骨髄塗抹標本(MG染色)

中央部の大型の2個の顆粒球は，骨髄球の分化段階であるにもかかわらず明瞭な核小体がみられ，細胞質には多数の空胞がみられる．経管栄養を受けていた患者で，血清銅濃度は6μg/dL（正常70〜132）と低下していた．
［標本提供：兵庫医科大学・中西健氏］

A8-10 大球性貧血のみられた慢性アルコール中毒症例の末梢血画像(MG染色)

大型でやや好塩基性の赤血球と，口唇状(有口)赤血球（stomatocytes）がみられる．MCVは130 fLを超えていた．葉酸やビタミン剤の投与では全く貧血が改善しなかったが，断酒によって改善し，MCVもほぼ正常化した．

A8-11 高度の肝障害を伴う貧血症例の末梢血画像（MG染色）

有棘赤血球（acanthocytes）やウニ状赤血球（echinocytes），標的細胞（target cells）がみられる．肝障害による脂質代謝異常によって，赤血球膜に異常が生じているものと考えられる．［撮影協力：京都大学医学部附属病院・中西加代子氏］

A8-12 重症感染症による腎不全と貧血症例の末梢血画像(MG染色)

赤血球の好塩基性斑点（basophilic stippling；→）と赤芽球の出現，赤血球の大小不同がみられる．好中球には中毒性顆粒もみられる．好塩基性斑点は鉛中毒に特徴的とされているが，骨髄異形成症候群や悪性貧血，本症例のように重症感染症など，様々な貧血疾患でみられる．
［撮影協力：京都大学医学部附属病院・中西加代子氏］

（川端 浩）

A9 赤血球系疾患

感染性疾患における血液像

blood image in infectious diseases

熱帯熱マラリア(falciparum malaria)

　熱帯熱マラリア原虫は，赤血球膜抗原の glycophorin A (CD235a) を介して赤血球に侵入するため，多数の赤血球に寄生を認める．さらに，1つの赤血球内に複数の寄生がみられることもある．熱帯熱マラリア原虫の寄生は重篤になりやすく死亡率が高いため，早期診断が必要である．熱帯熱マラリアの鑑別のポイントは，寄生赤血球が多いこと，1つの赤血球内に複数の寄生がみられること，また半月体が確認できれば確実である．

A9-1，A9-2　熱帯熱マラリア原虫(MG 染色，強拡大)
　矢印の細胞は熱帯熱マラリア原虫の環状体である．A9-1 は2個，A9-2 は3個の寄生を認める．鮮紅色に染色されているのは熱帯熱マラリア原虫の核と思われる．

A9-3，A9-4　熱帯熱マラリア原虫(MG 染色，強拡大)
　矢印の細胞は熱帯熱マラリア原虫の環状体である．A9-3 は3個の赤血球，A9-4 は4個の赤血球に寄生を認める．

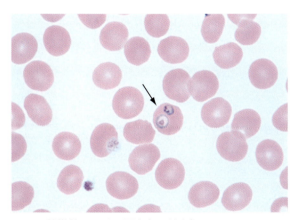

A9-1　熱帯熱マラリア原虫(MG 染色)

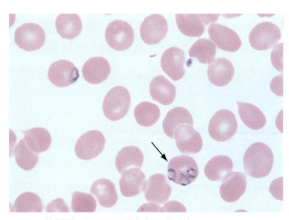

A9-2　熱帯熱マラリア原虫(MG 染色)

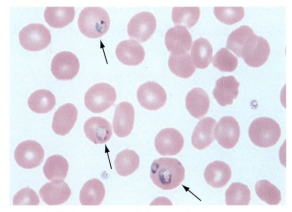

A9-3　熱帯熱マラリア原虫(MG 染色)

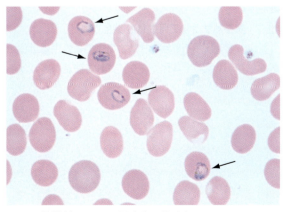

A9-4　熱帯熱マラリア原虫(MG 染色)

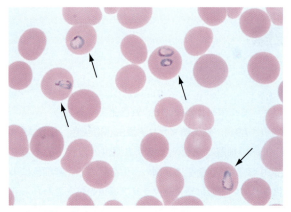

A9-5　熱帯熱マラリア原虫(MG 染色)

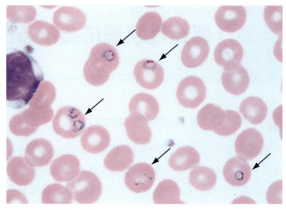

A9-6　熱帯熱マラリア原虫(MG 染色)

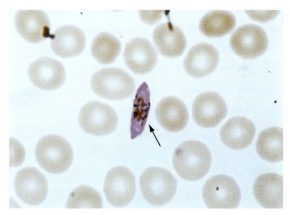

A9-7　熱帯熱マラリア原虫(MG 染色)

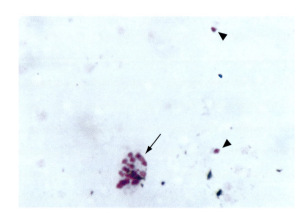

A9-8　熱帯熱マラリア原虫(MG 染色)

A9-5, A9-6　熱帯熱マラリア原虫(MG 染色)

矢印の細胞は熱帯熱マラリア原虫の環状体である．A9-5 は 4 個の赤血球，A9-6 は 5 個の赤血球に寄生を認める．

A9-7　熱帯熱マラリア原虫(MG 染色)

矢印の細胞は，熱帯熱マラリア原虫の雄性生殖母体である．バナナ状の半月体であり，これを確認できれば熱帯熱マラリア感染が確実である．

A9-8　熱帯熱マラリア原虫(MG 染色)

矢印の細胞は熱帯熱マラリア原虫の分裂体である．非寄生赤血球より小さく，円形である．分裂体，アメーバ体などの成熟生殖体は重症例でみられることが多い．また，環状体(▶)もみられる．

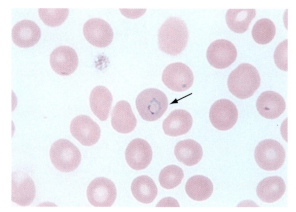

A9-9　三日熱マラリア原虫（MG染色）

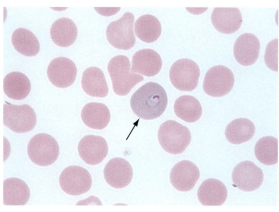

A9-10　三日熱マラリア原虫（MG染色）

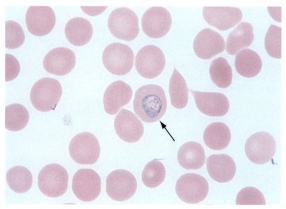

A9-11　三日熱マラリア原虫（MG染色）

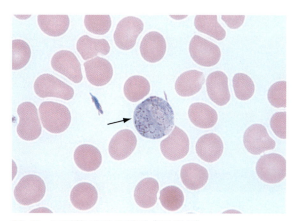

A9-12　三日熱マラリア原虫（MG染色）

三日熱マラリア（vivax malaria）

　三日熱マラリア原虫は，赤血球膜抗原のDuffy抗原を介して網赤血球のみに寄生するため，寄生赤血球は一般的に少数である．また，通常は1つの赤血球内に寄生するのは1個である．鑑別のポイントは，網赤血球内に感染するため，寄生細胞が大きいこと，各成熟段階の栄養体がみられること，アメーバ体（後期栄養体）に紅赤色の小さい多数の斑点であるSchüffner斑点（卵形マラリアでもみられる）がみられることがあげられる．

A9-9，A9-10　三日熱マラリア原虫（MG染色）

　矢印の細胞は，三日熱マラリア原虫の環状体である．1個の寄生を認め，寄生赤血球は非寄生赤血球より大きい．鮮紅色に染色されているのは三日熱マラリア原虫の核と思われる．

A9-11　三日熱マラリア原虫（MG染色）

　矢印の細胞は，三日熱マラリア原虫の環状体から栄養体への移行期と思われる．寄生赤血球は大型である．Schüffner斑点ははっきりしない．

A9-12　三日熱マラリア原虫（MG染色）

　矢印の細胞は三日熱マラリア原虫の雌性生殖母体である．10時方向に，薄く赤い核がみられる．赤血球は大きい．

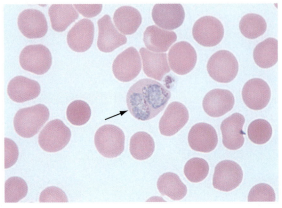

A9-13 三日熱マラリア原虫(MG染色)

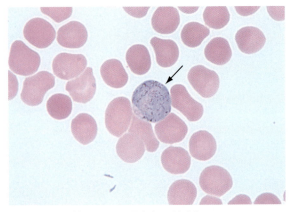

A9-14 三日熱マラリア原虫(MG染色)

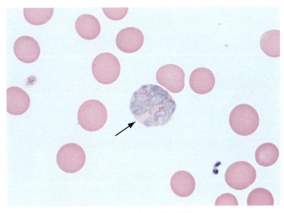

A9-15 三日熱マラリア原虫(MG染色)

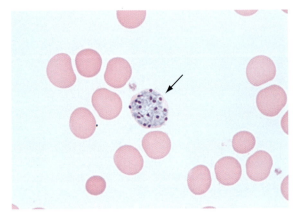

A9-16 三日熱マラリア原虫(MG染色)

A9-13 三日熱マラリア原虫(MG染色)
矢印の細胞は三日熱マラリア原虫の栄養体(アメーバ体)である．Schüffner斑点ははっきりしない．

A9-14 三日熱マラリア原虫(MG染色)
矢印の細胞は三日熱マラリア原虫の雄性生殖母体と思われる．

A9-15 三日熱マラリア原虫(MG染色)
矢印の細胞は三日熱マラリア原虫の栄養体(アメーバ体)である．Schüffner斑点ははっきりしない．

A9-16 三日熱マラリア原虫(MG染色)
矢印の細胞は三日熱マラリア原虫の分裂体である．メロゾイト(分裂小体)が多数みられる．赤血球膜が破れメロゾイトが血中に放出されると，赤血球の受容体を介して新たな赤血球内に侵入し感染する．

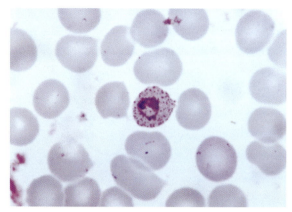

A9-17 卵形マラリア原虫(Giemsa 染色；pH 7.2)

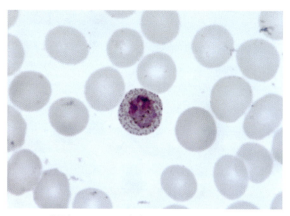

A9-18 卵形マラリア原虫(Giemsa 染色；pH 7.2)

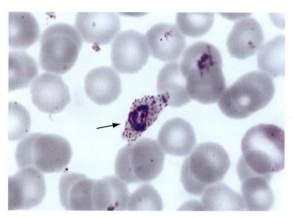

A9-19 卵形マラリア原虫(Giemsa 染色；pH 7.2)

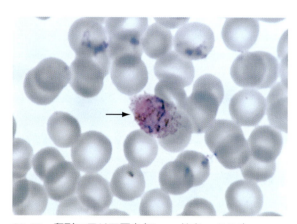

A9-20 卵形マラリア原虫(Giemsa 染色；pH 7.2)

卵形マラリア(ovale malaria)

卵形マラリア原虫の寄生様式は，三日熱マラリア原虫同様に網赤血球のみに寄生する．卵形の赤血球と鋸歯状の所見が特徴となる．

マラリア原虫は塩基性のため，pH 7.2 から 7.4 のリン酸バッファーを用いると，Maurer 斑点（熱帯熱マラリア原虫のアメーバ体でみられる大型で赤褐色の斑点）や，卵形マラリア原虫のアメーバ体（後期栄養体）に紅赤色の小さい多数の斑点である Schüffner 斑点（三日熱マラリアでもみられる）が観察しやすくなる．

A9-17，A9-18 卵形マラリア原虫(Giemsa 染色)
　中央の細胞は卵形マラリア原虫の栄養体（アメーバ体）と思われる．Schüffner 斑点がみられる．特徴である鋸歯状変化ははっきりしない．

A9-19 卵形マラリア原虫(Giemsa 染色)
　矢印の細胞は卵形マラリア原虫の栄養体（アメーバ体）で Schüffner 斑点，一端に鋸歯状変化がみられる．

A9-20 卵形マラリア原虫(Giemsa 染色)
　矢印の細胞は，卵形マラリア原虫の分裂体と思われる．メロゾイトは通常 6〜12 個で，熱帯熱・三日熱マラリア原虫より少ないことも特徴である．

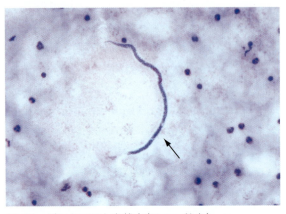

A9-21 バンクロフト糸状虫（Giemsa 染色）

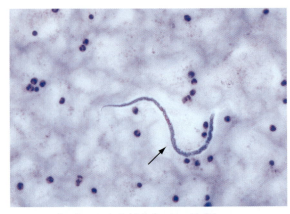

A9-22 バンクロフト糸状虫（Giemsa 染色）

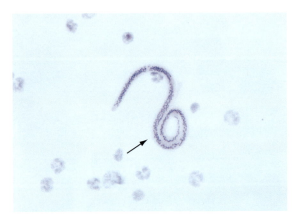

A9-23 バンクロフト糸状虫（アズール染色）

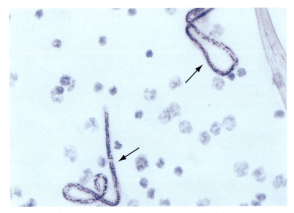

A9-24 バンクロフト糸状虫（アズール染色）

バンクロフト糸状虫症（bancroftiasis, bancroftosis）

　バンクロフト糸状虫は，蚊によって媒介される．成虫がヒトのリンパ節やリンパ管内に寄生し，幼虫であるミクロフィラリアが末梢血液中を循環する．日中は肺毛細血管内にとどまり，夜間に末梢血液に現れる．

A9-21〜A9-24 バンクロフト糸状虫（A9-21, 22：Giemsa 染色，A9-23, 24：アズール染色）

　矢印はバンクロフト糸状虫のミクロフィラリアである．体幅は 8〜10 μm 程度，体長は 200 μm 程度と大きく，全体的に彎曲し，徐々に細くなっている方が尾部である．

9 感染性疾患における血液像

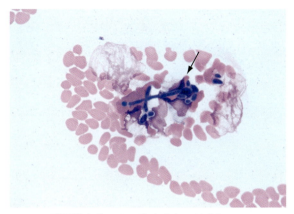

A9-25 酵母様真菌による敗血症（MG 染色）

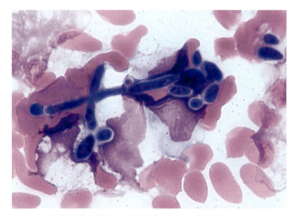

A9-26 酵母様真菌による敗血症（MG 染色）

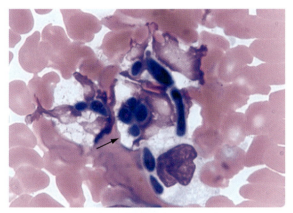

A9-27 酵母様真菌による敗血症（MG 染色）

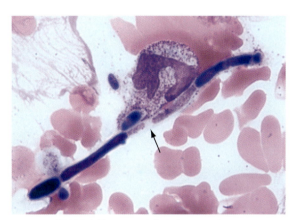

A9-28 酵母様真菌による敗血症（MG 染色）

敗血症（sepsis）

敗血症は，感染により発症した全身性炎症反応症候群である．原因菌は，ブドウ球菌，大腸菌，肺炎球菌などが多い．血液培養によって診断されるが，末梢血液像にみられることもあるため，このことを念頭に置いた上での注意深い観察が大切である．

A9-25，A9-26 酵母様真菌による敗血症症例の末梢血画像（MG 染色）

A9-26 は A9-25 の拡大．A9-25 の矢印は酵母様真菌と考えられる．棒状のものが仮性菌糸，類円形のものが酵母様真菌である．酵母様真菌の中ではカンジダ類が最も多く検出される．

A9-27 酵母様真菌による敗血症症例の末梢血画像（MG 染色）

矢印は酵母様真菌が好中球に貪食されている像である．好中球の細胞質に空胞がみられる．

A9-28 酵母様真菌による敗血症症例の末梢血画像（MG 染色）

矢印は酵母様真菌が好中球に貪食されている像である．好中球の細胞質に中毒性顆粒が目立つ．

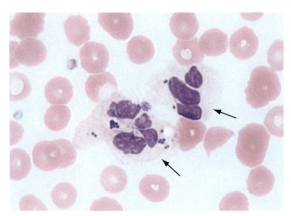

A9-29 球菌による敗血症（MG 染色）

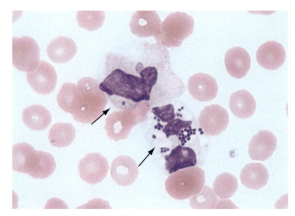

A9-30 球菌による敗血症（MG 染色）

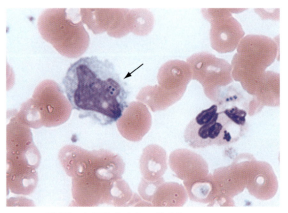

A9-31 球菌による敗血症（MG 染色）

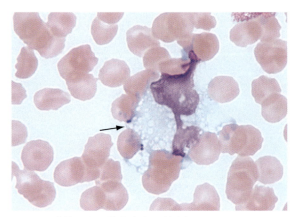

A9-32 球菌による敗血症（MG 染色）

A9-29　球菌による敗血症症例の末梢血画像（MG 染色）
　矢印の2つの細胞は好中球分葉核球である．細胞質に球菌の貪食像がみられる．一見，双球菌にもみえるが，球菌が房状となっており，ブドウ球菌と思われる．

A9-30　球菌による敗血症症例の末梢血画像（MG 染色）
　矢印の2つの細胞は好中球分葉核球である．細胞質にA9-29と同様に，ブドウ球菌の貪食像がみられる．好中球の細胞質に空胞がみられる．

A9-31　球菌による敗血症症例の末梢血画像（MG 染色）
　矢印の細胞は単球，右は好中球分葉核球である．細胞質に球菌の貪食像がみられる．好中球の細胞質の球菌は房状となっており，ブドウ球菌と思われる．

A9-32　球菌による敗血症症例の末梢血画像（MG 染色）
　矢印の細胞は単球である．細胞質に球菌の貪食像がみられる．単球の細胞質に空胞が目立つ．

（常名政弘）

B 白血球系疾患(造血器腫瘍を除く)
1 顆粒球減少症
granulocytopenia

　顆粒球減少症，すなわち好中球，好酸球，好塩基球の減少であるが，実質的には好中球の減少ということになる．顆粒球系細胞あるいは前駆細胞での分化過程による好中球産生低下や消費，薬剤や免疫学的要因により二次的に好中球が破壊される等，様々な要因で好中球減少を来すことがわかっている．

　顆粒球(好中球)減少症とは好中球数が 1,500/μL 以下であり，重度の顆粒球減少は無顆粒球症(agranulocytosis；好中球数が 500/μL 以下)と位置づけられている．

　薬剤によっても中毒性機序と免疫学的機序によって顆粒球減少が引き起こされる．厚生労働省から平成 19 年に公表された重篤副作用疾患別対応マニュアルに，無顆粒球症[顆粒球減少症，好中球減少症(neutropenia)]がある．そこでも指摘されているように，重篤な副作用は一般に発生頻度が低く遭遇する機会が少ないので発見が遅れると言われている．使用している薬剤の副作用かどうかを判別し治療を促すことが重要である．特に抗腫瘍薬の使用は，血球減少を引き起こす頻度が高いことが知られているので，医師も十分に注意して対応できる．しかし，それ以外の薬剤(表1)によって顆粒球減少が起こり得ることも事実である．これらの原因薬剤を使用している期間は，定期的に好中球数のモニタリングが必要である．理由は，白血球のうち好中球(顆粒球)が低下すると細菌に対する感染防御が無力化し，感染症が引き起こされやすくなるからである．重篤になると，肺炎，敗血症を起こし死に至る場合もある．重篤な無顆粒球症の 3 例を提示する．

表1 顆粒球減少を来す主な原因薬剤一覧

薬効分類名	薬剤(一般名)
抗生物質・抗菌製剤	テイコプラニン，メロペネム，レボフロキサシン，ST 合剤
不整脈治療薬	ジソピラミド，プロカインアミド，アプリンジン
高尿酸血症治療薬	アロプリノール
プロトンポンプ・インヒビター	ランソプラゾール，オメプラゾール
H_2 受容体拮抗薬	ファモチジン，シメチジン，ニザチジン，ラニチジンなど
抗リウマチ薬	サラゾスルファピリジン
抗血小板薬	チクロピジン
抗甲状腺薬	チアマゾール，プロピルチオウラシル
切迫流・早産治療薬	リトドリン
Wilson 病治療薬・金属解毒薬	ペニシラミン
免疫抑制薬	ミゾリビン
解熱・鎮痛・消炎薬	メフェナム酸，ナプロキセン，メロキシカム，イブプロフェンなど
抗ウイルス薬	リバビリン，インターフェロンα 2b
持続性アンジオテンシン変換酵素阻害薬	アラセプリル，エナラプリル
胃炎・消化性潰瘍治療薬	ピレンゼピン
ヘリコバクター・ピロリ除菌治療薬	ラベプラゾール
葉酸代謝拮抗薬	メトトレキサート
向精神作用性てんかん治療薬・躁状態治療薬	カルバマゼピン

[「ポケット医薬品集 2013 年版」(白文舎)，「重篤副作用疾患別対応マニュアル」(独立行政法人医薬品医療機器総合機構)より作成]

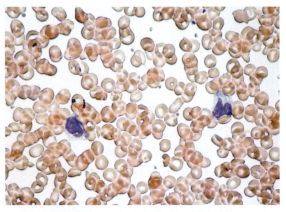

B1-1　中毒性機序による無顆粒球症の顆粒球減少期（MG染色）

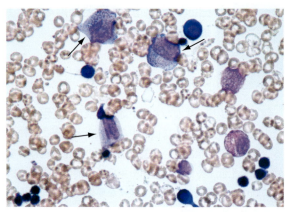

B1-2　中毒性機序による無顆粒球症の顆粒球減少期（MG染色）

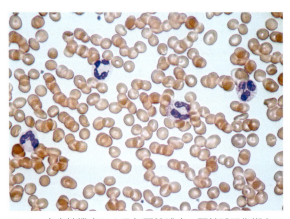

B1-3　中毒性機序による無顆粒球症の顆粒球回復期（MG染色）

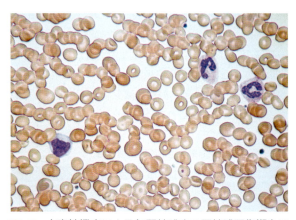

B1-4　中毒性機序による無顆粒球症の顆粒球回復期（MG染色）

無顆粒球症（agranulocytosis；中毒性機序による顆粒球減少期）

使用する薬剤（抗不整脈薬のプロカインアミド等）が，顆粒球系前駆細胞の核内物質や細胞内蛋白と結合して直接的に傷害する．骨髄での成熟顆粒球が認められない．

B1-1　中毒性機序による無顆粒球症の顆粒球減少期症例の末梢血画像（MG染色）

単球を2個認めるが，この時点での末梢血では好中球は2％しか認めず，単球が70％を超えていた．白血球数は1,800/μLで，好中球絶対数は50/μL以下であった．

B1-2　中毒性機序による無顆粒球症の顆粒球減少期症例の骨髄画像（MG染色）

矢印に示すように骨髄系幼若細胞を認める．前骨髄球ならびに骨髄球である．それ以降の成熟している好中球は認めない．骨髄像分類では約60％が赤芽球で，骨髄芽球から骨髄球までが約7％であった．

B1-3，B1-4　中毒性機序による無顆粒球症の顆粒球回復期症例の末梢血画像（MG染色）

原因となる薬剤（ST合剤）を中止したことで，写真のように末梢血に好中球が増加した．白血球数が4,800/μLで，好中球が48％，絶対数にして2,200/μLとなった．

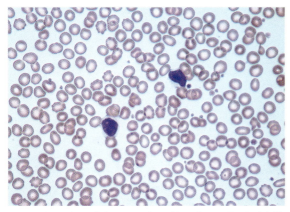

B1-5 免疫学的機序による無顆粒球症の顆粒球減少期（MG染色）

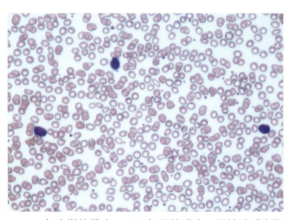

B1-6 免疫学的機序による無顆粒球症の顆粒球減少期（MG染色）

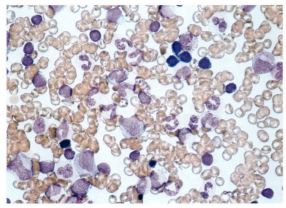

B1-7 免疫学的機序による無顆粒球症の顆粒球減少期（MG染色）

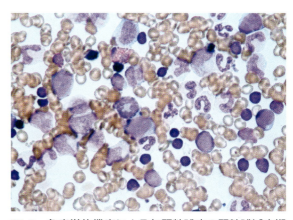

B1-8 免疫学的機序による無顆粒球症の顆粒球減少期（MG染色）

無顆粒球症（agranulocytosis；免疫学的機序による乳幼児自己免疫性好中球減少症）

乳幼児期の自己免疫性好中球減少症は，血清中の抗好中球抗体が陽性になり，末梢血での好中球の破壊が亢進し好中球減少を来すまれな疾患である．自然治癒するまで経過観察を要する．また，薬剤（代表的な薬剤は抗甲状腺薬や金属製剤）が好中球の細胞膜に結合しハプテンとして働き，抗好中球抗体の産生を引き起こし，抗体が結合した好中球は貪食細胞に捕捉され破壊される場合もある．骨髄でも好中球が低形成か無形成になる．

ここでは，前述の自己免疫性好中球減少症の症例を示す．

B1-5，B1-6　免疫学的機序による無顆粒球症の顆粒球減少期症例の末梢血画像（MG染色）

写真のように末梢血ではリンパ球を約90％認め，白血球数は5,300/μLであった．好中球は視野外にごく少数認める程度で，B1-7，8に示す骨髄像とは全く異なる．これは免疫学的機序により，抗好中球抗体によって好中球が破壊されたためである．抗好中球抗体［ヒト好中球特異抗原（human neutrophil antigen：HNA）-1aに反応する抗体］が陽性であった．乳幼児自己免疫性好中球減少症と考えられる．

B1-7，B1-8　免疫学的機序による無顆粒球症の顆粒球減少期症例の骨髄画像（MG染色）

骨髄造血は正形成で，顆粒球系細胞は半数認められる．好中球は約30％認められる．リンパ球，単球，好酸球と赤芽球も認める．骨髄像からみても，骨髄での造血は正常であることがわかる．

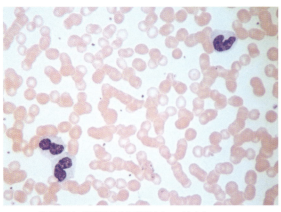

B1-9　先天性無顆粒球症初診時（MG 染色）

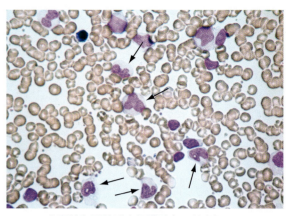

B1-10　先天性無顆粒球症初診時（MG 染色）

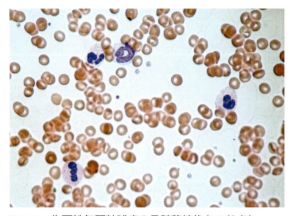

B1-11　先天性無顆粒球症の骨髄移植後（MG 染色）

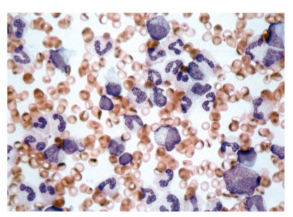

B1-12　先天性無顆粒球症の骨髄移植後（MG 染色）

先天性無顆粒球症（congenital agranulocytosis；Kostmann 症候群）

　先天性無顆粒球症（重症先天性好中球減少症，Kostmann 症候群）は，小児遺伝性顆粒球減少症（小児遺伝性無顆粒球症）とも呼ばれ，高度の好中球減少が認められる．骨髄では単球系細胞が目立つ場合が多く，急性単球性白血病へ移行したという報告もある．

　骨髄や末梢血では，ごく少数の好中球を認める．

B1-9　先天性無顆粒球症症例初診時の末梢血画像（MG 染色）

　写真に示すように単球を多数認める．好中球はごく少数，1％を認めた．このような先天性無顆粒球症では単球系に分化するという報告が多い．

B1-10　先天性無顆粒球症症例初診時の骨髄画像（MG 染色）

　骨髄でも矢印に示すように単球系細胞を約 25％認め，赤芽球系やリンパ系細胞も認める．

B1-11　先天性無顆粒球症症例の骨髄移植後の末梢血画像（MG 染色）

　診断が確定してからかなりの年月が経過した後，兄弟から骨髄移植を受けた．その結果，好中球は 70％を超えた．

B1-12　先天性無顆粒球症症例の骨髄移植後の骨髄画像（MG 染色）

　骨髄移植後 30 日の骨髄である．正形成骨髄で顆粒球系細胞を 80％認める．赤芽球系細胞はこの時点ではまだ回復していないが，後に貧血も回復した．

（志賀修一）

B 白血球系疾患(造血器腫瘍を除く)
2 伝染性単核球症
infectious mononucleosis(IM)

　伝染性単核球症(IM)は，思春期から若年青年層に好発し，大部分がEpstein-Barr virus(EBV)の初感染によって生じる急性感染症である．EBVはまずB細胞に感染し，B細胞を活性化・不死化させるが，それらを制御するために，活性化した細胞傷害性Tリンパ球(cytotoxic T lymphocyte：CTL)やナチュラルキラー(natural killer：NK)細胞が動員される．EBVは，乳幼児期に初感染した場合は，不顕性感染となることが多く，ほとんどの成人が既感染者である．思春期以降は，唾液を介する感染が主で「キス病」ともいわれ，この時期に初感染した場合は咽頭炎，38℃以上の高熱，頸部リンパ節腫脹，肝脾腫，肝機能異常といった特徴的な病像を呈する．

　IM患者の末梢血では，白血球が増加し，2万/μLを超える場合もある．特徴は反応性リンパ球〔reactive lymphocyte；いわゆる異型リンパ球(atypical lymphocyte)〕の増加である．反応性リンパ球の形態変化には多様性がある．それぞれの分化の方向性に即してRNA・蛋白の合成が活発となることに伴い，細胞質は好塩基性となり，拡大し，細胞の能動性亢進による細胞輪郭にも変形が起こりやすくなる．また，分化した細胞機能に応じた形態の変化に加えて，それぞれに細胞増殖やアポトーシスなどの細胞周期に伴う細胞核の大きさ・核網構造の変化が加味されることで，結果として形態的に不均一な細胞集団を呈することが考えられる．したがって，多彩な形態を示した反応性リンパ球(異型リンパ球)として認められる．このリンパ球の表面マーカーを解析すると，その主体はEBV感染により惹起され増殖した活性化CTL(CD8陽性)である．この活性化CTLは，CD3陽性，CD8陽性，活性化抗原であるHLA-DR陽性のフェノタイプを示す．

　一方，腫瘍性リンパ球(neoplastic lymphocyte)は異常リンパ球(abnormal lymphocyte)とも表現され，非腫瘍性・反応性である異型リンパ球とは区別される．ともに活動性の高い細胞であるため形態的に判別が困難なこともあるが，腫瘍性増殖では細胞質構造・クロマチン・核構造・核小体構造などに共通所見を有する細胞が増加していること，すなわち多様性が失われることが大きな特徴である．

　日本検査血液学会標準化委員会の提言[1]を抜粋すると，反応性リンパ球(異型リンパ球)は，直径16μm(赤血球直径のおおよそ2倍程度)以上で，細胞質は比較的広い．色調はリンパ球に比較し好塩基性(青色)が強い．アズール顆粒，空胞を認める場合もある．核は類円形，時に変形を呈する．クロマチンは濃縮しているが，成熟リンパ球に近いものもあれば，核小体が認められるものもある．

　IMのリンパ球は反応性であり，これらは様々な変化を示すが，本質的には成熟リンパ球であり，クロマチンが芽球のものとは異なることを判定することが重要である．

● 文献
1) 日本検査血液学会標準化委員会．〔http://www.jslh-sc.com (accessed 2017-05-17)〕

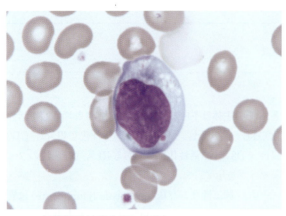

B2-1　伝染性単核球症(MG染色)

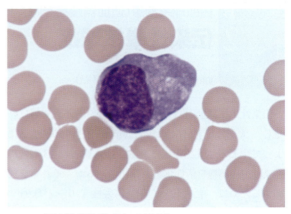

B2-2　伝染性単核球症(MG染色)

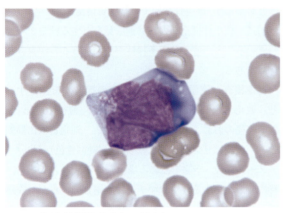

B2-3　伝染性単核球症(MG染色)

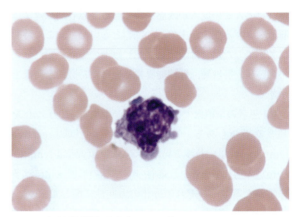

B2-4　伝染性単核球症(MG染色)

伝染性単核球症(infectious mononucleosis：IM)

Downeyは反応性リンパ球（異型リンパ球）を形態学的特徴から，単球様：Ⅰ型，形質細胞様：Ⅱ型，リンパ芽球様：Ⅲ型に分類した．この分類は現在あまり使用されていないが，形態を表現する際には有用であることから，本項ではこの表現法を基本に概説する．

B2-1　伝染性単核球症症例の末梢血画像(MG染色)

IMの患者末梢血中にみられた単球様の反応性リンパ球である．

B2-2　伝染性単核球症症例の末梢血画像(MG染色)

IMの患者末梢血中にみられた形質細胞様の反応性リンパ球である．

B2-3　伝染性単核球症症例の末梢血画像(MG染色)

IMの患者末梢血中にみられたリンパ芽球様の反応性リンパ球である．

B2-4　伝染性単核球症症例の末梢血画像(MG染色)

IMの患者末梢血中にみられたアポトーシス様変化を呈したリンパ球である．

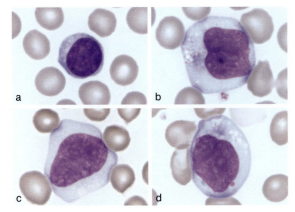

B2-5 伝染性単核球症（MG染色）

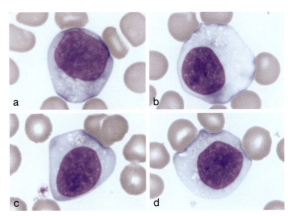

B2-6 伝染性単核球症（MG染色）

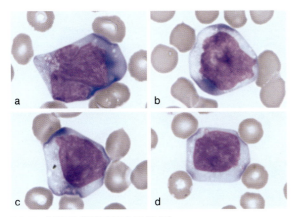

B2-7 伝染性単核球症（MG染色）

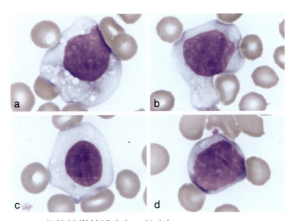

B2-8 伝染性単核球症（MG染色）

B2-5〜B2-8　伝染性単核球症症例1の末梢血画像（MG染色）

6歳女児．WBC 8.4×10³/μL（St 11%，Seg 52%，Ly 27%，Mo 4%，At-Ly 6%），細胞表面抗原（CD3 89.2%，CD4 17.7%，CD8 69.9%，HLA-DR 65.4%）およびEBV抗IgM抗体の上昇よりEBVによるIMと診断された．**B2-5〜8**は，1枚の標本にみられた反応性リンパ球である．多彩なリンパ球形態が反応性リンパ球の大きな特徴である．

B2-5の**a**は正常リンパ球と思われる．**b〜d**は単球様の反応性リンパ球である．**b**の細胞の直径は赤血球の約3倍，細胞質は広く部分的に塩基性を示し，一部に空胞とピンクのアズール顆粒が認められる．核は類円形で偏在し，クロマチンはやや濃縮している．**c**はクロマチンが不均等分布し，数個の核小体が認められる．**d**は偽足様の突起，核の断片様の小体を細胞質に認める．

B2-6は形質細胞様の反応性リンパ球である．**a**は細胞質は塩基性，核は偏在している．細胞質の塩基性が核辺縁では明るくみえ，核周明庭状で形質細胞様にみえる．**b**は細胞質は広く，核の偏在を認める．

B2-7はリンパ芽球様の反応性リンパ球である．**a**の細胞の直径は赤血球の3倍近く，細胞質は強塩基性，核は変形が強い．一見リンパ芽球や腫瘍性リンパ球と鑑別が困難に思われる．**b**，**c**ではクロマチンは繊細にみえるが，部分的に濃縮している．

B2-8はその他の形態を示した反応性リンパ球である．**a**は単球やマクロファージ様である．**b**の細胞では偽足様の突起がみられる．**c**は目玉焼き状で，ヘアリー細胞様にみえる．**d**は，核が崩壊状でアポトーシス様の変化を呈している．

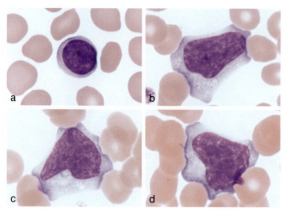

B2-9　伝染性単核球症(MG 染色)

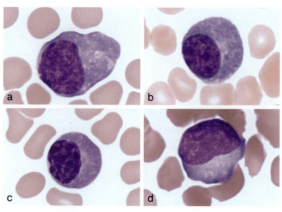

B2-10　伝染性単核球症(MG 染色)

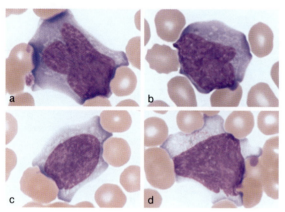

B2-11　伝染性単核球症(MG 染色)

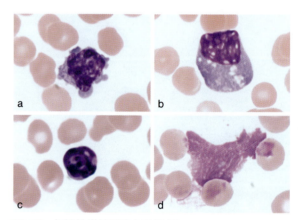

B2-12　伝染性単核球症(MG 染色)

B2-9〜B2-12　伝染性単核球症症例2の末梢血画像(MG 染色)

65歳男性．WBC $4.9×10^3/\mu L$（St 1％，Seg 68％，Ly 14％，Mo 8％，At-Ly 10％），細胞表面抗原（CD3 79.7％，CD4 20.7％，CD8 67.7％，HLA-DR 27.9％）．本症例はデングウイルス感染によるIMと診断された．
B2-9〜12は，1枚の標本にみられた反応性リンパ球である．症例1よりさらに多彩なリンパ球の形態が認められる．

B2-9の a は正常リンパ球と思われる．他の3個は単球様の反応性リンパ球である．核はやや馬蹄形である．

B2-10は形質細胞様の反応性リンパ球である．a は核は偏在，細胞質は強い塩基性を示している．核辺縁は明るく，核周明庭のようにみえる．d では，細胞質にピンクのアズール顆粒を認める．

B2-11は芽球様の反応性リンパ球である．a，b の反応性リンパ球は，赤血球の3倍以上，細胞質は広く部分的に強い塩基性を示し，核は切れ込みがあり類円形，クロマチンはやや濃縮している．c，d の細胞は，ややクロマチンが繊細にみえる．

B2-12はリンパ球のアポトーシス様変化と壊れた細胞（Gumprecht の核影）である．d は Gumprecht の核影で，他の3個はリンパ球がアポトーシス様変化を呈したものである．a，c は，クロマチンが不均一に濃縮している．

(鶴田一人・長谷川寛雄)

B 白血球系疾患(造血器腫瘍を除く)

3 血球貪食症候群

hemophagocytic syndrome (HPS)

　血球貪食症候群(HPS)は，免疫系の調節障害による異常なサイトカイン分泌のために高サイトカイン血症を呈し，リンパ球系および組織球系細胞の異常な増生および活性化が引き起こされる疾患である．骨髄や肝臓，脾臓，リンパ節などにおいて血球貪食像を示す組織球・マクロファージの増加を来し，短期間のうちに臓器への浸潤から多臓器不全へと至り，しばしば致死的な経過をとる重篤な病態である．血球貪食性リンパ組織球症(hemophagocytic lymphohistiocytosis：HLH)とも呼ばれ，遺伝的要因に基づき，主に新生児期および乳幼児期に発症する家族性(一次性)HLH と，感染や腫瘍に伴って発症する続発性(二次性)HPS が存在する．家族性HLHではNK細胞あるいはT細胞の機能異常が認められ，原因となる遺伝子の異常が指摘されている．続発性HPSでは感染症，自己免疫疾患および悪性腫瘍を背景として発症するものが多く認められる．感染症ではウイルス感染によるものが多く［ウイルス関連血球貪食症候群(virus-associated hemophagocytic syndrome：VAHS)］，Epstein-Barr ウイルス(EBV)が代表的である．自己免疫疾患では全身性エリテマトーデス(systemic lupus erythematosus：SLE)などに伴うものが知られている．悪性腫瘍では悪性リンパ腫によるものが多く［リンパ腫関連血球貪食症候群(lymphoma-associated hemophagocytic syndrome：LAHS)］，未分化大細胞型リンパ腫などのT細胞リンパ腫やNK細胞リンパ腫の他，血管内大細胞リンパ腫などのB細胞リンパ腫を背景に発症するものも認められる．

■ 臨床症状および検査所見

　臨床症状として発熱(しばしば高熱で持続性)および肝脾腫が認められることが多く，リンパ節腫脹や中枢神経症状などがみられることもある．検査所見としては血球減少(多くは2血球減少あるいは汎血球減少)，LDH高値，フェリチン高値および肝機能異常などの頻度が高く，高トリグリセリド血症や低フィブリノゲン血症を呈することもある．骨髄は血球貪食の影響を受けて低形成を示すこともあるが，炎症状態を反映して正形成〜過形成を示すこともある．骨髄における血球貪食像を示すマクロファージの増加は特徴的所見であり，診断的意義が高いが，病初期などには血球貪食像が目立たないこともある．また，軽度の血球貪食像を示す細胞はHPSでなくてもみられることがあるため，慎重な判断が必要である．ただし，高度の血球貪食像は診断に有用と考えられる．続発性HPSでは，原因となる疾患に由来する異常細胞(反応性リンパ球，リンパ腫細胞など)を骨髄中に認めることがあり，背景病態の鑑別に有用である．

■ 診 断

　HPS の臨床症状には病態に特異的なものはなく，診断が困難であることが少なくない．発熱，肝脾腫，血球減少などから本疾患を疑い，血清フェリチン値などを合わせて診断を進めることが必要である．表1にHLH(HPS)の診療ガイドライン[1]から診断指針を示す．

表1　HLH(HPS)の診断指針

以下の1あるいは2のどちらかを満たせばHLH(HPS)と診断してよい．

1. HLH(HPS)を示す遺伝子診断結果が得られる．
2. 以下の8項目のうち5項目を満たす．
   ・発　熱
   ・脾　腫
   ・血球減少(2血球減少あるいは汎血球減少)
   ・高トリグリセリド血症・低フィブリノゲン血症
   ・骨髄，脾臓あるいはリンパ節における血球貪食像
   ・NK細胞活性の低下あるいは欠如
   ・高フェリチン血症
   ・可溶性インターロイキン-2受容体高値

(文献1)より引用改変)

● 文　献
1) Henter, J.I. et al.：HLH-2004：Diagnostic and therapeutic guidelines for hemophagocytic lymphohistiocytosis. Pediatr Blood Cancer 48：124-131, 2007

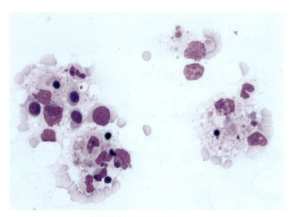

B3-1　血球貪食症候群(WG 染色)

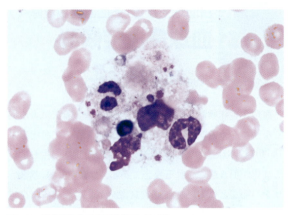

B3-2　血球貪食症候群(WG 染色)

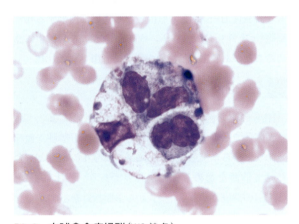

B3-3　血球貪食症候群(WG 染色)

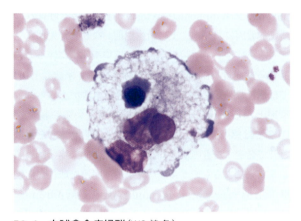

B3-4　血球貪食症候群(WG 染色)

血球貪食症候群
(hemophagocytic syndrome：HPS)

B3-1　血球貪食症候群症例1の骨髄画像(WG 染色)

　本症例は VAHS である．診断時には発熱，貧血および血小板減少を認め，LDH とフェリチンは著明な高値を示した．検査の結果，EBV 関連 HPS と診断された．骨髄の弱拡大視野では，標本の引き終わり寄りの視野に血球貪食像を示すマクロファージが多数認められる．

B3-2　血球貪食症候群症例1の骨髄画像(WG 染色)

　強拡大視野である．好中球，赤芽球，血小板など各系統の血球を貪食したマクロファージが認められる．ほぼ中央にマクロファージの核がみえており，周辺にみられる白血球や血小板はこのマクロファージに貪食された細胞と考えられる．

B3-3　血球貪食症候群症例1の骨髄画像(WG 染色)

　血小板や幼若顆粒球と思われる細胞を貪食したマクロファージが認められている．マクロファージなどの大型の細胞は塗抹標本では塗抹の引き終わりや辺縁部分に分布する傾向があるため，HPS が疑われる場合には，これらの視野も含めて異常な貪食像を示すマクロファージの有無を確認する必要がある．

B3-4　血球貪食症候群症例1の骨髄画像(WG 染色)

　赤芽球やリンパ球などの貪食を示すマクロファージが認められる．他の視野のマクロファージに比べて貪食像が目立たないようにみえるが，マクロファージの細胞質には空胞化が目立ち，高度の活性化および貪食を反映する所見と考えられる．

3 血球貪食症候群　241

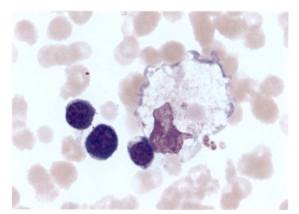

B3-5　血球貪食症候群(WG 染色)

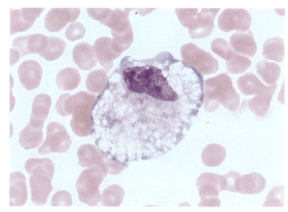

B3-6　血球貪食症候群(WG 染色)

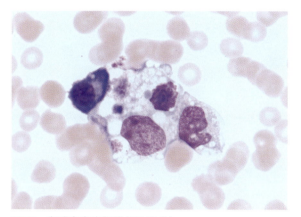

B3-7　血球貪食症候群(WG 染色)

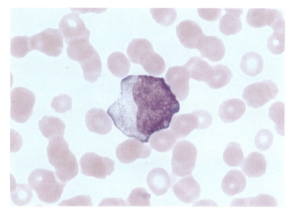

B3-8　血球貪食症候群(WG 染色)

B3-5　血球貪食症候群症例 2 の骨髄画像(WG 染色)
　伝染性単核球症を発症後に血球減少が進行して高度の汎血球減少を呈し，EBV 関連 HPS と診断された症例である．診断時には LDH，フェリチンとも高値を示していた．骨髄の塗抹標本上には，細胞質に空胞化の目立つマクロファージが多く認められる．

B3-6　血球貪食症候群症例 2 の骨髄画像(WG 染色)
　空胞化の目立つ大型のマクロファージがみられる．空胞には大小の差があり，血小板も貪食されているようである．HPS でこのように細胞質の空胞化が目立ち，貪食された細胞が目立たないマクロファージが多いこともあるが，周辺の視野をよく観察することで，典型的な貪食像が認められることが少なくない．

B3-7　血球貪食症候群症例 2 の骨髄画像(WG 染色)
　標本上にはこの視野のマクロファージのように血球貪食像が明瞭なものも認められる．中央下部にマクロファージの核がみえており，周辺の細胞質内に貪食されたリンパ球，単球，血小板等が認められる．辺縁部に接している形質細胞も貪食されようとしているようにみえる．

B3-8　血球貪食症候群症例 2 の骨髄画像(WG 染色)
　本症例では HPS と診断された際の末梢血に異型細胞はみられなかったが，骨髄中には少数の異型リンパ球様の細胞（反応性リンパ球と考えられる）が認められた．HPS の末梢血や骨髄では，血球貪食細胞の他にこのような背景病態を反映する細胞が存在する可能性があるため，慎重に観察を進める必要がある．

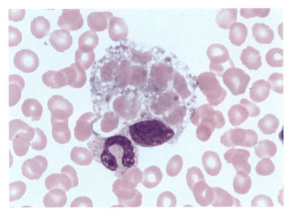

B3-9　血球貪食症候群（WG 染色）

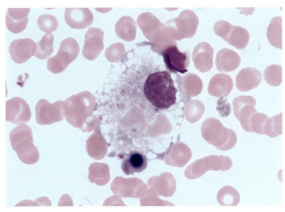

B3-10　血球貪食症候群（WG 染色）

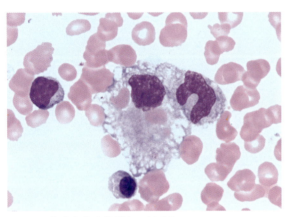

B3-11　血球貪食症候群（WG 染色）

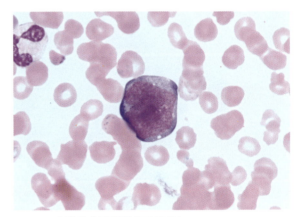

B3-12　血球貪食症候群（WG 染色）

B3-9　血球貪食症候群症例 3 の骨髄画像（WG 染色）
　食欲不振と全身倦怠感を主訴に受診し，血液検査にて汎血球減少および LDH，フェリチンの異常高値を認めた症例である．骨髄検査では血球貪食像を示すマクロファージが多くみられ，HPS と診断された．この写真の視野には，赤血球および血小板の著明な貪食像を示すマクロファージが認められている．

B3-10　血球貪食症候群症例 3 の骨髄画像（WG 染色）
　別の視野でも赤血球と血小板を貪食したマクロファージがみられ，細胞質の空胞化も目立つ．マクロファージの下部に接した赤芽球も貪食されようとしているようにみえる．

B3-11　血球貪食症候群症例 3 の骨髄画像（WG 染色）
　同様であるが，赤血球と血小板を貪食したマクロファージがみられ，やはり細胞質の空胞化が目立つ．マクロファージの右側に接している単球も貪食されかけているようにみえる．

B3-12　血球貪食症候群症例 3 の骨髄画像（WG 染色）
　本症例はウイルス感染による HPS（VAHS）と診断されている．末梢血では反応性リンパ球が 2％程度みられ，骨髄にも写真に示すようなやや大型で核網は粗剛，核小体明瞭，細胞質好塩基性の異型細胞が認められており，反応性リンパ球と考えられた．

3 血球貪食症候群 243

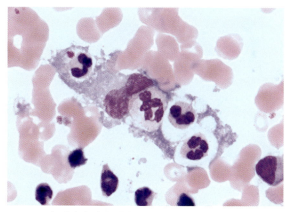

B3-13 血球貪食症候群(WG染色)

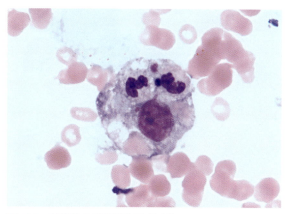

B3-14 血球貪食症候群(WG染色)

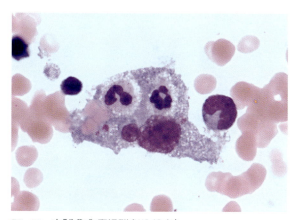

B3-15 血球貪食症候群(WG染色)

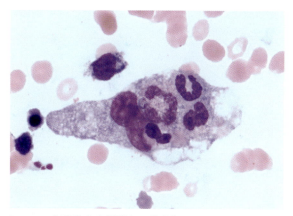

B3-16 血球貪食症候群(WG染色)

B3-13 血球貪食症候群症例4の骨髄画像(WG染色)
　B細胞リンパ腫治療後の症例であり，経過中に貧血および血小板減少が出現した．LDHおよびフェリチンも異常高値を示しており，骨髄検査では高度の血球貪食像を示すマクロファージの増加が認められ，HPSと診断された．

B3-14 血球貪食症候群症例4の骨髄画像(WG染色)
　本症例の標本上には好中球系細胞の貪食が目立つマクロファージが多数認められており，この写真に示す視野にも2つの成熟好中球とともに赤血球や血小板の貪食を示すマクロファージがみられている．

B3-15 血球貪食症候群症例4の骨髄画像(WG染色)
　好中球やリンパ球などの貪食が目立つマクロファージが認められている．血球貪食像を示すマクロファージは他の病態でもみられることがあるが，高度の血球貪食像を示す細胞の増加はHPSの診断に有用な所見である．

B3-16 血球貪食症候群症例4の骨髄画像(WG染色)
　好中球系細胞の著明な貪食像を呈するマクロファージが認められている．写真には示していないが，本症例では骨髄中に悪性リンパ腫を疑わせる異型細胞も少数ながらみられており，悪性リンパ腫の再発およびそれに伴うHPS(LAHS)と考えられた．

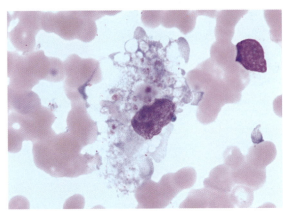

B3-17　血球貪食症候群（WG 染色）

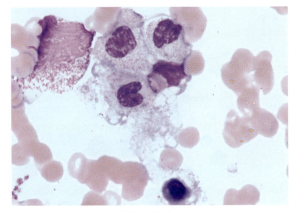

B3-18　血球貪食症候群（WG 染色）

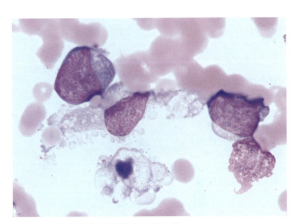

B3-19　血球貪食症候群（WG 染色）

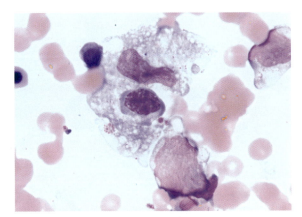

B3-20　血球貪食症候群（WG 染色）

B3-17　血球貪食症候群症例 5 の骨髄画像（WG 染色）

末梢血検査で汎血球減少を呈し，LDH，フェリチンとも異常高値を示した症例である．骨髄は血球貪食像を示し，細胞質の空胞化の目立つマクロファージの増加が認められた．この視野のマクロファージは血小板の貪食が目立ち，細胞内には赤血球の貪食を疑わせる細胞断片も認められている．

B3-18　血球貪食症候群症例 5 の骨髄画像（WG 染色）

好中球系と思われる細胞を複数貪食したマクロファージが認められている．細胞形態の保たれた細胞が数多く貪食されており，異常な貪食像と考えられる．

B3-19　血球貪食症候群症例 5 の骨髄画像（WG 染色）

中央付近に細胞質に空胞化を示すマクロファージが認められ，下には細胞を貪食したマクロファージの細胞断片がみられている．マクロファージの両側には，核網が粗剛で細胞質好塩基性の異型細胞が認められる．

B3-20　血球貪食症候群症例 5 の骨髄画像（WG 染色）

この視野に認められるマクロファージは細胞質の空胞化が目立ち，赤芽球を貪食しつつあるようにみえる．マクロファージの下側には異型細胞がみられており，B3-19 と同様の細胞と考えられる．本症例は NK 細胞リンパ腫に伴う HPS（LAHS）と診断されており，B3-19 および B3-20 にみられる異型細胞はリンパ腫細胞と考えられる．

（三ツ橋雄之）

C 骨髄系腫瘍

1 骨髄増殖性腫瘍 1)

myeloproliferative neoplasms（MPN）

多能性造血幹細胞／前駆細胞の異常により，1または2系統以上の骨髄系細胞が腫瘍性増殖を示す疾患群であり，WHO 2008では慢性骨髄性白血病，真性赤血球増加症，原発性骨髄線維症，本態性血小板血症，慢性好中球性白血病，非特定型慢性好酸球性白血病，肥満細胞症，分類不能型骨髄増殖性腫瘍の8病型が含まれていた．WHO 2017では肥満細胞症は独立したが，便宜上，本項で解説する．

慢性骨髄性白血病，BCR-ABL1陽性（chronic myeloid leukemia：CML, BCR-ABL1-positive）

慢性期では各成熟段階の好中球増加に加えて好塩基球，好酸球，血小板も増加することが多く，好中球アルカリホスファターゼ（neutrophil alkaline phosphatase：NAP）値は低下する．骨髄は高度過形成で，巨核球は中等度～高度増加し，低分葉核の小型巨核球が特徴的である．移行期では治療抵抗性白血球増加（≧10,000/μL）や血小板増加（≧100万/μL），好塩基球増加（≧20%），芽球増加（10～19%）などを認める．急性転化期は芽球≧20%，約70%の症例は骨髄性，20～30%はB細胞性を示す．

慢性好中球性白血病（chronic neutrophilic leukemia：CNL）

末梢血好中球増加（≧25,000/μL）を認め，桿状核球～分葉核球≧80%，幼若細胞（前骨髄球～後骨髄球）＜10%，骨髄芽球＜1%，単球＜1,000/μLである．好中球は多数の粗大な中毒顆粒を認めることが多く，Döhle小体も散見される．骨髄では成熟好中球を主体に顆粒球系細胞が著増するが，分化成熟に異常はなく，骨髄芽球＜5%である．

真性赤血球増加症（polycythemia vera：PV）

多血症期には正球性正色素性の赤血球増加（男性：Hb＞16.5 g/dLまたはHct＞49%，女性：Hb＞16.0 g/dLまたはHct＞48%）を認めるが，時に小球性低色素性となる．骨髄は過形成で3系統の細胞増加を認めるが，芽球増加はない．赤芽球および顆粒球系の形態異常は認めないが，巨核球は小型で低分葉核のものから，大型で過分葉核となっているものまで様々な形態を呈する．消耗期には白赤芽球症や涙滴赤血球を認め，骨髄は一般的に低形成で，細網線維および膠原線維の増生（多血症後二次性骨髄線維症）を認める．

原発性骨髄線維症（primary myelofibrosis：PMF）

次項（p256：Ⅵ-C-1-2）「原発性骨髄線維症」）参照．

本態性血小板血症（essential thrombocythemia：ET）

末梢血では持続性血小板増加（≧45万/μL）と血小板形態異常（大小不同，巨大血小板）が特徴的である．骨髄は正形成～中等度過形成で，芽球を含めた顆粒球系および赤芽球系細胞の増加は通常認めない．巨核球は著増し，深い分葉や過分葉核を有する大型成熟巨核球を認める．しばしば好中球などのemperipolesisを認めるが，本疾患に特異的ではない．なお，細網線維はごく僅か（grade 1）に増加する場合がある．

非特定型慢性好酸球性白血病（chronic eosinophilic leukemia, not otherwise specified：CEL, NOS）

p261：Ⅵ-C-2「好酸球増加性腫瘍」参照．

肥満細胞症（mastocytosis）

腫瘍性肥満細胞の浸潤が皮膚に限局する型と，骨髄等の多臓器に浸潤する全身型に大別され，後者では貧血，白血球増加，血小板減少などを認める．腫瘍性肥満細胞は典型例では紡錘型で，toluidine blueに対して異染性（metachromasia）を示す．また，tryptase陽性，CD117陽性である．

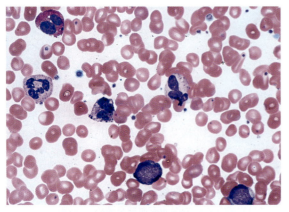

C1-1)-1　慢性骨髄性白血病；慢性期(MG 染色)

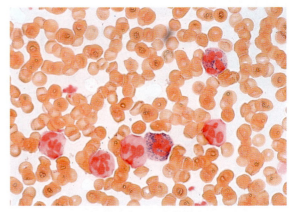

C1-1)-2　慢性骨髄性白血病；慢性期(NAP 染色)

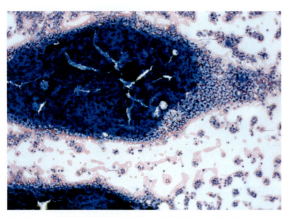

C1-1)-3　慢性骨髄性白血病；慢性期(MG 染色)

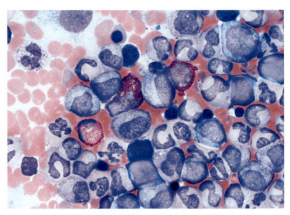

C1-1)-4　慢性骨髄性白血病；慢性期(MG 染色)

慢性骨髄性白血病, *BCR-ABL1* 陽性（chronic myeloid leukemia：CML, *BCR-ABL1*-positive）

C1-1)-1〜4 は同一症例である．

C1-1)-1　慢性骨髄性白血病慢性期症例の末梢血画像（MG 染色）

末梢血白血球数は 26,000/μL と増加し，白血球分類では好塩基球増加(5%)および左方移動(骨髄球 5%，後骨髄球 2%，好中球桿状核球 2%)を認めた．

C1-1)-2　慢性骨髄性白血病慢性期症例の末梢血画像（NAP 染色）

同症例の末梢血では，NAP 陽性率 34%（基準値 71〜98%）および NAP スコア 81（基準値 158〜295）といずれも低値を示した．

C1-1)-3, C1-1)-4　慢性骨髄性白血病慢性期症例の骨髄画像（MG 染色）

骨髄は有核細胞数 100 万/μL，M/E 比 7.8 と著明な顆粒球系過形成を示し，各分化段階の顆粒球系細胞を認めるが，芽球増加はない(1%)．C1-1)-4 は C1-1)-3 の強拡大である．

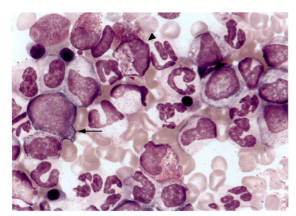

C1-1)-5　慢性骨髄性白血病；慢性期（MG 染色）

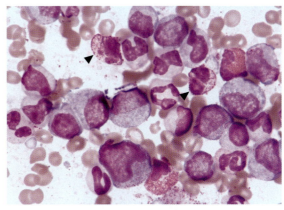

C1-1)-6　慢性骨髄性白血病；慢性期（MG 染色）

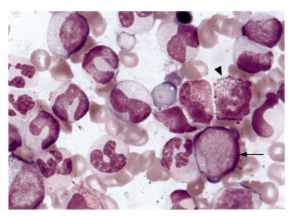

C1-1)-7　慢性骨髄性白血病；慢性期（MG 染色）

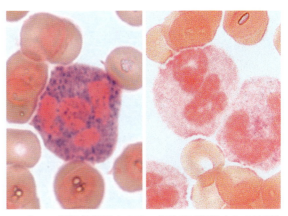

C1-1)-8　慢性骨髄性白血病；慢性期（健常人との比較）（NAP 染色）

C1-1)-5 ～ C1-1)-7　慢性骨髄性白血病慢性期症例の骨髄画像（MG 染色）

　骨髄は過形成で，リンパ球や赤芽球の比率は減少している．芽球（→）を少数認めるが，慢性期では増加していない．成熟好中球の増加とともに，好塩基球（▶），好酸球の増加を特徴とする．

C1-1)-8　慢性骨髄性白血病慢性期症例の末梢血画像（健常人との比較）（NAP 染色）

　左写真は健常人で，好中球に NAP 陽性の顆粒を認める．右写真は CML 慢性期の症例で，顆粒が欠損していることがわかる．CML 慢性期では NAP 陽性率，スコアともに低値である．

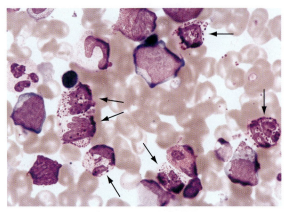

C1-1)-9　慢性骨髄性白血病；移行期(MG染色)

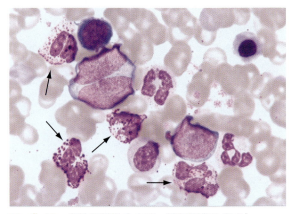

C1-1)-10　慢性骨髄性白血病；移行期(MG染色)

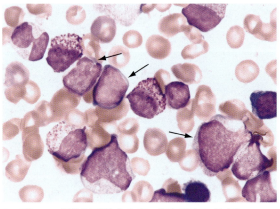

C1-1)-11　慢性骨髄性白血病；移行期(MG染色)

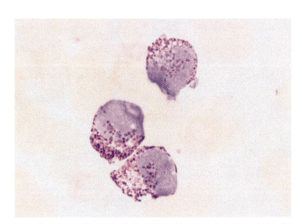

C1-1)-12　慢性骨髄性白血病；移行期（toluidine blue染色）

C1-1)-9, C1-1)-10　慢性骨髄性白血病移行期症例の骨髄画像（MG染色）

移行期には末梢血に好塩基球が20％以上増加することが診断基準の一つである．骨髄においても好塩基球（→）が増加している．

C1-1)-11　慢性骨髄性白血病移行期症例の骨髄画像（MG染色）

好塩基球の増加とともに芽球（→）が10〜19％に増加している．

C1-1)-12　慢性骨髄性白血病移行期症例の末梢血画像（toluidine blue染色）

toluidine blue陽性であることより，増加している細胞は好塩基球であることが明らかになった．

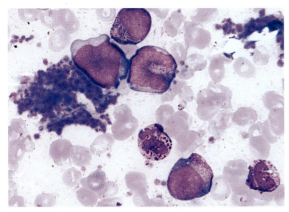

C1-1)-13 慢性骨髄性白血病；移行期（MG 染色）

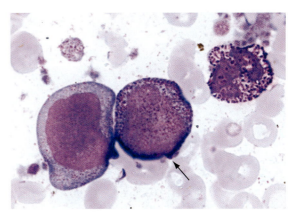

C1-1)-14 慢性骨髄性白血病；移行期（MG 染色）

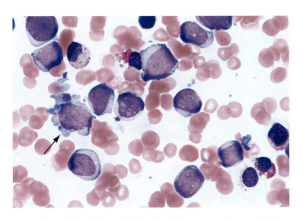

C1-1)-15 慢性骨髄性白血病；急性転化期（MG 染色）

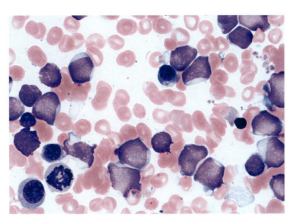

C1-1)-16 慢性骨髄性白血病；急性転化期（MG 染色）

C1-1)-13 慢性骨髄性白血病移行期症例の骨髄画像（MG 染色）

インターフェロン治療抵抗性（血小板数>100万/μL）の症例．骨髄は軽度過形成で，M/E 比 3.8, 多数の血小板集塊に加えて，芽球（9.2%）および好塩基球（26.4%）増加を認める．

C1-1)-14 慢性骨髄性白血病移行期症例の骨髄画像（MG 染色）

C1-1)-13 と同一標本の別視野には，前骨髄球段階と思われる極めて未熟な好塩基球も認める（→）．

C1-1)-15 慢性骨髄性白血病急性転化期症例の骨髄画像（MG 染色）

インターフェロンやチロシンキナーゼ阻害薬で Philadelphia 染色体が消失せず，診断から 12 年後に T315I 変異が出現した症例．骨髄は軽度過形成で，芽球 68%，好塩基球 9%，好酸球 12%と増加している．細胞質の budding を示す芽球（→）も存在し，細胞表面抗原解析では CD41 陽性，CD61 陽性であり，巨核球系急性転化と考えられる．

C1-1)-16 慢性骨髄性白血病急性転化期症例の骨髄画像（MG 染色）

CML 慢性期に対してチロシンキナーゼ阻害薬開始後 45 ヵ月目で，芽球増加（58%）を認める．芽球は中型からやや大型で，N/C 比は大きく，アズール顆粒や Auer 小体は認めない．フローサイトメトリーでは，芽球は B 前駆細胞性（CD10 陽性，CD19 陽性，CD20 陽性，CD34 陽性，HLA-DR 陽性，TdT 陽性，Cyμ 陽性）の表現型を示した．

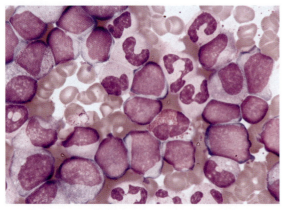

C1-1)-17　慢性骨髄性白血病；急性転化期（MG 染色）

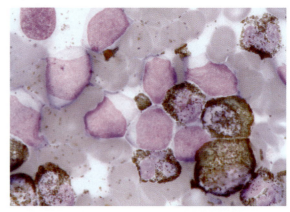

C1-1)-18　慢性骨髄性白血病；急性転化期（MPO 染色）

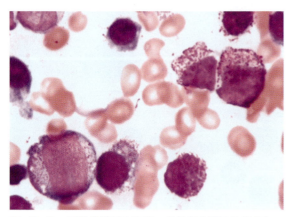

C1-1)-19　慢性骨髄性白血病；急性転化期（MG 染色）

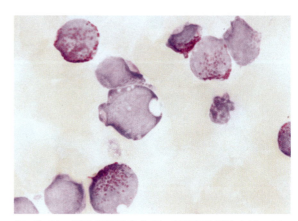

C1-1)-20　慢性骨髄性白血病；急性転化期（toluidine blue 染色）

C1-1)-17　慢性骨髄性白血病急性転化期症例の骨髄画像（MG 染色）

成熟顆粒球系の細胞は少数で，芽球の割合は 20% 以上に増加している．CML 急性転化期の骨髄である．

C1-1)-18　慢性骨髄性白血病急性転化期症例の骨髄画像（MPO 染色）

芽球は MPO が陰性であり，細胞表面抗原からもリンパ性急性転化と診断された．

C1-1)-19　慢性骨髄性白血病急性転化期症例の骨髄画像（MG 染色）

別の症例であるが，芽球の増加と幼若好塩基球の増加を認める．好塩基球性急性転化と診断した．

C1-1)-20　慢性骨髄性白血病急性転化期症例の骨髄画像（toluidine blue 染色）

幼若と思われる細胞も toluidine blue が陽性であった．

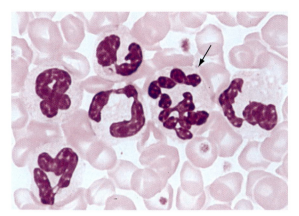

C1-1)-21　慢性好中球性白血病（MG染色）

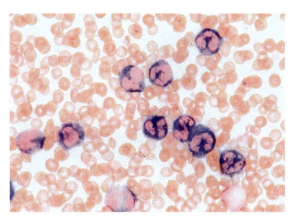

C1-1)-22　慢性好中球性白血病（NAP染色）

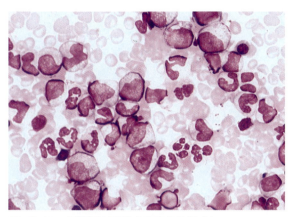

C1-1)-23　慢性好中球性白血病（MG染色）

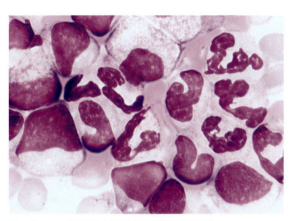

C1-1)-24　慢性好中球性白血病（MG染色）

慢性好中球性白血病 (chronic neutrophilic leukemia：CNL)

C1-1)-21〜24は同一症例.

C1-1)-21　慢性好中球性白血病症例の末梢血画像（MG染色）

70代女性. 末梢血WBC 52,000/μL（芽球0％, 前骨髄球1％, 骨髄球3％, 後骨髄球2％, 好中球桿状核球6％, 好中球分葉核球86％, リンパ球2％）と著明な好中球増加を認めた症例. 過分葉好中球がみえるが（→）, CNLではこのような異形成はまれである.

C1-1)-22　慢性好中球性白血病症例の末梢血画像（NAP染色）

末梢血NAP陽性率100％（基準値71〜98％）および NAPスコア476（基準値158〜295）といずれも高値を示した.

C1-1)-23　慢性好中球性白血病症例の骨髄画像（MG染色）

骨髄は有核細胞数41万/μL, M/E比7.4と顆粒球系過形成を示すが, 巨核球増加は明らかではない.

C1-1)-24　慢性好中球性白血病症例の骨髄画像（MG染色）

成熟好中球を主体に顆粒球系細胞が著増しているが, 芽球3％であり, 好酸球や好塩基球も増加していない. 染色体は正常核型で, *BCL-ABL1*融合遺伝子は認めない. なお, WHO 2017では*CSF3R*遺伝子変異の存在が重視されているが, 本症例では詳細不明である.［写真提供：国立病院機構九州がんセンター］

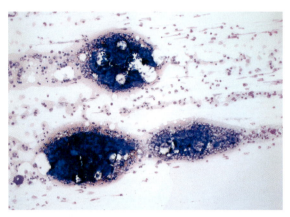

C1-1)-25　真性赤血球増加症；多血症期（MG 染色）

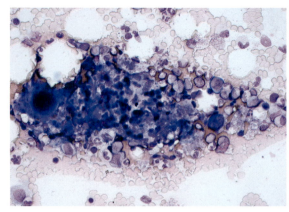

C1-1)-26　真性赤血球増加症；多血症期（MG 染色）

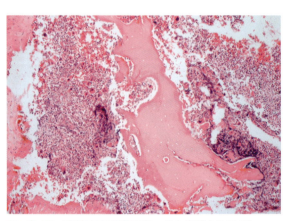

C1-1)-27　真性赤血球増加症；多血症期（HE 染色）

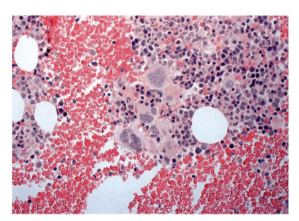

C1-1)-28　真性赤血球増加症；多血症期（HE 染色）

■ 真性赤血球増加症（polycythemia vera：PV）

C1-1)-25～28 は同一症例である．

C1-1)-25　真性赤血球増加症多血症期症例の骨髄画像（MG 染色）

50代女性．Hb 21.1 g/dL，WBC 16,400/μL（芽球0％），PLT 67万/μL と3系統の血球増加を認め，血清エリスロポエチン低値であった．骨髄は過形成で，塗抹の引き終わり部分には巨核球をはじめ，様々な細胞成分からなる多数の細胞集塊を認める．JAK2遺伝子検査ではV617F 変異を認めた．

C1-1)-26　真性赤血球増加症多血症期症例の骨髄画像（MG 染色）

C1-1)-25 と同一標本の拡大像である．顆粒球および赤芽球の成熟・分化は保たれており，芽球増加は認めない．本症例では好酸球や好塩基球の増加も明らかではない．一方，血小板は著増し，しばしば凝集塊を形成している．

C1-1)-27　真性赤血球増加症多血症期症例の骨髄生検画像（HE 染色）

同一症例の腸骨骨髄生検像．骨髄は過形成であり，脂肪成分は極めて少ない（細胞/脂肪比＞10）．多数の巨核球を認めるが，その他の細胞の帰属はこの倍率では判定困難である．線維成分の増生も明らかではない．

C1-1)-28　真性赤血球増加症多血症期症例の骨髄生検画像（HE 染色）

C1-1)-27 と同一標本の拡大像では，3系統の血球が増加（panmyelosis）しているが，芽球増加は明らかではない．巨核球は比較的小型で低分葉のものから，大型で分葉核の目立つものまで様々である．

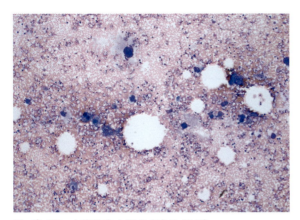

C1-1)-29　本態性血小板血症(MG染色)

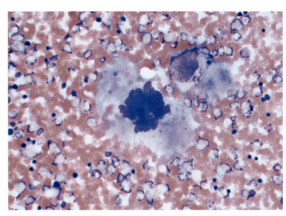

C1-1)-30　本態性血小板血症(MG染色)

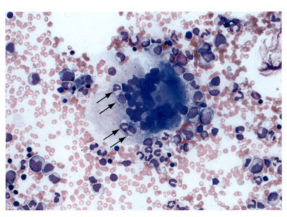

C1-1)-31　本態性血小板血症(MG染色)

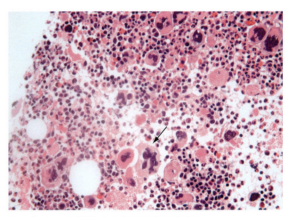

C1-1)-32　本態性血小板血症(HE染色)

本態性血小板血症
（essential thrombocythemia：ET）

C1-1)-29〜32 は同一症例である．

C1-1)-29　本態性血小板血症例の骨髄画像(MG染色)
20代女性．Hb 12.6 g/dL，WBC 8,300/μL（芽球および幼若顆粒球 0％，好中球桿状核球 5％，好中球分葉核球 55％，好酸球 2％，好塩基球 0％），PLT 105 万/μL と血小板増加を認める．染色体分析では正常核型であり，遺伝子検査では *JAK2*-V617F 変異を認めた．

C1-1)-30　本態性血小板血症例の骨髄画像(MG染色)
同一症例の拡大像である．M/E 比 3.3 であり，芽球増加は認めない（芽球 1％）．顆粒球系や赤芽球系の形態異常も明らかではない．一方，巨核球は明らかに増加しており，著しく大型のものも散見される．

C1-1)-31　本態性血小板血症例の骨髄画像(MG染色)
同一症例の拡大像である．著しく大型で過分葉核を有する成熟巨核球の細胞質内には，顆粒球系細胞の貫入現象（emperipolesis）を認める（→）．

C1-1)-32　本態性血小板血症例の骨髄クロット標本(HE染色)
同一症例の骨髄クロット標本である．巨核球は明らかに増加しており，一部のものは深い分葉あるいは鹿角状（staghorn）の過分葉核を有する（→）．

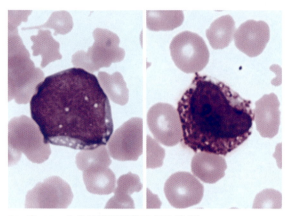

C1-1)-33 全身性肥満細胞症（MG染色）

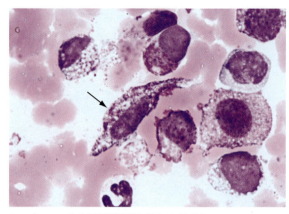

C1-1)-34 全身性肥満細胞症（MG染色）

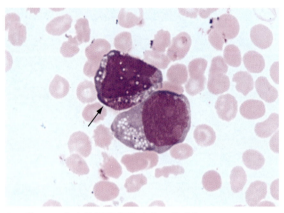

C1-1)-35 全身性肥満細胞症（MG染色）

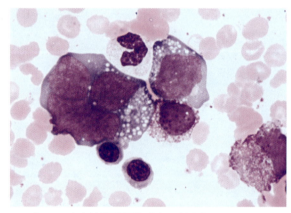

C1-1)-36 全身性肥満細胞症（MG染色）

全身性肥満細胞症（systemic mastocytosis：SM）

C1-1)-33～36 は同一症例である．

C1-1)-33　全身性肥満細胞症症例の末梢血画像（MG染色）
　末梢血 WBC 11,000/μL と増加し，芽球 4％（左写真）および異常細胞 21％（右写真）を認める．異常細胞は中型～やや大型で好塩基性顆粒を有し，形態的に肥満細胞と考えられる．肥満細胞が末梢血中に 10％以上出現していることから，SM の特殊病型である肥満細胞白血病（mast cell leukemia）と考えられ，末梢血遺伝子解析では *c-kit* 遺伝子 exon 17 に点突然変異（D816V）を認める．

C1-1)-34　全身性肥満細胞症症例の骨髄画像（MG染色）
　骨髄は正形成で，典型的な紡錘状（→）を含め，様々な形態の肥満細胞を 50％認める．

C1-1)-35　全身性肥満細胞症症例の骨髄画像（MG染色）
　芽球は 27％と増加し，比較的豊富な細胞質と 10 個以上の細胞質内空胞を有するものも散見される．一方，肥満細胞の顆粒と類似した微細な細胞質内顆粒を有する未熟細胞も認められ（→），分化傾向のある芽球と考えられる．

C1-1)-36　全身性肥満細胞症症例の骨髄画像（MG染色）
　著しく大型で多核の芽球も僅かながら認める．

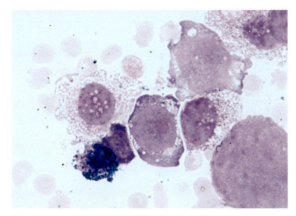

C1-1)-37　全身性肥満細胞症（MPO 染色）

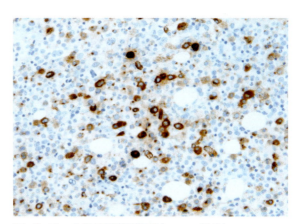

C1-1)-38　全身性肥満細胞症（tryptase 染色）

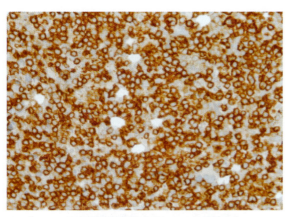

C1-1)-39　全身性肥満細胞症（CD117 免疫染色）

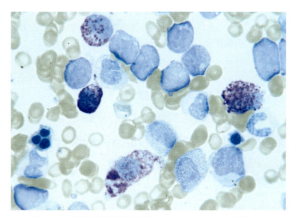

C1-1)-40　全身性肥満細胞症（toluidine blue 染色）

C1-1)-37　全身性肥満細胞症症例の骨髄画像（MPO 染色）

　C1-1)-37〜40 は同一症例である．腫瘍細胞（芽球様〜成熟型）はいずれも MPO 陰性である．

C1-1)-38　全身性肥満細胞症症例の末梢血画像（tryptase 染色）

　腫瘍細胞は tryptase 陽性である．

C1-1)-39　全身性肥満細胞症症例の骨髄クロット標本（CD117 免疫染色）

　腫瘍細胞は CD117（c-kit）陽性である．

C1-1)-40　全身性肥満細胞症症例の骨髄画像（toluidine blue 染色）

　腫瘍細胞は toluidine blue の本来の青色調とは異なり，赤紫〜紫色に染色される［異染性（metachromasia）］．［写真提供：高知医療センター］

（p245，246，249，251〜255：稲葉　亨・p247，248，250：波多智子）

C 骨髄系腫瘍

1 骨髄増殖性腫瘍
2）原発性骨髄線維症

myeloproliferative neoplasms；primary myelofibrosis（PMF）

■ 骨髄線維化のグレード分類

骨髄における線維化の程度は，WHO 分類では MF-0 から MF-3 の 4 段階で分類される．

- MF-0　交錯する線状細網線維（鍍銀線維）は僅かで，正常骨髄に比較して増加をみない．
- MF-1　血管周囲領域を中心に，多数の交錯する細網線維の緩やかな網状パターンを呈する．
- MF-2　交錯する細網線維のびまん性，稠密な増生からなり，しばしば限局性に膠原線維からなる太い束状の線維束，あるいは限局性骨硬化を伴う．
- MF-3　交錯する細網線維のびまん性，稠密な増生からなり，膠原線維からなる太い束状の線維束増生を伴い，通常，骨硬化を認める．

■ 原発性骨髄線維症（primary myelofibrosis：PMF）（前線維化期/早期）

PMF で，MF-0, 1 の線維化がみられない，もしくは軽微な線維化にとどまる初期病変である．診断基準は大基準 3 項目と，小基準 4 項目からなる．

大基準
1. 骨髄は年齢に比して過形成髄で，異型を伴う巨核球の増加，MF-2 以上の線維化を伴わない．顆粒球増多を呈し，しばしば赤芽球造血は減少する．
2. 慢性骨髄性白血病（CML），*BCR-ABL1* 陽性，真性赤血球増加症（PV），本態性血小板血症（ET），骨髄異形成症候群（MDS）やその他の骨髄性腫瘍の診断基準を満たさない．
3. *JAK2*，*CALR*，*MPL* 遺伝子変異，もしくはその他の遺伝子のクローナルな異常を持ち*，反応性（感染症，自己免疫疾患，慢性炎症，ヘアリー細胞白血病やその他のリンパ系腫瘍，転移性腫瘍，中毒性造血障害による）線維化を伴わない．

上記の 3 項目，および以下の少なくとも 1 項目を 2 回連続して満たす．

小基準
- a. 合併症によらない貧血
- b. 白血球増多＞11,000/μL
- c. 触知可能な脾腫
- d. LDH 上昇

＊：重要な 3 つのクローン性変異がないときには他の骨髄系腫瘍にみられる変異（例：*ASXL1*，*EZH2*，*TET2*，*IDH1*，*IDH2*，*SRSF2* および *SF3B1* 変異）が疾患のクローン性を決定する助けになるかもしれない．

■ 原発性骨髄線維症（線維化期）

骨髄に MF-2 以上の線維化を呈する進行期の PMF で，肝脾腫，末梢血の白赤芽球症を呈する．診断基準は大基準 3 項目と，小基準 5 項目からなる．

大基準
1. 細網線維，膠原線維増生からなる MF-2 以上の線維化を伴い，異型を伴う巨核球の増加を認める．
2. CML, *BCR-ABL1* 陽性，PV，ET，MDS やその他の骨髄性腫瘍の診断基準を満たさない．
3. *JAK2*，*CALR*，*MPL* 遺伝子変異，もしくはその他の遺伝子のクローナルな異常を持ち，反応性線維化を伴わない．

上記の 3 項目，および以下の少なくとも 1 項目を 2 回連続して満たす．

小基準
- a. 合併症によらない貧血
- b. 白血球増多＞11,000/μL
- c. 触知可能な脾腫
- d. LDH 上昇
- e. 白赤芽球症

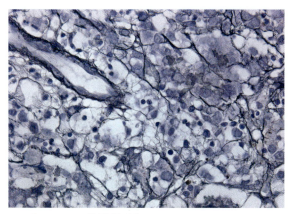

C1-2)-1　MF-0（鍍銀染色）

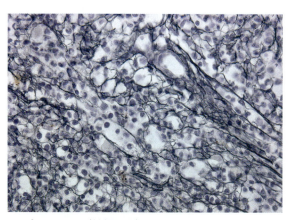

C1-2)-2　MF-1（鍍銀染色）

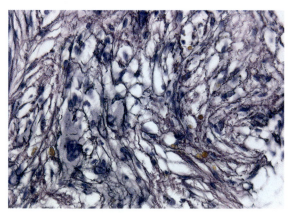

C1-2)-3　MF-2（鍍銀染色）

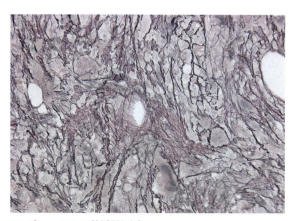

C1-2)-4　MF-3（鍍銀染色）

骨髄線維化のグレード分類

C1-2)-1　MF-0の骨髄画像（鍍銀染色）
　骨髄間質には，血管周囲性に僅かな細網線維を認める．通常は線状に伸び，交錯しない．皮質骨に近い領域は，様々な要因により種々の程度で錯綜する細網線維増生や膠原線維を伴うため，この領域は線維化の評価に加えない．

C1-2)-2　MF-1の骨髄画像（鍍銀染色）
　血管周囲以外にも細網線維増生を認め，特に血管周囲性に線維の交錯・増生が目立つ．細胞密度が高い場合，線維化の程度が高く評価されがちであり，注意が必要である．

C1-2)-3　MF-2の骨髄画像（鍍銀染色）
　細網線維増生に加え，鍍銀染色では淡褐色の束状線維として同定される膠原線維束を認める．

C1-2)-4　MF-3の骨髄画像（鍍銀染色）
　細網線維および膠原線維増生は，びまん性，稠密な増生からなり，皮質骨には骨硬化所見を認める．

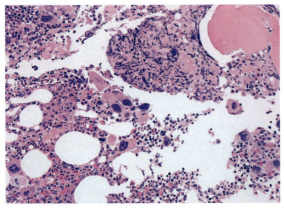

C1-2)-5 原発性骨髄線維症（前線維化期/早期）（HE染色）

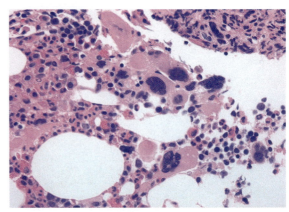

C1-2)-6 原発性骨髄線維症（前線維化期/早期）（HE染色）

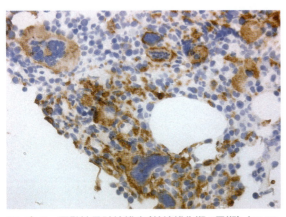

C1-2)-7 原発性骨髄線維症（前線維化期/早期）（CD42b免疫染色）

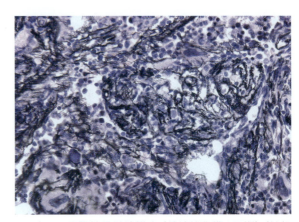

C1-2)-8 原発性骨髄線維症（前線維化期/早期）（鍍銀染色）

原発性骨髄線維症（primary myelofibrosis：PMF）（前線維化期/早期）

C1-2)-5 原発性骨髄線維症（前線維化期/早期）症例の骨髄画像（HE染色）

生検された骨髄は過形成髄で，分化型顆粒球を主体とする顆粒球過形成である．芽球の増加はみられない．大型成熟巨核球の増加を認める．

C1-2)-6 原発性骨髄線維症（前線維化期/早期）症例の骨髄画像（HE染色）

C1-2)-5 の拡大像である．鹿角状（staghorn）や雲状（cloud like）の異型な核形態を呈する大型成熟巨核球の集簇・増生を認める．

C1-2)-7 原発性骨髄線維症（前線維化期/早期）症例の骨髄画像（CD42b免疫染色）

抗血小板抗体による免疫染色で，巨核球の同定は容易である．PMFでは大型成熟巨核球の増加をみるが，小型細胞の増加はみられない．

C1-2)-8 原発性骨髄線維症（前線維化期/早期）症例の骨髄画像（鍍銀染色）

鍍銀染色では，ほぼ正常範囲内から軽微な血管周囲性鍍銀線維を認めるのみで，有意な線維化はみられない．

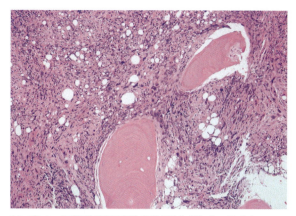

C1-2)-9　原発性骨髄線維症（線維化期）（HE染色）

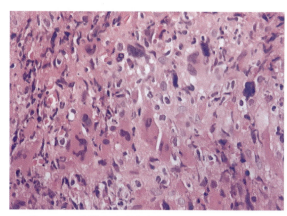

C1-2)-10　原発性骨髄線維症（線維化期）（HE染色）

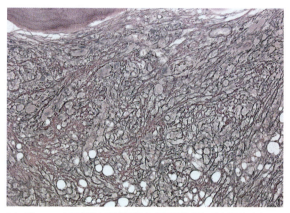

C1-2)-11　原発性骨髄線維症（線維化期）（鍍銀染色）

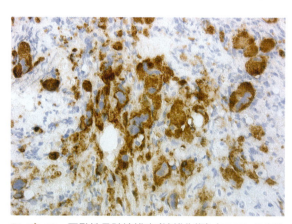

C1-2)-12　原発性骨髄線維症（線維化期）（CD42b免疫染色）

原発性骨髄線維症（線維化期）

C1-2)-9　原発性骨髄線維症（線維化期）症例の骨髄画像（HE染色）

生検された骨髄は皮質骨硬化を認め，高度な過形成髄である．分化型顆粒球増生が強く，芽球の増加はみられない．

C1-2)-10　原発性骨髄線維症（線維化期）症例の骨髄画像（HE染色）

大型成熟巨核球の増加を認め，鹿角状や雲状の異型な核形態を呈し，5個以上の集簇を認める（dense cluster）．

C1-2)-11　原発性骨髄線維症（線維化期）症例の骨髄画像（鍍銀染色）

鍍銀染色では，びまん性に黒色の細く繊細な線維からなる細網線維増生と，淡赤褐色に染色される太い線維からなる膠原線維増生を認める（MF-3）．

C1-2)-12　原発性骨髄線維症（線維化期）症例の骨髄画像（CD42b免疫染色）

抗血小板抗体による免疫染色で，大型成熟巨核球の密な集簇を伴う高度な増生が確認できる．

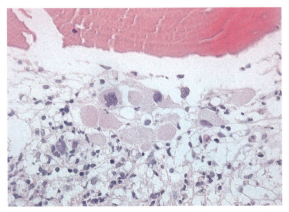

C1-2)-13　原発性骨髄線維症；abnormal localization（HE染色）

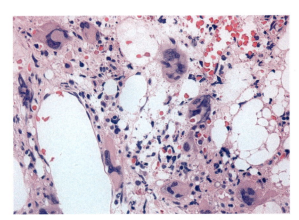

C1-2)-14　原発性骨髄線維症；鹿角状核異常（HE染色）

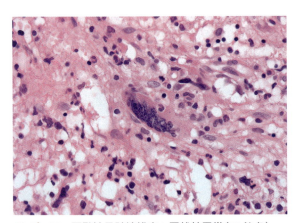

C1-2)-15　原発性骨髄線維症；雲状核異常（HE染色）

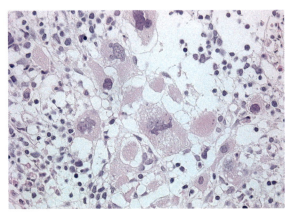

C1-2)-16　原発性骨髄線維症；大型巨核球の集簇（HE染色）

原発性骨髄線維症でみられる巨核球形態の異常

C1-2)-13　原発性骨髄線維症症例の骨髄画像；abnormal localization（HE染色）

骨髄における巨核球分布は，正常では骨髄髄質の洞周囲に分布する．皮質骨に沿った領域は通常，顆粒球，リンパ球造血の場であり，赤芽球や巨核球造血をみる場合は，異常な造血（abnormal localization）と考えられる．

C1-2)-14　原発性骨髄線維症症例の骨髄画像；鹿角状（staghorn）核異常（HE染色）

骨髄増殖性腫瘍では，大型成熟巨核球の核形態異常が特徴的であり，牡鹿の角のような多数の突起状に分布する分葉傾向で，クロマチン量の増加を認める．この核形態は骨髄増殖性腫瘍の各病型で共通してみられる．

C1-2)-15　原発性骨髄線維症症例の骨髄画像；雲状（cloud like）核異常（HE染色）

骨髄増殖性腫瘍でみられる巨核球の核形態異常は，様々な名称で呼ばれる．大型癒合状で，あたかも雲のような核形態を呈する異常は，比較的頻度の高い形態異常である．粗剛なクロマチン量の増加，細胞の大型化が共通してみられる．

C1-2)-16　原発性骨髄線維症症例の骨髄画像；大型巨核球集簇（HE染色）

PMFでは，3〜5個の巨核球集簇（loose cluster）や5個以上の集簇（dense cluster）がみられる．

（伊藤雅文）

C 骨髄系腫瘍
2 好酸球増加性腫瘍
myeloid/lymphoid neoplasms associated with eosinophilia

末梢血の持続性好酸球増加（≧1,500/μL）を好酸球増加症（hypereosinophilia：HE）という．クローナルな増殖によるHEを慢性好酸球性白血病（chronic eosinophilic leukemia：CEL）と呼び，骨髄異形成症候群（myelodysplastic syndromes：MDS）などの腫瘍性クローンの一部をなすHEや，腫瘍細胞が産生するサイトカインによる反応性HEは除く．腫瘍性HEであっても好酸球のクローナリティーが証明できない場合は，好酸球増加症候群（hypereosinophilic syndrome：HES）に分類される．

2003年にHESで同定されたFIP1L1-PDGFRA融合遺伝子はCEL以外の様々な造血器腫瘍にも認め，陽性例ではチロシンキナーゼ阻害薬が著効する．この発見以降，治療の反応性や予後予測の点から遺伝子診断を重視し，WHO 2008では，HEを伴いやすいPDGFRA, PDGFRB, FGFR1遺伝子異常に基づく腫瘍を同一カテゴリーとした＊．これらの腫瘍の起源は骨髄球とリンパ球への分化が可能な多能性造血幹細胞にある．また，それ以外のCELを非特定型（CEL,NOS）とした．（＊WHO 2017ではPCM1-JAK2融合遺伝子を有する病型が追加された．）

■ PDGFRA遺伝子再構成を伴う骨髄性・リンパ性腫瘍（myeloid and lymphoid neoplasms with PDGFRA rearrangement）

FIP1L1-PDGFRA融合遺伝子が最も多く，HESの10〜20％にみられる．CELの他，まれにHEを伴う他の腫瘍［全身性肥満細胞症（systemic mastocytosis：SM），急性骨髄性白血病（acute myeloid leukemia：AML），Tリンパ芽球性リンパ腫（T-lymphoblastic lymphoma：T-LBL）など］を発症する．好酸球の形態は正常から異常まで様々で，分化・成熟は一様である．骨髄には肥満細胞も増殖し，紡錘形の異型肥満細胞の増加と線維化がみられる．

■ PDGFRB遺伝子再構成を伴う骨髄性・リンパ性腫瘍（myeloid and lymphoid neoplasms with PDGFRB rearrangement）

t(5;12)(q31-q33;p12)転座やETV6-PDGFRB融合遺伝子やそのバリアントを伴う．時に好中球や単球の増加を認め，HEを伴う慢性骨髄単球性白血病（chronic myelomonocytic leukemia：CMML）と診断される症例も多い．まれにHEがない例もある．

■ FGFR1遺伝子再構成を伴う骨髄性・リンパ性腫瘍（myeloid and lymphoid neoplasms with FGFR1 rearrangement）

t(8;13)(q11;q12)転座またはFGFR1遺伝子再構成を骨髄球系細胞やリンパ芽球に認める．時にHEを伴うAMLやTまたはB細胞性のLBL（T/B-LBL）として発症する．慢性骨髄性白血病（chronic myeloid leukemia：CML）と異なり好塩基球増加例は少なく，単球増加例が多い．また，比較的短期間で高率に急性白血病［多くはAMLであり，Bリンパ芽球性白血病（acute B-lymphoblastic leukemia：B-ALL）はまれ］に転化する．

■ 慢性好酸球性白血病，非特定型（chronic eosinophilic leukemia, not otherwise specified：CEL,NOS）

上記3種類以外の遺伝子変異・染色体異常を持つHEや，芽球の増加（末梢血2％以上，骨髄5％以上，いずれも20％未満）を伴うHEは，CEL,NOSと診断される．ただし，HEを伴うCMLやHodgkinリンパ腫など，WHO分類で定義される他の造血器腫瘍は除く．

■ 好酸球増加症候群（hypereosinophilic syndrome：HES），その他

HESは，HEに起因する臓器障害を伴う原因不明のHEを指し，未知の好酸球増加性腫瘍を含む．寄生虫感染，アレルギーなどの基礎疾患に伴うHEやリンパ球関連性HES［lymphocytic variant of HES（L-HES）］は診断から除外する．L-HESは潜在的モノクローナルT細胞による反応性HEであり，一部はT細胞性悪性腫瘍を発症する．

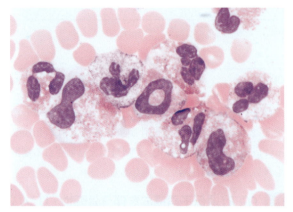

C2-1　FIP1L1-PDGFRA 陽性症例（MG 染色）

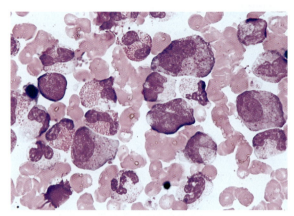

C2-2　FIP1L1-PDGFRA 陽性症例（MG 染色）

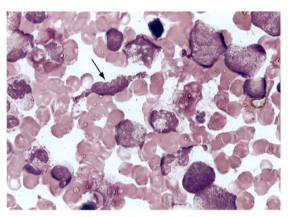

C2-3　FIP1L1-PDGFRA 陽性症例（MG 染色）

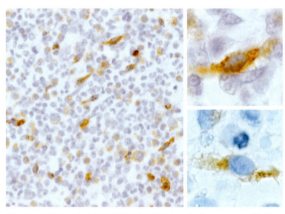

C2-4　FIP1L1-PDGFRA 陽性症例（左・右上：tryptase 染色，右下：CD25 免疫染色）

PDGFRA 遺伝子再構成を伴う骨髄性・リンパ性腫瘍（myeloid and lymphoid neoplasms with PDGFRA rearrangement）

C2-1　FIP1L1-PDGFRA 陽性症例1の末梢血画像（MG 染色）

20 代男性，染色体分析は正常核型．末梢血白血球数 47,000/μL で，好酸球比率 68％，間期核 FISH 法にて 4q12 欠失が 96％に検出され，FIP1L1-PDGFRA 融合遺伝子が証明された．好酸球の核異常（輪状核，過分葉核）と細胞質の空胞化，顆粒異常（微小化と不均一分布）がある．

C2-2　FIP1L1-PDGFRA 陽性症例2の骨髄画像（MG 染色）

30 代男性．末梢血白血球数 15,000/μL で好酸球比率 64％，間期核 FISH 法にて 4q12 欠失が 46％に検出され，FIP1L1-PDGFRA 融合遺伝子が証明された．inv16 を伴う好酸球増加を伴う骨髄単球性白血病（M4Eo）のごとく，異染性顆粒をもつ幼若好酸球がみられる．

C2-3　FIP1L1-PDGFRA 陽性症例2の骨髄画像（MG 染色）

顆粒が乏しく，紡錘形の肥満細胞が中央のやや左上にみえる（→）．本細胞は KIT 変異陽性全身性肥満細胞症や本疾患の骨髄によくみられる．

C2-4　FIP1L1-PDGFRA 陽性症例3の骨髄クロット標本（左・右上：tryptase 染色，右下：CD25 免疫染色）

20 代男性，正常核型．末梢血白血球数 28,000/μL（好酸球 62％）であり，4q12 欠失を 69％に認めた．tryptase 染色＊により散在する紡錘形肥満細胞を観察できる（左・右上）．正常肥満細胞は CD25 陰性であるが，本細胞は陽性である（右下）．（＊toluidine blue 染色よりも感度が良い．）

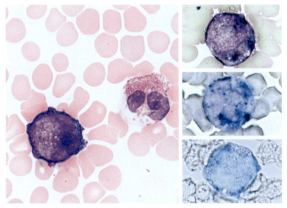

C2-5　*FOXP1-PDGFRA* 陽性症例（左：MG 染色，右上：MPO 染色，右中：EST 染色，右下：toluidine blue 染色）

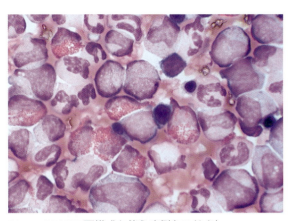

C2-6　*PDGFRB* 再構成を伴う症例（MG 染色）

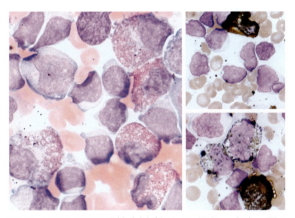

C2-7　*CEP1-FGFR1* 陽性症例（左：MG 染色，右上・下：MPO 染色）

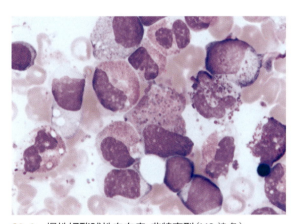

C2-8　慢性好酸球性白血病，非特定型（MG 染色）

C2-5　*FOXP1-PDGFRA* 陽性症例 4 の骨髄画像（左：MG 染色，右上：MPO 染色，右中：EST 染色，右下：toluidine blue 染色）

　40 代男性．t(3;4)(p13;q12)．白血球 43,000/μL（好酸球 58％，分類不能 3.5％）．分類不能細胞は N/C 比が大きく，核網は繊細で細胞質に好塩基性顆粒が充満する（左）．MPO および特異的 EST 陽性，toluidine blue 陰性より骨髄球系細胞と考える（右上・中・下）．

PDGFRB 遺伝子再構成を伴う骨髄性・リンパ性腫瘍

C2-6　*PDGFRB* 再構成を伴う症例 5 の骨髄画像（MG 染色）

　10 代女性．t(5;12)(q31;p12) を伴い，当時の診断は CMML with eosinophilia（CMML-eo）とされた．骨髄単球系の各成熟段階の細胞が増えているが，普通染色のみでは骨髄球系と単球系の区別は困難である．

FGFR1 遺伝子再構成を伴う骨髄性・リンパ性腫瘍

C2-7　*CEP1-FGFR1* 陽性症例 6 の骨髄画像（左：MG 染色，右上・下：MPO 染色）

　50 代女性．t(8;9)(p11;q33)．白血球 24,000/μL（好酸球 11％，単球 24％，芽球：小型 13％，大型 1％）．初診時には骨髄球系とリンパ球系の 2 系統へ急性転化していた（左）．右写真はリンパ芽球（上）と単芽球（下）．

慢性好酸球性白血病，非特定型（chronic eosinophilic leukemia, not otherwise specified：CEL, NOS）

C2-8　慢性好酸球性白血病，非特定型症例 7 の骨髄画像（MG 染色）

　80 代男性．複雑核型．白血球 54,000/μL（好酸球 51％，好塩基球 19％，芽球 1％）．各成熟段階の好酸球が増加し，細胞質には好酸性〜好塩基性顆粒の混在と空胞を認める．

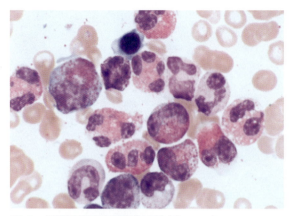

C2-9　好酸球増加症候群(MG染色)
(森永信吾ほか.「発熱・肝腫大を呈した小児特発性好酸球増多症候群」.臨床血液.2012；53：83-86. より引用)

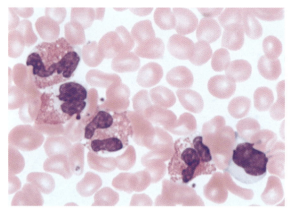

C2-10　リンパ球関連性好酸球増加症候群(MG染色)

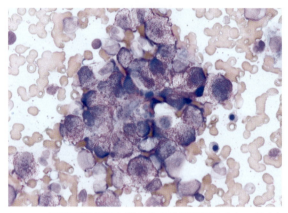

C2-11　好酸球増加症を伴う全身性肥満細胞症(WG染色)

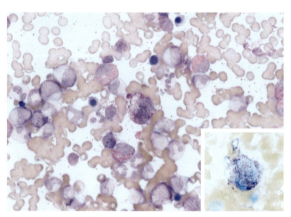

C2-12　好酸球増加症を伴う全身性肥満細胞症(WG染色，inset：toluidine blue染色)

好酸球増加症候群(hypereosinophilic syndrome：HES)，その他

C2-9　好酸球増加症候群症例8の骨髄画像(MG染色)

1歳女児，白血球71,000/μL(好酸球74%)．正常核型．ステロイド＋抗アレルギー薬が有効で，治癒に至った．核の過分葉(3～4核)や細胞質に空胞がある．好酸球の形態異常は腫瘍の指標とはならない．

C2-10　リンパ球関連性好酸球増加症候群症例9の末梢血画像(MG染色)

30代男性，白血球21,000/μL(好酸球19%，異常リンパ球13%)．末梢血にCD3陰性CD4陽性T細胞性クローンと*TCR*遺伝子再構成を認める．異常リンパ球は単球大であり，核にしわがある．

C2-11, C2-12　好酸球増加症を伴う全身性肥満細胞症症例10の骨髄画像(WG染色，C2-12　inset：toluidine blue染色)

40代女性，白血球19,000/μL(好酸球41%)．本疾患はSMの15%を占め，HESと診断されやすい．C2-11では，異染性を示す顆粒を豊富に含む大型細胞の集塊を，標本引き終わりに多数観察した．C2-12では，中央の顆粒が豊富な細胞はtoluidine blue染色で異染性を示した(inset)．
　　　　　　　　　　　　　　　　　　　(定　明子)

症例提供(症例#)：(#1)兵庫県立西宮病院・上田周二氏，(#2, 5)通山　薫，(#4)三重大学医学部附属病院・杉本由香氏，(#7)国立病院機構あわら病院・大槻希美氏，(#8)国立病院機構熊本医療センター小児科・森永信吾氏，(#10)神鋼記念病院・高橋隆幸氏

写真撮影：(C2-5)三重大学医学部附属病院・下仮屋雄二氏，(C2-7)神戸大学医学部附属病院・山本克也氏，(上記以外)神戸大学医学部附属病院・菊間知恵氏

C 骨髄系腫瘍
3 骨髄異形成／骨髄増殖性腫瘍

myelodysplastic/myeloproliferative neoplasms（MDS/MPN）

初発時にMDS類似の血球異形成を有し，かつ1系列以上に持続的な成熟血球増加というMPN様の所見を併せ持つ病型群で，MDSあるいはMPNから病型移行したとみなされる症例は本カテゴリーに該当しない．WHO 2008では慢性骨髄単球性白血病（CMML），非定型慢性骨髄性白血病（aCML），若年性骨髄単球性白血病（JMML），分類不能型骨髄異形成／骨髄増殖性腫瘍（MDS/MPN,U）の4病型，および暫定亜病型としてMDS/MPN,Uの中に，著明な血小板増加と環状鉄芽球を伴う不応性貧血（refractory anemia with ring sideroblasts associated with marked thrombocytosis：RARS-T）が含まれていたが，WHO 2017では，RARS-TがMDS/MPN-RS-Tという独立病型となった．各病型の詳細な診断基準については，WHO分類の成書を参照いただきたい．

慢性骨髄単球性白血病（chronic myelomonocytic leukemia：CMML）

末梢血単球の原因不明かつ持続的な増加（>1,000/μL），慢性骨髄性白血病や好酸球増加性腫瘍に特徴的な遺伝子異常を有さない，末梢血および骨髄中の芽球（前単球も含まれる）比率は20％未満で，腫瘍性と判断できる症例が該当する．異形成の存在は必須ではないが，多くの場合，顆粒球系や巨核球系の異形成，異常単球の出現が認められる．白血球数13,000/μLを境界として増殖型と異形成型に2分され，またWHO 2017では，末梢血および骨髄中の芽球比率の多寡によってCMML-0（末梢血芽球<2％および骨髄中芽球<5％），CMML-1（末梢血芽球2〜4％および／または骨髄中芽球5〜9％），CMML-2（末梢血芽球5〜19％および／または骨髄中芽球10〜19％，あるいはAuer小体の存在）に区分されている．

非定型慢性骨髄性白血病, BCR-ABL1陰性（atypical chronic myeloid leukemia, BCR-ABL1-negative：aCML, BCR-ABL1⁻）

異形成のある好中球増加を主体とする造血器腫瘍で，慢性骨髄性白血病と異なることを強調するために，疾患名にBCR-ABL1陰性が付記されている．末梢血中の幼若顆粒球（前骨髄球，骨髄球，後骨髄球）比率が10％以上を占めるが，好塩基球や単球の増加傾向はない．末梢血および骨髄中の好中球にはクロマチン過濃縮，Pelger核異常，低顆粒などの異形成所見が顕著である．一方，他の系列の異形成の程度は多様である．

若年性骨髄単球性白血病（juvenile myelomonocytic leukemia：JMML）

小児に特有の，主として顆粒球および単球系成熟細胞が増殖する造血器腫瘍である．末梢血単球の原因不明かつ持続的な増加（>1,000/μL），末梢血および骨髄中の芽球（前単球も含む）比率は20％未満で，慢性骨髄性白血病や好酸球増加性腫瘍に特徴的な遺伝子異常を有さず，顆粒球系前駆細胞の in vitro 培養系における顆粒球マクロファージコロニー刺激因子（GM-CSF）感受性亢進が細胞動態上の特徴とされる．血球異形成所見は多様である．monosomy 7が1/4の症例にみられる．遺伝子異常については，PTPN11, KRAS, NRAS, NF-1変異の報告が多く，RAS/MAPKシグナル経路の異常亢進が推定されている．

分類不能型骨髄異形成／骨髄増殖性腫瘍（myelodysplastic/myeloproliferative neoplasm, unclassifiable：MDS/MPN,U）

初発でMDS類似の血球異形成を有し，かつMPN様の持続的な成熟血球増加を併せ持つが，上述のMDS/MPNのどの病型にも該当しない場合である．成熟白血球増加例では他の造血器腫瘍と反応性白血球増加の除外，血小板増加例は反応性の他，染色体異常del(5q), t(3;3)(q21;q26)，あるいはinv(3)(q21q26)を有する症例（これらは時に血小板増加を伴う）の除外が必要である．

前述のようにRARS-Tはここに含まれていたが，WHO 2017で独立病型となった．血小板数45万/μL以上で，またSF3B1変異を有する症例が多いが，変異の有無に関わらず赤芽球中の環状鉄芽球比率15％以上が診断要件となっている．約6割にJAK2-V617F変異が検出され，クローン進化と病態形成の観点から注目されている．

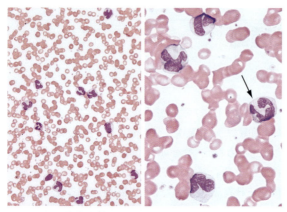

C3-1　慢性骨髄単球性白血病（MG染色）

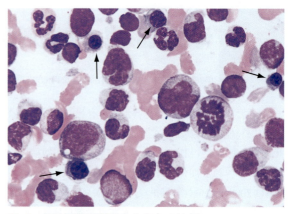

C3-2　慢性骨髄単球性白血病（MG染色）

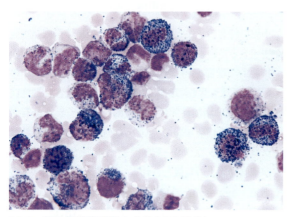

C3-3　慢性骨髄単球性白血病（MPO染色）

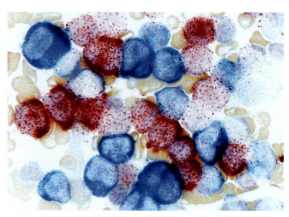

C3-4　慢性骨髄単球性白血病（二重EST染色）

慢性骨髄単球性白血病
（chronic myelomonocytic leukemia：CMML）

C3-1　慢性骨髄単球性白血病症例1の末梢血画像（MG染色）

左写真では異常分葉傾向のある単球が増加している．右写真の矢印の細胞は成熟好中球様の骨髄単球系異常細胞と思われる．

C3-2　慢性骨髄単球性白血病症例1の骨髄画像（MG染色）

同一症例の中拡大像である．各成熟段階の骨髄単球系細胞がみられる．この視野には成熟段階の赤芽球が4個（→）みられるが，いずれも軽度巨赤芽球様変化を呈している．症例1は末梢血および骨髄における幼若細胞比率からCMML-1と診断された．

C3-3　慢性骨髄単球性白血病症例1の骨髄画像（MPO染色）

大部分の骨髄単球系細胞がMPO陽性であるが，成熟単球と思われる細胞では陽性顆粒が少ない．ただし，これは正常単球でもみられる傾向である．

C3-4　慢性骨髄単球性白血病症例1の骨髄画像（二重EST染色）

顆粒球系細胞はnaphthol AS-D chloroacetate EST陽性（青色），単球系細胞はα-naphthyl butyrate EST陽性（赤褐色）である．

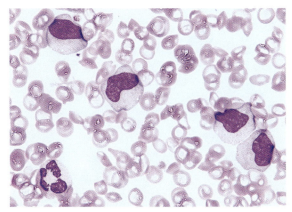

C3-5 慢性骨髄単球性白血病(MG染色)

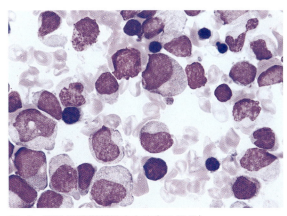

C3-6 慢性骨髄単球性白血病(MG染色)

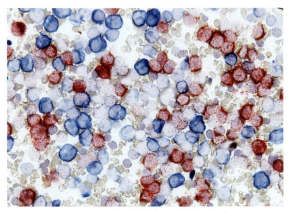

C3-7 慢性骨髄単球性白血病(二重EST染色)

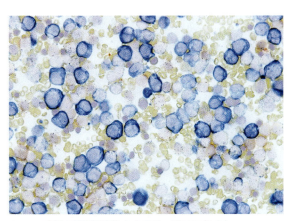

C3-8 慢性骨髄単球性白血病(二重EST染色)

C3-5 慢性骨髄単球性白血病症例2の末梢血画像(MG染色)

　症例1に比べるとやや幼若な単球が増加している．[症例提供：岡山労災病院]

C3-6 慢性骨髄単球性白血病症例2の骨髄画像(MG染色)

　各成熟段階の骨髄単球系細胞がみられるが，前単球の比率が高い．前単球は芽球と同等とみなして算定される．その結果，症例2はCMML-2と診断された．[症例提供：岡山労災病院]

C3-7 慢性骨髄単球性白血病症例2の骨髄画像(二重EST染色)

　症例1のC3-4と同様に，顆粒球系細胞と単球系細胞が概ね染め分けられているが，骨髄単球系であっても両方とも染色性不良の細胞も若干存在する．[症例提供：岡山労災病院]

C3-8 慢性骨髄単球性白血病症例2の骨髄画像(二重EST染色およびNaF阻害)

　同一症例の二重EST染色標本であるが，NaF処理によって単球のEST活性が阻害を受けた標本である．naphthol AS-D chloroacetate EST陽性像は残っている．[症例提供：岡山労災病院]

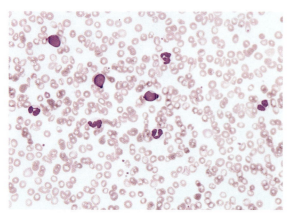

C3-9　非定型慢性骨髄性白血病, *BCR-ABL1* 陰性（MG染色）

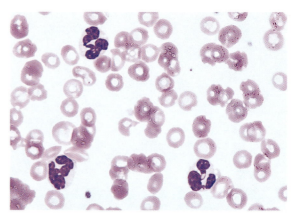

C3-10　非定型慢性骨髄性白血病, *BCR-ABL1* 陰性（MG染色）

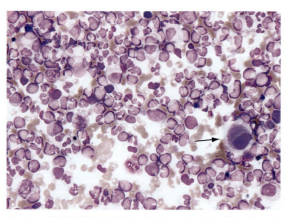

C3-11　非定型慢性骨髄性白血病, *BCR-ABL1* 陰性（MG染色）

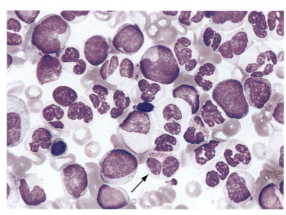

C3-12　非定型慢性骨髄性白血病, *BCR-ABL1* 陰性（MG染色）

非定型慢性骨髄性白血病, *BCR-ABL1* 陰性（atypical chronic myeloid leukemia, *BCR-ABL1*-negative：aCML, *BCR-ABL1*⁻）

C3-9〜C3-12 は同一症例である．

C3-9　非定型慢性骨髄性白血病, *BCR-ABL1* 陰性症例の末梢血画像（MG染色）

本症例では末梢血白血球数 20,800/μL，芽球比率 16％であった．この画像では3個の芽球がみられる．成熟好中球の一部は Pelger 核異常を示している．［症例提供：岡山労災病院］

C3-10　非定型慢性骨髄性白血病, *BCR-ABL1* 陰性症例の末梢血画像（MG染色）

同一症例の強拡大である．成熟好中球のクロマチンは過濃縮傾向で，一部ブロック状を呈しており，また核膜辺縁は不整である．細胞質の顆粒は明瞭でなく，低顆粒もみられる．［症例提供：岡山労災病院］

C3-11　非定型慢性骨髄性白血病, *BCR-ABL1* 陰性症例の骨髄画像（MG染色）

骨髄球系過形成を呈しているが，各成熟段階の好中球系細胞がみられる．単核巨核球がみえる（→）．［症例提供：岡山労災病院］

C3-12　非定型慢性骨髄性白血病, *BCR-ABL1* 陰性症例の骨髄画像（MG染色）

同一症例の強拡大では Pelger 核異常好中球が随所にみられ，またほとんどの好中球は低顆粒を示している．中央やや下方にみえる好酸球は好酸性顆粒の形成不全を示している（→）．なお，本症例の好中球はすべて MPO 陽性であった．［症例提供：岡山労災病院］

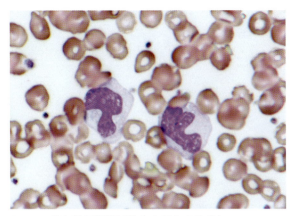

C3-13　若年性骨髄単球性白血病（MG 染色）

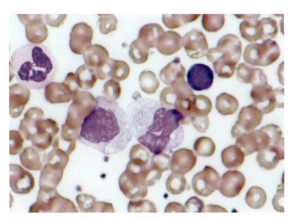

C3-14　若年性骨髄単球性白血病（MG 染色）

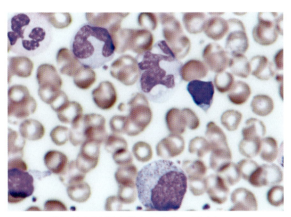

C3-15　若年性骨髄単球性白血病（MG 染色）

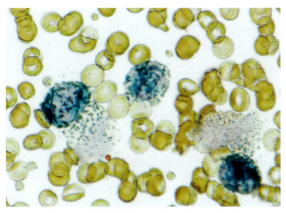

C3-16　若年性骨髄単球性白血病（二重 EST 染色）

若年性骨髄単球性白血病
（juvenile myelomonocytic leukemia：JMML）

C3-13　若年性骨髄単球性白血病症例の末梢血画像（MG 染色）

2つの細胞はいずれも単球であるが，核が好中球桿状核球のごとくくびれているのが特徴的である．なお，C3-13 から C3-18 は同一症例である．本症例では骨髄染色体分析は正常男児核型で，FISH 解析でも monosomy 7 は検出されなかった．［症例提供：平林真介］

C3-14　若年性骨髄単球性白血病症例の末梢血画像（MG 染色）

JMML に特徴的な桿状核球様の核を持つ単球と，核分葉傾向に乏しい単球が併存している．画像左上の細胞は好中球分葉核球である．

C3-15　若年性骨髄単球性白血病症例の末梢血画像（MG 染色）

上方に2個の単球系細胞（特に右側の単球は JMML に特徴的なくびれた形態），左上に好中球分葉核球，下方に骨髄球がみられる．

C3-16　若年性骨髄単球性白血病症例の末梢血画像（二重 EST 染色）

naphthol AS-D chloroacetate EST 陽性（青色）細胞が3個あり，これらは顆粒球系細胞である．他の2個の細胞は単球系と思われるが，α-naphthyl butyrate EST（赤褐色）の染色性が弱い．

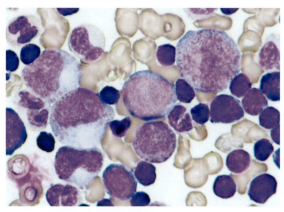

C3-17　若年性骨髄単球性白血病（MG 染色）

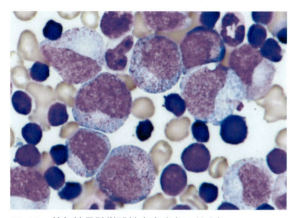

C3-18　若年性骨髄単球性白血病（MG 染色）

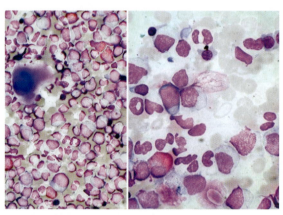

C3-19　環状鉄芽球と血小板増加を伴う骨髄異形成/骨髄増殖性腫瘍（MG 染色）

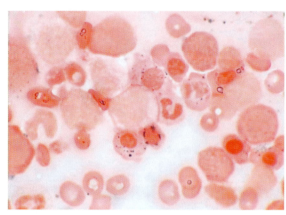

C3-20　環状鉄芽球と血小板増加を伴う骨髄異形成/骨髄増殖性腫瘍（鉄染色）

C3-17, C3-18　若年性骨髄単球性白血病症例の骨髄画像（MG 染色）

　骨髄単球系幼若細胞が増加している．芽球の他に，Golgi 野が明瞭で，アズール顆粒が顕著な細胞は前骨髄球と思われるが，それ以外の幼若細胞では前単球に分類すべき細胞もみられる．なお，本症例ではリンパ芽球も増加していた．

> **環状鉄芽球と血小板増加を伴う骨髄異形成/骨髄増殖性腫瘍（myelodysplastic/myeloproliferative neoplasm with ring sideroblasts and thrombocytosis：MDS/MPN-RS-T）**

C3-19　環状鉄芽球と血小板増加を伴う骨髄異形成/骨髄増殖性腫瘍症例の骨髄画像（MG 染色）

　左写真は過形成髄で，各成熟段階の骨髄系細胞が主体をなしており，骨髄増殖性腫瘍を思わせる像である．末梢血の血小板数は 60 万 /μL を超えていた．右写真は同一症例骨髄の強拡大である．好中球の Pelger 核異常や輪状核の細胞もみえる．また，好中球細胞質の顆粒は全般に不明瞭で，低顆粒の所見である．

C3-20　環状鉄芽球と血小板増加を伴う骨髄異形成/骨髄増殖性腫瘍症例の骨髄画像（鉄染色）

　同一症例骨髄の鉄染色像である．半数近くの赤芽球が鉄芽球性貧血にみられるような環状鉄芽球とみなされた．

（通山　薫）

C 骨髄系腫瘍
4 骨髄異形成症候群
myelodysplastic syndromes（MDS）

骨髄異形成症候群（MDS）は造血幹細胞レベルでの後天的遺伝子変異の蓄積により発症するクローン性造血器腫瘍である．異常あるいは過剰なアポトーシスにより血球減少を起こすと理解される．MDSの診断の基本は，細胞形態学的所見，染色体所見と他の血球減少症の除外により総合的に行われる．

造血細胞の異形成は，anemia of chronic disorders（ACD），肝疾患，ウイルス感染症，巨赤芽球性貧血，再生不良性貧血などの非クローン性疾患，さらに健常人にても認められるため，異形成の存在のみでMDSと診断できない．異形成は，骨髄性腫瘍に特異性が高いものから高くないものまで多様である．MDSに特異性が高いとされる異形成は表1の4種類である．しかしその定義は，細胞形態学の研究グループにより若干異なる．また，WHO 2017に記載されている異形成の形態学的所見とそれに対応する日本語表記を表2に示す．WHO 2008に記載されていた内容・用語と一部異なっている．

1）低分葉好中球
低分葉好中球は骨髄性腫瘍に特異度が高く，MDSでの診断的価値は高い．MDSでみられる低分葉好中球は，異常クロマチン濃縮，粗大なクロマチン構造を伴うことも多く，顆粒の減少を伴うこともある．2核が細いフィラメントで結合しているのが典型的である．

2）低顆粒好中球
MDS形態に関する国際ワーキンググループ（IWGM-MDS）の定義では，顆粒減少の基準は2/3以上の顆粒減

表1 MDSに特異性が高い異形成

好中球	・低分葉好中球（hypo-segmented mature neutrophils） 　［偽 Pelger-Huët 核異常（pseudo Pelger-Huët nuclear anomaly）］ ・低顆粒好中球（hypogranular neutrophils）
巨核球	・微小巨核球（micromegakaryocytes）
赤芽球	・環状鉄芽球（ring sideroblasts）

表2 WHO 2017による異形成の形態学的所見（文献1）より，通山　薫作成）

Dyserythropoiesis	赤芽球系異形成
Nuclear	核の異形成
Nuclear budding	核辺縁不整，核周囲不整
Internuclear bridging	核間染色質橋，核間架橋
Karyorrhexis	核崩壊像，核断片化
Multinuclearity	多核化，多核赤芽球
Megaloblastoid changes	巨赤芽球様変化
Cytoplasmic	細胞質の異形成
Ring sideroblasts	環状鉄芽球
Vacuolization	空胞化，空胞形成
PAS positivity	PAS染色陽性
Dysgranulopoiesis	顆粒球系異形成
Small or unusually large size	小型または巨大好中球（Macropolycytes）
Nuclear hyposegmentation	低分葉好中球
（pseudo-Pelger-Huet）	（偽 Pelger-Huët 核異常好中球）
Nuclear hypersegmentation	過分葉好中球
Decreased granules；agranularity	低顆粒（ないし無顆粒）好中球
Pseudo-Chédiak-Higashi granules	偽 Chédiak-東顆粒
Döhle bodies	Döhle 小体
Auer rods	Auer 小体
Dysmegakaryopoiesis	巨核球系異形成
Micromegakaryocytes	微小巨核球
Nuclear hypolobation	低分葉核巨核球
Multinucleation	（分離）多核巨核球

表3 骨髄系腫瘍のWHO 2017によるMDSの病型

a 単一系統に異形成を有するMDS（MDS with single lineage dysplasia：MDS-SLD）
　単一血球系統のみに異形成を示す芽球増加がないMDSである．2系統までの血球減少は容認されるが，汎血球減少の場合はMDS-Uと定義される．

b 多系統に異形成を有するMDS（MDS with multilineage dysplasia：MDS-MLD）
　2系統以上で10％以上の細胞に異形成を示す芽球増加がないMDSである．

c 環状鉄芽球を伴うMDS（MDS with ring sideroblasts：MDS-RS）
　環状鉄芽球の赤芽球に占める比率が15％以上の芽球増加がないMDSである．しかし，*SF3B1*の遺伝子変異が確認できた場合は，環状鉄芽球の赤芽球に占める比率が5％以上でMDS-RSと定義される．単一血球系統のみに10％以上の細胞に異形成を示す場合はMDS-RS-SLD，2系統以上に異形成を示す場合はMDS-RS-MLDになる．

d 芽球増加を伴うMDS（MDS with excess blasts：MDS-EB）
　骨髄で芽球5〜9％，または末梢血で芽球2〜4％の場合はMDS-EB-1，骨髄で芽球10〜19％，または末梢血で芽球5〜19％の場合はMDS-EB-2と定義される．Auer小体があればMDS-EB-2と定義される．

e 単独5番染色体長腕欠失を伴うMDS [MDS with isolated del(5q)]
　単一の染色体異常として5番染色体長腕の欠失の染色体異常を有する芽球増加がない病型である．単一の付加的染色体異常［ただし，-7/del(7q)以外］の存在があってもこの範疇になる．一般的には大球性貧血を呈し，血小板数は正常ないしは増加する．末梢血の芽球は1％未満で，骨髄の芽球は5％未満，非分葉核/低分葉核を持つ巨核球が正常または増加する．レナリドミドで貧血は改善し，5q-のクローンは減少する．

f 分類不能型MDS（MDS,unclassifiable：MDS-U）
　MDS-U with single lineage dysplasia and pancytopenia, MDS-U with 1% blood blasts, MDS-U based on defining cytogenetic abnormalityがある．MDS-SLDの基準を満たすが汎血球減少を認める例は，MDS-U with single lineage dysplasia and pancytopeniaとされる．また，MDS-SLDまたはMDS-MLDの基準を満たすが末梢血に芽球を1％認める例は，MDS-U with 1% blood blastsとされる．芽球増加がなく（末梢血1％未満，骨髄5％未満），MDSと診断できる異形成を認めないものの，MDSと診断し得る明確な染色体異常が認められる例は，MDS-U based on defining cytogenetic abnormalityとされる．

g 小児不応性血球減少症（refractory cytopenia of childhood：RCC）
　暫定的疾患単位である．持続する血球減少があり，末梢血の芽球が2％未満，骨髄に異形成が認められ，芽球が5％未満である．

少である．特発性造血障害調査研究班の基準では80％以上の顆粒の減少で低顆粒好中球とする．しかし，染色不良や乾燥不良でも，顆粒が染色されず低顆粒好中球のようにみえることがある．低顆粒好中球のみが好中球系の唯一の異形成であったり，標本のある部位のみに低顆粒好中球が認められる場合はその評価は慎重に行うべきで，別の骨髄塗抹標本や末梢血塗抹標本も鏡検し，低顆粒好中球の有無を評価すべきである．低顆粒好中球は骨髄性腫瘍に特異度が高く，MDSでの診断的価値は高い．

3) 微小巨核球

微小巨核球は骨髄性腫瘍に特異度が高く，MDSでの診断的価値は高い．微小巨核球には単核と2核のものがある．微小巨核球のサイズは，単核では前骨髄球以下で，2核ではそのサイズが2倍にはならないことが多い．

4) 環状鉄芽球

IWGM-MDSの環状鉄芽球の定義は，鉄顆粒が5個以上（核周囲の1/3以上にわたって）分布する，とされる（p17：I-3「血液の特殊染色」の中の"鉄染色"参照）．MDS症例ではRNAのスプライシングに関与する*SF3B1*，*SRSF2*，*U2AF35*，*ZRSR2*などの遺伝子群の変異がみられる．これらの遺伝子群の変異は，骨髄系腫瘍の中でもMDSに特異性が高い．*SF3B1*の変異は環状鉄芽球を有し芽球増加のないMDS症例で高率にみられ，病態と深く関与していると推測される．環状鉄芽球はMDSに特異性が高いが，銅欠乏，アルコール多飲などが原因の後天性鉄芽球性貧血においても認められるので，それらの除外が必要である．

WHO 2017でのMDSの病型には，単一系統に異形成を有するMDS（MDS-SLD），多系統に異形成を有するMDS（MDS-MLD），環状鉄芽球を伴うMDS（MDS-RS），芽球増加を伴うMDS（MDS-EB），染色体異常del(5q)を伴うMDS [MDS with isolated del(5q)]，分類不能型MDS（MDS-U），小児不応性血球減少症（RCC；暫定的疾患単位）がある［表3；詳細は文献1)参照］．

● 文 献

1) Swerdlow, S.H. et al. (eds)：WHO Classification of Tumours of Haematopoietic and Lymphoid Tissues (Revised 4th ed), IARC, Lyon, 2017

4　骨髄異形成症候群

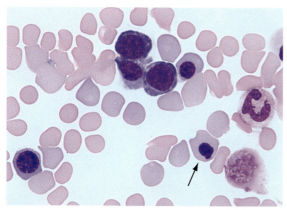

C4-1　単一系統に異形成を有する骨髄異形成症候群（MDS-SLD）；赤芽球系のみの異形成（MG染色）

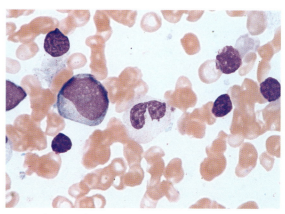

C4-2　多系統に異形成を有する骨髄異形成症候群（MDS-MLD）；低分葉好中球（MG染色）

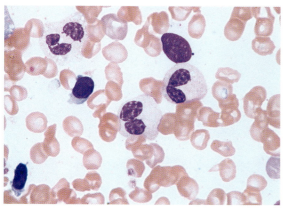

C4-3　多系統に異形成を有する骨髄異形成症候群（MDS-MLD）；低分葉好中球（MG染色）

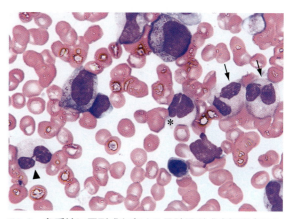

C4-4　多系統に異形成を有する骨髄異形成症候群（MDS-MLD）；低分葉好中球（偽Pelger-Huët核異常）（MG染色）

C4-1　単一系統に異形成を有する骨髄異形成症候群（MDS-SLD）症例の骨髄画像；赤芽球系のみの異形成（MG染色）

　赤芽球全般に軽度の巨赤芽球様変化があり，赤芽球核辺縁不整（→）もみられる．顆粒球系，巨核球系には有意な異形成を認めず，WHO 2008ではRCUD（RA），WHO 2017ではMDS-SLDに該当する．［写真提供：通山　薫］

C4-2, C4-3　多系統に異形成を有する骨髄異形成症候群（MDS-MLD）症例の骨髄画像；低分葉好中球（偽Pelger-Huët核異常）（MG染色）

　C4-2は異常クロマチン濃縮を伴い，C4-3はさらに顆粒の減少も伴っている．

C4-4　多系統に異形成を有する骨髄異形成症候群（MDS-MLD）症例の骨髄画像；低分葉好中球（偽Pelger-Huët核異常）（MG染色）

　本視野には3個の低分葉好中球がみられる（→2つと▶1つ）．特に左の低分葉好中球（▶）は低顆粒を伴っている．また，中央寄りの好中球（＊）は核の様子が不明瞭ながら，おそらく低分葉で低顆粒も伴っているようである．［写真提供：通山　薫］

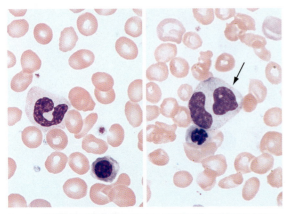

C4-5 多系統に異形成を有する骨髄異形成症候群（MDS-MLD）；低顆粒好中球（左）と巨大好中球（右）（MG染色）

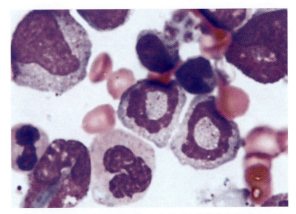

C4-6 多系統に異形成を有する骨髄異形成症候群（MDS-MLD）；輪状核好中球の分裂像（MG染色）

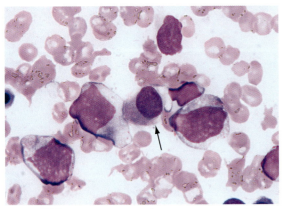

C4-7 多系統に異形成を有する骨髄異形成症候群（MDS-MLD）；微小巨核球（MG染色）

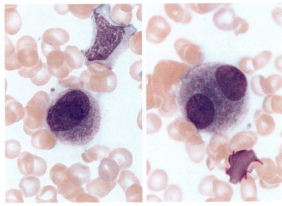

C4-8 多系統に異形成を有する骨髄異形成症候群（MDS-MLD）；微小巨核球（MG染色）

C4-5 多系統に異形成を有する骨髄異形成症候群（MDS-MLD）症例の骨髄画像；低顆粒好中球（左）と巨大好中球（右）（MG染色）

左写真はMDS-MLD症例にみられた低顆粒好中球である．右写真はMDS-MLD症例にみられた巨大好中球である．IWGM-MDSの定義では，巨大好中球（large size neutrophil, macropolycyte）は通常の好中球の2倍以上の大きさである．矢印の細胞は異常な分葉（abnormal segmentation）と低顆粒も伴っている．

C4-6 多系統に異形成を有する骨髄異形成症候群（MDS-MLD）症例の骨髄画像；輪状核好中球の分裂像（MG染色）

ほぼ中央に輪状核好中球が2個みえるが，よくみると細胞膜の一部がつながっており，細胞が2つに分離する直前である．このように，2個の細胞が同一の核形態を示すことから，輪状核形成を来す必然的な分子メカニズムの存在が推察される．輪状核好中球はまれにみられる形態異常であるが，WHO 2017の異形成所見には含まれていない．［写真提供：通山　薫］

C4-7，C4-8 多系統に異形成を有する骨髄異形成症候群（MDS-MLD）症例の骨髄画像；微小巨核球（MG染色）

C4-7では単核の微小巨核球（→）が認められる．C4-8はC4-7とは異なる症例である．左写真では単核の，右写真では2核の微小巨核球が認められる．

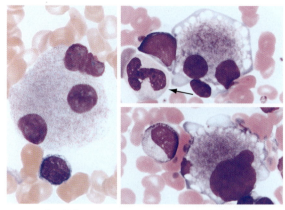

C4-9 多系統に異形成を有する骨髄異形成症候群（MDS-MLD）；分離多核巨核球（左）と異常巨核球（右上・右下）（MG染色）

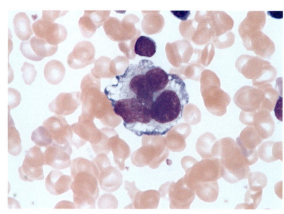

C4-10 多系統に異形成を有する骨髄異形成症候群（MDS-MLD）；細胞質異常（空胞，低顆粒）を有する巨核球（MG染色）

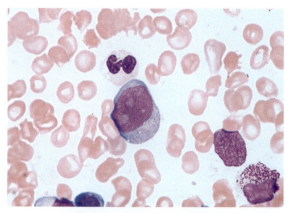

C4-11 多系統に異形成を有する骨髄異形成症候群（MDS-MLD）；芽球（MG染色）

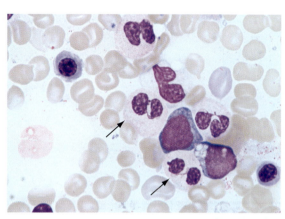

C4-12 多系統に異形成を有する骨髄異形成症候群（MDS-MLD）；芽球と低分葉好中球（MG染色）

C4-9 多系統に異形成を有する骨髄異形成症候群（MDS-MLD）症例の骨髄画像；分離多核巨核球（左）と異常巨核球（右上・右下）（MG染色）

　左写真では円形の核を持つ分離多核巨核球がみられる．右写真は分離2核（上）と低分葉核（下）といういずれも異形成を示す巨核球である．右上写真の矢印の好中球は巨大好中球で2核の4倍体細胞と思われ，無顆粒を伴っている．［右上・下写真提供：通山　薫］

C4-10 多系統に異形成を有する骨髄異形成症候群（MDS-MLD）症例の骨髄画像；細胞質異常（空胞，低顆粒）を有する巨核球（MG染色）

　細胞質異常（空胞，低顆粒）を有する巨核球（megakaryocytes with cytoplasmic vacuolation and hypogranularity）が認められる．MDSの異形成としての特異性は高くない．

C4-11，C4-12 多系統に異形成を有する骨髄異形成症候群（MDS-MLD）症例の骨髄画像；芽球と低分葉好中球（MG染色）

　C4-11では，芽球の上方に接する好中球は低顆粒も伴っている．**C4-12**は**C4-11**とは異なる症例である．芽球が2細胞認められる．芽球に接して低顆粒を伴う低分葉好中球も認められる（→）．

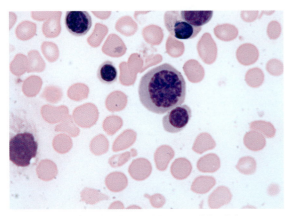

C4-13 環状鉄芽球を伴う骨髄異形成症候群（MDS-RS-MLD）；巨赤芽球様変化（MG 染色）

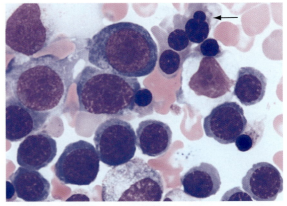

C4-14 環状鉄芽球を伴う骨髄異形成症候群（MDS-RS-MLD）（MG 染色）

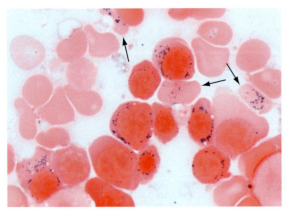

C4-15 環状鉄芽球を伴う骨髄異形成症候群（MDS-RS-MLD）（鉄染色）

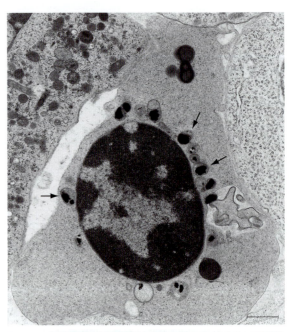

C4-16 環状鉄芽球（電顕像）［第5版より縮小して転載］

C4-13 環状鉄芽球を伴う骨髄異形成症候群（MDS-RS-MLD）症例の骨髄画像；巨赤芽球様変化（MG 染色）

MDS-RS-MLD 症例にみられた巨赤芽球様変化である．巨赤芽球様変化は MDS で最も頻度が高い赤芽球の異形成であるが，MDS の異形成としての特異性は低い．巨赤芽球類似の形態やクロマチン濃縮が大小不同で不均一な赤芽球は MDS で認められ，核融解像（karyolysis），dysplastic red cell form with coarse chromatin, red cell with abnormal chromatin clumping（RCACC）などと表現される場合もある．

C4-14 環状鉄芽球を伴う骨髄異形成症候群（MDS-RS-MLD）症例の骨髄画像（MG 染色）

軽度の巨赤芽球様変化を伴う赤芽球が増加している．右上の成熟段階の赤芽球に核辺縁不整がみられる（→）．
［写真提供：通山 薫］

C4-15 環状鉄芽球を伴う骨髄異形成症候群（MDS-RS-MLD）症例の骨髄画像（鉄染色）

C4-14 と同一症例．過半数の赤芽球が典型的な環状鉄芽球であり，脱核して担鉄赤血球（siderocyte）となったものもみられる（→）．［写真提供：通山 薫］

C4-16 環状鉄芽球（ring sideroblast）の電顕像（×800）

核周囲のミトコンドリアに黒色の鉄沈着が認められる（→）．ミトコンドリアでのヘム合成や鉄代謝異常による鉄の利用不全が原因で，鉄沈着が生じると考えられている．これらに関わる先天的な遺伝子の変異（先天性鉄芽球性貧血）や後天性疾患（MDS）において観察される．

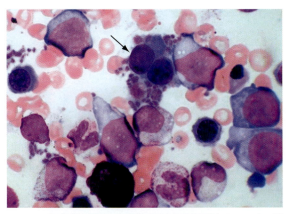

C4-17 芽球増加を伴う骨髄異形成症候群(MDS-EB);微小巨核球(MG染色)

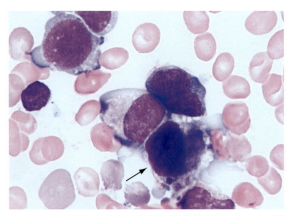

C4-18 芽球増加を伴う骨髄異形成症候群(MDS-EB);微小巨核球(MG染色)

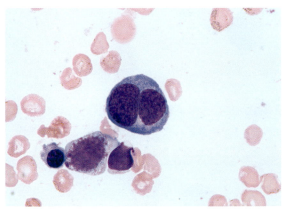

C4-19 芽球増加を伴う骨髄異形成症候群(MDS-EB);多核の赤芽球(MG染色)

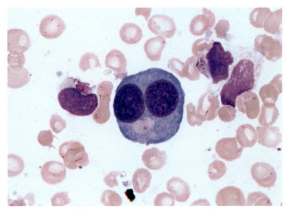

C4-20 芽球増加を伴う骨髄異形成症候群(MDS-EB);多核の赤芽球(MG染色)

C4-17　芽球増加を伴う骨髄異形成症候群（MDS-EB）症例の骨髄画像；微小巨核球(MG染色)

2核の微小巨核球が血小板産生像を呈している（→）．周囲には芽球が多くみられ，高リスクMDS（WHO 2008ではRAEB-2）の典型像である．［写真提供：通山　薫］

C4-18　芽球増加を伴う骨髄異形成症候群（MDS-EB）症例の骨髄画像；微小巨核球(MG染色)

骨髄芽球とほぼ同じ大きさであるが，クロマチンは濃縮しており，また血小板産生像がみられる（→）．［写真提供：通山　薫］

C4-19, C4-20　芽球増加を伴う骨髄異形成症候群（MDS-EB）症例の骨髄画像；多核の赤芽球(MG染色)

2核の好塩基性赤芽球が認められる．多核の赤芽球は異形成の一種であるが，MDSの異形成としての特異性は高くない．大小不同の2核の場合は，不均等核分裂の結果と考えられる．

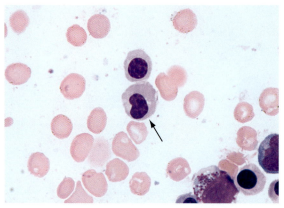

C4-21　芽球増加を伴う骨髄異形成症候群（MDS-EB）；核辺縁不整の赤芽球（MG 染色）

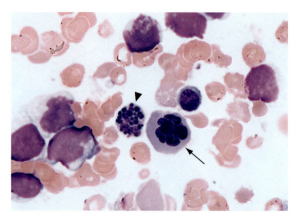

C4-22　芽球増加を伴う骨髄異形成症候群（MDS-EB）；核辺縁不整の赤芽球（MG 染色）

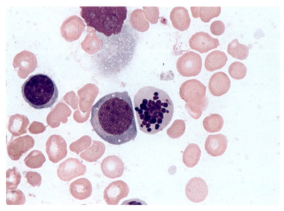

C4-23　芽球増加を伴う骨髄異形成症候群（MDS-EB）；核断片を有する赤芽球（核崩壊）（MG 染色）

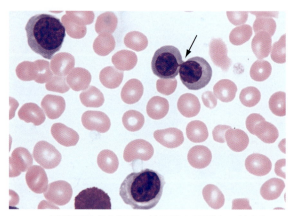

C4-24　骨髄異形成症候群；核間染色質橋（MG 染色）

C4-21, C4-22　芽球増加を伴う骨髄異形成症候群（MDS-EB）症例の骨髄画像；核辺縁不整の赤芽球（MG 染色）

　C4-21 では核辺縁不整の赤芽球が認められる（→）．C4-22 は C4-21 と同じ症例である．核辺縁不整の赤芽球が認められる（→）．その左には核断片を有する赤芽球も認められる（▶）．赤芽球の核辺縁不整は異形成の一種であるが，MDS の異形成としての特異性は高くない．

C4-23　芽球増加を伴う骨髄異形成症候群（MDS-EB）症例の骨髄画像；核断片を有する赤芽球（核崩壊）（MG 染色）

　巨赤芽球性貧血を思わせる巨赤芽球の右に核断片を有する大型の正染性赤芽球が認められる．赤芽球の核断片は異形成の一種であるが，MDS の異形成としての特異性は低い．

C4-24　骨髄異形成症候群症例の骨髄画像；核間染色質橋（MG 染色）

　赤芽球の核はいずれもクロマチン構造が不規則で核融解像を呈している．右上に核間染色質橋がみられる（→）．［写真提供：通山　薫］

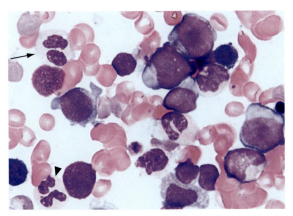

C4-25 芽球増加を伴う骨髄異形成症候群(MDS-EB);芽球増加と好中球異形成(MG染色)

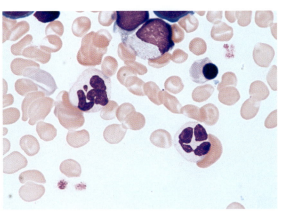

C4-26 芽球増加を伴う骨髄異形成症候群(MDS-EB);低顆粒好中球(MG染色)

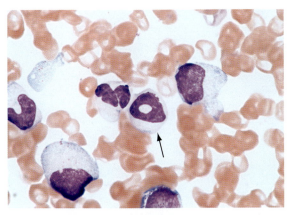

C4-27 芽球増加を伴う骨髄異形成症候群(MDS-EB);低顆粒好中球(MG染色)

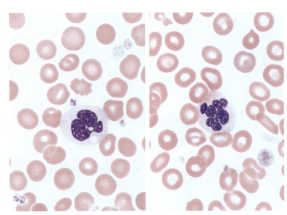

C4-28 芽球増加を伴う骨髄異形成症候群(MDS-EB);低顆粒好中球(左)と過分葉好中球(右)(MG染色)

C4-25 芽球増加を伴う骨髄異形成症候群(MDS-EB)症例の骨髄画像;芽球増加と好中球異形成(MG染色)

幼若な芽球が増加傾向で,また矢印で示した好中球は低分葉と低顆粒,矢頭の先の好中球は低顆粒の所見である.[写真提供:通山 薫]

C4-26～C4-28 芽球増加を伴う骨髄異形成症候群(MDS-EB)症例の骨髄画像と末梢血画像;低顆粒好中球(MG染色)

C4-26, 27は骨髄,C4-28左は同じ症例の末梢血である.低顆粒好中球が認められる.C4-27には輪状核好中球(→)も認められる.これも形態異常の一種である.C4-28右は別症例にみられた過分葉好中球である.低顆粒も伴っている.過分葉好中球は巨赤芽球性貧血で認められるが,MDSでも認められることがある.

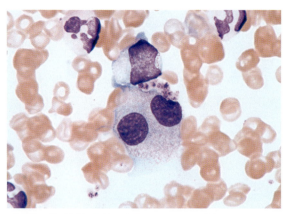

C4-29 芽球増加を伴う骨髄異形成症候群（MDS-EB）；微小巨核球（MG染色）

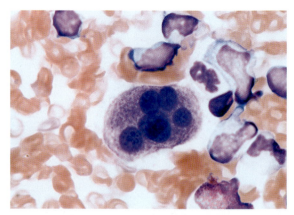

C4-30 芽球増加を伴う骨髄異形成症候群（MDS-EB）；分離多核巨核球（MG染色）

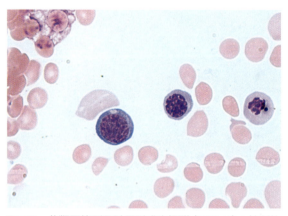

C4-31 分類不能型骨髄異形成症候群（MDS-U）；核断片を有する赤芽球（核崩壊）（MG染色）

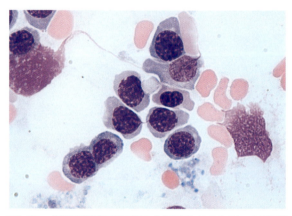

C4-32 分類不能型骨髄異形成症候群（MDS-U）；巨赤芽球様変化（MG染色）

C4-29 芽球増加を伴う骨髄異形成症候群（MDS-EB）症例の骨髄画像；微小巨核球（MG染色）

2核の微小巨核球が認められる．

C4-30 芽球増加を伴う骨髄異形成症候群（MDS-EB）症例の骨髄画像；分離多核巨核球（MG染色）

分離多核巨核球はMDSで高い頻度で認められるが，健常人の骨髄においても少数認められることがある．円形核を持つ分離多核巨核球が認められる．

C4-31 分類不能型骨髄異形成症候群（MDS-U）症例の骨髄画像；核断片を有する赤芽球（核崩壊）（MG染色）

MDS-U with single lineage dysplasia and pancytopenia症例である．核断片を有する赤芽球が認められる．核断片は核崩壊（karyorrhexis）ともいわれる．

C4-32 分類不能型骨髄異形成症候群（MDS-U）症例の骨髄画像；巨赤芽球様変化（MG染色）

MDS-U with single lineage dysplasia and pancytopenia症例にみられた巨赤芽球様変化である．核間染色質橋（核間架橋）も認められる．核間染色質橋も形態異常の一種であるが，MDSの異形成としての特異性は高くない．

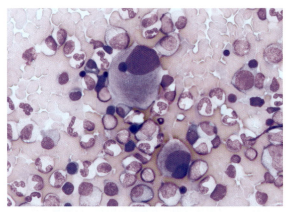

C4-33　単独5番染色体長腕欠失を伴う骨髄異形成症候群（5q-症候群）；低分葉核巨核球（MG染色）

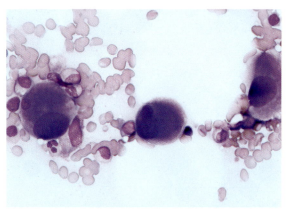

C4-34　単独5番染色体長腕欠失を伴う骨髄異形成症候群（5q-症候群）；低分葉核巨核球（MG染色）

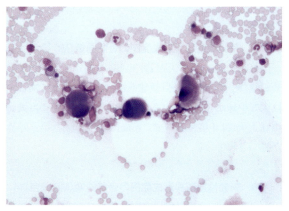

C4-35　単独5番染色体長腕欠失を伴う骨髄異形成症候群（5q-症候群）；低分葉核巨核球（MG染色）

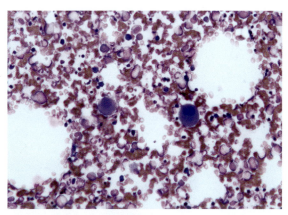

C4-36　単独5番染色体長腕欠失を伴う骨髄異形成症候群（5q-症候群）；低分葉核巨核球（MG染色）

C4-33〜C4-36　単独5番染色体長腕欠失を伴う骨髄異形成症候群（5q-症候群）症例の骨髄画像；低分葉核巨核球（MG染色）

C4-33〜36 は MDS with isolated del(5q)（5q-症候群）の巨核球を示す．低分葉核巨核球（hypolobated megakaryocyte）であるが，類円形単核の場合は無分葉核巨核球（nonlobated megakaryocyte）という．なお，これらの異形成を称して「単核巨核球」という表現は適切でない．本来，巨核球の核は単核であり，核糸で相互につながった状態で倍体化するからである（Jean Goasguen氏による）．低分葉核巨核球は必ずしも疾患特異的な形態異常ではないが，5q-症候群で最も特徴的である．低分葉核を持つ巨核球は，健常人でも少数認められることがある．5q-症候群は特徴的な形態学的所見と臨床像を呈する．一般的には大球性貧血を呈し，血小板数は正常ないしは増加する．末梢血の芽球は1%未満で，骨髄での芽球は5%未満，非分葉核/低分葉核を持つ小型巨核球が正常または増加する．骨髄の赤芽球は減少する．

C4-33，34 は低分葉核を持つ小型巨核球の中拡大，**C4-35，36** は弱拡大である．

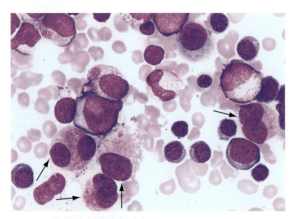

C4-37　特発性血球異形成(MG染色)

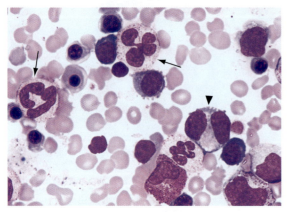

C4-38　特発性血球異形成(MG染色)

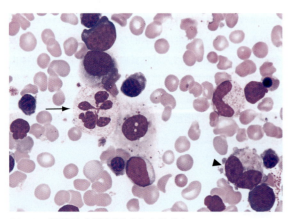

C4-39　特発性血球異形成(MG染色)

特発性血球異形成［idiopathic dysplasia of undetermined（uncertain）significance：IDUS］

臨床的に血球減少がないのにMDS類似の血球異形成を呈する症例，もしくは骨髄系腫瘍を示唆するような細胞遺伝学的異常を有する症例が該当し，クローン性骨髄造血を示すにもかかわらず血球減少を伴わない病態群として提唱された[1]．clonal hematopoiesis of indeterminate potential（CHIP）の形態学的病変が示唆される．

C4-37　特発性血球異形成症例の骨髄画像（MG染色）

本症例では血球減少はみられないが，巨核球系異形成が顕著であり，無分葉核から分離2核の巨核球（→）がみられる．赤芽球のクロマチン濃縮が全般にやや不良にみえるが，これは有意な変化とはみなし難い．

C4-38　特発性血球異形成症例の骨髄画像（MG染色）

C4-37と同一症例の別視野である．右寄りの2核の幼若細胞（▶）は赤芽球か巨核球系細胞か判別困難である．巨大好中球が3個みられる．特に，上方と左方の巨大好中球（→）は4倍体細胞で，macropolycyteという呼称が提唱されている．

C4-39　特発性血球異形成症例の骨髄画像（MG染色）

C4-37と同一症例の別視野である．中央やや左に過分葉を伴う巨大好中球がみえる（→）．右下の2核の大型細胞（▶）はC4-38にみられた2核細胞（▶）に類似して判定困難であるが，細胞辺縁や細胞質の様子から巨核球系細胞ではないかと思われる．

［p271～280（C4-16を除く）：松田　晃・p276（C4-16），281：張替秀郎・p282：通山　薫］

● 文　献
1) Valent, P. et al.：Idiopathic bone marrow dysplasia of unknown significance（IDUS）：definition, pathogenesis, follow up, and prognosis. Am J Cancer Res 1：531-541, 2011

C 骨髄系腫瘍
5 急性骨髄性白血病
acute myeloid leukemia (AML)

最未分化型急性骨髄性白血病
[AML with minimal differentiation (FAB；M0)]

C5-1 最未分化型急性骨髄性白血病［AML(M0)］症例1の骨髄画像(MG染色)

中型の細胞が骨髄を占めている．N/C比はそれほど高くなく，細胞質は弱好塩基性である．細胞質に顆粒を認めない．この症例では，一部に空胞を認める以外は取り立てて特徴がない芽球である．

C5-2 最未分化型急性骨髄性白血病［AML(M0)］症例1の骨髄画像(MPO染色)

AMLと診断するに当たって，芽球のMPO陽性率3％以上が基準となる．この写真にみられるMPO陽性の細胞は好中球であり，芽球のMPOは陰性である．また，EST染色も陰性であった．このタイプの白血病の診断は，細胞表面抗原の検索が必須である．本例はCD13, CD33, CD34が陽性で，リンパ系マーカーは陰性であり，M0と診断された．

C5-3 最未分化型急性骨髄性白血病［AML(M0)］症例2の骨髄画像(MG染色)

N/C比が高く，細胞質が好塩基性の芽球が増殖している．細胞質には顆粒を認めない．核小体が認められる．

C5-4 最未分化型急性骨髄性白血病［AML(M0)］症例2の骨髄画像(MPO染色)

好中球は染まっているが，芽球のMPO染色は陰性である．ここには示していないが，EST染色も陰性であった．本例はCD13, CD33, CD34が陽性で，リンパ系マーカーは陰性であり，M0と診断された．

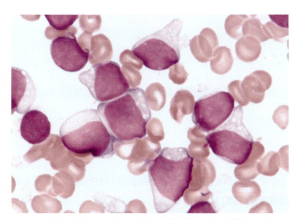

C5-1 最未分化型急性骨髄性白血病［AML(M0)］(MG染色)

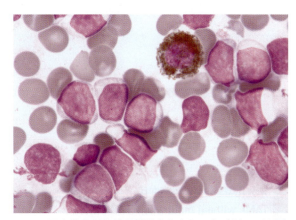

C5-2 最未分化型急性骨髄性白血病［AML(M0)］(MPO染色)

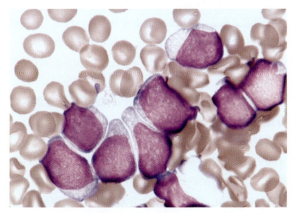

C5-3 最未分化型急性骨髄性白血病［AML(M0)］(MG染色)

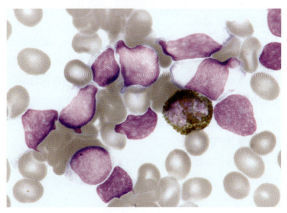

C5-4 最未分化型急性骨髄性白血病［AML(M0)］(MPO染色)

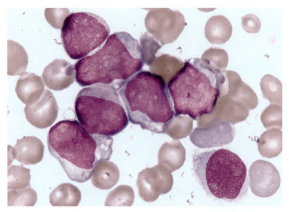

C5-5　未分化型急性骨髄性白血病［AML(M1)］（MG染色）

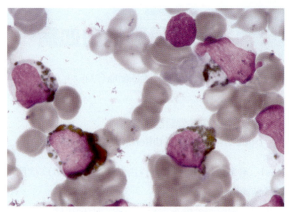

C5-6　未分化型急性骨髄性白血病［AML(M1)］（MPO染色）

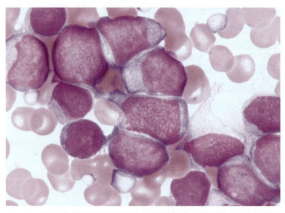

C5-7　未分化型急性骨髄性白血病［AML(M1)］（MG染色）

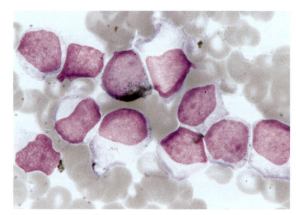

C5-8　未分化型急性骨髄性白血病［AML(M1)］（MPO染色）

未分化型急性骨髄性白血病
［AML without maturation（FAB；M1）］

C5-5　未分化型急性骨髄性白血病［AML(M1)］症例3の骨髄画像（MG染色）

成熟細胞はほとんどなく，N/C比が高く，細胞質が好塩基性の芽球が有核細胞の90％以上を占める．細胞質に顆粒を認めず，一部に空胞を有する．核小体は明瞭である．

C5-6　未分化型急性骨髄性白血病［AML(M1)］症例3の骨髄画像（MPO染色）

本例はほとんどの細胞がMPO陽性である．分化傾向がないため，AML without maturationと診断された．

C5-7　未分化型急性骨髄性白血病［AML(M1)］症例4の骨髄画像（MG染色）

N/C比が高く，細胞質が好塩基性の芽球が有核細胞の90％以上を占める．細胞質に顆粒を認めない．核小体は明瞭である．小型の細胞も芽球と思われる．一部細胞質がやや広い細胞があるが，これも芽球と思われる．分化傾向がないため，AML without maturationと診断された．

C5-8　未分化型急性骨髄性白血病［AML(M1)］症例4の骨髄画像（MPO染色）

本例は芽球のMPO陽性率が3％以上であるが低い．小型の芽球があるが，細胞表面抗原はCD13，CD33陽性で，リンパ系マーカーは陰性であった．以上より，AML without maturationと診断された．MPO陽性率が低いAMLは予後不良とされる．

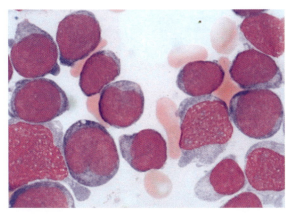

C5-9　未分化型急性骨髄性白血病［AML（M1）］（MG 染色）

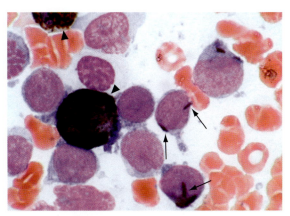

C5-10　未分化型急性骨髄性白血病［AML（M1）］（MPO 染色）

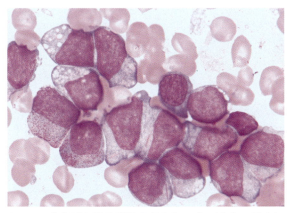

C5-11　分化型急性骨髄性白血病［AML（M2）］（MG 染色）

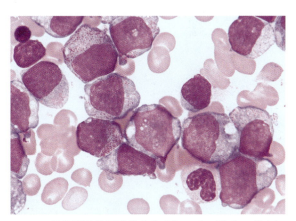

C5-12　分化型急性骨髄性白血病［AML（M2）］（MG 染色）

C5-9　未分化型急性骨髄性白血病［AML（M1）］症例 5 の骨髄画像（MG 染色）

N/C 比の大きい幼若芽球が大部分を占めている．細胞質の顆粒は判然とせず，顆粒のない type I 芽球（agranular blast）が主に増えている．［写真提供：通山　薫］

C5-10　未分化型急性骨髄性白血病［AML（M1）］症例 5 の骨髄画像（MPO 染色）

C5-9 と同一症例の MPO 染色画像である．この視野では 2 個の細胞（▶）は明らかに MPO 陽性である他，多くの細胞は一見 MPO 陰性と思われるが，Auer 小体が明瞭に染色されている（→）．このように，胞体の一部でも MPO 陽性の細胞が 3％以上あれば，AML（本症例は FAB；M1）と判定される．もちろん，Auer 小体は骨髄系腫瘍の証明となる．［写真提供：通山　薫］

分化型急性骨髄性白血病
［AML with maturation（FAB；M2）］

C5-11　分化型急性骨髄性白血病［AML（M2）］症例 6 の骨髄画像（MG 染色）

N/C 比が高く，細胞質が好塩基性の小型の芽球と，やや細胞質が広い大型芽球が混在している．一部には Auer 小体を認める．細胞質の顆粒は不明瞭である．核小体は明瞭である．また，細胞質に顆粒を有する成熟顆粒球も存在し，分化傾向があると思われる．AML with maturation と診断された．

C5-12　分化型急性骨髄性白血病［AML（M2）］症例 6 の骨髄画像（MG 染色）

芽球もあるが，顆粒を有する成熟細胞が比較的目立つ視野である．好中球には低分葉，低顆粒を認める．

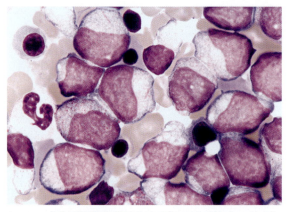

C5-13　分化型急性骨髄性白血病［AML（M2）］（MG 染色）

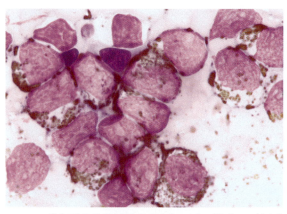

C5-14　分化型急性骨髄性白血病［AML（M2）］（MPO 染色）

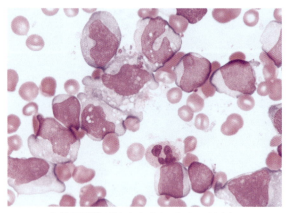

C5-15　急性骨髄単球性白血病（M4）（MG 染色）

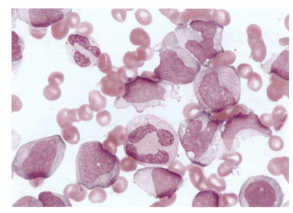

C5-16　急性骨髄単球性白血病（M4）（MG 染色）

C5-13　分化型急性骨髄性白血病［AML（M2）］症例 7 の骨髄画像（MG 染色）

N/C 比がやや低いが，核小体を有する細胞に Auer 小体がみられ，芽球と思われる．一部の細胞には細胞質に顆粒を認めるが，多くの細胞には顆粒を認めない．同様に好中球にも顆粒を認めない．骨髄の細胞では顆粒が十分染色されないこともあるため，慎重に判断する必要があるが，本例ではほとんどの好中球に顆粒がなく，異形成として低顆粒があると判断した．成熟途上の顆粒球にも低顆粒があると考えた．AML with maturation と診断された．

C5-14　分化型急性骨髄性白血病［AML（M2）］症例 7 の骨髄画像（MPO 染色）

芽球は MPO 陽性であるが，他に強陽性に染まっている細胞があり，成熟細胞と思われ，分化傾向があると判断し，以上より AML with maturation と診断された．

急性骨髄単球性白血病（acute myelomonocytic leukemia）（FAB；M4）

C5-15　急性骨髄単球性白血病（M4）症例 8 の骨髄画像（MG 染色）

N/C 比が高く，細胞質が好塩基性の小型の芽球がみられる．左上の細胞は前単球と思われる．また，大型で核形不整の細胞があり，単球と考えられる．単球は細胞質に空胞がよくみられる．

C5-16　急性骨髄単球性白血病（M4）症例 8 の骨髄画像（MG 染色）

やや芽球が目立つ．成熟顆粒球系細胞や単球も認める．

5 急性骨髄性白血病

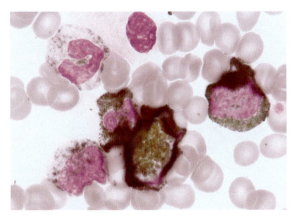

C5-17 急性骨髄単球性白血病（M4）（MPO 染色）

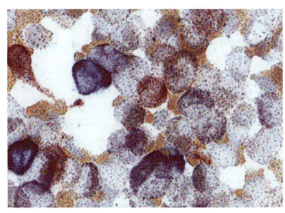

C5-18 急性骨髄単球性白血病（M4）（EST 二重染色）

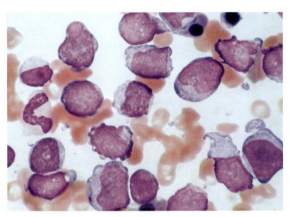

C5-19 急性骨髄単球性白血病（M4）（MG 染色）

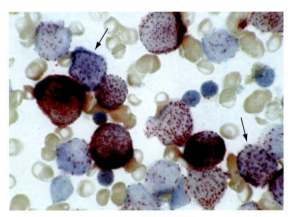

C5-20 急性骨髄単球性白血病（M4）（EST 二重染色）

C5-17 急性骨髄単球性白血病（M4）症例 8 の骨髄画像（MPO 染色）

　成熟単球は MPO が弱陽性に染まっているが，陰性のこともある．

C5-18 急性骨髄単球性白血病（M4）の症例 8 の骨髄画像（EST 二重染色）

　特異的 EST 染色により青く染まっているのが顆粒球系細胞，非特異的 EST 染色により茶色に染まっているのが単球であり，両方の系統の細胞があることが確認できる．非特異的 EST 染色は欠損することもあるので，注意が必要である．

C5-19 急性骨髄単球性白血病（M4）症例 9 の骨髄画像（MG 染色）

　N/C 比の大きい幼若芽球の他に，細胞質がやや発達したり，核のくびれが進んで若干成熟へ向かう細胞が混在している．ただし，MG 染色では成熟の方向が好中球系か単球系か必ずしも定かでなく，この標本のみで FAB：M4 と診断するのは困難である．［写真提供：通山　薫］

C5-20 急性骨髄単球性白血病（M4）症例 9 の骨髄画像（EST 二重染色）

　C5-19 と同一症例の EST 二重染色画像である．青く染まる顆粒球系細胞と茶色に染まる単球系細胞が混在している．double positive とみなされる細胞もみえる（→）．これらの所見から，本症例は FAB：M4 と確定できた．［写真提供：通山　薫］

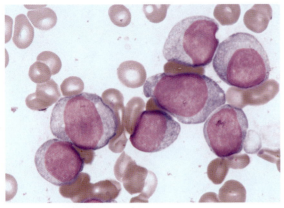

C5-21　急性単芽球性白血病(M5a)(MG染色)

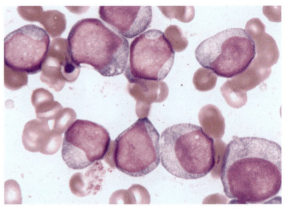

C5-22　急性単芽球性白血病(M5a)(MG染色)

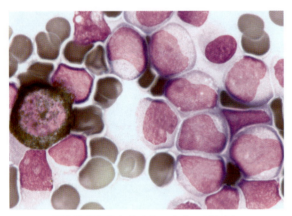

C5-23　急性単芽球性白血病(M5a)(MPO染色)

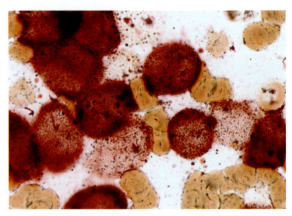

C5-24　急性単芽球性白血病(M5a)(EST二重染色)

急性単芽球性白血病
(acute monoblastic leukemia)(FAB；M5a)

C5-21　急性単芽球性白血病(M5a)症例10の骨髄画像(MG染色)

大型で細胞質が広く，好塩基性を示す芽球がみられる．核網は繊細で，核小体を有する．単球系の細胞と思われるが，成熟単球はない．

C5-22　急性単芽球性白血病(M5a)症例10の骨髄画像(MG染色)

単芽球が主体であるが，一部，核に変形を認め，前単球と思われる．単球のうち主体を単芽球(典型的には80%以上)が占める症例をM5aとする．

C5-23　急性単芽球性白血病(M5a)症例10の骨髄画像(MPO染色)

左の染まっている細胞は顆粒球系細胞であり，その他の細胞はMPO陰性である．

C5-24　急性単芽球性白血病(M5a)症例10の骨髄画像(EST二重染色)

全ての細胞は非特異的EST染色が陽性となっており，単球系の細胞と診断できる．

以上より，acute monoblastic leukemia(FAB；M5a)と診断した．

5　急性骨髄性白血病

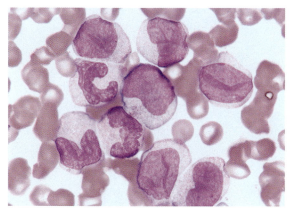

C5-25　急性単球性白血病(M5b)(MG 染色)

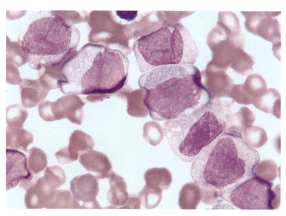

C5-26　急性単球性白血病(M5b)(MG 染色)

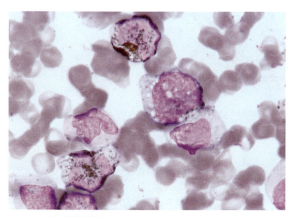

C5-27　急性単球性白血病(M5b)(MPO 染色)

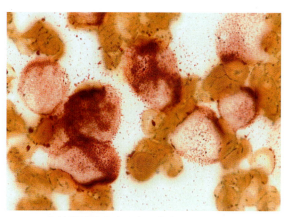

C5-28　急性単球性白血病(M5b)(EST 二重染色)

急性単球性白血病
(acute monocytic leukemia)(FAB；M5b)

C5-25　急性単球性白血病(M5b)症例11の骨髄画像(MG 染色)

　中央の細胞は大型で，細胞質が広く，核小体を有する芽球とみられる．その他の細胞は前単球から成熟単球と思われる．芽球も細胞質が広いことより，単球系であることが推察される．

C5-26　急性単球性白血病(M5b)症例11の骨髄画像(MG 染色)

　成熟途上の単球が増加している．

C5-27　急性単球性白血病(M5b)症例11の骨髄画像(MPO 染色)

　顆粒状に弱陽性に染まっており，単球の染色パターンに合致する．

C5-28　急性単球性白血病(M5b)症例11の骨髄画像(EST 二重染色)

　全ての細胞は非特異的EST染色が陽性となっており，単球系の細胞と診断される．

　以上より，acute monocytic leukemia（FAB；M5b）と診断された．

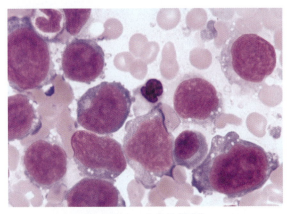

C5-29 pure erythroid leukemia（MG 染色）

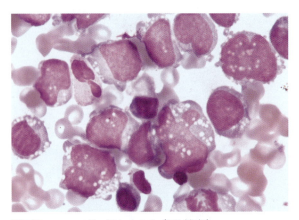

C5-30 pure erythroid leukemia（MG 染色）

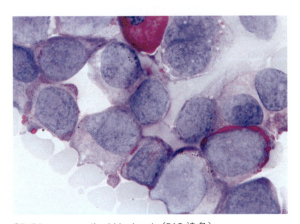

C5-31 pure erythroid leukemia（PAS 染色）

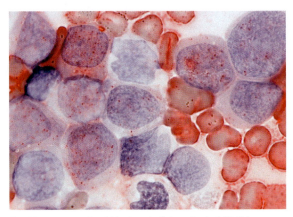

C5-32 pure erythroid leukemia（glycophorin A 染色）

pure erythroid leukemia（FAB；M6b）

従来の FAB 分類では急性赤白血病（M6b）に相当する病型である．

C5-29　pure erythroid leukemia 症例 12 の骨髄画像（MG 染色）

細胞質は好塩基性が強く，細胞質に空胞を多数有する大型の細胞が増加している．核小体も認める．

C5-30　pure erythroid leukemia 症例 12 の骨髄画像（MG 染色）

大型で，核の変形が著明な細胞を多数認める．細胞質は好塩基性で，多数の空胞が特徴的である．

C5-31　pure erythroid leukemia 症例 12 の骨髄画像（PAS 染色）

一部の細胞は粗大顆粒状に染まり，periodic acid-Schiff（PAS）陽性である．

C5-32　pure erythroid leukemia 症例 12 の骨髄画像（glycophorin A 染色）

該当する幼若細胞の多くは glycophorin A（CD235a）陽性である．

以上の所見より，異常芽球は赤芽球由来と思われ，pure erythroid leukemia と診断された．

5 急性骨髄性白血病 | 291

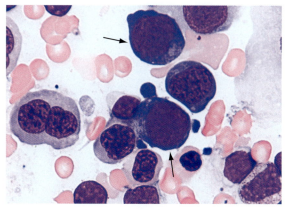

C5-33 pure erythroid leukemia(MG 染色)

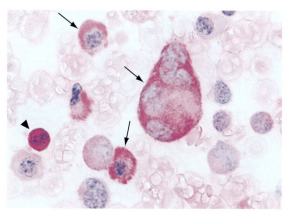

C5-34 pure erythroid leukemia(PAS 染色)

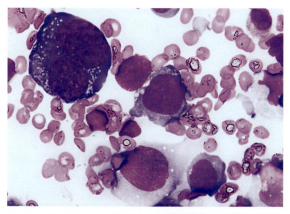

C5-35 多系統に異形成を有する骨髄異形成症候群(MDS-MLD)から pure erythroid leukemia への移行例(MG 染色)

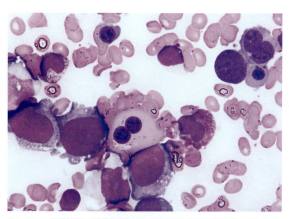

C5-36 多系統に異形成を有する骨髄異形成症候群(MDS-MLD)から pure erythroid leukemia への移行例(MG 染色)

C5-33 pure erythroid leukemia 症例 13 の骨髄画像(MG 染色)

巨赤芽球様変化を伴い,時に多核の異常赤芽球が増生しており,一部は前赤芽球に相当する細胞(→)である.WHO 2017 の定義では,前赤芽球が 30% 以上を占める場合となっている.[写真提供:通山 薫]

C5-34 pure erythroid leukemia 症例 13 の骨髄画像(PAS 染色)

C5-33 と同一症例の PAS 染色画像である.中央の多核細胞をはじめ,この視野では 3 個の赤芽球が PAS 染色陽性である(→).矢頭の細胞は好中球で,PAS 染色の陽性対照となる.[写真提供:通山 薫]

C5-35 多系統に異形成を有する骨髄異形成症候群(MDS-MLD)から pure erythroid leukemia への移行症例 14 の骨髄画像(MG 染色)

幼若でしばしば細胞質内に空胞を伴う異常赤芽球が主に増加している.[写真提供:通山 薫]

C5-36 多系統に異形成を有する骨髄異形成症候群(MDS-MLD)から pure erythroid leukemia への移行症例 14 の骨髄画像(MG 染色)

C5-35 と同一症例の別視野である.幼若な異常赤芽球に加えて,成熟段階にある異常赤芽球も散見される.[写真提供:通山 薫]

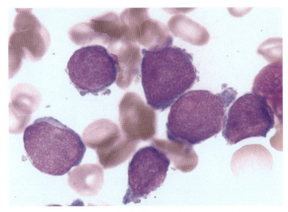

C5-37　急性巨核芽球性白血病(M7)(MG染色)

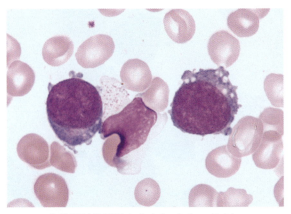

C5-38　急性巨核芽球性白血病(M7)(MG染色)

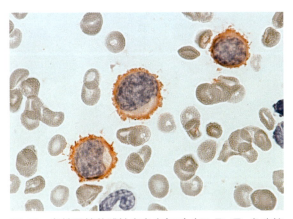

C5-39　急性巨核芽球性白血病(M7)(GP Ⅱb/Ⅲa 免疫染色)

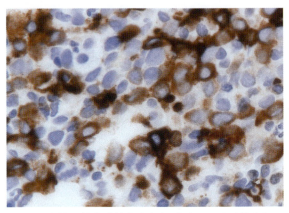

C5-40　急性巨核芽球性白血病(M7)(CD41 免疫染色)

急性巨核芽球性白血病
(acute megakaryoblastic leukemia) (FAB ; M7)

C5-37　急性巨核芽球性白血病(M7) 症例 15 の骨髄画像 (MG 染色)

　小型ないし中型で，核網が繊細，核小体を有する細胞を認める．細胞質は好塩基性が強く，細胞質に偽足様の突起(bleb)を認める．

C5-38　急性巨核芽球性白血病(M7) 症例 15 の骨髄画像 (MG 染色)

　同じような細胞であるが，細胞質に空胞を有することもある．

C5-39　急性巨核芽球性白血病(M7) 症例 15 の骨髄画像 [glycoprotein (GP) Ⅱb/Ⅲa 免疫染色]

　GP Ⅱb/Ⅲa が陽性であり，巨核球系であることが示された．

C5-40　急性巨核芽球性白血病(M7) 症例 15 の骨髄クロット標本(CD41 免疫染色)

　CD41 が強陽性であり，acute megakaryoblastic leukemia と診断した．

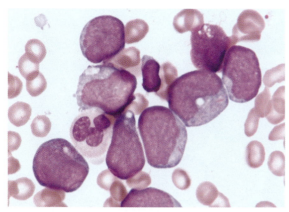

C5-41　t(8;21)(q22;q22.1);*RUNX1-RUNX1T1* を伴う急性骨髄性白血病（MG染色）

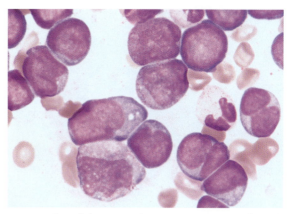

C5-42　t(8;21)(q22;q22.1);*RUNX1-RUNX1T1* を伴う急性骨髄性白血病（MG染色）

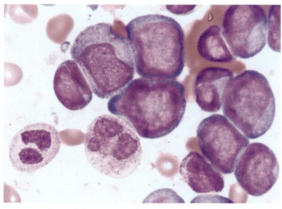

C5-43　t(8;21)(q22;q22.1);*RUNX1-RUNX1T1* を伴う急性骨髄性白血病（MG染色）

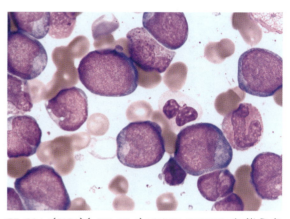

C5-44　t(8;21)(q22;q22.1);*RUNX1-RUNX1T1* を伴う急性骨髄性白血病（MG染色）

t(8;21)(q22;q22.1);*RUNX1-RUNX1T1* を伴う急性骨髄性白血病

C5-41　t(8;21)(q22;q22.1);*RUNX1-RUNX1T1* を伴う急性骨髄性白血病症例 16 の骨髄画像（MG染色）

　N/C 比が高く，細胞質は好塩基性で核小体を有する芽球を認める．Auer 小体を認めることが多く，芽球だけではなく，時に成熟細胞にも Auer 小体がみられることがある．

C5-42　t(8;21)(q22;q22.1);*RUNX1-RUNX1T1* を伴う急性骨髄性白血病症例 16 の骨髄画像（MG染色）

　大小の芽球が混在している．小型の芽球には，核に切れ込みが入っていることが特徴的である．好中球は低顆粒を認める．

C5-43　t(8;21)(q22;q22.1);*RUNX1-RUNX1T1* を伴う急性骨髄性白血病症例 16 の骨髄画像（MG染色）

　核に切れ込みを有する小型の芽球が目立つ．好中球の偽 Pelger-Huët 核異常がしばしば認められる．

C5-44　t(8;21)(q22;q22.1);*RUNX1-RUNX1T1* を伴う急性骨髄性白血病症例 16 の骨髄画像（MG染色）

　大小の芽球が混在している．また，好酸球増加もよくみられる所見であるが，好酸球の異形成はない．好中球には低顆粒を認める．

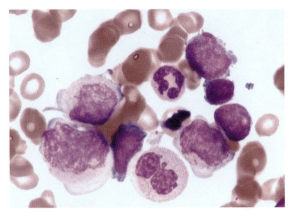

C5-45　t(8;21)(q22;q22.1);*RUNX1-RUNX1T1* を伴う急性骨髄性白血病(MG 染色)

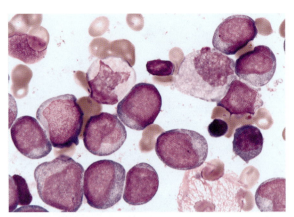

C5-46　t(8;21)(q22;q22.1);*RUNX1-RUNX1T1* を伴う急性骨髄性白血病(MG 染色)

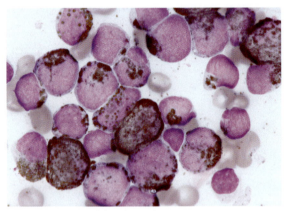

C5-47　t(8;21)(q22;q22.1);*RUNX1-RUNX1T1* を伴う急性骨髄性白血病(MPO 染色)

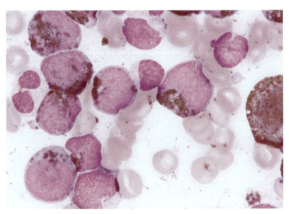

C5-48　t(8;21)(q22;q22.1);*RUNX1-RUNX1T1* を伴う急性骨髄性白血病(MPO 染色)

C5-45, C5-46　t(8;21)(q22;q22.1);*RUNX1-RUNX1T1* を伴う急性骨髄性白血病症例 17 の骨髄画像(MG 染色)

　好中球の偽 Pelger-Huët 核異常がしばしば認められる．また，細胞の辺縁が好塩基性であるが，細胞質はサーモンピンク色に染まっている成熟顆粒球が特徴である．
C5-46 では赤芽球がみられるが，一般的に赤芽球比率は低く，異形成はない．

C5-47　t(8;21)(q22;q22.1);*RUNX1-RUNX1T1* を伴う急性骨髄性白血病症例 17 の骨髄画像(MPO 染色)

　大型の芽球も小型の芽球も陽性を示し，MPO 陽性率が高い．

C5-48　t(8;21)(q22;q22.1);*RUNX1-RUNX1T1* を伴う急性骨髄性白血病症例 17 の骨髄画像(MPO 染色)

　芽球の MPO 陽性率は高いが，偽 Pelger-Huët 核異常の好中球は MPO が欠損していることがある．

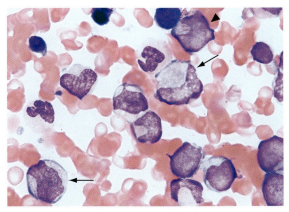

C5-49 t(8;21)(q22;q22.1);*RUNX1-RUNX1T1* を伴う急性骨髄性白血病(低芽球比率)(MG 染色)

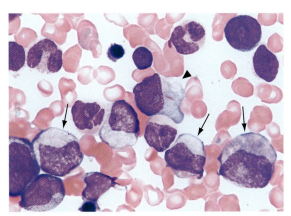

C5-50 t(8;21)(q22;q22.1);*RUNX1-RUNX1T1* を伴う急性骨髄性白血病(低芽球比率)(MG 染色)

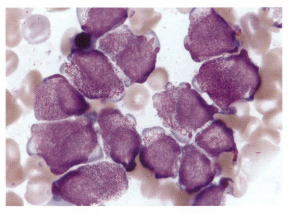

C5-51 *PML-RARA* を伴う急性前骨髄球性白血病(MG 染色)

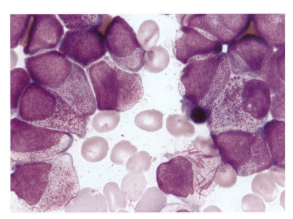

C5-52 *PML-RARA* を伴う急性前骨髄球性白血病(MPO 染色)

C5-49 t(8;21)(q22;q22.1);*RUNX1-RUNX1T1* を伴う急性骨髄性白血病(低芽球比率)症例 18 の骨髄画像(MG 染色)

　本例は芽球比率が10%未満であり，Auer 小体を有する芽球(▶)が散見されることから MDS-EB-2 が想定されたが，染色体転座 t(8;21)，*RUNX1-RUNX1T1* キメラ mRNA が検出されたことから，低芽球比率ではあるが AML with t(8;21)(q22;q22.1);*RUNX1-RUNX1T1* と診断された．サーモンピンクの細胞質および細胞辺縁が好塩基性に濃染する顆粒球系細胞(→)の存在は本病型に特徴的な所見である．[写真提供：通山　薫]

C5-50 t(8;21)(q22;q22.1);*RUNX1-RUNX1T1* を伴う急性骨髄性白血病(低芽球比率)症例 18 の骨髄画像(MG 染色)

　C5-49 と同一症例の別視野である．Auer 小体を有する芽球(▶)，サーモンピンクの細胞質および細胞辺縁が好塩基性に濃染する顆粒球系細胞(→)がみられる．[写真提供：通山　薫]

PML-RARA を伴う急性前骨髄球性白血病

C5-51 *PML-RARA* を伴う急性前骨髄球性白血病症例 19 の骨髄画像(MG 染色)

　細胞質は好塩基性で，アズール顆粒が豊富な前骨髄球様細胞が増加している．

C5-52, C5-53 *PML-RARA* を伴う急性前骨髄球性白血病症例 19 の骨髄画像(MPO 染色)

　アズール顆粒が豊富な前骨髄球様細胞が増加している．N/C 比はやや小さく，核網も粗剛である．Auer 小体を束状に有する faggot 細胞を認める．

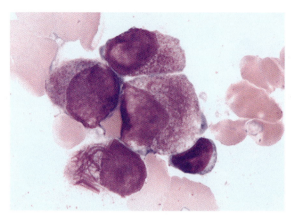

C5-53　*PML-RARA* を伴う急性前骨髄球性白血病（MPO 染色）

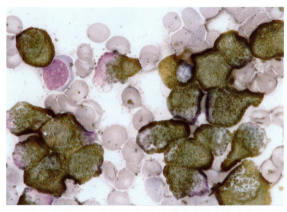

C5-54　*PML-RARA* を伴う急性前骨髄球性白血病（MPO 染色）

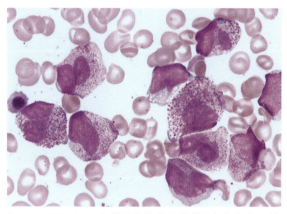

C5-55　*PML-RARA* を伴う急性前骨髄球性白血病（MG 染色）

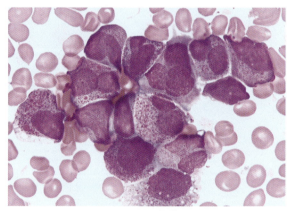

C5-56　*PML-RARA* を伴う急性前骨髄球性白血病（MG 染色）

C5-53　*PML-RARA* を伴う急性前骨髄球性白血病症例 19 の骨髄画像（MPO 染色）

解説は前頁参照．

C5-54　*PML-RARA* を伴う急性前骨髄球性白血病症例 19 の骨髄画像（MPO 染色）

芽球の MPO 陽性率は高く，ほぼ 100％陽性である．また，染色性も強陽性である．

C5-55 ～ C5-58　*PML-RARA* を伴う急性前骨髄球性白血病症例 20 の骨髄画像（MG 染色）

細胞質は好塩基性で，アズール顆粒が豊富な前骨髄球様細胞が増加している．"ダンベル状"と表現されることもあるように，核は切れ込みが深く，2 分葉を示す細胞がある．APL に特徴的な形態である．

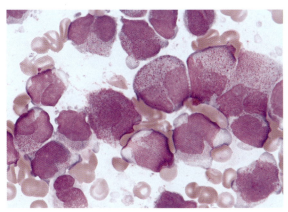

C5-57　*PML-RARA*を伴う急性前骨髄球性白血病（MG染色）

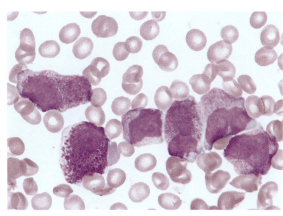

C5-58　*PML-RARA*を伴う急性前骨髄球性白血病（MG染色）

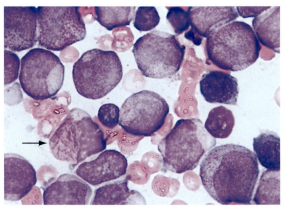

C5-59　*PML-RARA*を伴う急性前骨髄球性白血病（MG染色）

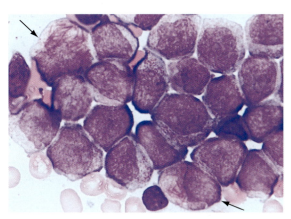

C5-60　*PML-RARA*を伴う急性前骨髄球性白血病（MG染色）

C5-57，C5-58　*PML-RARA*を伴う急性前骨髄球性白血病症例20の骨髄画像（MG染色）

解説は前頁参照．

C5-59　*PML-RARA*を伴う急性前骨髄球性白血病症例21の骨髄画像（MG染色）

別の急性前骨髄球性白血病症例である．アズール顆粒を多数有する白血病細胞が増加している．核の形は時に弯曲して不整形を示す．faggot細胞（→）が認められる．［写真提供：通山　薫］

C5-60　*PML-RARA*を伴う急性前骨髄球性白血病症例21の骨髄画像（MG染色）

C5-59と同一症例である．アズール顆粒を多数有する典型的な前骨髄球性白血病に加えて，本病型に特徴的なfaggot細胞が2個みえる（→）．［写真提供：通山　薫］

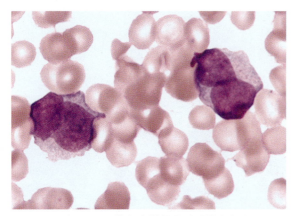

C5-61　*PML-RARA* を伴う急性前骨髄球性白血病, variant 型（MG 染色）

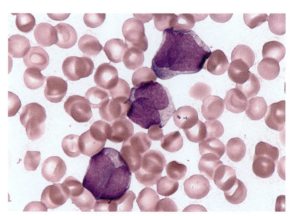

C5-62　*PML-RARA* を伴う急性前骨髄球性白血病, variant 型（MG 染色）

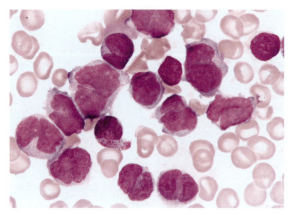

C5-63　*PML-RARA* を伴う急性前骨髄球性白血病, variant 型（MG 染色）

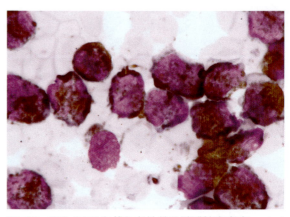

C5-64　*PML-RARA* を伴う急性前骨髄球性白血病, variant 型（MPO 染色）

PML-RARA を伴う急性前骨髄球性白血病, variant 型

C5-61　*PML-RARA* を伴う急性前骨髄球性白血病, variant 型症例 22 の骨髄画像（MG 染色）

細胞質は好塩基性で微細なアズール顆粒を認める．核の切れ込みが深く，2 分葉を示す細胞がある．

C5-62　*PML-RARA* を伴う急性前骨髄球性白血病, variant 型症例 22 の骨髄画像（MG 染色）

核は 2 分葉しているが，細胞質にほとんど顆粒を認めない．顆粒がない場合でも核の形が特徴的であり，APL, variant を疑う重要な所見である．

C5-63　*PML-RARA* を伴う急性前骨髄球性白血病, variant 型症例 22 の骨髄画像（MG 染色）

大小の細胞が混在しているが，ほとんどの細胞において切れ込みがあり，2 分葉した核やダンベル状の核を有している．また，顆粒は不明瞭である．アズール顆粒が不明瞭でも MPO 強陽性となるのが APL, variant の細胞の特徴である．

C5-64　*PML-RARA* を伴う急性前骨髄球性白血病, variant 型症例 22 の骨髄画像（MPO 染色）

MPO は強陽性である．APL, variant である．

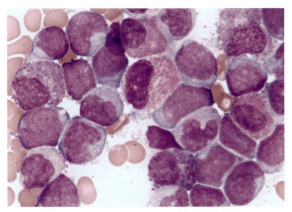

C5-65 inv(16)(p13.1q22)またはt(16;16)(p13.1;q22);*CBFB-MYH11*を伴う急性骨髄性白血病（MG 染色）

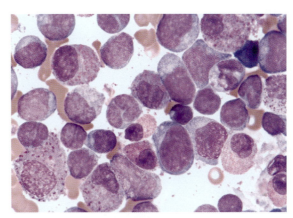

C5-66 inv(16)(p13.1q22)またはt(16;16)(p13.1;q22);*CBFB-MYH11*を伴う急性骨髄性白血病（MG 染色）

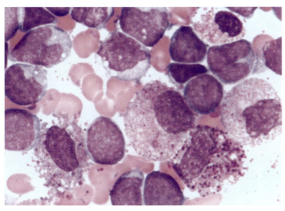

C5-67 inv(16)(p13.1q22)またはt(16;16)(p13.1;q22);*CBFB-MYH11*を伴う急性骨髄性白血病（MG 染色）

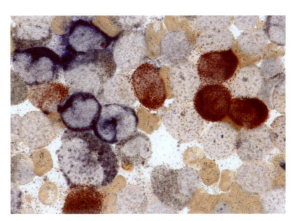

C5-68 inv(16)(p13.1q22)またはt(16;16)(p13.1;q22);*CBFB-MYH11*を伴う急性骨髄性白血病（EST 二重染色）

inv(16)(p13.1q22)またはt(16;16)(p13.1;q22); *CBFB-MYH11*を伴う急性骨髄性白血病

C5-65 inv(16)(p13.1q22)またはt(16;16)(p13.1;q22); *CBFB-MYH11*を伴う急性骨髄性白血病症例 23 の骨髄画像（MG 染色）

N/C 比が高く，細胞質が好塩基性の芽球と，核が変形している幼若な細胞がみられる．後者は前単球と思われる．また，好酸球が増加している．

C5-66 inv(16)(p13.1q22)またはt(16;16)(p13.1;q22); *CBFB-MYH11*を伴う急性骨髄性白血病症例 23 の骨髄画像（MG 染色）

好酸球が目立ち，5％以上に増加していることが多いが，5％未満の症例も存在する．特に左下の好酸球のように，好酸性に染まる顆粒と，異染性を示し紫色に染まる粗大な顆粒が混在する好酸球が特徴的である．ただし，成熟好酸球では異染性を示す顆粒は認めない．

C5-67 inv(16)(p13.1q22)またはt(16;16)(p13.1;q22); *CBFB-MYH11*を伴う急性骨髄性白血病症例 23 の骨髄画像（MG 染色）

やや単球が多い．好酸球の異常を認める．

C5-68 inv(16)(p13.1q22)またはt(16;16)(p13.1;q22); *CBFB-MYH11*を伴う急性骨髄性白血病症例 23 の骨髄画像（EST 二重染色）

特異的 EST 染色により青く染まっているのが顆粒球系細胞，非特異的 EST 染色により茶色に染まっているのが単球であり，両方の系統の細胞があることが確認できる．診断は好酸球増加を伴う骨髄単球性白血病である．

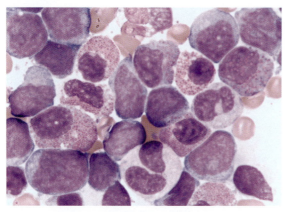

C5-69 inv(16)(p13.1q22)またはt(16;16)(p13.1;q22); *CBFB-MYH11*を伴う急性骨髄性白血病(MG染色)

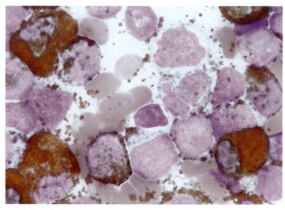

C5-70 inv(16)(p13.1q22)またはt(16;16)(p13.1;q22); *CBFB-MYH11*を伴う急性骨髄性白血病(MPO染色)

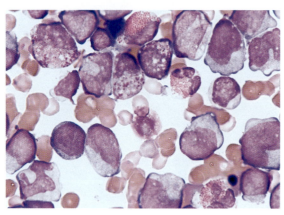

C5-71 inv(16)(p13.1q22)またはt(16;16)(p13.1;q22); *CBFB-MYH11*を伴う急性骨髄性白血病(MG染色)

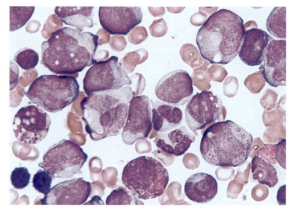

C5-72 inv(16)(p13.1q22)またはt(16;16)(p13.1;q22); *CBFB-MYH11*を伴う急性骨髄性白血病(MG染色)

C5-69 inv(16)(p13.1q22)またはt(16;16)(p13.1;q22); *CBFB-MYH11*を伴う急性骨髄性白血病症例24の骨髄画像(MG染色)

成熟顆粒球を認める．好中球は偽Pelger-Huët核異常を認めることがある．

C5-70 inv(16)(p13.1q22)またはt(16;16)(p13.1;q22); *CBFB-MYH11*を伴う急性骨髄性白血病症例24の骨髄画像(MPO染色)

芽球のMPO陽性率は高い．単球は弱陽性に染まることが多いため，単球を同定する手段になる．診断は好酸球増加を伴う骨髄単球性白血病である．時に単球の増加がなく，FAB分類のM2の形態を示すことがあるが，特有の染色体や遺伝子異常があれば，この病型に入れる．

C5-71, C5-72 inv(16)(p13.1q22)またはt(16;16)(p13.1;q22); *CBFB-MYH11*を伴う急性骨髄性白血病症例25の骨髄画像(MG染色)

この症例では，核の形がねじれたような単球系幼若細胞が目立ち，また本病型の特徴とされる異染性を示す粗大な好塩基性顆粒を伴う好酸球が散見される．好酸球を中心に空胞がみられる．[写真提供：通山　薫]

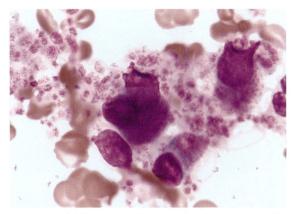

C5-73　inv(3)(q21.3q26.2)またはt(3;3)(q21.3;q26.2);
GATA2, MECOM を伴う急性骨髄性白血病(MG 染色)

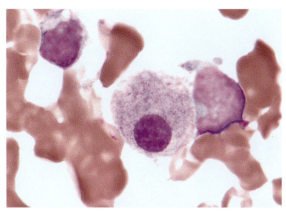

C5-74　inv(3)(q21.3q26.2)またはt(3;3)(q21.3;q26.2);
GATA2, MECOM を伴う急性骨髄性白血病(MG 染色)

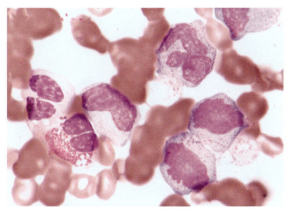

C5-75　inv(3)(q21.3q26.2)またはt(3;3)(q21.3;q26.2);
GATA2, MECOM を伴う急性骨髄性白血病(MG 染色)

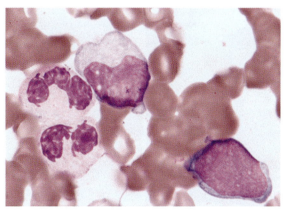

C5-76　inv(3)(q21.3q26.2)またはt(3;3)(q21.3;q26.2);
GATA2, MECOM を伴う急性骨髄性白血病(MG 染色)

inv(3)(q21.3q26.2)またはt(3;3)(q21.3;q26.2);*GATA2, MECOM* を伴う急性骨髄性白血病

C5-73, C5-74　inv(3)(q21.3q26.2)またはt(3;3)(q21.3;q26.2);*GATA2, MECOM* を伴う急性骨髄性白血病症例 26 の骨髄画像(MG 染色)

　巨核球が増加している．微小巨核球，無分葉核ないし分離 2 核の小型巨核球など異形成が著明である．末梢血で血小板は増加していた．

C5-75　inv(3)(q21.3q26.2)またはt(3;3)(q21.3;q26.2);*GATA2, MECOM* を伴う急性骨髄性白血病症例 26 の骨髄画像(MG 染色)

　好中球にも異形成を認めることがあり，ここには偽 Pelger-Huët 核異常を示す．好酸球や好塩基球が増加することもある．

C5-76　inv(3)(q21.3q26.2)またはt(3;3)(q21.3;q26.2);*GATA2, MECOM* を伴う急性骨髄性白血病症例 26 の骨髄画像(MG 染色)

　右下には芽球を認める．芽球が多くない場合もある．

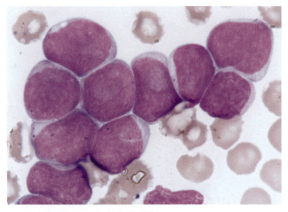

C5-77　AML-cuplike（MG 染色）

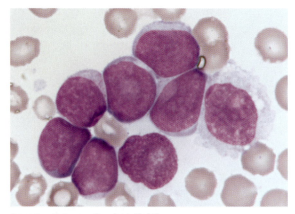

C5-78　AML-cuplike（MG 染色）

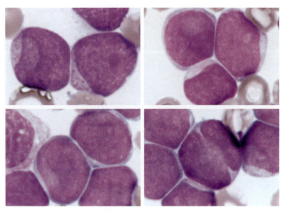

C5-79　AML-cuplike（MG 染色）

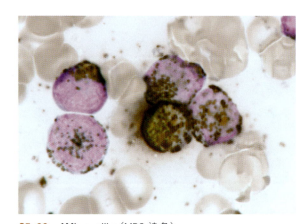

C5-80　AML-cuplike（MPO 染色）

AML with cuplike nuclear invagination（AML-cuplike）

FMS-like tyrosine kinase 3-internal tandem duplication（*FLT3*-ITD）遺伝子変異は AML の長期予後に対する不良因子として重要で，変異を有する症例に対しては移植治療の選択や FLT3 阻害薬などの新規薬剤が多数検討されている．2004 年に Kussick らは，明瞭な核の陥没（nuclear invagination）を持つ *FLT3*-ITD 遺伝子変異を持つ AML の一群を AML-cuplike と報告した．AML-cuplike の定義として提唱されたのは，①nonpromyelocytic/nonmonocytic AML，②核の陥没が核径の 25％以上，③白血病細胞に占める cuplike 細胞の割合が 10％以上，の 3 つの条件を満たす症例であった．さらに，細胞表面抗原においては HLA-DR の発現が 74％の症例で陰性，遺伝子変異解析では *FLT3*-ITD 変異を 84％に認め，正常核型の染色体所見を有する，と報告している[1]．

C5-77 〜 C5-79　AML-cuplike 症例 27 の末梢血画像（MG 染色）

主体の骨髄芽球は約 20 μm で N/C 比 60 〜 80％．細胞質はやや好塩基性である．一部の細胞に，核に陥没を認める．核網は網状繊細，核小体は不明瞭である．

C5-80　AML-cuplike 症例 27 の末梢血画像（MPO 染色）

芽球の核陥没部分を中心に，顆粒状に強い myeloperoxidase（MPO）陽性像を示す．

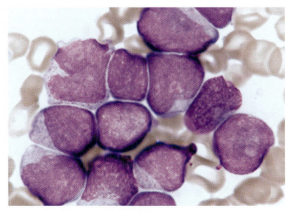

C5-81　AML-cuplike（MG染色）

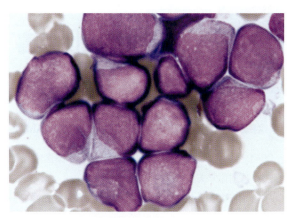

C5-82　AML-cuplike（MG染色）

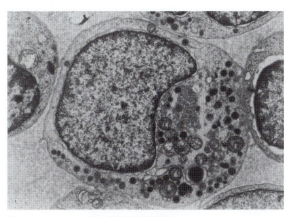

C5-83　AML-cuplike（透過電顕像）

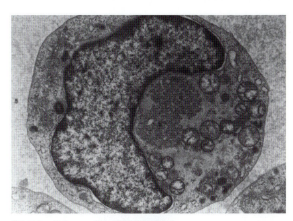

C5-84　AML-cuplike（透過電顕像）

C5-81, C5-82　AML-cuplike症例27の骨髄画像（MG染色）

主体の骨髄芽球は約20 μmでN/C比60～80%．細胞質はやや好塩基性である．一部の細胞は核に陥没を認める．核網は網状繊細で，核小体は不明瞭である．分化傾向はない．

C5-83, C5-84　AML-cuplike症例28の骨髄の透過電顕像

C5-77～82とは別のAML-cuplike症例の透過電顕像．C5-83では，芽球は類円形，細胞表面は平滑で，胞体に大小多数の顆粒とミトコンドリアを認める．顆粒の多くは一次顆粒と推察される．なお，MPO活性は顆粒のみに認め，MPO活性を発現していない顆粒も確認された．C5-84では，芽球の核陥没部に巨大な迷路状滑面小胞体塊と，中間径フィラメント束が確認された．

（p283～301：宮﨑泰司・波多智子・p302, 303：鶴田一人・長谷川寛雄・波多智子・宮﨑泰司）

● 文　献

1) Kussick, S.J. et al.：A distinctive nuclear morphology in acute myeloid leukemia is strongly associated with loss of HLA-DR expression and FLT3 internal tandem duplication. Leukemia 18(10)：1591-1598, 2004

C 骨髄系腫瘍
6 治療関連骨髄性腫瘍

therapy-related myeloid neoplasms

■ **治療関連急性骨髄性白血病(therapy-related AML)**

C6-1〜C6-4は多発性骨髄腫に対する化学療法後に発症したAMLである．

C6-1　治療関連急性骨髄性白血病症例1の骨髄画像(MG染色)

芽球が増加しているが，成熟顆粒球系も認められる．好中球には低顆粒，偽Pelger-Huët核異常などの異形成を認める．

C6-2　治療関連急性骨髄性白血病症例1の骨髄画像(MG染色)

好中球には低顆粒，偽Pelger-Huët核異常などの異形成を認める．

C6-3　治療関連急性骨髄性白血病症例1の骨髄画像(MG染色)

巨大な多核の細胞は赤芽球である．巨赤芽球様変化を認めるなど，赤芽球の異形成も著明である．

C6-4　治療関連急性骨髄性白血病症例1の骨髄画像(MG染色)

多核の赤芽球を認める．

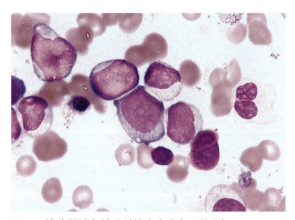

C6-1　治療関連急性骨髄性白血病(MG染色)

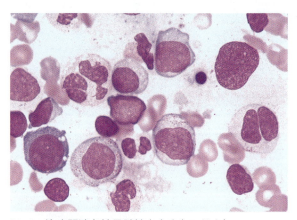

C6-2　治療関連急性骨髄性白血病(MG染色)

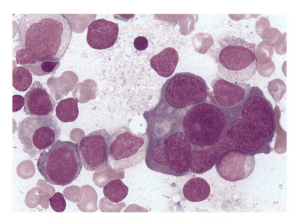

C6-3　治療関連急性骨髄性白血病(MG染色)

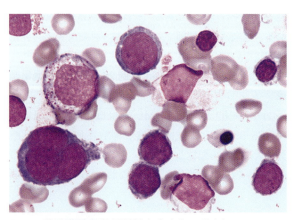

C6-4　治療関連急性骨髄性白血病(MG染色)

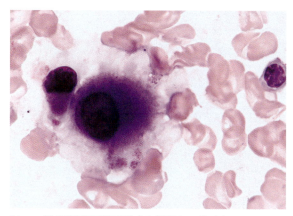

C6-5　治療関連骨髄異形成症候群（MG染色）

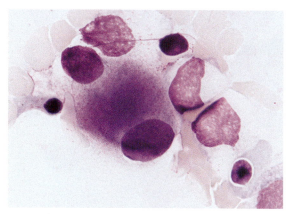

C6-6　治療関連骨髄異形成症候群（MG染色）

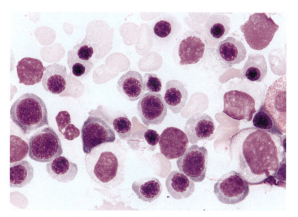

C6-7　治療関連骨髄異形成症候群（MG染色）

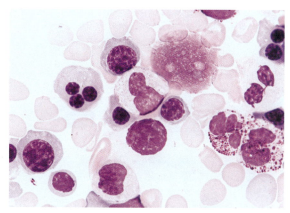

C6-8　治療関連骨髄異形成症候群（MG染色）

治療関連骨髄異形成症候群（therapy-related MDS）

C6-5〜C6-8は頭頸部癌に対する化学療法＋放射線療法後に発症した骨髄異形成症候群（myelodysplastic syndromes：MDS）である．

C6-5　治療関連骨髄異形成症候群症例2の骨髄画像（MG染色）

巨核球が増加している．右の巨核球は無分葉核である．左の巨核球は微小巨核球である．微小巨核球は前骨髄球以下のサイズである．

C6-6　治療関連骨髄異形成症候群症例2の骨髄画像（MG染色）

分離2核の巨核球である．

C6-7　治療関連骨髄異形成症候群症例2の骨髄画像（MG染色）

同一症例の中拡大である．この視野は赤芽球が著増している．巨赤芽球も認める．好中球は低顆粒，偽Pelger-Huët核異常を認める．

C6-8　治療関連骨髄異形成症候群症例2の骨髄画像（MG染色）

赤芽球に多核および巨赤芽球様変化を認める．

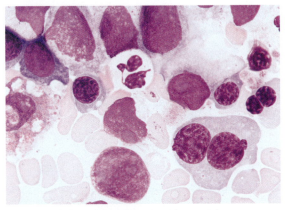

C6-9　治療関連骨髄異形成症候群(MG染色)

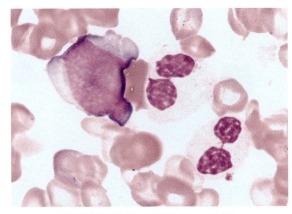

C6-10　治療関連骨髄異形成症候群(MG染色)

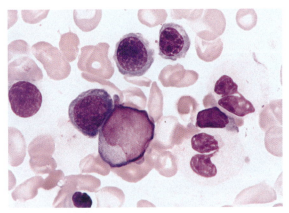

C6-11　治療関連骨髄異形成症候群(MG染色)

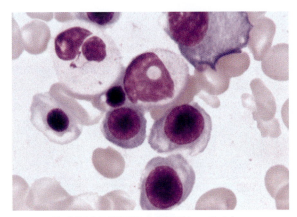

C6-12　治療関連骨髄異形成症候群(MG染色)

C6-9　治療関連骨髄異形成症候群症例2の骨髄画像(MG染色)

多核の赤芽球を認める．中央上寄りの好中球はほぼ無顆粒にみえる．

C6-10〜C6-12　治療関連骨髄異形成症候群症例2の骨髄画像(MG染色)

骨髄の芽球割合は3.5%であった．低顆粒，偽Pelger-Huët核異常，輪状核好中球を認める．

(宮﨑泰司・波多智子)

C 骨髄系腫瘍
7 Down 症候群関連骨髄増殖症

myeloid proliferations associated with Down syndrome

Down 症候群関連の骨髄増殖症には，一過性異常骨髄造血（TAM）と Down 症候群関連骨髄性白血病がある．両者とも通常は巨核芽球の増殖を来し，TAM においては出生時または生後すぐに発症し，1, 2 ヵ月で軽快する．一方，Down 症候群関連骨髄性白血病は多くは生後 4 年以内に発症し，化学療法を要する．Down 症候群における骨髄性腫瘍は，芽球割合によって骨髄異形成症候群（MDS）や急性骨髄性白血病（AML）に分類せず，一連の病態として分類される．分子生物学的にも，TAM と Down 症候群関連骨髄性白血病は *GATA1* 変異や JAK-STAT pathway の変異によって特徴づけられる．

■ Down 症候群関連一過性異常骨髄造血（transient abnormal myelopoiesis associated with Down syndrome：TAM-DS）

Down 症候群の新生児の 5〜10％に，未熟な血液細胞が一過性に末梢血，肝臓，脾臓，骨髄などで増殖する TAM を発症する．まず，末梢血検査が診断には重要である．骨髄よりも末梢血で芽球の割合が高い傾向がみられるため，骨髄検査は必ずしも必要ではない．芽球は CD7, CD34, CD41, CD42b, CD61 などが陽性を示す．分子遺伝学的解析として *GATA1* 変異を有するのが特徴的である．TAM の芽球は形態学や細胞表面抗原，*GATA1* 変異から，後述の Down 症候群関連骨髄性白血病（ML-DS）の芽球と区別はできない．発症時期の違いから両者を区別することになり，わが国の研究グループでは，生後 90 日以内の発症の症例を TAM と定義している．多くの症例は 3 ヵ月以内に自然に寛解するが，約 20％の症例では臓器不全や播種性血管内凝固症候群（DIC）などにより死亡する．自然寛解例の 20〜30％はその後，4 歳までに ML-DS を発症する．

■ Down 症候群関連骨髄性白血病（myeloid leukemia associated with Down syndrome：ML-DS）

Down 症候群では白血病の発症頻度が高く，急性リンパ性白血病も急性骨髄性白血病も増加する．特に 4 歳以下では急性骨髄性白血病が多く，そのほとんどが急性巨核芽球性白血病（acute megakaryoblastic leukemia：AMKL）である．Down 症候群に伴う AMKL は，前述の TAM の既往を有するもののうち 20〜30％に発症し，MDS を経て 4 歳までに発症することが多い．このようにして生じる MDS と AMKL の間には生物学的な差が認められない．WHO 分類では芽球の比率で両者を区別せず，一連の病態として ML-DS と分類する．血小板減少のみが先行することが多く，骨髄の異形成を呈し，芽球が徐々に増加する．治療成績は良好であり，化学療法のみで 3 年無イベント生存率が 80〜85％である．

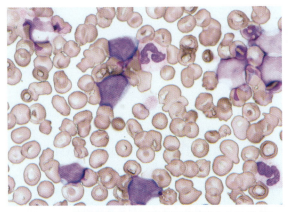

C7-1 Down症候群関連一過性異常骨髄造血（MG染色）

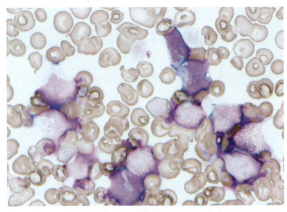

C7-2 Down症候群関連一過性異常骨髄造血（MG染色）

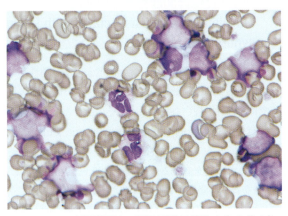

C7-3 Down症候群関連一過性異常骨髄造血（MG染色）

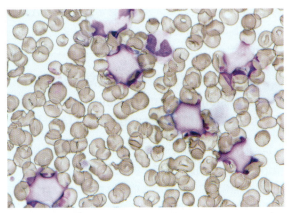

C7-4 Down症候群関連一過性異常骨髄造血（MG染色）

Down症候群関連一過性異常骨髄造血（transient abnormal myelopoiesis associated with Down syndrome：TAM-DS）

C7-1，C7-2 Down症候群関連一過性異常骨髄造血症例1の末梢血画像（MG染色）

本症例は生後2日目に，Down症候群を背景に白血球増多を認めた症例である．生後すぐの発症であったため，TAMを疑った．N/C比の高い芽球が多数出現し，巨大血小板も認められる．約1ヵ月で芽球の消失を確認した．

C7-3，C7-4 Down症候群関連一過性異常骨髄造血症例2の末梢血画像（MG染色）

本症例はC7-1，2とは別患児であるが，同様にDown症候群を背景に，生後1週間で白血球増多を認めた症例である．N/C比の高い芽球と巨大血小板を認める．約1.5ヵ月で芽球の消失を確認した．

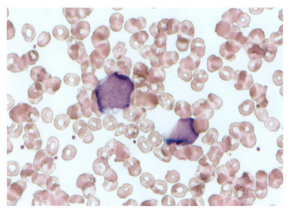

C7-5　Down 症候群関連骨髄性白血病(MG 染色)

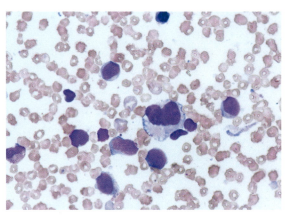

C7-6　Down 症候群関連骨髄性白血病(MG 染色)

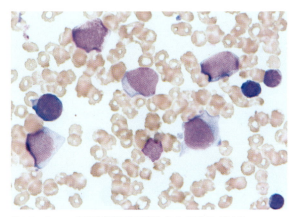

C7-7　Down 症候群関連骨髄性白血病(MG 染色)

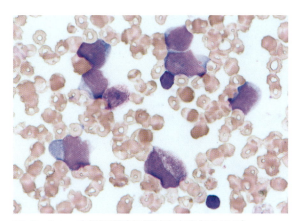

C7-8　Down 症候群関連骨髄性白血病(MG 染色)

Down 症候群関連骨髄性白血病 (myeloid leukemia associated with Down syndrome：ML-DS)

C7-5　Down 症候群関連骨髄性白血病症例 3 の末梢血画像(MG 染色)

本症例は，1 歳発症の ML-DS である．末梢血は汎血球減少を呈しており，20％の芽球の出現を認める．芽球は大型で，細胞質は濃青色，核のクロマチン構造は繊細で核小体を有する．

C7-6〜C7-8　Down 症候群関連骨髄性白血病症例 3 の骨髄画像(MG 染色)

骨髄では細胞密度が減少し，巨核球は小型や微小巨核球，低分葉核などの異形成を認めた．弱拡大において芽球が散見される．中拡大では末梢血と同様に濃青色の芽球を認め，中にはブレブ(bleb)を有するものもある．なお，ここには示していないが，芽球の MPO は陰性である．

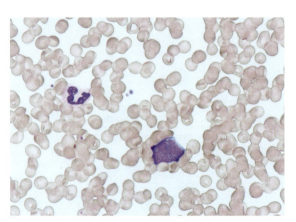

C7-9　Down症候群関連骨髄性白血病（MG染色）

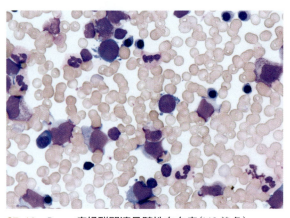

C7-10　Down症候群関連骨髄性白血病（MG染色）

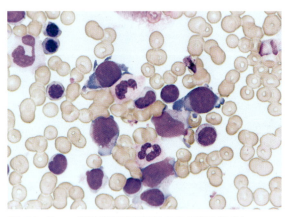

C7-11　Down症候群関連骨髄性白血病（MG染色）

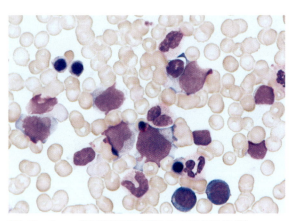

C7-12　Down症候群関連骨髄性白血病（MG染色）

C7-9　Down症候群関連骨髄性白血病症例4の末梢血画像（MG染色）

　本症例は，2歳発症のML-DSである．末梢血は汎血球減少を呈し，やはり大型の芽球を認める．細胞質は濃青色で，核のクロマチン構造は繊細，症例3と類似した芽球である．

C7-10〜C7-12　Down症候群関連骨髄性白血病症例4の骨髄画像（MG染色）

　骨髄では細胞密度が減少し，ブレブ（bleb）を有する芽球が散見される．大型で濃青色の細胞質であり，症例3と類似した形態的特徴を持つ．

（真部　淳・平林真介）

C 骨髄系腫瘍

8 芽球性形質細胞様樹状細胞腫瘍

blastic plasmacytoid dendritic cell neoplasm（BPDCN）

疾患の概要

　形質細胞様樹状細胞（plasmacytoid dendritic cell：pDC）はウイルス感染の際にToll様受容体を介して刺激され，タイプ1インターフェロンを産生する細胞である．形質細胞様の形態を示すが，成熟すると樹状細胞様の形態へと変化し，ナイーブT細胞の活性化に関与する．芽球性形質細胞様樹状細胞腫瘍（BPDCN）は，pDCの前駆細胞を起源とし，高頻度に皮膚と骨髄を侵して白血化する悪性腫瘍である．この腫瘍は1994年にAdachiらにより最初に報告され，腫瘍細胞がCD4とCD56に陽性を示すことから，芽球性NK細胞リンパ腫あるいは$CD4^+CD56^+$ agranular hematodermic neoplasmと呼ばれていた．その後，この腫瘍がpDCと共通の細胞表面抗原を示すことが明らかになり，WHO 2008においてBPDCNと分類され，「急性骨髄性白血病および関連前駆細胞性腫瘍」に含まれた．WHO 2017では，BPDCNとして独立した．

　T細胞受容体（T-cell receptor：TCR）や免疫グロブリンの遺伝子再構成は通常みられないが，TCRγの遺伝子再構成がみられたという報告がある．BPDCNの2/3の症例で核型に異常がみられる．頻度の高い異常として del(5q21)，del(5q34)，del(12p13)，del(13q13-21)，del(6q23-qter)，del(15q)，del(9)などが知られている．さらに，del(4q34)，del(9p13-p11)，del(9q12-q34)，del(13q12-q31)がみられ，がん抑制遺伝子である*RB1*，*LATS2*の発現低下や，*CDKN1B*，*CDKN2A*と*TP53*の消失などが指摘されている．

　皮膚病変はほぼ必発であり，次いで骨髄・末梢血病変（60～90%）とリンパ節病変（40～50%）が多い．通常は孤発性あるいは多発性の皮膚病変で発症し，時に局所リンパ節の腫脹を伴う．当初，皮膚病変がこの疾患の特徴とされていたが，発症時に皮膚症状をみない症例もある．多くの症例では疾患の進行とともに，病変は末梢血（33～73%あるいは60～90%）や骨髄（48～68%あるいは60～90%）へ波及する．診断時に血球減少（特に血小板減少）が認められる場合もあり，重度の場合には骨髄不全（汎血球減少）を呈する．化学療法に一旦は反応するが，ほとんどの場合再発がみられる．再発に要する期間の中央値は9～11ヵ月と短い．再発病変は皮膚に限局する場合や，軟部組織や中枢神経系に及ぶこともあり，最終的には重度の白血化を来す．BPDCNの10～20%の症例が，骨髄単球性白血病や急性骨髄性白血病を併発する．これらの二次性白血病は，骨髄異形成症候群を母地とする場合とそうでない場合がある．

細胞および組織学的所見

　病変は基本的に中等大の芽球の単調なびまん性増殖からなり，腫瘍細胞の核は不整で，繊細なクロマチンと1個～数個の小型の核小体を有する．通常，核分裂像はそれほど多くはなく，血管侵襲や凝固壊死が認められる．皮膚病変では腫瘍細胞は主に真皮に存在し，皮下組織へと浸潤するが，表皮およびGrenz zoneへの浸潤はみられない．リンパ節では濾胞間領域と髄質に浸潤する．形態学的所見のみで診断することは不可能であり，Garnache-Ottouらのスコアリングシステム（表1）を用いる必要がある．これらの他にはTCL1免疫染色が有用である．骨髄生検では，免疫染色でのみ確認できるような軽度の浸潤から，広範にわたる密な浸潤がみられる．

　末梢血や骨髄の塗抹標本では細胞膜に接する微小空胞や偽足がみられる．MG染色では細胞質は灰青色を呈し，顆粒はみられない．腫瘍細胞は非特異性エステラーゼ反応やペルオキシダーゼ反応に陰性である．腫瘍細胞は必ずしも芽球様の形態を示さず，長楕円形核，ねじれを有する核や濃染する核などの多形性を示す．

表1 芽球性形質細胞様樹状細胞腫瘍（BPDCN）診断のためのスコアリングシステム

マーカー	陽 性	陰 性
プロファイル：CD4$^+$CD56$^{+/-}$CD11c$^-$, MPO$^-$, cyCD79a$^-$, cyCD3$^-$	1	BPDCNは除外される
CD123	1 (CD123$^{+\ or\ high}$)	0 (CD123$^{-\ or\ dim}$)
BDCA-2	2	0
BDCA-4	1	0

総スコアが3点以上であればBPDCNと診断する．
MPO：myeloperoxidase, cyCD79a：cytoplasmic CD79a, cyCD3：cytoplasmic CD3.

(文献1)より引用改変)

1) 末梢血像

様々な大きさの細胞がみられるが，多くはリンパ芽球に類似した細胞像を呈し，細胞質に顆粒はみられない．

非特異的ではあるが，真珠のネックレスのように核周囲を取り巻く均等な大きさの空胞（pearl necklace）や，単極性の細胞質の偽足様突起（pseudopods）といった特徴像を呈する．

2) 骨髄像

細胞学的特徴は末梢血のそれと類似し，びまん性に浸潤する．早期では巣状，斑状の不完全な骨髄浸潤を示すが，最終的には汎血球減少を来す．

● 文献
1) Garnache-Ottou, F. et al. : Extended diagnostic criteria for plasmacytoid dendritic cell leukaemia. Br J Haematol 145：624-636, 2009

8 芽球性形質細胞様樹状細胞腫瘍 | 313

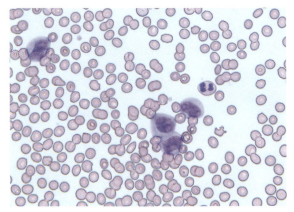

C8-1 芽球性形質細胞様樹状細胞腫瘍（MG 染色）

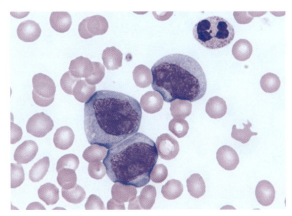

C8-2 芽球性形質細胞様樹状細胞腫瘍（MG 染色）

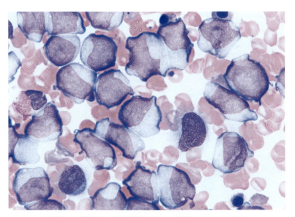

C8-3 芽球性形質細胞様樹状細胞腫瘍（MG 染色）

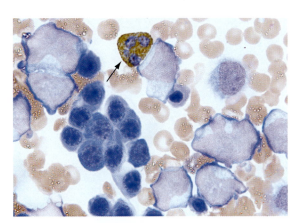

C8-4 芽球性形質細胞様樹状細胞腫瘍（MPO 染色）

芽球性形質細胞様樹状細胞腫瘍（blastic plasmatoid dendritic cell neoplasm：BPDCN）

C8-1 芽球性形質細胞様樹状細胞腫瘍症例 1 の末梢血画像（MG 染色）

本症例では末梢白血球数 20,530/μL，芽球比率 77％ であった．細胞質の青い芽球様細胞が出現している．

C8-2 芽球性形質細胞様樹状細胞腫瘍症例 1 の末梢血画像（MG 染色）

C8-1 の強拡大像である．芽球様細胞が 3 個みられ，大きさは写真右上の好中球の 1.5～2 倍程度である．クロマチンは繊細である．細胞質は灰青色で顆粒はみられない．症例 1 は来院時，既に白血化しており，骨髄クロットで CD123，BDCA-2 免疫染色に陽性であった．

C8-3 芽球性形質細胞様樹状細胞腫瘍症例 1 の骨髄画像（MG 染色）

同一症例の強拡大像である．細胞質の青い芽球様細胞がほとんどを占める．これらの細胞は多形性に富み，偽足様の細胞質突起（pseudopods）を認める．細胞質内には時に小空胞をみるが，細胞質に顆粒はみられない．

C8-4 芽球性形質細胞様樹状細胞腫瘍症例 1 の骨髄画像（MPO 染色）

上方に MPO 陽性の好中球を認める（→）．その周囲の大型の腫瘍細胞は MPO 陰性である．同視野に赤芽球の集塊がみえる．

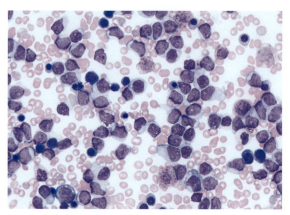

C8-5 芽球性形質細胞様樹状細胞腫瘍（MG染色）

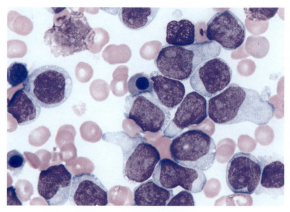

C8-6 芽球性形質細胞様樹状細胞腫瘍（MG染色）

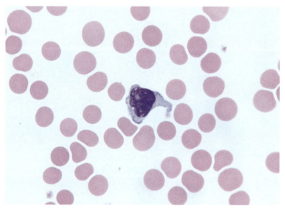

C8-7 芽球性形質細胞様樹状細胞腫瘍（MG染色）

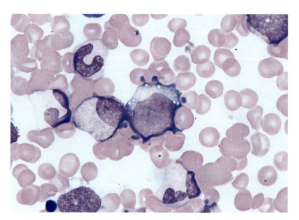

C8-8 芽球性形質細胞様樹状細胞腫瘍（MG染色）

C8-5　芽球性形質細胞様樹状細胞腫瘍症例2の骨髄画像（MG染色）

細胞質の青い芽球様細胞がほとんどを占める．正常造血は抑制されている．

C8-6　芽球性形質細胞様樹状細胞腫瘍症例2の骨髄画像（MG染色）

C8-5の強拡大像である．細胞質がほとんどみられないものから，広い細胞質のものまで多彩である．時に核の偏在が目立つものも散見され，起源であるpDCが形態学的に形質細胞に類似しているといわれる所以である．症例2は皮膚病変から発症したが，白血化し，脳を含む全身臓器に転移を認め，剖検に至った．

C8-7　芽球性形質細胞様樹状細胞腫瘍症例3の末梢血画像（MG染色）

本症例では末梢白血球数4,920/μL，芽球比率31％であった．写真中央に芽球様細胞を認める．広い細胞質を持ち，偽足様細胞質突起を認める．

C8-8　芽球性形質細胞様樹状細胞腫瘍症例3の骨髄画像（MG染色）

写真中央に偽足様細胞質突起を持つ芽球様細胞を認める．細胞質内には空胞をみるが，細胞質に顆粒はみられない．症例3は皮膚病変から発症し，化学療法により寛解が得られたが，その後，局所再発を経て白血化した．

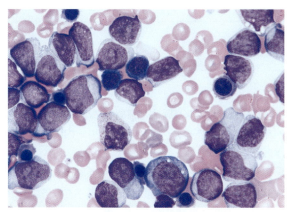

C8-9 芽球性形質細胞様樹状細胞腫瘍（MG 染色）

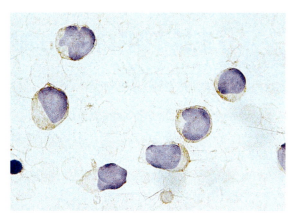

C8-10 芽球性形質細胞様樹状細胞腫瘍（CD123 免疫染色）

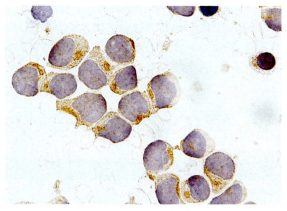

C8-11 芽球性形質細胞様樹状細胞腫瘍（BDCA-2 免疫染色）

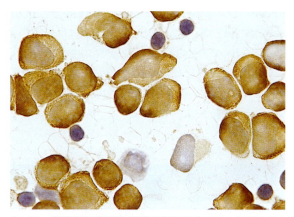

C8-12 芽球性形質細胞様樹状細胞腫瘍（TCL1 免疫染色）

C8-9 芽球性形質細胞様樹状細胞腫瘍症例 2 の骨髄画像（MG 染色）

細胞質がほとんどみられないものから広い細胞質のものまで多彩である．細胞質内には時に空胞をみるが，細胞質に顆粒はみられない．

C8-10 芽球性形質細胞様樹状細胞腫瘍症例 2 の骨髄画像（CD123 免疫染色）

CD123 免疫染色では，芽球様細胞の細胞膜に陽性像を認める．CD123 は BPDCN の診断に必須であるが，様々な骨髄球性白血病や白血病幹細胞にも発現するので，注意が必要である．

C8-11 芽球性形質細胞様樹状細胞腫瘍症例 2 の骨髄画像（BDCA-2 免疫染色）

BDCA-2 免疫染色では，芽球様細胞の細胞膜に陽性像を認める．BDCA-2 は pDC に特異的なマーカーであり，BPDCN の診断には必須である．

C8-12 芽球性形質細胞様樹状細胞腫瘍症例 2 の骨髄画像（TCL1 免疫染色）

TCL1 免疫染色では，芽球様細胞の核と細胞質に陽性像を認める．TCL1 は pDC に非特異的なマーカーであるが，BPDCN の補助的診断に有用であることが知られている．

（大江倫太郎・山川光徳）

C 骨髄系腫瘍

9 系統不明な急性白血病

acute leukemias of ambiguous lineage

　系統不明な急性白血病は急性未分化白血病（acute undifferentiated leukemia：AUL）と混合表現型急性白血病（mixed phenotype acute leukemia：MPAL），その他に大別される．WHO分類第3版（2001）と第4版（2008）の関係を**表1**に示す．第4版では第3版で用いられたbilineal acute leukemiaとbiphenotypic acute leukemiaの概念は使用せず，MPALの基準として細胞表面抗原に基づくEuropean Group for the Immunological Classification of Leukemias（EGIL）基準も使用しない．

　WHO 2017では新たな疾患単位の定義はなされていない．なお，その他の系統不明な急性白血病にあげられていた未分類急性白血病のうち，早期T前駆細胞性リンパ芽球性白血病，およびナチュラルキラー細胞リンパ芽球性白血病/リンパ腫は，前駆リンパ球性腫瘍（リンパ芽球性白血病/リンパ腫）のカテゴリー内に位置づけされた．

　表2にMPALの診断のための細胞系統基準を示す．B細胞系，T細胞系の細胞表面抗原の基準を厳格にし，骨髄性の指標に単球系分化マーカーを加えている．WHO 2017は第4版の基準と病型分類を踏襲している．ただし，明らかに2つの芽球集団が存在する場合，細胞系に特徴的なマーカーの存在は必ずしも必要でないことが強調されている．MPALとみなされてないAMLやALL症例において，細胞系統の同定において厳密なMPAL基準を満たす必要はない．

表1 WHO分類における系統不明な急性白血病

WHO分類第4版（2008）	WHO分類第3版（2001）
● acute undifferentiated leukemia：AUL ● mixed phenotype acute leukemia：MPAL 　with t(9;22)；*BCR-ABL1* 　　with t(9;22)(q34.1;q11.2)：*BCR-ABL1* 　with t(v;11q23)；*MLL* 　　with t(v;11q23.3)；*KMT2A*-rearranged 　B/myeloid（B/My），NOS 　T/myeloid（T/My），NOS 　NOS-rare types：acute unclassifiable leukemia	● acute undifferentiated leukemia：AUL ● bilineal acute leukemia ● biphenotypic acute leukemia

赤字はWHO 2017．

表2 MPALの診断のための細胞系統基準

細胞系統	基準
骨髄系	MPO（フローサイトメトリー，免疫組織，細胞化学） または 単球系分化（次の2つ以上：非特異的エステラーゼ，CD11c，CD14，CD64，リゾチーム）
T細胞系	細胞質内CD3強陽性（CD3ε鎖） または 細胞表面CD3陽性
B細胞系	CD19強陽性と次の1つ以上の強発現：CD79a，細胞質内CD22またはCD10 または CD19弱陽性と次の2つ以上の強発現：CD79a，細胞質内CD22またはCD10

急性未分化白血病
(acute undifferentiated leukemia：AUL)

　AULはリンパ系，骨髄系に特異的なマーカーを発現していない．最終診断のためには，鑑別として骨髄系前駆細胞，形質細胞様樹状前駆細胞，NK前駆細胞，好塩基球などまれな細胞系統の急性白血病，さらに非造血器腫瘍の除外が必要である．芽球の細胞表面抗原はしばしばHLA-DR，CD34，CD38を発現し，時にterminal deoxynucleotidyl transferase（TdT）陽性となる．

t(9;22)(q34.1;q11.2);*BCR-ABL1*を伴う混合表現型急性白血病[mixed phenotype acute leukemia (MPAL) with t(9;22)(q34.1;q11.2); *BCR-ABL1*]

　この病型はMPALの基準を満たし，かつ9;22転座または*BCR-ABL1*融合遺伝子を有する．形態学的には，多くの症例ではリンパ芽球と骨髄芽球の2つの細胞群を認める．細胞表面抗原ではB細胞系と骨髄系の細胞系統の基準を満たし，一部症例はT細胞系と骨髄系の細胞系統の基準を満たす．

t(v;11q23.3);*KMT2A*再構成を伴う混合表現型急性白血病[mixed phenotype acute leukemia (MPAL) with t(v;11q23.3); *KMT2A* rearranged]

　この病型はMPALの基準を満たし，かつ*KMT2A*（*MLL*）転座を有する．形態では，多くの症例はリンパ芽球と単芽球の2つの細胞群を認める．細胞表面抗原では，多くはB細胞系（CD19陽性，CD10陰性，CD15陽性）と骨髄系の細胞系統の基準を満たす．*KMT2A*（*MLL*）の転座相手としては*AF4*が最も多い．9;11転座，11;19転座もみられる．再構成の検出は染色体検査，FISH法，PCR法にて行う．染色体検査での11q23.3欠失は本病型に含めない．

他に分類されないB細胞性/骨髄性の混合表現型急性白血病[mixed phenotype acute leukemia (MPAL), B/myeloid, not otherwise specified (NOS)]

　この病型は，B細胞性/骨髄性のMPALの基準を満たし，上記の遺伝子異常を有しない．形態学的には，ALL類似またはリンパ芽球と骨髄芽球の2つの細胞群を認める．様々な染色体異常がみられる．

他に分類されないT細胞性/骨髄性の混合表現型急性白血病[mixed phenotype acute leukemia (MPAL), T/myeloid, not otherwise specified (NOS)]

　この病型はT細胞性/骨髄性のMPALの基準を満たし，上記の遺伝子異常を有しない．形態では，ALL類似またはリンパ芽球と骨髄芽球の2つの細胞群を認める．様々な染色体異常がみられる．

他に分類されないまれなタイプの混合表現型急性白血病[mixed phenotype acute leukemia (MPAL), not otherwise specified (NOS) -rare types]

　まれにT/B細胞性，T/B細胞性/骨髄性の3細胞系列を示す症例がある．

未分類急性白血病
(acute unclassifiable leukemia)

　例として，T細胞系/骨髄性の細胞系列を発現し，それぞれCD7/CD5陽性，細胞質内CD3陰性，CD33/CD13陽性，MPO陰性の場合がある．

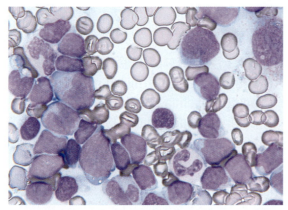

C9-1　t（9；22）(q34.1；q11.2)；*BCR-ABL1* を伴う混合表現型急性白血病（MG 染色）

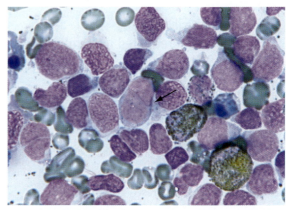

C9-2　t（9；22）(q34.1；q11.2)；*BCR-ABL1* を伴う混合表現型急性白血病（MPO 染色）

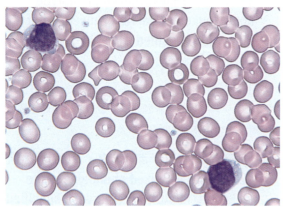

C9-3　t（4q21；11q23）；*AF4-KMT2A* を伴う混合表現型急性白血病（MG 染色）

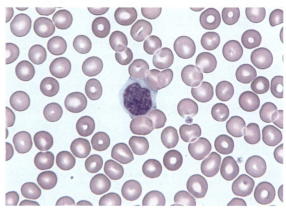

C9-4　t（4q21；11q23）；*AF4-KMT2A* を伴う混合表現型急性白血病（MG 染色）

t（9；22）(q34.1；q11.2)；*BCR-ABL1* を伴う混合表現型急性白血病［mixed phenotype acute leukemia (MPAL) with t（9；22）(q34.1；q11.2)；*BCR-ABL1*］

C9-1　t（9；22）(q34.1；q11.2)；*BCR-ABL1* を伴う混合表現型急性白血病症例の骨髄塗抹標本（MG 染色）

芽球は小型〜大型で多形性を示す．N/C 比は高く，核は様々な形を呈し，深い切れ込みを持ち，核小体が明らかである．大型の細胞の一部は，中等度好塩基性の豊富な細胞質に微細なアズール顆粒を有し，核に弯入を認める．単芽球または異常単球が示唆される．

C9-2　t（9；22）(q34.1；q11.2)；*BCR-ABL1* を伴う混合表現型急性白血病症例の骨髄塗抹標本（MPO 染色）

C9-1 と同一症例．一部の大型細胞（→）は MPO 弱陽性である．

t（4q21；11q23）；*AF4-KMT2A* を伴う混合表現型急性白血病［mixed phenotype acute leukemia (MPAL) with t（4q21；11q23）；*AF4-KMT2A*］

C9-3　t（4q21；11q23）；*AF4-KMT2A* を伴う混合表現型急性白血病症例の末梢血塗抹標本（MG 染色）

多くの症例はリンパ芽球と単芽球の 2 つの細胞群を認める．本標本ではリンパ芽球様の芽球が観察された．

C9-4　t（4q21；11q23）；*AF4-KMT2A* を伴う混合表現型急性白血病症例の末梢血塗抹標本（MG 染色）

C9-3 と同一症例．多くの症例はリンパ芽球と単芽球の 2 つの細胞群を認める．本標本では単芽球様の芽球が観察された．

9 系統不明な急性白血病 | 319

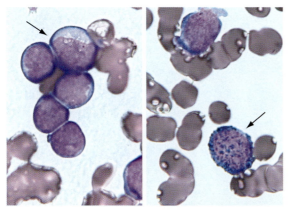

C9-5 他に分類されないB細胞性/骨髄性の混合表現型急性白血病（左：MG染色，右：MPO染色）

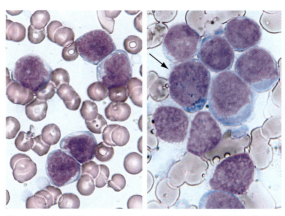

C9-6 他に分類されないB細胞性/骨髄性の混合表現型急性白血病（左：MG染色，右：MPO染色）

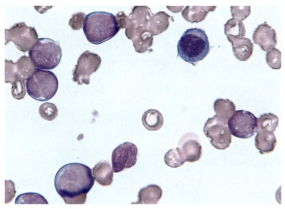

C9-7 他に分類されないB細胞性/骨髄性の混合表現型急性白血病（MG染色）

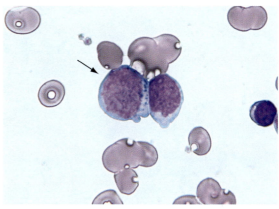

C9-8 他に分類されないB細胞性/骨髄性の混合表現型急性白血病（MPO染色）

他に分類されないB細胞性/骨髄性の混合表現型急性白血病［mixed phenotype acute leukemia（MPAL），B/myeloid, not otherwise specified（NOS）］

C9-5 他に分類されないB細胞性/骨髄性の混合表現型急性白血病症例の骨髄塗抹標本（左：MG染色，右：MPO染色）

左写真では，一部の芽球において，細胞質にやや粗大な顆粒がみられる（→）．右写真では，MPO染色で芽球の一部が陽性である（→）．細胞表面抗原ではB細胞マーカー，TdT，骨髄性マーカー陽性であった．

C9-6 他に分類されないB細胞性/骨髄性の混合表現型急性白血病症例の骨髄塗抹標本（左：MG染色，右：MPO染色）

左写真では，一部の芽球において，細胞質に粗大な空胞，顆粒がみられる．右写真では，MPO染色で芽球の一部が陽性である（→）．細胞表面抗原ではB細胞マーカー，TdT，骨髄性マーカー陽性であった．

C9-7 他に分類されないB細胞性/骨髄性の混合表現型急性白血病症例の骨髄塗抹標本（MG染色）

芽球は小型〜中型で，細胞質は弱い好塩基性，一部の細胞は空胞を有する．核形は時に切れ込みを認める．

C9-8 他に分類されないB細胞性/骨髄性の混合表現型急性白血病症例の骨髄塗抹標本（MPO染色）

C9-7と同一症例．MPO染色で芽球の一部が陽性である（→）．細胞表面抗原ではB細胞マーカー，TdT，骨髄性マーカー陽性であった．

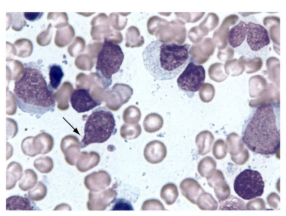

C9-9 他に分類されないB細胞性/骨髄性の混合表現型急性白血病（MG染色）

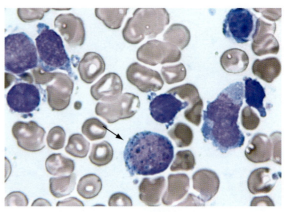

C9-10 他に分類されないB細胞性/骨髄性の混合表現型急性白血病（MPO染色）

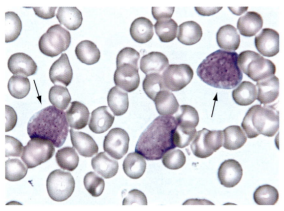

C9-11 他に分類されないB細胞性/骨髄性の混合表現型急性白血病（MG染色）

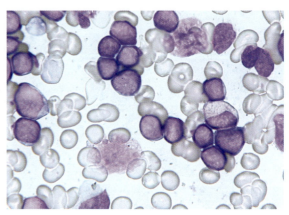

C9-12 他に分類されないB細胞性/骨髄性の混合表現型急性白血病（MG染色）

C9-9　他に分類されないB細胞性/骨髄性の混合表現型急性白血病症例の骨髄塗抹標本（MG染色）

芽球は小型〜大型で多形性を示す．小型の芽球はN/C比は高く，手鏡様の細胞突起を認める（→）．クロマチンはびまん性で，核小体が明らかである．大型の細胞は中等度好塩基性の豊富な細胞質を認める．

C9-10　他に分類されないB細胞性/骨髄性の混合表現型急性白血病症例の骨髄塗抹標本（MPO染色）

C9-9と同一症例．MPO染色で芽球の一部が陽性である（→）．細胞表面抗原ではB細胞マーカー，TdT，骨髄性マーカー陽性であった．

C9-11　他に分類されないB細胞性/骨髄性の混合表現型急性白血病症例の末梢血塗抹標本（MG染色）

芽球において，黒褐色の微細な顆粒が核上にみられる（→）．

C9-12　他に分類されないB細胞性/骨髄性の混合表現型急性白血病症例の末梢血塗抹標本（MG染色）

芽球は概ね小型で，一部中型，細胞質は中等度の好塩基性で，核は類円形から不整形である．

（宮地勇人）

D リンパ系腫瘍
1 急性リンパ性白血病（前駆リンパ球性腫瘍）
acute lymphoblastic leukemia (ALL)

Bリンパ芽球性白血病（急性Bリンパ芽球性白血病）/リンパ腫 [B-lymphoblastic leukemia (acute B-lymphoblastic leukemia)/lymphoma：B-ALL/LBL]

他に分類されないBリンパ芽球性白血病/リンパ腫 [B-lymphoblastic leukemia/lymphoma, not otherwise specified (NOS)]

　本病型は，B細胞系に分化することが決定した pro-B 細胞を含むリンパ芽球が腫瘍化したものである．骨髄と末梢血に浸潤するBリンパ芽球性白血病 [B-lymphoblastic leukemia (B-ALL)]，あるいはリンパ節または節外部位に一次的に腫瘍を形成するBリンパ芽球性リンパ腫（B-lymphoblastic lymphoma：B-LBL）を呈する．腫瘍形成および骨髄中にリンパ芽球を認める場合，白血病の診断は骨髄中の芽球25％以上を基準とする．

　形態学的には多様で，典型的には細胞質の狭い小型〜中型のリンパ芽球の形態を呈する．小型の芽球は濃縮したクロマチンと不明瞭な核小体を有する細胞質の狭い細胞で，中型の芽球は粗剛なクロマチンと多数の明瞭な核小体を有し，時に空胞のある淡青色/青灰色の細胞質を持つ．

　細胞表面抗原は HLA-DR，CD19 および terminal deoxynucleotidyl transferase (TdT) 陽性で，early precursor B-ALL では他のB細胞系マーカーは認めないが，やや分化した common ALL では CD10 陽性，さらに pre B-ALL では CD10 および CD20 が陽性である．形態学的に T-ALL や LBL との鑑別は難しいため，これらの細胞表面抗原や免疫グロブリン遺伝子（*IGH*）の再構成が起こっている場合には，その Southern blot 解析が診断に有用である．

　WHO 2017 では，B-ALL では2つの予備的な病型が加えられた．1つは，21番染色体内の増幅を有する B-ALL（B-ALL with intrachromosomal amplification of chromosome 21）で，*RUNX1* に対するプローブを用いた FISH 法にて検出される．2つ目は，チロシンキナーゼ/サイトカイン受容体の転座を有する B-ALL [B-ALL with translocations involving tyrosine kinases or cytokine receptors (*BCR-ABL1*-like ALL)] で，チロシンキナーゼ遺伝子として *ABL1*，サイトカイン受容体として *CRLF2*，*EPOR1* などがあり，一部症例はチロシンキナーゼ阻害薬治療に良好な反応性を示す．さらに，低2倍性 B-ALL では *TP53* 変異（しばしば先天的）との特徴的な関連があげられている．

反復性の遺伝子異常を伴うBリンパ芽球性白血病/リンパ腫 (B-lymphoblastic leukemia/lymphoma with recurrent genetic abnormalities)

　臨床的，細胞学的，生物学的な独自の特徴を有し，重要な予後を規定し，一般に他の疾患と相互背反的である．

1) t(9;22)(q34.1;q11.2)；*BCR-ABL1* を伴うBリンパ芽球性白血病/リンパ腫 [B-lymphoblastic leukemia/lymphoma with t(9;22)(q34.1;q11.2)；*BCR-ABL1*]

　細胞表面抗原は通常 CD10，CD19，TdT が陽性である．しばしば骨髄系マーカーの CD13，CD33 が陽性となる．成人 ALL に多い（成人15％，小児2〜4％）．抗腫瘍薬化学療法にて予後不良である．

2) t(v;11q23.3)；*KMT2A* 再構成を伴うBリンパ芽球性白血病/リンパ腫 [B-lymphoblastic leukemia/lymphoma with t(v;11q23.3)；*KMT2A* rearranged]

　乳児で最も多いタイプである．11q23欠失（*KMT2A* 再構成なし）は含まない．パートナー遺伝子として，*AF4*（4q21），*ENL*（19p13），*AF9*（9p22）がある．*KMT2A*（*MLL*）-*ENL* は T-ALL，*KMT2A*-*AF9* では骨髄性白血病に多い．一部症例ではリンパ芽球と単芽球の混在がみられ，B細胞性/骨髄性白血病と考えられる．細胞表面抗原は，特に4;11転座では CD19 陽性，CD15 陽性，CD10 陰性の pro-B 細胞である．*KMT2A*（*MLL*）-*AF4* は予後不良である．

3) t(12;21)(p13.2;q22.1);*ETV6-RUNX1* を伴う B リンパ芽球性白血病／リンパ腫 [B-lymphoblastic leukemia/lymphoma with t(12;21)(p13.2;q22.1);*ETV6-RUNX1*]

小児 B-ALL の 25% と小児に多い．幼児にはみられない．芽球は CD10, CD19 が陽性で，多くは CD34 陽性である．しばしば骨髄系マーカーの CD13 が陽性となる．予後は非常に良好である．

4) 高 2 倍体を伴う B リンパ芽球性白血病／リンパ腫（高 2 倍性 B-ALL）[B-lymphoblastic leukemia/lymphoma with hyperdiploidy (hyperdiploid B-ALL)]

50 以上（通常 66 以上）の染色体数を持つ．小児 B-ALL の 25% と小児に多い．芽球は CD10, CD19 が陽性である．予後は非常に良好である．

5) 低 2 倍体を伴う B リンパ芽球性白血病／リンパ腫（低 2 倍性 B-ALL）[B-lymphoblastic leukemia/lymphoma with hypodiploidy (hypodiploid B-ALL)]

染色体検査で 46 未満（または 45/44 未満）の染色体数を持つ．小児 B-ALL の 5% 程度である．芽球は CD10, CD19 が陽性である．予後は不良である．

6) t(5;14)(q31.1;q32.3);*IL3-IGH* を伴う B リンパ芽球性白血病／リンパ腫 [B-lymphoblastic leukemia/lymphoma with t(5;14)(q31.1;q32.2);*IL3-IGH*]

好酸球増多を示す．芽球は CD10, CD19 が陽性である．

7) t(1;19)(q23;p13.3);*TCF3-PBX1* を伴う B リンパ芽球性白血病／リンパ腫 [B-lymphoblastic leukemia/lymphoma with t(1;19)(q23;p13.3);*TCF3-PBX1*]

芽球は CD10, CD19 が陽性で，CD9 と細胞質内 μ 鎖が陽性である．予後は不良である．

T リンパ芽球性白血病（急性 T リンパ芽球性白血病）／リンパ腫 [T-lymphoblastic leukemia (acute T-lymphoblastic leukemia)/lymphoma：T-ALL/LBL]

T 細胞系に分化することが決定したリンパ芽球が腫瘍化したものである．典型的には，細胞質の狭い，核小体の不明瞭な小型～中型のリンパ芽球の形態を呈しており，B リンパ芽球に似ている．T-LBL はリンパ節あるいはリンパ節外に腫瘤を形成し，T-ALL は骨髄および末梢血に浸潤する．TdT，CD3 および CD7 陽性率が高く，この他 CD1a, CD2, CD4, CD5, CD8 が陽性となることが多い．約 1/3 の症例で T 細胞受容体を含んだ転座がみられる．

T-ALL では予備的な病型として，早期 T 前駆細胞性急性リンパ芽球性白血病 [early T-cell precursor (ETP) ALL] があげられている．その発生由来は T 細胞分化の早期の細胞で，骨髄系の細胞表面抗原と遺伝子変異を保持している．

T 前駆細胞性リンパ芽球性白血病ではしばしば循環する芽球を呈する．T 前駆細胞性リンパ芽球性リンパ腫では末梢血はしばしば正常で，時に少数の腫瘍細胞がみられる．T リンパ芽球は ALL L1 または L2 細胞を示す．B リンパ芽球との鑑別は通常できないが，時に切れ込みやクロマチン過剰の核がみられる．T 前駆細胞性リンパ芽球性白血病では必ず芽球の骨髄浸潤がある一方，T 前駆細胞性リンパ芽球性リンパ腫の骨髄はしばしば正常で，時に少数の腫瘍細胞がみられる．

ナチュラルキラー細胞リンパ芽球性白血病／リンパ腫 [natural killer (NK)-lymphoblastic leukemia/lymphoma]

細胞表面抗原では CD56 陽性で，CD7 や CD2 など T 細胞系マーカー陽性，B 細胞系・骨髄性マーカー陰性である．遺伝子検査では，*TCR* と *IGH* の再構成はない．診断確定するには，芽球性形質細胞様樹状細胞腫瘍（blastic plasmacytoid dendritic cell neoplasm：BPDCN）の除外が必要である．

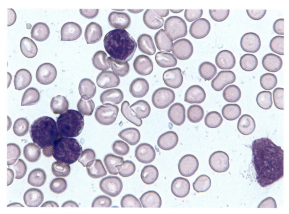

D1-1 他に分類されないBリンパ芽球性白血病/リンパ腫(MG染色)

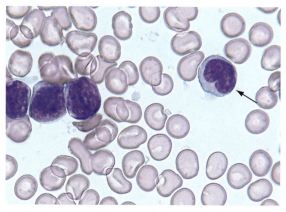

D1-2 他に分類されないBリンパ芽球性白血病/リンパ腫(MG染色)

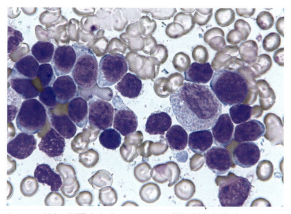

D1-3 他に分類されないBリンパ芽球性白血病/リンパ腫(MG染色)

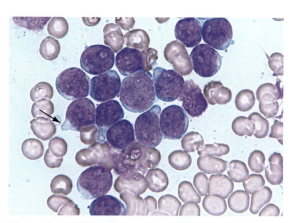

D1-4 他に分類されないBリンパ芽球性白血病/リンパ腫(MG染色)

他に分類されないBリンパ芽球性白血病/リンパ腫 [B-lymphoblastic leukemia/lymphoma, not otherwise specified (NOS)]

D1-1 他に分類されないBリンパ芽球性白血病/リンパ腫症例の末梢血画像(MG染色)

FAB分類のL1症例である．芽球は極めて小さく比較的均一で，円形核と規則正しい細胞輪郭を持つ．N/C比は高く，クロマチンは均一で，核小体は不鮮明である．

D1-2 他に分類されないBリンパ芽球性白血病/リンパ腫症例の末梢血画像(MG染色)

D1-1と同一症例．本視野では核に切れ込みを有する芽球がみられる(→)．

D1-3 他に分類されないBリンパ芽球性白血病/リンパ腫症例の骨髄画像(MG染色)

Bリンパ芽球はALL L1またはL2細胞を示す．L1細胞は極めて小さく比較的均一で，円形核と規則正しい細胞輪郭を持つ．N/C比は高く，クロマチンはかなり均一で，核小体は不鮮明である．L2細胞は一般的に大きく，より多形性を示す．細胞質は豊富で，核は様々な形を呈し，核小体が明らかである．

D1-4 他に分類されないBリンパ芽球性白血病/リンパ腫症例の骨髄画像(MG染色)

FAB分類のL2症例である．芽球は一般的にL1細胞より大きく，より多形性を示す．細胞質はL1細胞と比べ豊富で，核は様々な形を呈し，核小体が明らかである．一部の芽球は手鏡状を呈する(→)．

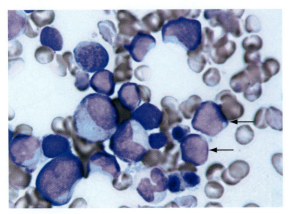

D1-5　hematogone（MG染色）

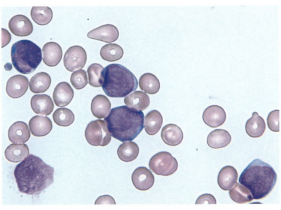

D1-6　t(9;22)(q34.1;q11.2)；*BCR-ABL1*を伴うBリンパ芽球性白血病/リンパ腫（MG染色）

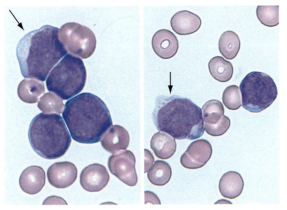

D1-7　t(9;22)(q34.1;q11.2)；*BCR-ABL1*を伴うBリンパ芽球性白血病/リンパ腫（MG染色）

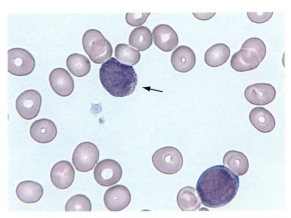

D1-8　t(9;22)(q34.1;q11.2)；*BCR-ABL1*を伴うBリンパ芽球性白血病/リンパ腫（MG染色）

D1-5　hematogoneの骨髄画像（MG染色）

　特に小児白血病患者での治療後，骨髄回復期にみられるhematogoneは，リンパ芽球様にみえるため注意が必要である（→）．hematogoneはリンパ球よりやや大きく，細胞質に乏しい，核形は円形（～時に切れ込み）で，核網は均一，濃厚，核小体は不鮮明である．急性リンパ性白血病の抗腫瘍化学療法後，骨髄移植後，感染症，非造血器腫瘍の小児でもみられる．なお，小児では健常者でも時にみられる．

t(9;22)(q34.1;q11.2)；*BCR-ABL1*を伴うBリンパ芽球性白血病/リンパ腫[B-lymphoblastic leukemia/lymphoma with t(9;22)(q34.1;q11.2)；*BCR-ABL1*]

D1-6　t(9;22)(q34.1;q11.2)；*BCR-ABL1*を伴うBリンパ芽球性白血病/リンパ腫症例の末梢血画像（MG染色）

　芽球は小型～大型で多形性を示す．N/C比は高く，核は様々な形を呈し深い切れ込みを持ち，核小体が明らかである．

D1-7　t(9;22)(q34.1;q11.2)；*BCR-ABL1*を伴うBリンパ芽球性白血病/リンパ腫症例の末梢血画像（MG染色）

　左写真では細胞質に微細な顆粒がみられる（→）．右写真では細胞質に粗大な顆粒がみられる（→）．

D1-8　t(9;22)(q34.1;q11.2)；*BCR-ABL1*を伴うBリンパ芽球性白血病/リンパ腫症例の末梢血画像（MG染色）

　細胞質に粗大な顆粒がみられる（→）．

1 急性リンパ性白血病(前駆リンパ球性腫瘍) | 325

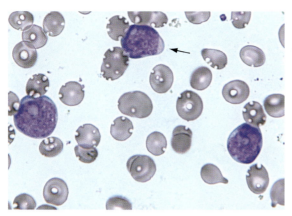

D1-9 t(9;22)(q34.1;q11.2);*BCR-ABL1* を伴うBリンパ芽球性白血病/リンパ腫(MPO染色)

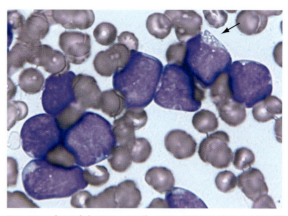

D1-10 t(9;22)(q34.1;q11.2);*BCR-ABL1* を伴うBリンパ芽球性白血病/リンパ腫(MG染色)

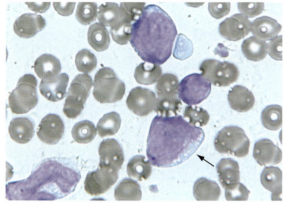

D1-11 t(9;22)(q34.1;q11.2);*BCR-ABL1* を伴うBリンパ芽球性白血病/リンパ腫(MPO染色)

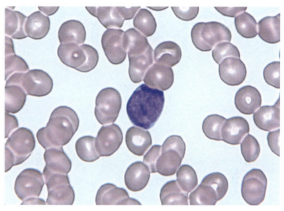

D1-12 t(12;21)(p13.2;q22.1);*ETV6-RUNX1* を伴うBリンパ芽球性白血病/リンパ腫(MG染色)

D1-9 t(9;22)(q34.1;q11.2);*BCR-ABL1* を伴うBリンパ芽球性白血病/リンパ腫症例の末梢血画像(MPO染色)

D1-8 と同一症例.細胞質にみられる顆粒はMPO陰性である(→).

D1-10 t(9;22)(q34.1;q11.2);*BCR-ABL1* を伴うBリンパ芽球性白血病/リンパ腫症例の骨髄画像(MG染色)

芽球は中型の細胞で,N/C比は高い.核は様々な形を呈し深い切れ込みを持ち,核小体が明らかである.細胞質に顆粒および空胞がみられる(→).

D1-11 t(9;22)(q34.1;q11.2);*BCR-ABL1* を伴うBリンパ芽球性白血病/リンパ腫症例の骨髄画像(MPO染色)

D1-10 と同一症例.顆粒はMPO陰性である(→).

t(12;21)(p13.2;q22.1);*ETV6-RUNX1* を伴うBリンパ芽球性白血病/リンパ腫
[B-lymphoblastic leukemia/lymphoma with t(12;21)(p13.2;q22.1);*ETV6-RUNX1*]

D1-12 t(12;21)(p13.2;q22.1);*ETV6-RUNX1* を伴うBリンパ芽球性白血病/リンパ腫症例の末梢血画像(MG染色)

芽球は小型で,N/C比は高く,核は深い切れ込みを持ち,不鮮明な核小体がある.

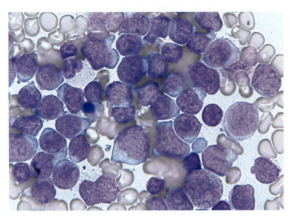

D1-13　t(12;21)(p13.2;q22.1);*ETV6-RUNX1*を伴うBリンパ芽球性白血病/リンパ腫(MG染色)

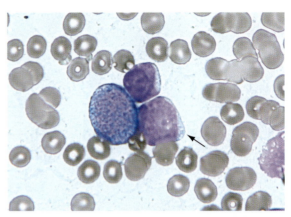

D1-14　t(12;21)(p13.2;q22.1);*ETV6-RUNX1*を伴うBリンパ芽球性白血病/リンパ腫(MPO染色)

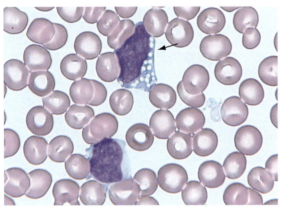

D1-15　t(4q21;11q23.3);*KMT2A*再構成を伴うBリンパ芽球性白血病/リンパ腫(MG染色)

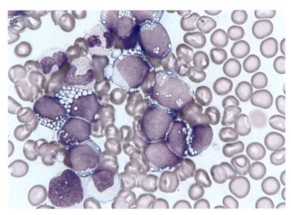

D1-16　t(4q21;11q23.3);*KMT2A*再構成を伴うBリンパ芽球性白血病/リンパ腫(MG染色)

D1-13　t(12;21)(p13.2;q22.1);*ETV6-RUNX1*を伴うBリンパ芽球性白血病/リンパ腫症例の骨髄画像(MG染色)

　D1-12と同一症例．芽球は小型〜大型で多形性を示す．大きな芽球の細胞質は豊富で，核は様々な形を呈し，核小体が明らかである．形態学上，他の病型との鑑別は困難である．

D1-14　t(12;21)(p13.2;q22.1);*ETV6-RUNX1*を伴うBリンパ芽球性白血病/リンパ腫症例の骨髄画像(MPO染色)

　D1-12と同一症例．細胞質の顆粒はMPO陰性である（→）．

t(4q21;11q23.3);*KMT2A*再構成を伴うBリンパ芽球性白血病/リンパ腫
[B-lymphoblastic leukemia/lymphoma with t(4q21;11q23.3);*KMT2A* rerranged]

D1-15　t(4q21;11q23.3);*KMT2A*再構成を伴うBリンパ芽球性白血病/リンパ腫症例の末梢血画像(MG染色)

　本標本では，細胞質に粗大な空胞または内容物のある顆粒が充満した芽球が観察される（→）．

D1-16　t(4q21;11q23.3);*KMT2A*再構成を伴うBリンパ芽球性白血病/リンパ腫症例の骨髄画像(MG染色)

　D1-15と同一症例の骨髄標本．末梢血と同様に，細胞質に粗大な空胞または顆粒が充満した芽球が観察される．

1 急性リンパ性白血病（前駆リンパ球性腫瘍） 327

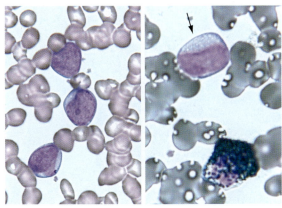

D1-17 低2倍体を伴うBリンパ芽球性白血病/リンパ腫（MG染色）

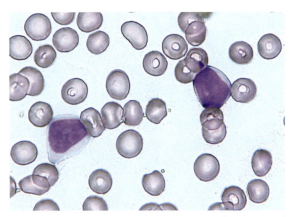

D1-18 t(1;19)(q23;p13.3);*TCF3-PBX1*を伴うBリンパ芽球性白血病/リンパ腫（MG染色）

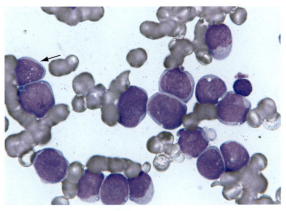

D1-19 t(1;19)(q23;p13.3);*TCF3-PBX1*を伴うBリンパ芽球性白血病/リンパ腫（MG染色）

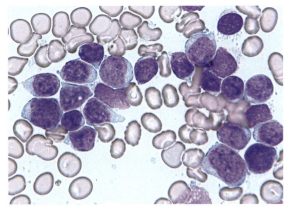

D1-20 Tリンパ芽球性白血病/リンパ腫（MG染色）

■ 低2倍体を伴うBリンパ芽球性白血病/リンパ腫（低2倍性B-ALL）[B-lymphoblastic leukemia/lymphoma with hypodiploidy (hypodiploid B-ALL)]

D1-17 低2倍体を伴うBリンパ芽球性白血病/リンパ腫症例の末梢血画像（MG染色）

　右写真の芽球は中型，細胞質は豊富で，核は様々な形を呈し，核小体が明らかである．一部の芽球は核に切れ込みを認める．左写真の芽球の顆粒はMPO陰性である（→）．

■ t(1;19)(q23;p13.3);*TCF3-PBX1*を伴うBリンパ芽球性白血病/リンパ腫[B-lymphoblastic leukemia/lymphoma with t(1;19)(q23;p13.3);*TCF3-PBX1*]

D1-18 t(1;19)(q23;p13.3);*TCF3-PBX1*を伴うBリンパ芽球性白血病/リンパ腫症例の末梢血画像（MG染色）

　芽球は中型で，細胞質は比較的豊富で，核小体が明らかである．

D1-19 t(1;19)(q23;p13.3);*TCF3-PBX1*を伴うBリンパ芽球性白血病/リンパ腫症例の骨髄画像（MG染色）

　D1-18と同一症例．芽球は中型～大型，N/C比は高く，核形は様々で，核小体が明らかである．一部細胞に空胞がみられる（→）．

■ Tリンパ芽球性白血病（急性Tリンパ芽球性白血病）/リンパ腫[T-lymphoblastic leukemia (acute T-lymphoblastic leukemia)/lymphoma：T-ALL/LBL)]

D1-20 Tリンパ芽球性白血病/リンパ腫症例の骨髄画像（MG染色）

　Tリンパ芽球はL2細胞の形態を示している．Bリンパ芽球との鑑別は通常できない．時に切れ込みやクロマチン過剰の核がみられる．

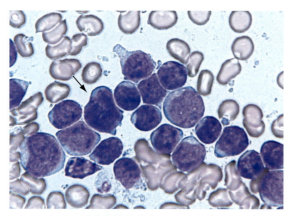

D1-21　Tリンパ芽球性白血病/リンパ腫(MG染色)

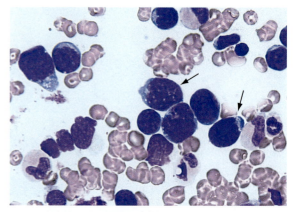

D1-22　Tリンパ芽球性白血病/リンパ腫(MG染色)

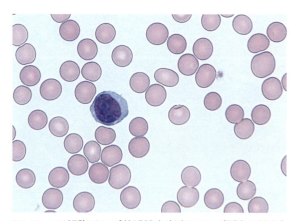

D1-23　NK細胞リンパ芽球性白血病/リンパ腫(MG染色)

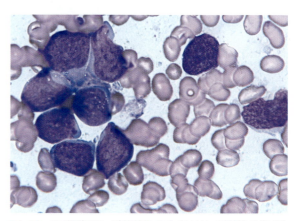

D1-24　NK細胞リンパ芽球性白血病/リンパ腫(MG染色)

D1-21　Tリンパ芽球性白血病/リンパ腫症例の骨髄画像(MG染色)

　Bリンパ芽球との鑑別は通常できない．時に切れ込みやクロマチン過剰の核がみられる(→)．一般に，Tリンパ芽球はALL L1またはL2細胞の形態を示す．

D1-22　Tリンパ芽球性白血病/リンパ腫症例の骨髄画像(MG染色)

　時に切れ込みやクロマチン過剰の核がみられる(→)．細胞質は好塩基性で，空胞が多数みられる．

ナチュラルキラー細胞リンパ芽球性白血病/リンパ腫[natural killer(NK)-lymphoblastic leukemia/lymphoma]

D1-23　NK細胞リンパ芽球性白血病/リンパ腫症例の末梢血塗抹標本(MG染色)

　芽球は中型で，細胞質は弱い好塩基性，核形は類円形である．

D1-24　NK細胞リンパ芽球性白血病/リンパ腫症例の骨髄塗抹標本(MG染色)

　D1-23と同一症例．芽球は中型で，細胞質は弱い好塩基性，核形は全周性に不規則である．

（宮地勇人）

D リンパ系腫瘍
2 慢性リンパ性白血病および類縁疾患 1)
chronic lymphocytic leukemia(CLL) and CLL-related disorders(CLL/CLLRD)

慢性リンパ性白血病(CLL)は成熟 B 細胞の腫瘍性増殖性疾患であるが，CLL の白血病細胞は特定の細胞起源と生物学的特性を有しており，成熟リンパ球腫瘍の総称ではない．CLL との鑑別を要する疾患を CLL 関連疾患(CLL-related disorders：CLLRD)と称するが，その定義は一定ではなく，見方によりここに含まれる疾患は異なってくると思われる．白血病の診断は，末梢血および骨髄の細胞から，血液内科的に行うのが原則であり，一般に腫大リンパ節や腫瘍の病理学的所見により診断するものではない．

CLL と区別がつかない病態を示しながら，細胞数が後述する CLL の定義を満たさないものを単クローン性 B リンパ球増加症(monoclonal B-cell lymphocytosis：MBL)という．CLLRD として一般にあげられるものには，前リンパ球性白血病(prolymphocytic leukemia：PLL)，マントル細胞リンパ腫(mantle cell lymphoma：MCL)の白血化，脾辺縁帯リンパ腫(splenic marginal zone lymphoma：SMZL)の白血化，節性辺縁帯リンパ腫(nodal marginal zone lymphoma：NMZL)の白血化，ヘアリー細胞白血病(hairy cell leukemia：HCL)などがある．特に SMZL，NMZL では，細胞学的特徴では CLL と区別がつかないことが少なくなく，診断は除外診断となる．しばしば病理学的検索によって診断されることもある．MCL (p348：Ⅵ-D-5)，SMZL (p344：Ⅵ-D-4) および NMZL (p170：Ⅴ-3)，HCL [p337：Ⅵ-D-2-2)] の詳細は各項を参照していただきたい．

慢性リンパ性白血病（chronic lymphocytic leukemia：CLL）

CLL は，小型成熟リンパ球の腫瘍で，その細胞学的特徴として CD5，CD23 陽性 B 細胞であることがあげられる．小型リンパ球であることの定義は，血液塗抹標本において赤血球 2 個の直径の和より小さいことである．CLL の細胞は何らかの抗原刺激によって活性化されており，CD20，CD22 などの B 細胞受容体関連抗原や表面免疫グロブリン（surface membrane immunoglobulin：SmIg）の発現が弱いことが特徴である．CD19 の発現は正常 B 細胞と同じである．増えている細胞が単クローン性であることは，SmIg の軽鎖発現に偏りがあることや Southern blot 解析で確認するが，一般には特徴的なマーカーの発現でも診断できる．CLL と診断するためには，末梢血中に単クローン性の B 細胞が 5,000/μL 以上，3 ヵ月以上にわたって増加していることが必要である．末梢血リンパ数球が基準を満たさず，リンパ節腫脹や脾腫などの組織診断で CLL と同じ腫瘍細胞が確認された場合は，小リンパ球性リンパ腫(small lymphocytic lymphoma：SLL)と診断される．

単クローン性 B リンパ球増加症（monoclonal B-cell lymphocytosis：MBL）

MBL は CLL 同様の細胞の増加を認めるが，その数が 5,000/μL 未満の場合に診断される．MBL は CLL の前段階と考えられ，年間 1% の割合で CLL に進展するので，WHO 2017 では，腫瘍細胞の骨髄浸潤による血球減少があっても白血病細胞の数が CLL の基準を満たさない場合は MBL と診断することになった．一方，"low-count" MBL という概念が導入され，細胞数が 500/μL 未満の場合は，CLL に進展する可能性が少ないことが強調されている．

前リンパ球性白血病（prolymphocytic leukemia：PLL）

PLL は，末梢血中で増加している白血病細胞の 55% を超える細胞が前リンパ球（prolymphocyte：PL）である場合に診断される．PL は大型で核小体が明瞭で，ややクロマチンが濃縮した核を持ち，細胞質が淡い塩基性を示す細胞である．CLL と異なり CD5，CD23 は陰性，CD20，CD22，SmIg の発現は弱くない．FMC7 陽性が PLL に特徴的とされるが，CLL でも陽性となることが少なくなく，参考にならない．MCL の blastoid variant の白血化でも類似した形態をとることから，PLL の診断には注意を要する．

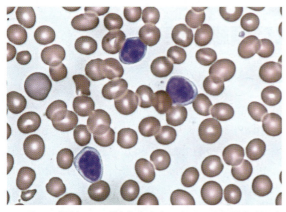

D2-1)-1 慢性リンパ性白血病（MG染色，強制乾燥標本）

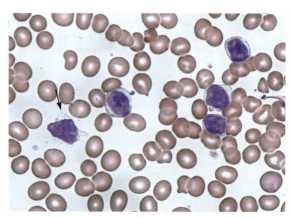

D2-1)-2 慢性リンパ性白血病（MG染色，強制乾燥標本）

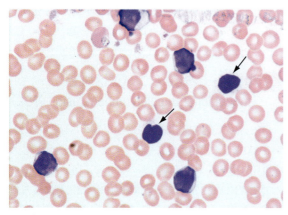

D2-1)-3 慢性リンパ性白血病（MG染色，強制乾燥標本）

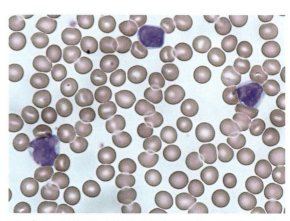

D2-1)-4 慢性リンパ性白血病（MG染色，強制乾燥標本）

慢性リンパ性白血病
（chronic lymphocytic leukemia：CLL）

D2-1)-1　慢性リンパ性白血病症例1の典型的な末梢血画像（MG染色）

日本人症例．赤血球よりやや大きいが，赤血球の直径2個分よりは小さい小型リンパ球を認める．一見すると正常リンパ球と区別のつかない，クロマチンの濃縮した核を有する細胞で，細胞質を僅かに認める．核は円形または類円形で核小体はみられない．細胞表面抗原はCD5陽性，CD23陽性のB細胞で，CLLに一致する．

D2-1)-2　慢性リンパ性白血病症例2の典型的な末梢血画像（MG染色）

日本人症例．小型成熟リンパ球の増加を認め，核のクロマチンは部分的に濃縮しており，これも一見すると成熟リンパ球と区別ができない．矢印に示すように，Gumprechtの核影あるいはsmudge cellと呼ばれる崩壊した細胞の残影を多数認めることがCLLでは特徴的である．

D2-1)-3　慢性リンパ性白血病症例3の典型的な末梢血画像（MG染色）

小型リンパ球の間にsmudge cellを複数認める（→）．

D2-1)-4　慢性リンパ性白血病症例4の典型的な末梢血画像（MG染色）

D2-1)-1〜3に比べてやや大型であり，細胞質も若干広い．しかし，赤血球の直径2個分を超える大きさではない．左下の細胞は核が不整形で大型であり，このような細胞を多形細胞（pleomorphic cell）と呼ぶが，典型的なCLLではその比率は11％を超えない．

これらの標本は，日本で一般に行われている強制乾燥（風乾）で作製されており，CLLの診断に困難はなかった．

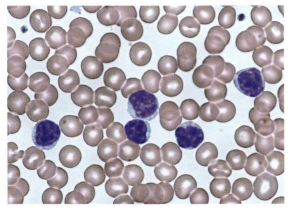

D2-1)-5 慢性リンパ性白血病(MG 染色, 自然乾燥標本)

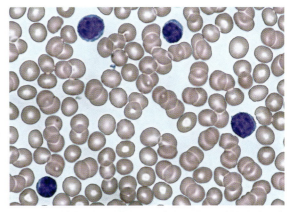

D2-1)-6 慢性リンパ性白血病(MG 染色, 自然乾燥標本)

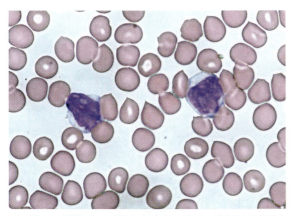

D2-1)-7 慢性リンパ性白血病(MG 染色, 強制乾燥標本)

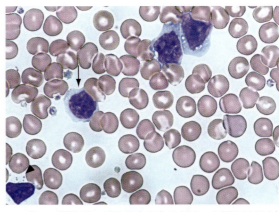

D2-1)-8 慢性リンパ性白血病(MG 染色, 自然乾燥標本)

D2-1)-5 慢性リンパ性白血病症例5の末梢血画像(MG 染色)

欧米では，血液塗抹標本の作製においては自然に乾燥させる．ここに，自験例の自然乾燥標本を示す．赤血球より僅かに大きい，クロマチンが部分濃縮した成熟した核(昔の白黒柄のサッカーボールに例えられる)を持つ小型リンパ球を認める．核は円形ないし類円形で，一部に軽度の凹凸を認める．細胞質は淡く好塩基性で，細胞表面は比較的スムーズである．これが，欧米でいう典型的な CLL の形態に一致すると思われる．

D2-1)-6 慢性リンパ性白血病症例6の末梢血画像(MG 染色)

自然乾燥標本による形態を示す．CLL に典型的な細胞であるが，細胞表面が僅かに波打っているようにみえる．これは自然乾燥標本の特徴である．

D2-1)-7 非典型的な形態を示す慢性リンパ性白血病症例7の強制乾燥標本による末梢血画像(MG 染色)

赤血球の直径の2倍を超えるような大型のリンパ球であり，核は成熟しているが，円形ではなく変形している．細胞質は広く全周性に存在する．この形態から CLL と診断することは難しい．

D2-1)-8 非典型的な形態を示す慢性リンパ性白血病症例7の末梢血画像(MG 染色)

D2-1)-7 と同一症例の自然乾燥標本像である．細胞はやや小型であるが，細胞質は広く，クロマチンは濃縮しているようにみえるが，核小体があるようにもみえる．矢印の細胞は CLL の白血病細胞としてもおかしくなく，また矢頭の先には smudge cell がみえる．この症例は細胞表面抗原が CD19 陽性，CD5 陽性，CD23 陽性で CLL に一致し，SmIg の発現は弱かった．このように，細胞表面抗原は CLL であるが形態的に CLL といえない症例は，(形態的に)非典型的 CLL(atypical CLL)と診断される．

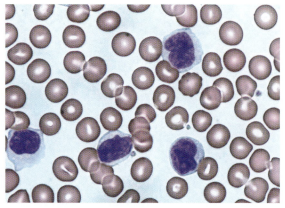

D2-1)-9　慢性リンパ性白血病（MG染色，強制乾燥標本）

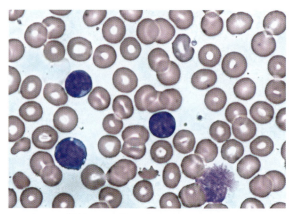

D2-1)-10　慢性リンパ性白血病（MG染色，自然乾燥標本）

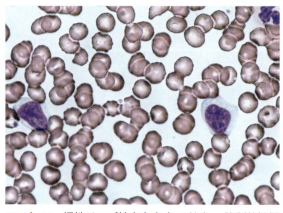

D2-1)-11　慢性リンパ性白血病（MG染色，強制乾燥標本）

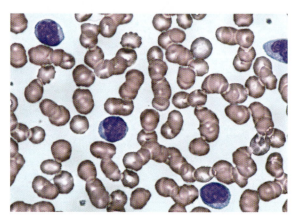

D2-1)-12　慢性リンパ性白血病（MG染色，自然乾燥標本）

D2-1)-9　強制乾燥標本で非典型的な形態を示す慢性リンパ性白血病症例8の末梢血画像（MG染色）

　この形態像からはCLLとは診断できない大型リンパ球を認める．しかし，細胞表面抗原はCLLに矛盾しない結果であった．

D2-1)-10　慢性リンパ性白血病症例8の末梢血画像（MG染色）

　D2-1)-9と同一症例の細胞形態を自然乾燥法で作製した標本でみると，極めて小型のリンパ球であり，核のクロマチンは濃縮し，細胞質はほとんどみえない．細胞表面は僅かに毛羽立っているようにもみえるが，CLLの細胞として問題ない．このように自然乾燥標本では細胞は小型化する．

D2-1)-11　強制乾燥標本で非典型的な形態を示す慢性リンパ性白血病症例9の末梢血画像（MG染色）

　細胞は大きく，CLLと診断することはできない．しかし，細胞表面抗原や臨床像はCLLに典型的であった．

D2-1)-12　慢性リンパ性白血病症例9の末梢血画像（MG染色）

　D2-1)-11と同一症例を自然乾燥標本でみると，細胞の大きさは赤血球2個以下であり，円形の小型成熟リンパ球で，クロマチンは部分的に濃縮している．核は一部の変形を認めるが成熟しており，CLLと容易に診断できる．このように，"強制乾燥標本"でCLLと診断できない例も，自然乾燥標本ではCLLに典型的な像となる．

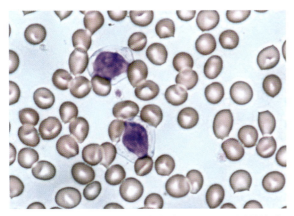

D2-1)-13　慢性リンパ性白血病（MG 染色，強制乾燥標本）

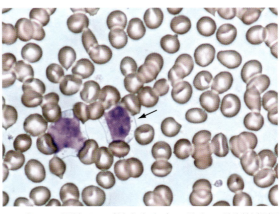

D2-1)-14　慢性リンパ性白血病（MG 染色，強制乾燥標本）

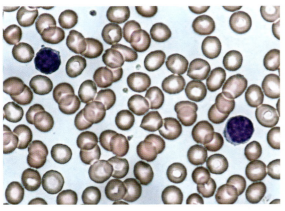

D2-1)-15　慢性リンパ性白血病（MG 染色，自然乾燥標本）

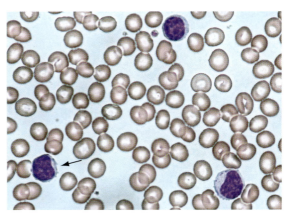

D2-1)-16　慢性リンパ性白血病（MG 染色，自然乾燥標本）

D2-1)-13　非典型的な形態を示す慢性リンパ性白血病症例 10 の末梢血画像（MG 染色）

強制乾燥標本では細胞は大型で，ほぼ全周性に細胞質を認め，核も円形ないし類円形ではなく，形態的にCLL にはみえない．

D2-1)-14　非典型的な形態を示す慢性リンパ性白血病症例 10 の末梢血画像（MG 染色）

別の強制乾燥標本．大型リンパ球で CLL 細胞にはみえない．核は成熟しているが，矢印に示すように複数の核小体を認める細胞もある．

D2-1)-15　慢性リンパ性白血病症例 10 の末梢血画像（MG 染色）

自然乾燥標本．細胞は小型にみえ，円形の成熟リンパ球である．核は円形ないし類円形である．また，細胞表面が毛羽立っているようにもみえる．

D2-1)-16　慢性リンパ性白血病症例 10 の末梢血画像（MG 染色）

別の自然乾燥標本．小型成熟リンパ球であるが，核小体を認めるものもある．また，細胞表面から hair のようなものが出ているようにもみえる（→）．しかし，HCL のような明瞭なものではない．脾腫やリンパ節腫脹はなく，細胞表面抗原も CLL に典型的で，CLL と診断することに問題はない症例であった．

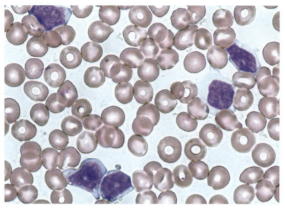

D2-1)-17 慢性リンパ性白血病（MG染色，強制乾燥標本）

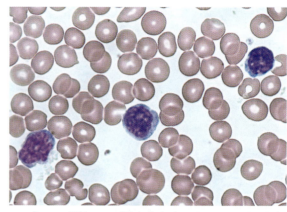

D2-1)-18 慢性リンパ性白血病（MG染色，自然乾燥標本）

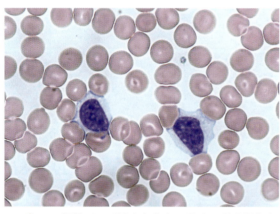

D2-1)-19 慢性リンパ性白血病（MG染色，強制乾燥標本）

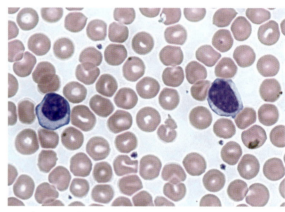

D2-1)-20 慢性リンパ性白血病（MG染色，自然乾燥標本）

D2-1)-17 強制乾燥標本で非典型的な形態を示す慢性リンパ性白血病症例11の末梢血画像（MG染色）

細胞の大きさは赤血球の2倍程度で，一部に明瞭な核小体を認める．細胞質の好塩基性が強く，一見するとPL様である．右上には，それほど異型性の強くない大型リンパ球も認められる．また，異型性の強い細胞もPLとするには小型にみえる．典型的なCLL細胞にPLが混在する場合，その比率が11％から55％未満である場合は，CLL/PLと呼びatypical CLLとする．

D2-1)-18 慢性リンパ性白血病症例11の末梢血画像（MG染色）

自然乾燥標本．細胞は小型化している．核は類円形で一部にくぼみがあり，核小体を認めるが，細胞質は好塩基性が認められるものの狭く，PLではない．本症例の細胞表面抗原や臨床像はCLLに典型的である．この標本からはatypical CLLとして，CLLの範疇に入る症例である．

D2-1)-19 非典型的な形態を示す慢性リンパ性白血病症例12の末梢血画像（MG染色）

本症例は強制乾燥標本では大型リンパ球で，核のクロマチンは部分的に濃縮しているものの広い細胞質を持ち，一見するといわゆる目玉焼き様(fried eggs-like)にもみえる．しかし，細胞表面抗原はCD5陽性，CD23陽性，CD25陰性，CD103陰性であった．

D2-1)-20 慢性リンパ性白血病症例12の末梢血画像（MG染色）

自然乾燥標本．典型的なCLLに比べるとやや細胞質が広いが，小型成熟リンパ球に矛盾せず，他の情報と合わせてCLLと診断された．

> 日本で一般的な強制乾燥法は独特で，特に成熟リンパ系腫瘍の観察には適さないことがある．CLLや類縁疾患を疑った場合は，自然乾燥標本での観察が必須となる．

2 慢性リンパ性白血病および類縁疾患 1) 335

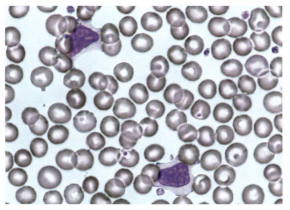

D2-1)-21 脾辺縁帯リンパ腫（MG 染色，強制乾燥標本）

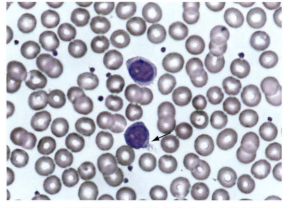

D2-1)-22 脾辺縁帯リンパ腫（MG 染色，自然乾燥標本）

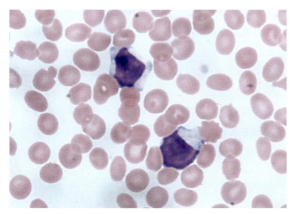

D2-1)-23 マントル細胞リンパ腫（MG 染色，強制乾燥標本）

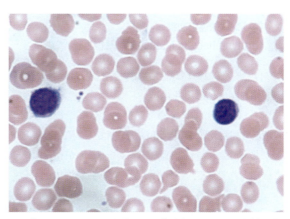

D2-1)-24 マントル細胞リンパ腫（MG 染色，自然乾燥標本）

脾辺縁帯リンパ腫
(splenic marginal zone lymphoma：SMZL)

D2-1)-21 非典型的な慢性リンパ性白血病に類似の形態を示す脾辺縁帯リンパ腫症例 13 の末梢血画像（MG 染色）

この強制乾燥標本では，細胞は大型でほぼ全周性に細胞質を認め，核も円形ないしは類円形ではなく，CLL とはいえない．しかし，自然乾燥標本ではこのような細胞が CLL の典型像を示すことがあり，これだけでは診断が難しい．

D2-1)-22 脾辺縁帯リンパ腫症例 13 の末梢血画像（MG 染色）

自然乾燥標本．小型成熟リンパ球であるが，核小体を認める．また，細胞表面から hair のようなものが出ているようにもみえる（→）．細胞表面抗原は CD5 陽性だが，CD23 は陰性で脾腫を認めた．本症例は，臨床像と絨毛様の構造を細胞表面に認めることから，CD5 陽性 SMZL と診断した．SMZL の 10～15％では CD5 が陽性になる．ただし，脾臓の組織は確認できていないので，CD23 陰性 CLL との完全な鑑別は難しい．

マントル細胞リンパ腫
(mantle cell lymphoma：MCL)

D2-1)-23 マントル細胞リンパ腫症例 14 の末梢血画像（MG 染色）

CLL との鑑別が問題となる．この強制乾燥標本では大型で，クロマチンの濃縮は弱く，CLL とは異なる印象だが，このような細胞が自然乾燥標本では典型的な CLL の像を示すことがあるので，注意を要する．

D2-1)-24 マントル細胞リンパ腫症例 14 の末梢血画像（MG 染色）

自然乾燥標本では典型的な小型成熟リンパ球であり，これだけでは CLL 細胞にみえる．また，細胞表面の毛羽立ちから，SMZL も否定できない．本症例は CD5 陽性，CD23 陰性で，cyclin D1 が陽性だったことから MCL と診断された．形態だけでは CLL としてもおかしくない．

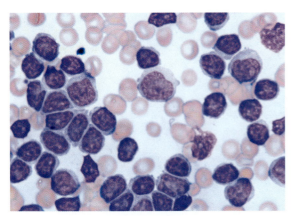

D2-1)-25　前リンパ球性白血病（MG 染色，強制乾燥標本）

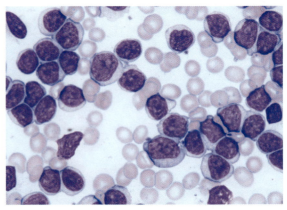

D2-1)-26　前リンパ球性白血病（MG 染色，自然乾燥標本）

前リンパ球性白血病
（prolymphocytic leukemia：PLL）

D2-1)-25　前リンパ球性白血病症例15の強制乾燥標本の末梢血画像（MG 染色）

　PLL は，一般的に極めて進行が速く，予後不良な疾患であり，臨床像からは CLL と鑑別できることが多い．しかし PLL では，進行が緩徐な variant が存在することも知られている．本症例は著明な白血球増加を示して

いる．細胞の多くは塩基性の強い細胞質を持ち，核は濃染され明確な核小体を持つことより PLL が疑われる．しかしながら，全体に細胞は比較的小型である．

D2-1)-26　前リンパ球性白血病症例15の末梢血画像（MG 染色）

　この自然乾燥標本では核の濃縮と核小体が明瞭となり，PLL と診断できる．細胞表面抗原は CD5 陰性，CD23 陰性，FMC7 陽性，CD20，CD22，SmIg は強陽性であった．

（青木定夫）

三輪先生の思い出

聖路加国際病院小児科　**真部　淳**

　私は北海道大学卒業後，聖路加国際病院を中心に働いておりましたが，縁あって1997年に東京大学医科学研究所に移りました．血液病学のメッカともいうべき病院で研鑽を積みましたが，その要である血液検査室には歴戦の検査技師の方々がおられ，骨髄鏡検の極意を教えられたものです．またその技師の方々はみな，先代病院長の三輪史朗先生のお弟子さんということで，ぜひ一度，三輪先生にお目にかからねばと思っていたところ，たまたま先天性貧血の患者さんが来院し，虎ノ門の冲中重雄先生の研究室に三輪先生を訪ねることができました．以来，何度も教えを請うことができたのは幸運でした．三輪先生はとにかく紳士的な方で，人当たりが良く，また丁寧で親切と，私たちが身につけるべき良い点をすべてお持ちで，その後の私の生き方にも良い影響を与えてくださいました．

　その後，私は2004年に聖路加に戻りましたが，ある日，三輪先生からお電話があり，「真部君，僕もそろそろ引退を考えている．もう顕微鏡も使わないから，よかったら持って行ってくれないか」とのお話でした．信じられないお話で，早速，虎ノ門にいただきにあがりました．先生の名著『血液細胞アトラス』の写真は，すべてこの顕微鏡で撮ったという由緒あるものでした（**写真**）．驚くべきことに，この顕微鏡は何十年も三輪先生専用でしたので，なんと，接眼レンズが固着して動かなくなっていたのでした．

　2005年12月には米国血液学会（ASH）の総会がアトランタであり，三輪先生も奥様とともに久しぶりに参加されました．「今回は ASH から表彰されるというので来たのだけど，これはきっと僕の最後の ASH になると思う」と言っておられました．運よく，日本の小児血液のグループとともに夕食をご一緒することになり，なんと，三輪先生に全部ごちそうしていただきました．この頃，三輪先生は大著『三輪血液学』（文光堂）の校閲にお忙しく，と申しますか，当然かもしれませんが，三輪先生は総監修者として2,000ページを超す本のすべてに目を通されているところとのことでした！　日本での再会を期してお別れしたのですが，2006年1月，『三輪血液学』が上梓されたのを見届けるように，1週間後の1月12日に，三輪先生は天国に旅立たれました．お葬式は護国寺にて営まれました．

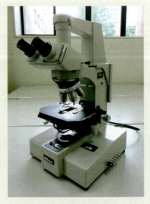

D リンパ系腫瘍

2 慢性リンパ性白血病および類縁疾患
2）ヘアリー細胞白血病
chronic lymphocytic leukemia (CLL) and CLL-related disorders (CLL/CLLRD) / hairy cell leukemia (HCL)

毛髪状の細胞突起（hairy cell projection）を有する病的細胞［ヘアリー細胞（hairy cell）］が骨髄および脾臓で増殖する低悪性度成熟B細胞腫瘍の一つである．中高年，特に50代の発症が多く，男性に多い（男女比4〜5：1）．HCLはまれな疾患で，欧米では白血病全体の2%を占めるとされるが，わが国では典型例はさらにまれで，疫学的特徴には不明な点が多い．近年，HCLのほぼ全例に*BRAF*-V600E変異が認められるという他のB細胞腫瘍とは異なる特徴が見つかり，診断・治療に直結する知見として注目されている．

■ 臨床的特徴

初発症状としては脾腫と血球減少が多く，左季肋部痛や易疲労感などを主訴とする．脾腫はしばしば巨脾となるが，表在リンパ節腫脹を通常伴わない（孤立性脾腫）．しかし，CT検査によって腹部リンパ節腫脹が10%の例で認められる．骨髄を主座とする白血病であるが，WBC 5,000/μL以下のことが多く，白血球減少による日和見感染の合併が知られている．単球の減少も特徴的である．貧血と血小板減少は大半の例にみられる．皮膚浸潤はまれである．無症状に経過することもあり，たまたま施行された末梢血検査の塗抹標本でヘアリー細胞が発見されることもある．HCLは緩徐な経過をとり，プリン拮抗薬が著効するので，10年全生存率は90%を超える．HCL亜型をはじめとして鑑別すべき類縁疾患は多いが，HCLとは異なり，他のB細胞腫瘍ではプリン拮抗薬の効果が乏しいので，的確な診断が治療上重要である．

■ 細胞学的特徴

ヘアリー細胞の形態観察においては，強制乾燥標本と自然乾燥標本とで形態の違いが大きく，後者では容易に診断がつく．ヘアリー細胞の形態は特徴的で，楕円〜腎臓形の核と，比較的豊かな淡灰色の細胞質と，全周性のhairy cell projectionからなる．ヘアリー細胞の細胞質は比較的豊かで，細胞境界が明瞭であるので，ヘアリー細胞の病理組織像は目玉焼きを並べたようにみえることからfried eggs appearanceと呼ばれる．細胞質内にはribosome-lamellar complex（RLC）が半数の例で検出される．ヘアリー細胞は酒石酸抵抗性酸ホスファターゼ（TRAP）染色陽性である．ヘアリー細胞の細胞表面抗原は汎B細胞抗原のCD19，CD20，CD22などが陽性で，CD11c，CD25，CD72（DBA 44），CD103（Bly7），CD123，FMC-7なども陽性である．時にcyclin D1陽性となるが，CD5とCD10は陰性である．ヘアリー細胞が発現する免疫グロブリン（immunoglobulin：Ig）アイソタイプはIgG3が多く，しばしばIg重鎖の多重発現がみられる．HCLの診断に有用なのはannexin A1である．annexin A1はCa依存性のリン脂質結合蛋白で，抗炎症作用やアポトーシス促進作用を持ち，正常B細胞やHCL以外のB細胞性腫瘍では発現されない．annexin A1の免疫染色は治療効果の判定モニタリングにも有用であるが，一方，好中球，T細胞にも発現されるので，CD20など汎B細胞マーカーとの併用が必要である．可溶性インターロイキン2受容体（soluble interleukin-2 receptor：sIL-2R）も，治療効果の判定モニタリングに利用できる．

■ 遺伝学的特徴

ヘアリー細胞の*IGH*にはsomatic hypermutationを認め，活性化B細胞相当の成熟段階に相当する．WHO 2008まではHCLに特異的な染色体異常はないと記載されていたが，*BRAF*-V600E変異がHCLのほぼ全例で検出されることがわかり，WHO 2017では診断特異的な診断ツールとして紹介されている．BRAFは細胞質のセリン・スレオニンキナーゼの一つで，RAS-RAF-MEK-ERK増殖刺激伝達経路の一分子である．*BRAF*-V600E変異は活性化型変異であり，下流のMAPやERKはリン酸化されている．*BRAF*-V600E変異はHCLの診断時クローン全体に検出され，再発時にも検出されるので，HCLの発生基盤をなす分子異常と考えられる．BRAF阻害薬の経口投与が，再発ないし治療抵抗性のHCL例に対して効果的であることが示されている．さらには，ヘアリー細胞にBRAFあるいはMEK阻害薬の存在下でヘアリー細胞に特徴的なCD25やTRAPの発現の低下や，HCLの名称の由来であるhairy cell projectionも減少ないしは消失することが示

されている．HCL は *BRAF*-V600E 変異によって定義し得る疾患概念であることが認知されつつある．

組織学的特徴

骨髄ではヘアリー細胞はびまん性，間質性に浸潤し，結節性に増殖することはまれである．HCL は血球減少を呈するので再生不良性貧血との鑑別を要するが，ヘアリー細胞では骨髄穿刺はしばしば dry tap に終わり，骨髄生検が診断に重要である．これはヘアリー細胞の浸潤に伴って細網線維が増加するためで，ヘアリー細胞が basic fibroblast growth factor（bFGF）を介してフィブロネクチンを産生し，線維化に関与するとされる．

脾臓ではヘアリー細胞は赤脾髄にびまん性に浸潤し，白脾髄は萎縮する．ヘアリー細胞が脾洞内に浸潤し内腔に沿って配列する pseudosinus pattern や，血液の貯留像（blood lake）が組織学的な特徴とされる．しかし，治療の進歩により，脾腫が高度な例などを除けば現在では HCL 患者の脾摘出が施行されることは少ないので，組織学的検索の機会は限られている．肝臓ではヘアリー細胞が門脈域や類洞内に小集簇巣を形成する．リンパ節では副皮質を浸潤し，胚中心を取り囲んで濾胞辺縁帯 B 細胞リンパ腫に類似する．

鑑別すべき疾患

HCL と鑑別すべき疾患には HCL 変異型や脾辺縁帯 B 細胞リンパ腫，脾びまん性赤脾髄リンパ腫など多くの疾患があるが，他の B 細胞腫瘍ではほとんどの場合 *BRAF*-V600E 変異陰性である．*BRAF* 遺伝子変異陰性の HCL では，HCL 変異型と同様に IgHV4-34 の発現例が多く，*BRAF* の下流遺伝子である *MEK1* をコードする *MAPK2K1* 変異があると報告されているが，典型的（*BRAF*-V600E 変異陽性）の HCL とは異なる疾患単位かもしれない．また，脾辺縁帯 B 細胞リンパ腫における *BRAF* 変異の報告もあり，統合的に診断することの重要性を示している．

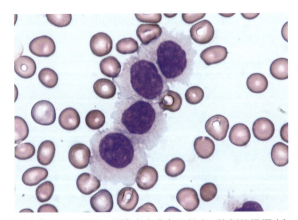

D2-2)-1 ヘアリー細胞白血病（MG 染色，強制乾燥標本）

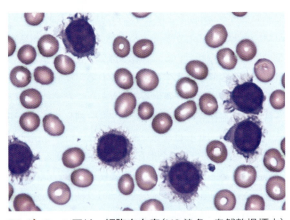

D2-2)-2 ヘアリー細胞白血病（MG 染色，自然乾燥標本）

ヘアリー細胞白血病（hairy cell leukemia：HCL）

D2-2)-1 ヘアリー細胞白血病症例の強制乾燥標本の末梢血画像（MG 染色）

HCL では強制乾燥標本と自然乾燥標本の形態の違いが際立っており，後者では容易に診断がつく．強制乾燥標本では，いわゆる目玉焼き様"fried eggs-like"の細胞の増生を認めるが，このような細胞でも自然乾燥では小型リンパ球の像を示すことがあるので，注意を要する．

D2-2)-2 ヘアリー細胞白血病症例の自然乾燥標本の末梢血画像（MG 染色）

D2-2)-1 と同一症例．強制乾燥標本と比べると細胞は小さくなったが，細胞表面から明瞭な突起が多数出ていることが観察できる．これが HCL の典型的な所見である．通常 HCL では，末梢血の腫瘍細胞数は少なく汎血球減少を示すが，10〜20％では CLL と同じような末梢血のリンパ球増多を来し，そのような場合に特に鑑別が必要となる．本症例は CD25 陽性，CD11c 陽性，CD103 陽性，*BRAF* 変異も陽性で，HCL と確定診断できた．

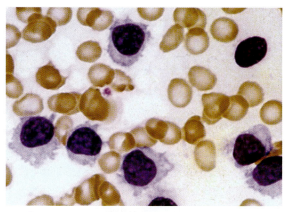

D2-2)-3　ヘアリー細胞白血病（MG 染色）[文献1] より転載]

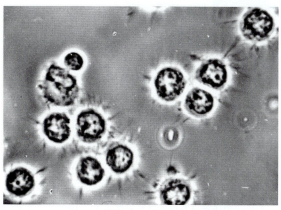

D2-2)-4　ヘアリー細胞白血病（位相差顕微鏡像）

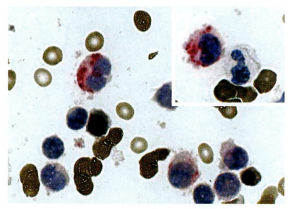

D2-2)-5　ヘアリー細胞白血病（TRAP 染色）

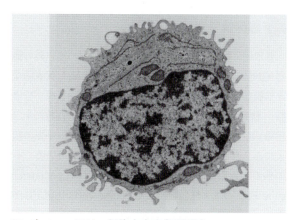

D2-2)-6　ヘアリー細胞白血病（電顕像）

D2-2)-3　ヘアリー細胞白血病（MG 染色）

ヘアリー細胞の N/C 比は通常のリンパ球よりも低く，やや豊かな細胞質はくすんでみえる．形質細胞への分化を示唆する塩基性細胞質は観察されず，核周囲に halo はみられない．単球に類似するが，細胞質に空胞形成はみられない．核は腎臓形と表される緩やかなくびれを呈して偏在するが，不整は目立たない．ヘアリー細胞の名称の由来である hairy cell projection が全周性に認められることが，他のリンパ系腫瘍細胞にはみられない特徴である．なお，薄く引かれた塗抹標本では hairy cell projection は観察しにくく，厚めの標本が観察に適している．引き始めと引き終わりでは前者の方がみやすい[1]．

D2-2)-4　ヘアリー細胞白血病（位相差顕微鏡像）

末梢血や骨髄から得られた新鮮なヘアリー細胞では，位相差顕微鏡で全周性の hairy cell projection が明瞭に観察される．[写真提供：埼玉医科大学・片山　勲氏]

D2-2)-5　ヘアリー細胞白血病（TRAP 染色）

酵素化学染色では TRAP が特徴的である．酸ホスファターゼは好中球も陽性となるが，酒石酸の存在下で酸ホスファターゼ染色を行うと，好中球は陰性となるのに対し，ヘアリー細胞は酵素活性が低下せず陽性となる(inset)．

D2-2)-6　ヘアリー細胞白血病（電顕像）

細胞質の上部に 2 本の桿状構造をとる RLC がみられる．RLC は筒状の構造で，断面によりみえかたが異なる．RLC が目立つ例では，塗抹標本でも抜けた構造としてみえることがある．RLC はヘアリー細胞に特徴的であるが，現在は電顕検索がなされることは少ない．[写真提供：埼玉医科大学・片山　勲氏]　[p338 の D2-2)-1，2：青木定夫・p337～339（D2-2)-1，2 を除く）：茅野秀一]

● 文　献

1) 麻生範雄ほか：Hairy cell leukemia（HCL 有毛細胞性白血病）．別冊日本臨牀　新領域別症候群シリーズ No.23 血液症候群（第 2 版）Ⅲ，日本臨牀社，pp200-204, 2013

D 3 濾胞性リンパ腫

follicular lymphoma（FL）

定義および疫学

FLは，リンパ濾胞（胚中心）に由来するB細胞性の非Hodgkinリンパ腫で，低悪性度リンパ腫に分類される．

低悪性度リンパ腫の中で最も発症頻度の高いリンパ腫であり，日本では全悪性リンパ腫の10％程度を占める．欧米では全悪性リンパ腫の20％以上を占める代表的なリンパ腫であるが，日本でも近年，増加傾向を示している．

臨床像

基本的にはリンパ節に発症するが，リンパ節以外の臓器（節外臓器）にもしばしば発症が認められる．代表的な節外臓器として，消化管（特に十二指腸），甲状腺，唾液腺，精巣などがある．特殊型として，消化管（特に十二指腸）に限局するものはduodenal-type FL，小児の精巣にみられるものはtesticular FLと呼ばれている．その他の特殊型として，若年者に認められるpediatric-type FL，びまん性に増殖するdiffuse variant of FLがある．

低悪性度リンパ腫に分類されるように，患者の多くは無症状のことが多く，健診等で白血球増多，腹腔内の巨大腫瘤などで発見されることも少なくない．患者の約1/3はstage Ⅰ～Ⅱの限局期であるが，残りの2/3程度の患者は診断時には進行期である．FLは他臓器への浸潤を起こし，脾臓や骨髄などにもしばしば進展する．骨髄には高頻度（40～70％）に浸潤し，末梢血にもしばしば認められる．骨髄浸潤では，リンパ腫細胞が骨梁周囲に付着するように浸潤することが多い．そのため，骨髄生検でリンパ腫の骨髄浸潤が確認できても，スメアでは偽陰性になることもある．

病理組織細胞像

リンパ節および節外臓器のいずれも病理組織像は共通しており，リンパ組織の基本構造が消失し，胚中心に類似した大小様々な結節が密に増殖することを特徴とする．正常の胚中心では小型から中型で，雑巾を絞ったようなくびれのある胚中心細胞（centrocyte），大型核で辺縁に核小体を持つ胚中心芽細胞（centroblast）が極性を持って出現し，アポトーシスに陥った細胞を貪食したマクロファージ（tingible body macrophage：TBM）を多数伴っている．しかしながらFLでは，胚中心細胞と胚中心芽細胞の極性が消失し，TBMも認められなくなる．

細胞学的には，末梢血や骨髄中に出現するFL細胞はマクロファージ核よりも小型で，cleaved cellと称されるように，核の中心に向かう深い切れ込みが特徴的な所見である．

FLは組織学的に，高倍率（HPF）における胚中心芽細胞の数でGrade 1, 2, 3A, 3Bの4段階に分類されている．Grade 1では胚中心芽細胞が0～5個/HPF，Grade 2が6～15個/HPF，Grade 3が＞15個/HPFとなっている．なお，Grade 3Aでは胚中心細胞の混在が認められるが，Grade 3Bでは胚中心細胞が認められず，大型細胞が密に増殖するパターンと定義されている．さらに，このgradingは臨床的予後指標として用いられており，Grade 1と2の間では臨床的な予後に大きな差はなく低悪性度リンパ腫として，Grade 3Bは高悪性度リンパ腫として扱われている．

免疫染色では，腫瘍性濾胞はCD20陽性，CD3陰性，CD10陽性，BCL2陽性を特徴としている．これに対して，正常の胚中心はCD10陽性，BCL2陰性であり，BCL2の所見は，腫瘍性濾胞（FL）と正常濾胞（胚中心）を鑑別診断する上で重要である．このBCL2の過剰発現はt(14;18)(q32;q21)によるものであり，FLに特徴的な相互転座である．

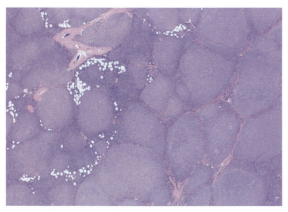

D3-1 濾胞性リンパ腫（HE染色）

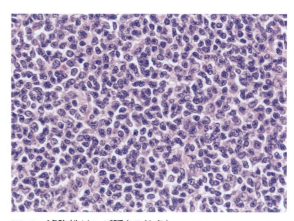

D3-2 濾胞性リンパ腫（HE染色）

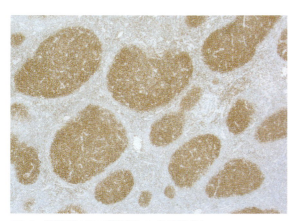

D3-3 濾胞性リンパ腫（CD10免疫染色）

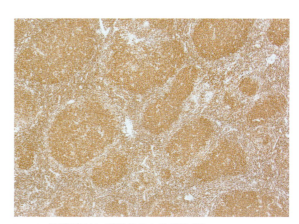

D3-4 濾胞性リンパ腫（BCL2免疫染色）

D3-1　濾胞性リンパ腫 Grade 1 症例のリンパ節画像（HE染色）

リンパ節の基本構造は消失し，胚中心に類似した結節の密な増殖を認める．

D3-2　濾胞性リンパ腫 Grade 1 症例のリンパ節画像（HE染色）

結節内では，小型から中型で雑巾を絞ったようなくびれのある胚中心細胞が主体で，大型の胚中心芽細胞はほとんど認められない．

D3-3　濾胞性リンパ腫 Grade 1 症例のリンパ節画像（CD10 免疫染色）

結節は CD10 に強陽性を示す．

D3-4　濾胞性リンパ腫 Grade 1 症例のリンパ節画像（BCL2 免疫染色）

結節は BCL2 にも強陽性を示しており，正常の胚中心ではないことがわかる．

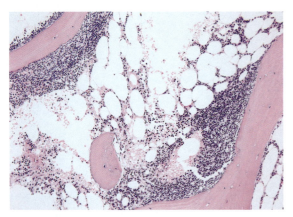

D3-5　濾胞性リンパ腫（HE染色）

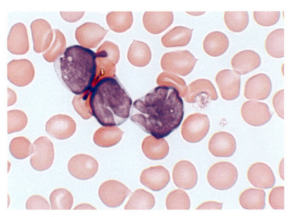

D3-6　濾胞性リンパ腫（MG染色）

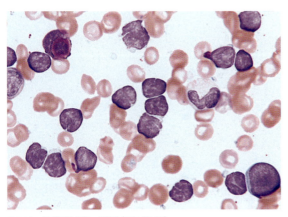

D3-7　濾胞性リンパ腫（MG染色）

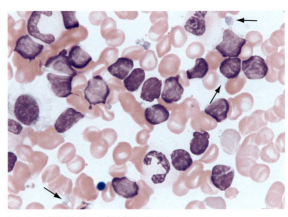

D3-8　濾胞性リンパ腫（MG染色）

D3-5　濾胞性リンパ腫 Grade 1 症例の骨髄浸潤画像（HE染色）

骨梁周囲に付着するようにリンパ腫細胞が浸潤している．そのため，骨髄穿刺スメアでは偽陰性になることがある．

D3-6　濾胞性リンパ腫 Grade 1 症例の末梢血画像（MG染色）

N/C 比が大きく，核の中心に向かう深い切れ込みが認められる．この深い切れ込みは FL でしばしば認められる所見である．

D3-7　濾胞性リンパ腫 Grade 1 症例の骨髄画像（MG染色）

中型で N/C 比が大きく，核の中心に向かう深い切れ込みが認められる．

D3-8　濾胞性リンパ腫 Grade 1 症例の骨髄画像（MG染色）

核の中心に向かう深い切れ込みを持つ異常リンパ球（腫瘍性リンパ球）と，背景には細胞質が断片化した lymphoglandular bodies（→）も認められる．lymphoglandular bodies はリンパ系細胞を示唆する重要な所見である．

3 濾胞性リンパ腫 343

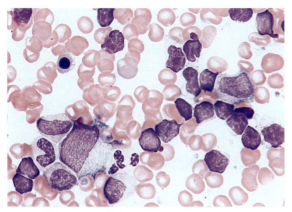

D3-9 濾胞性リンパ腫（MG 染色）

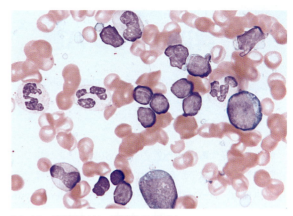

D3-10 濾胞性リンパ腫（MG 染色）

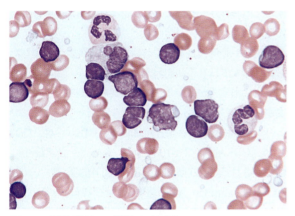

D3-11 濾胞性リンパ腫（MG 染色）

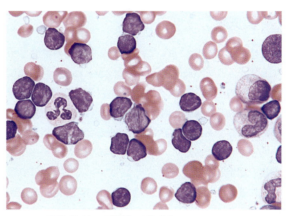

D3-12 濾胞性リンパ腫（MG 染色）

D3-9 濾胞性リンパ腫 Garde 1 症例の骨髄画像（MG 染色）
　赤血球よりも一回り程度大きい，N/C 比大の異常リンパ球が単調に出現している．

D3-10 濾胞性リンパ腫 Garde 1 症例の骨髄画像（MG 染色）
　N/C 比が大きく，核の切れ込みが目立っている．

D3-11 濾胞性リンパ腫 Garde 1 症例の骨髄画像（MG 染色）
　N/C 比が大きい異常リンパ球とともに，背景には lymphoglandular bodies が認められる．

D3-12 濾胞性リンパ腫 Garde 1 症例の骨髄画像（MG 染色）
　接着様の配列が散見されるが，背景には lymphoglandular bodies が認められる．

（佐藤康晴・吉野　正）

D リンパ系腫瘍

4 脾辺縁帯リンパ腫

splenic marginal zone lymphoma (SMZL)

定義および疫学

脾臓に原発するB細胞性の非Hodgkinリンパ腫で，白脾髄の濾胞辺縁帯から発生する低悪性度リンパ腫である．以前は，その細胞形態学的特徴からsplenic lymphoma with villous lymphocyteとも呼ばれていた．

まれなリンパ腫であり，非Hodgkinリンパ腫全体の1%未満とされている．

臨床像

ほぼ全ての症例において中等度から高度の脾腫を来す．また，リンパ節の腫脹は通常認められない．高頻度に骨髄への浸潤を認め，末梢血への浸潤（白血化）もしばしばみられる．臨床経過は骨髄浸潤や白血化の有無に関わらず緩徐である．脾腫や血球減少が軽度な症例では経過観察も可能であるが，治療を要する例では脾臓摘出術が第一選択となる．

先に述べたように，以前はsplenic lymphoma with villous lymphocyteと呼ばれていた．これは，種々の割合で有毛性のリンパ腫細胞が観察されることによる．そのため，形態的所見のみではヘアリー細胞白血病（hairy cell leukemia）との鑑別は困難であるが，ヘアリー細胞白血病では細網線維による骨髄の線維化がほぼ必発であるため，骨髄穿刺では吸引不能な例がほとんどであるが，SMZLでは吸引可能な例が多く，この点も両者を鑑別する際に有用な所見となる．

病理組織細胞像

濾胞辺縁帯が拡大した大小様々な白脾髄が密に増殖し，赤脾髄が狭小化する．白脾髄の中心では萎縮した胚中心が認められる．濾胞辺縁帯では比較的豊富な細胞質を持ち，類円形の核を有するリンパ腫細胞が単調に増殖する．濾胞性リンパ腫にみられるような核形不整はほとんど認められない．

末梢血や骨髄のスメアにおいて，自然乾燥で作製したスメア標本では有毛状突起が観察されるが，強制乾燥の標本では細胞質が広がり，有毛状突起は観察できないことが多い．

リンパ腫細胞の細胞表面抗原は，CD20陽性，CD3陰性，CD5陰性，CD10陰性，CD11c陰性/陽性，CD23陰性，CD25陰性/陽性，CD103陰性，cyclin D1陰性，annexin A1陰性を示す．特に，CD103とannexin A1はヘアリー細胞白血病との鑑別に有用である．近年，*BRAF*-V600E変異はヘアリー細胞白血病にほぼ必発する遺伝子変異であり，有毛性のリンパ腫細胞が観察された場合に鑑別診断をする上で非常に重要な所見となる．

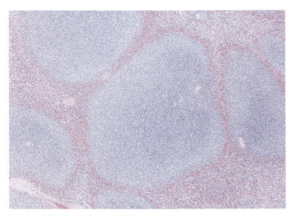
D4-1 脾辺縁帯リンパ腫(HE染色)

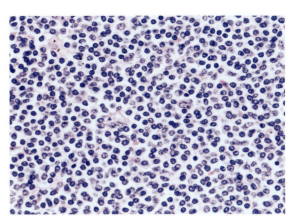
D4-2 脾辺縁帯リンパ腫(HE染色)

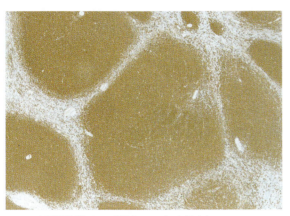
D4-3 脾辺縁帯リンパ腫(CD20免疫染色)

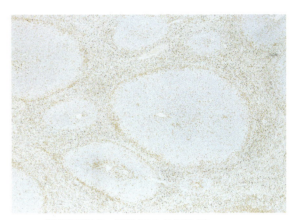
D4-4 脾辺縁帯リンパ腫(CD3免疫染色)

D4-1 脾辺縁帯リンパ腫症例の脾臓画像(HE染色)
濾胞辺縁帯が拡大した大小様々な白脾髄の密な増殖を認める．

D4-2 脾辺縁帯リンパ腫症例の脾臓画像(HE染色)
リンパ腫細胞の細胞質は豊富で，核は類円形で，核形不整は目立たない．

D4-3 脾辺縁帯リンパ腫症例の脾臓画像(CD20免疫染色)
リンパ腫細胞はB細胞のマーカーであるCD20に陽性を示している．

D4-4 脾辺縁帯リンパ腫症例の脾臓画像(CD3免疫染色)
リンパ腫細胞はT細胞のマーカーであるCD3には陰性である．

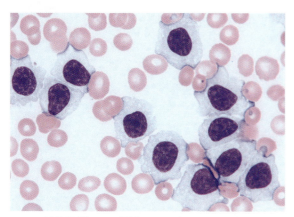

D4-5 脾辺縁帯リンパ腫(MG染色)

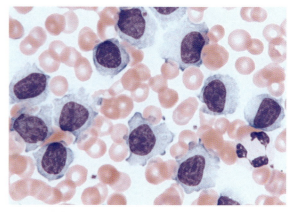

D4-6 脾辺縁帯リンパ腫(MG染色)

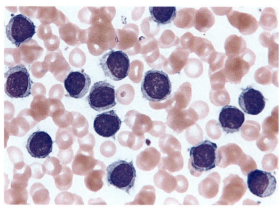

D4-7 脾辺縁帯リンパ腫(MG染色)

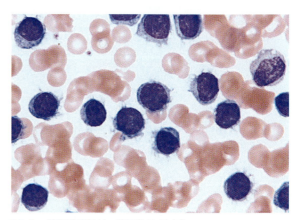

D4-8 脾辺縁帯リンパ腫(MG染色)

D4-5 脾辺縁帯リンパ腫症例の骨髄（強制乾燥）画像（MG染色）

細胞質が豊富で，類円形の核を持つ異常リンパ球が単調に出現している．

D4-6 脾辺縁帯リンパ腫症例の骨髄（強制乾燥）画像（MG染色）

クロマチンは粗剛であり，細胞質が断片化しつつある像（lymphoglandular bodies）も認められる．単調な出現パターンであり，異常リンパ球であることがわかる．

D4-7 脾辺縁帯リンパ腫症例の骨髄（自然乾燥）画像（MG染色）

強制乾燥標本とは異なり，自然乾燥ではN/C比が大きくなり，細胞質の好塩基性も強くなっている．

D4-8 脾辺縁帯リンパ腫症例の骨髄（自然乾燥）画像（MG染色）

自然乾燥標本では細胞質辺縁の毛羽立ち，すなわち有毛を確認することができる．

4 脾辺縁帯リンパ腫

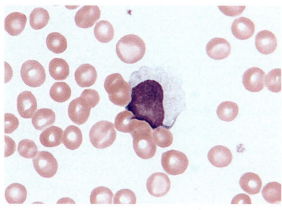

D4-9 脾辺縁帯リンパ腫（MG 染色）

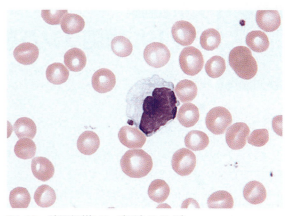

D4-10 脾辺縁帯リンパ腫（MG 染色）

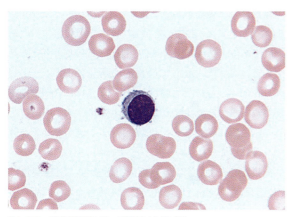

D4-11 脾辺縁帯リンパ腫（MG 染色）

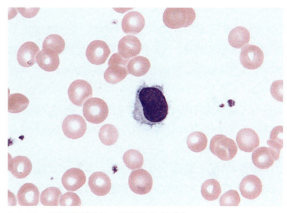

D4-12 脾辺縁帯リンパ腫（MG 染色）

D4-9　脾辺縁帯リンパ腫症例の末梢血（強制乾燥）画像（MG 染色）

赤血球の 2～3 倍程度の大きさで，細胞質は豊富で，核は偏在傾向を示している．

D4-10　脾辺縁帯リンパ腫症例の末梢血（強制乾燥）画像（MG 染色）

核に軽度の切れ込みが認められる．

D4-11, D4-12　脾辺縁帯リンパ腫症例の末梢血（自然乾燥）画像（MG 染色）

強制乾燥の標本とは異なり，異常リンパ球は赤血球より一回り程度大きく，N/C 比も大きい．細胞質には有毛も確認できる．

（佐藤康晴・榊原佳奈枝・吉野　正）

D リンパ系腫瘍
5 マントル細胞リンパ腫
mantle cell lymphoma（MCL）

定義および疫学

マントル帯に由来する B 細胞性の非 Hodgkin リンパ腫で，t(11;14)(q13;q32) を特徴としている．

MCL は非 Hodgkin リンパ腫全体の 3% 前後を占めており，中年以降に発症することがほとんどで，男性に好発する．

臨床像

MCL の多くはリンパ節に発症するが，節外病変として消化管や扁桃が侵されやすい．消化管浸潤では，無数のポリープを形成し lymphomatous polyposis と呼ばれている．

少なくとも 1/4 の症例では末梢血や骨髄中にリンパ腫細胞の浸潤を認める．濾胞性リンパ腫などでみられるような transformation はまれである．

異型性が増した場合，pleomorphic あるいは blastoid variant と呼ばれ，急激な臨床経過をたどる．強拡大 1 視野で 2 個以上の核分裂像や，Ki-67 labeling index が 20% 以上の場合も同様である．

MCL の特殊型として，leukemic non-nodal MCL が新たに加わった．定型的な MCL（classic MCL）は，*IGHV* 遺伝子変異がほとんどなく，SOX11 陽性である．主としてリンパ節性病変で予後不良である．これに対して，luekemic non-nodal MCL は SOX11 が陰性で，*IGHV* 遺伝子変異が認められ，胚中心を経由していると考えられている．リンパ節病変は認められず，白血化や脾腫を特徴とし，予後は良好である（表1）．

病理組織細胞像

典型例では境界不明瞭な結節性増殖（vague nodular pattern）を示し，胚中心を残してそれと直接接する増殖態度である．これは正常分布を模倣していると考えられている．これは MCL に特徴的な所見であり，naked germinal centers とも呼ばれている．MCL の細胞は中型で類円形から軽度核の切れ込みがあり，大小不同に乏しく比較的単調な像を示すことが多い．濾胞性リンパ腫でみられるような強い核の不整は通常，認められない．

免疫染色では，CD20 陽性，CD3 陰性，CD5 陽性，CD10 陰性，cyclin D1 陽性，SOX11 陽性を示す．特に，cyclin D1 は MCL の診断に重要である．SOX11 は cyclin D1 陰性の MCL においても陽性になることが報告されており，診断する上で重要なマーカーとなっている．

表1 classic MCL と leukemic non-nodal MCL

	classic MCL	leukemic non-nodal MCL
IGHV 変異	なし	あり
SOX11	陽性	陰性
染色体異常	複雑	単純
病変分布	リンパ節性	白血化，脾臓 非リンパ節性
予後	不良	良好

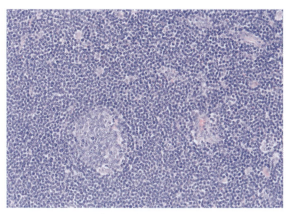

D5-1 マントル細胞リンパ腫（HE染色）

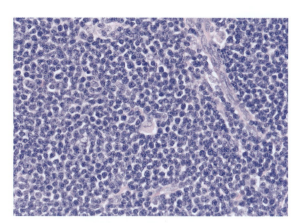

D5-2 マントル細胞リンパ腫（HE染色）

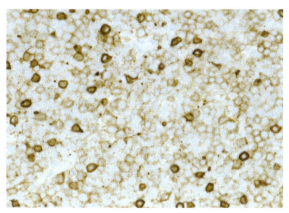

D5-3 マントル細胞リンパ腫（CD5免疫染色）

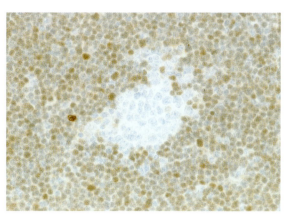

D5-4 マントル細胞リンパ腫（cyclin D1免疫染色）

D5-1 マントル細胞リンパ腫症例のリンパ節画像（HE染色）

萎縮した胚中心（naked germinal center）の周囲には，広範囲に拡大したマントル帯が認められる．

D5-2 マントル細胞リンパ腫症例のリンパ節画像（HE染色）

中型で軽度の核異型を示すリンパ球様細胞（lymphoid cell）のびまん性増殖を認める．

D5-3 マントル細胞リンパ腫症例のリンパ節画像（CD5免疫染色）

リンパ腫細胞はCD5に弱陽性を示している．強く染まっている細胞は正常のT細胞である．

D5-4 マントル細胞リンパ腫症例のリンパ節画像（cyclin D1免疫染色）

萎縮した正常の胚中心（naked germinal center）は陰性で，その周りのリンパ腫細胞は核に陽性所見を示している．

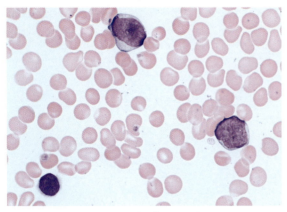

D5-5　マントル細胞リンパ腫（MG染色）

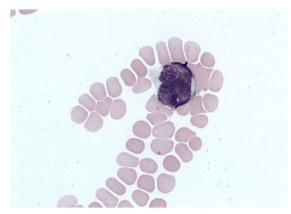

D5-6　マントル細胞リンパ腫（MG染色）

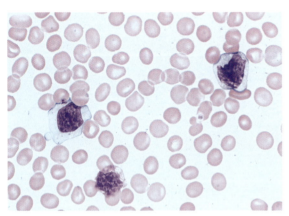

D5-7　マントル細胞リンパ腫（MG染色）

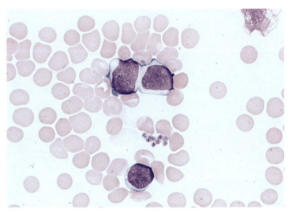

D5-8　マントル細胞リンパ腫（MG染色）

D5-5 マントル細胞リンパ腫症例の末梢血画像（MG染色）
　中等大の大きさでN/C比が大きく，腫大した核小体が認められる．

D5-6 マントル細胞リンパ腫症例の末梢血画像（MG染色）
　細胞質は弱好塩基性で，核には浅い切れ込みを認める．

D5-7 マントル細胞リンパ腫症例の末梢血画像（MG染色）
　赤血球の2〜3倍程度の大きさで，豊富な細胞質を有している．核には浅い切れ込みを認める．

D5-8 マントル細胞リンパ腫症例の末梢血画像（MG染色）
　細胞質辺縁は好塩基性で，核は類円形を示している．

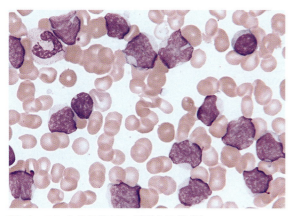

D5-9 マントル細胞リンパ腫（MG染色）

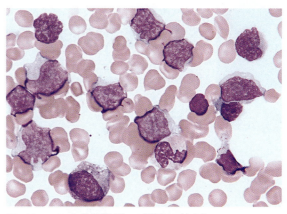

D5-10 マントル細胞リンパ腫（MG染色）

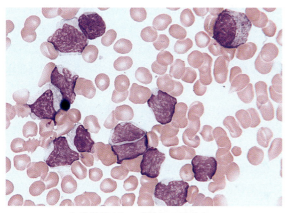

D5-11 マントル細胞リンパ腫（MG染色）

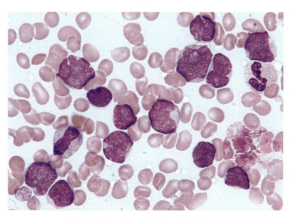

D5-12 マントル細胞リンパ腫（MG染色）

D5-9 マントル細胞リンパ腫症例の骨髄画像（MG染色）
　中型の大きさでN/C比の大きい細胞が単調に増殖している．核には浅い切れ込みが認められる．

D5-10 マントル細胞リンパ腫症例の骨髄画像（MG染色）
　細胞質は弱好塩基性で，核には浅い切れ込みが認められる．濾胞性リンパ腫で認められるような深い切れ込みは目立たない．クロマチンは粗剛で，リンパ球系細胞であることがわかる．

D5-11 マントル細胞リンパ腫症例の骨髄画像（MG染色）
　赤血球の2～3倍程度の大きさで，核の不整や浅い切れ込みが目立っている．中には2核様のものも認められる．

D5-12 マントル細胞リンパ腫症例の骨髄画像（MG染色）
　赤血球の2～3倍程度の大きさで，核の不整や浅い切れ込み，リンパ腫細胞の大小不同が目立っている．

（佐藤康晴・吉野　正）

D リンパ系腫瘍

6 びまん性大細胞型B細胞リンパ腫, 非特定型

diffuse large B-cell lymphoma, not otherwise specified (DLBCL, NOS)

■ 定義および疫学

組織球の核と同等以上，あるいは小リンパ球の2倍以上の大きさの核を持つ腫瘍細胞からなるB細胞性非Hodgkinリンパ腫である．

非常にヘテロな疾患単位であり，除外診断的にここに分類されることも多い．これまでに細胞形態，分子生物学的および免疫染色によって様々な分類がされているが，WHO 2017では，molecular subtypeとして胚中心B細胞に由来するgerminal center B-cell typeと活性化B細胞（胚中心外B細胞）に由来するactivated B-cell typeとに大別された．

悪性リンパ腫の中で最も発生頻度の高いリンパ腫で，悪性リンパ腫全体の30～40％程度を占めている．60歳以降の高齢者に多いが，各年齢層にみられ，小児にも発症し得る．やや男性に多い傾向にある．

■ 臨床像

月単位で病変が進行する中～高悪性度リンパ腫に分類される．

リンパ節，節外いずれにも発症し，少なくとも40％以上は節外臓器に発症する．節外の好発臓器としては，Waldeyer輪，消化管（胃や腸），中枢神経，精巣，軟部組織などがある．一般的に骨髄浸潤や白血化はまれである．

DLBCL, NOSはde novoに発生する例が大半であるが，濾胞性リンパ腫などの低悪性度リンパ腫から高悪性度転化する例も存在する．リツキシマブの登場により治癒する腫瘍となっているが，中には難治例も存在する．骨髄浸潤は予後不良因子とされている．また，低悪性度リンパ腫（特に濾胞性リンパ腫）からtransformした症例は，治療抵抗性を示すことが多いとされる．

遺伝子発現プロファイルおよび免疫染色による分類で，germinal center B-cell typeとactivated B-cell typeに大別され，前者が後者よりも予後良好とされている．

■ 病理組織細胞像

リンパ節，節外ともに共通する所見である．リンパ組織の基本構築は消失し，組織球の核と同等以上あるいは小リンパ球の2倍以上の大きさの核を持ち，大型で異型性を示すリンパ球様細胞（lymphoid cell）のびまん性増殖を特徴とする．中心芽球の形態を示すもの，免疫芽球の形態を示すもの，あるいは未分化な形態を示すものなど様々である．核形についても同様で，不整が軽度のものから高度にみられるものまで，核の大小不同が目立つものと目立たないものなど非常に多彩である．

免疫染色では，CD20陽性，CD19陽性，CD3陰性，CD5陰性/陽性，CD10陽性/陰性で，Ki-67 labeling indexは高率に陽性を示す．なお，CD5陽性例は10％程度とされている．Epstein-BarrウイルⅨ（EBV）は陰性であり，陽性例はEBV-positive diffuse large B-cell lymphoma, NOSとして分類される．

免疫染色によるgerminal center B-cell typeとactivated B-cell typeの分類では，HansのアルゴリズムがHans代表的な分類法であり，CD10，BCL6，IRF4/MUM1の3種類の抗体を使って分類が可能である．

先に述べたように，骨髄浸潤や白血化はまれであり，骨髄浸潤があっても微小病変であることが多いため，病理組織標本（HE標本）や骨髄スメアのみで認識することは困難であることも多い．そのため，免疫染色やフローサイトメトリーなどで判明することも少なくない．

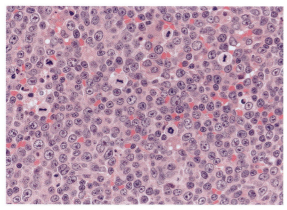

D6-1 びまん性大細胞型B細胞リンパ腫,非特定型（HE染色）

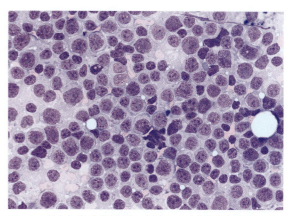

D6-2 びまん性大細胞型B細胞リンパ腫,非特定型（MG染色）

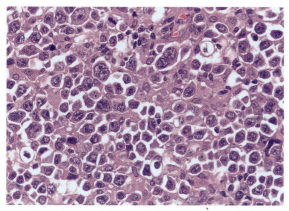

D6-3 びまん性大細胞型B細胞リンパ腫,非特定型（HE染色）

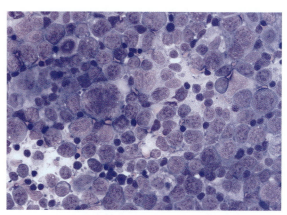

D6-4 びまん性大細胞型B細胞リンパ腫,非特定型（MG染色）

D6-1　びまん性大細胞型B細胞リンパ腫,非特定型症例のリンパ節画像（HE染色）

大型で異型性を示すリンパ球様細胞が単調に出現し,びまん性に増殖している．核分裂像も多数認められる．

D6-2　びまん性大細胞型B細胞リンパ腫,非特定型症例のリンパ節捺印標本（MG染色）

マクロファージの核と同等〜大型のリンパ球様細胞が単調に多数出現している．細胞質は好塩基性で，1〜2個の大型核小体が認められる．

D6-3　びまん性大細胞型B細胞リンパ腫,非特定型症例のリンパ節画像（HE染色）

大型で異型性を示すリンパ球様細胞のびまん性増殖を認めるが，核の大小不同性が目立ち，多核巨細胞も認められる．

D6-4　びまん性大細胞型B細胞リンパ腫,非特定型症例のリンパ節捺印標本（MG染色）

中型から大型あるいは多核巨細胞など様々な大きさのリンパ腫細胞が出現し，多彩な像を示している．背景には断片化した細胞質（lymphoglandular bodies）も認められる．

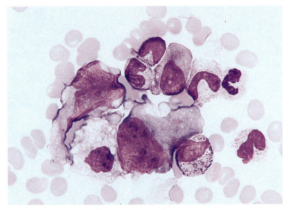

D6-5 びまん性大細胞型B細胞リンパ腫,非特定型（MG染色）

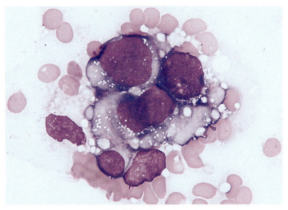

D6-6 びまん性大細胞型B細胞リンパ腫,非特定型（MG染色）

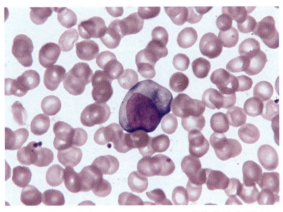

D6-7 びまん性大細胞型B細胞リンパ腫,非特定型（MG染色）

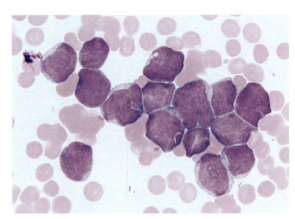

D6-8 びまん性大細胞型B細胞リンパ腫,非特定型（MG染色）

D6-5 びまん性大細胞型B細胞リンパ腫,非特定型症例の骨髄画像（MG染色）

マクロファージの核よりも大型の核を持つ異常リンパ球を認める．細胞質は弱好塩基性で，軽度の核形不整も認められる．

D6-6 びまん性大細胞型B細胞リンパ腫,非特定型症例の骨髄画像（MG染色）

細胞質は好塩基性で小空胞を多数認める．クロマチンはやや繊細で，腫大した核小体が数個認められる．

D6-7 びまん性大細胞型B細胞リンパ腫,非特定型症例の骨髄画像（MG染色）

比較的に豊富な好塩基性の細胞質を持ち，腫大した核小体が数個認められる．DLBCL,NOSが骨髄浸潤する頻度は少なく，浸潤しても細胞数が少ないため見落とす可能性もある．そのため，フローサイトメトリーなども参考にして総合的に判定することが重要である．

D6-8 びまん性大細胞型B細胞リンパ腫,非特定型症例の骨髄画像（MG染色）

N/C比が大きく，クロマチンも繊細で，集簇性に異常リンパ球が出現している．細胞学的にはリンパ芽球性白血病/リンパ腫やdouble hit lymphomaとの鑑別が必要な症例であるが，本例は最終的にDLBCL,NOSと診断された．

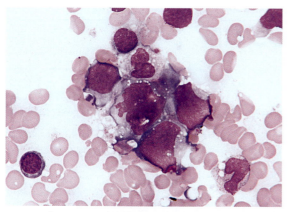

D6-9 びまん性大細胞型 B 細胞リンパ腫,非特定型（MG 染色）

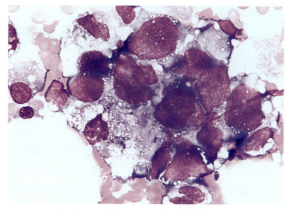

D6-10 びまん性大細胞型 B 細胞リンパ腫,非特定型（MG 染色）

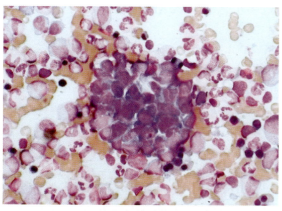

D6-11 びまん性大細胞型 B 細胞リンパ腫,非特定型（MG 染色）

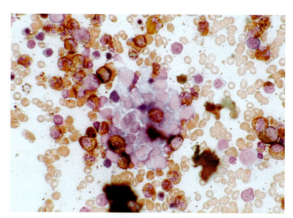

D6-12 びまん性大細胞型 B 細胞リンパ腫,非特定型（MPO 染色）

D6-9, D6-10 びまん性大細胞型 B 細胞リンパ腫,非特定型症例の骨髄画像（MG 染色）

時にリンパ腫細胞が接着様あるいは集塊状に出現することがある．この場合，がんの骨髄転移との鑑別を要する．

D6-11 びまん性大細胞型 B 細胞リンパ腫,非特定型症例の骨髄画像（MG 染色）

この症例も骨髄塗抹標本にて幼若細胞の集塊像が見いだされた．MG 染色では細胞の帰属は不明である．［写真提供：通山　薫］

D6-12 びまん性大細胞型 B 細胞リンパ腫,非特定型症例の骨髄画像（MPO 染色）

D6-11 と同一症例の MPO 染色画像である．幼若細胞の集塊は MPO 陰性であることから，非骨髄系腫瘍が示唆される．最終的に DLBCL,NOS と診断された．［写真提供：通山　薫］

（佐藤康晴・吉野　正）

D リンパ系腫瘍

7 血管内大細胞型B細胞リンパ腫

intravascular large B-cell lymphoma（IVLBCL）

定義および疫学

骨髄をはじめとする種々の小血管内での増殖を特徴とするびまん性大細胞型B細胞リンパ腫である．主として毛細血管内で増殖し，大血管で増殖することはほとんどない．また，末梢血中に浸潤（白血化）することも極めてまれである．

患者は高齢者に多く，日本における発生頻度は1%未満と考えられている．

臨床像

原因不明の発熱，汎血球減少症，肝脾腫で発症することが多く，LDHや可溶性インターロイキン2受容体（sIL-2R）の異常高値を伴うことが多い．骨髄，皮膚，肺，中枢神経，副腎，肝臓，腎臓など様々な節外臓器の小血管や類洞内での増殖を特徴とし，リンパ節腫脹を来すことはほとんどない．中枢神経に病変を形成する例では，運動障害，意識障害，認知症など多彩な中枢神経症状を伴うことが多い．肺胞の毛細血管内に浸潤する例では，呼吸苦や血中酸素濃度の低下などが認められる．また，血球貪食症候群を伴うことが多く，骨髄で血球貪食像が認められた時は，常に鑑別すべき疾患として念頭に置く必要がある．

IVLBCLはほとんどの症例で腫瘤形成が認められないため，病理診断が難しいことが多いが，骨髄穿刺や生検を積極的に行うことが重要である．また，ランダム皮膚生検が診断に有用であることも多い．

病理組織細胞像

大型で異型性を示すリンパ球様細胞（lymphoid cell）が，種々の臓器の毛細血管内で充満するように増殖することを特徴とする．肝臓では類洞内に浸潤することが多い．形態的には通常のびまん性大細胞型B細胞リンパ腫と同様である．

骨髄穿刺や生検，あるいは皮膚生検で診断される頻度が高いが，これはいずれも脂肪組織内の毛細血管内でリンパ腫細胞が増殖しているためである．そのため，ランダム皮膚生検では真皮のみならず，皮下脂肪組織まできっちりと生検することが，診断精度の向上のために重要である．

IVLBCLは血球貪食症候群を伴うことが多く，その場合はリンパ腫関連血球貪食症候群（lymphoma-associated hemophagocytic syndrome：LAHS）に含まれる．スメアで血球貪食像が認められる場合は，常にLAHSの可能性を念頭に置いて鑑別診断を行う必要がある．なお，骨髄生検やクロット標本では血球貪食像を認識することが困難なことが多い．

時に骨髄において，血管内のみならず血管外での増殖が目立つ症例がみられる．この場合，びまん性大細胞型B細胞リンパ腫の骨髄浸潤との鑑別が問題になるが，臨床像や他臓器の病理所見も合わせて総合的に診断することが重要である．筆者らの経験では，IVLBCLであれば，骨髄で血管外増殖が主体であっても，皮膚生検では血管内増殖を示していることが多い．

免疫染色では，CD20陽性，CD3陰性，CD5陽性/陰性，CD10陰性/陽性で，Ki-67 labeling indexは高率に陽性を示す．CD5は40%程度の症例で陽性を示すとされている．

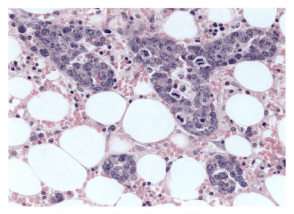

D7-1 血管内大細胞型B細胞リンパ腫（HE染色）

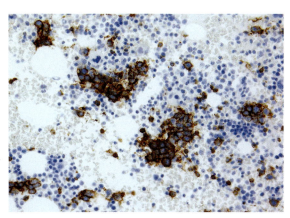

D7-2 血管内大細胞型B細胞リンパ腫（CD20免疫染色）

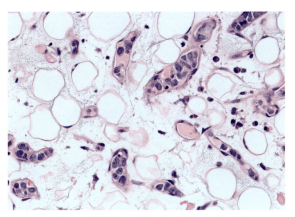

D7-3 血管内大細胞型B細胞リンパ腫（HE染色）

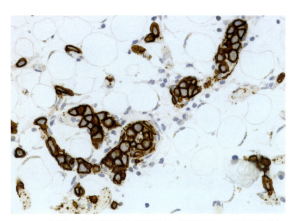

D7-4 血管内大細胞型B細胞リンパ腫（CD20免疫染色）

D7-1　血管内大細胞型B細胞リンパ腫症例の骨髄画像（HE染色）

骨髄の毛細血管内には大型で異型性を示すリンパ球様細胞の増殖を認める．リンパ腫細胞は大型で，核形不整や核分裂像も目立っている．

D7-2　血管内大細胞型B細胞リンパ腫症例の骨髄画像（CD20免疫染色）

血管内を主体にCD20陽性を示すリンパ腫細胞の増殖を認める．しかしながら，血管外にもCD20陽性を示すリンパ腫細胞が散見される．

D7-3　血管内大細胞型B細胞リンパ腫症例の皮膚生検像（HE染色）

皮下脂肪組織の毛細血管内には大型で異型性を示すリンパ球様細胞が充満するように増殖している．皮膚生検では，リンパ腫細胞は皮下脂肪組織の毛細血管内で認められることが多い．

D7-4　血管内大細胞型B細胞リンパ腫症例の皮膚生検像（CD20免疫染色）

血管内のリンパ腫細胞はB細胞マーカーであるCD20に陽性を示している．

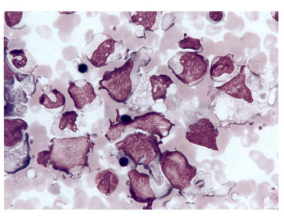

D7-5　血管内大細胞型 B 細胞リンパ腫（MG 染色）

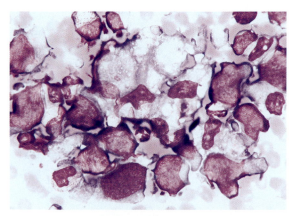

D7-6　血管内大細胞型 B 細胞リンパ腫（MG 染色）

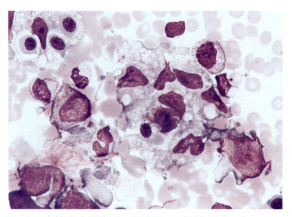

D7-7　血管内大細胞型 B 細胞リンパ腫（MG 染色）

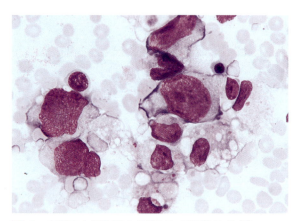

D7-8　血管内大細胞型 B 細胞リンパ腫（MG 染色）

D7-5　血管内大細胞型 B 細胞リンパ腫症例の骨髄画像（MG 染色）

マクロファージの核よりも大型の核を持つ異常リンパ球の集簇を認める．細胞質が断片化した lymphoglandular bodies も認められる．

D7-6　血管内大細胞型 B 細胞リンパ腫症例の骨髄画像（MG 染色）

マクロファージの核よりも大型で，粗剛なクロマチンパターンを示す異常リンパ球を認める．

D7-7　血管内大細胞型 B 細胞リンパ腫症例の骨髄画像（MG 染色）

赤芽球や血小板を貪食するマクロファージとともに，大型の異常リンパ球を認める．全身に明らかな腫瘍形成がなく，このような所見を認めた時は LAHS を疑う根拠となる．

D7-8　血管内大細胞型 B 細胞リンパ腫症例の骨髄画像（MG 染色）

血球貪食マクロファージとともに大型の異常リンパ球を認める．細胞質は弱好塩基性，クロマチンは粗剛状で，大型の核小体も認められる．

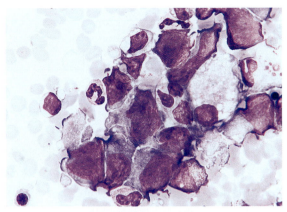
D7-9　血管内大細胞型B細胞リンパ腫（MG染色）

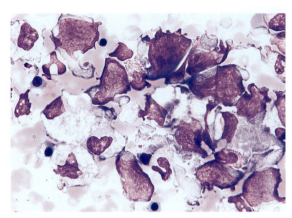
D7-10　血管内大細胞型B細胞リンパ腫（MG染色）

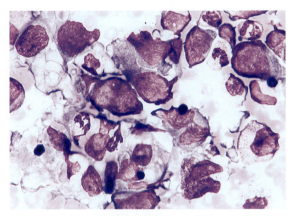
D7-11　血管内大細胞型B細胞リンパ腫（MG染色）

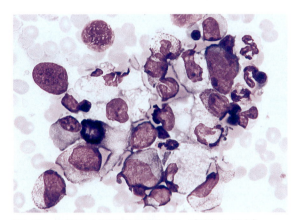
D7-12　血管内大細胞型B細胞リンパ腫（MG染色）

D7-9〜D7-12　血管内大細胞型B細胞リンパ腫症例の骨髄画像（MG染色）

　血球を貪食するマクロファージとともに，赤血球の3〜5倍程度の大型異常リンパ球が出現している．背景には多数のlymphoglandular bodiesが認められる．血管内での増殖が強い症例では，塗抹標本でリンパ腫細胞が確認できないこともしばしばある．

（佐藤康晴・吉野　正）

D 8 未分化大細胞型リンパ腫, ALK 陽性

anaplastic large cell lymphoma, ALK-positive (ALCL, ALK⁺)

定義および疫学

　豊富な細胞質と馬蹄形や腎臓形と称される核を持つ大型のリンパ腫細胞からなる T 細胞リンパ腫で，CD30 の発現および anaplastic lymphoma kinase (*ALK*) 遺伝子の転座による ALK 蛋白の発現を特徴とする．形態的特徴が同じであっても，ALK 蛋白の発現を伴わないものは臨床的に予後が異なることから，「未分化大細胞型リンパ腫, ALK 陰性」として明確に区別されている．

　発生頻度は，成人の非 Hodgkin リンパ腫の 3％程度，小児リンパ腫の 10～20％程度とされており，小児に発症する頻度が高い．

臨床像

　前述のように，小児や若年者での発症頻度が高いリンパ腫である．リンパ節，節外のどちらからも発症し得る．節外臓器では，皮膚，骨軟部，肺，肝臓などにみられる．骨髄への浸潤は 10％程度とされている．白血化はまれであるが，小型のリンパ腫細胞からなる小細胞亜型 (small cell variant) では時に白血化することがある．

　予後については，ALK 陽性例が ALK 陰性例よりも明らかに予後良好であり，5 年生存率は 80％程度である．そのため両者の鑑別は明確に行う必要がある．30％程度の症例で再発するが，化学療法が奏効することが多いとされている．

病理組織細胞像

　リンパ節ではリンパ洞内への浸潤が高頻度に認められ，さらにはリンパ腫細胞が接着性に増殖することから，癌腫の転移との鑑別がしばしば問題となる．リンパ腫細胞は，豊富な細胞質と馬蹄形や腎臓形と表現される核を持つ大型細胞で構成される．時にドーナツ状と表現される核内細胞質封入体や花冠状の核を持つ多核巨細胞もしばしば認められる．このような症例は一般型 (common type) と呼ばれている．しかしながら，小型細胞からなる小細胞亜型も存在し，細胞形態のみでは診断が難しい症例も存在する．

　免疫染色では，CD30，ALK，細胞傷害分子 (TIA-1, granzyme B, perforin など) が陽性を示す．T 細胞リンパ腫ではあるが，多くの症例は CD3 が陰性であるため，CD2，CD4，CD5，CD8 など他の T 細胞抗原を検索する必要がある．

　先に述べたように ALK の発現を確認することは鑑別診断のみならず，予後を推測するためにも必須である．ALK 発現は 2 番染色体上に位置する *ALK* 遺伝子の異常によりもたらされる．代表的な染色体転座は t(2;5) であり，ALCL, ALK⁺ の 80％程度を占めるとされている．

　t(2;5) を有する症例では ALK の免疫染色を行うと核と細胞質に染色される．これに対して t(2;5) 以外の症例では細胞質のみに染色される．このように ALK 免疫染色の染色態度で，染色体転座をある程度推測することが可能である．

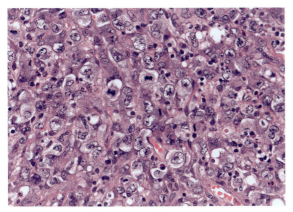

D8-1 未分化大細胞型リンパ腫,ALK 陽性(HE 染色)

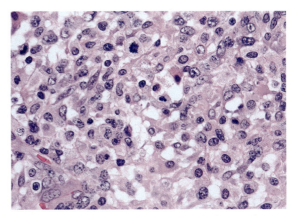

D8-2 未分化大細胞型リンパ腫,ALK 陽性(HE 染色)

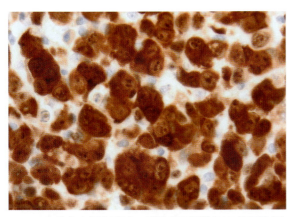

D8-3 未分化大細胞型リンパ腫,ALK 陽性(ALK 免疫染色)

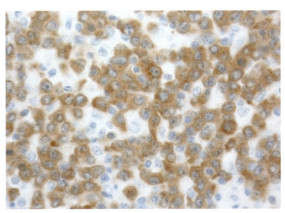

D8-4 未分化大細胞型リンパ腫,ALK 陽性(ALK 免疫染色)

D8-1 未分化大細胞型リンパ腫,ALK 陽性(一般型)症例のリンパ節画像(HE 染色)

大型で異型性を示すリンパ球様細胞(lymphoid cell)のびまん性増殖を認める．リンパ腫細胞は馬蹄形や腎臓形を示し，ドーナツ状と称される核内細胞質封入体も認められる．

D8-2 未分化大細胞型リンパ腫,ALK 陽性(小細胞亜型)症例のリンパ節画像(HE 染色)

組織球の反応増生が強く，リンパ腫細胞も小型であるため診断が難しいが，詳細に観察すると馬蹄形の核が観察される．

D8-3 未分化大細胞型リンパ腫,ALK 陽性(一般型)症例のリンパ節画像(ALK 免疫染色)

核と細胞質に陽性を示しており，この染色パターンから t(2;5)型の ALCL と考えられる．

D8-4 未分化大細胞型リンパ腫,ALK 陽性(一般型)症例のリンパ節画像(ALK 免疫染色)

細胞質のみが陽性を示しており，t(2;5)以外の ALCL であると推測できる．

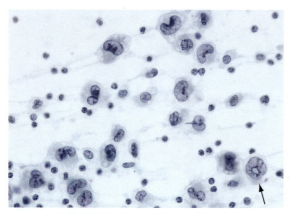

D8-5　未分化大細胞型リンパ腫, ALK 陽性（Papanicolaou 染色）

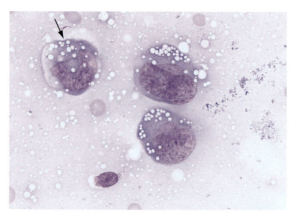

D8-6　未分化大細胞型リンパ腫, ALK 陽性（MG 染色）

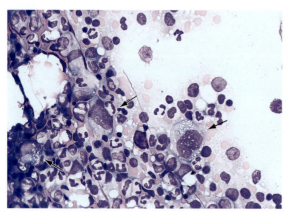

D8-7　未分化大細胞型リンパ腫, ALK 陽性（MG 染色）

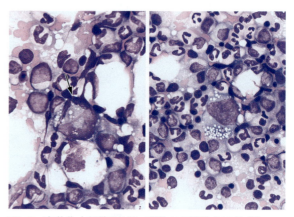

D8-8　未分化大細胞型リンパ腫, ALK 陽性（MG 染色）

D8-5　未分化大細胞型リンパ腫, ALK 陽性（一般型）症例のリンパ節捺印標本（Papanicolaou 染色）

　リンパ腫細胞は馬蹄形や腎臓形を示し，ドーナツ状と称される核内細胞質封入体（→）も認められる．また，リンパ腫細胞同士の接着像も認められる．

D8-6　未分化大細胞型リンパ腫, ALK 陽性（一般型）症例のリンパ節捺印標本（MG 染色）

　細胞質には多数の脂肪空胞があり，ドーナツ状と称される明瞭な核内細胞質封入体も認められる（→）．核内細胞質封入体は，辺縁の一部が核糸のように引き伸ばされた形を呈することが特徴である．

D8-7　未分化大細胞型リンパ腫, ALK 陽性（一般型）症例の骨髄生検捺印標本（MG 染色）

　骨髄造血細胞の中に混じって，細胞質に多数の空胞を持つ大型異常細胞を3個認める（→）．

D8-8　未分化大細胞型リンパ腫, ALK 陽性（一般型）症例の骨髄生検捺印標本（MG 染色）

　左右ともに細胞質に空胞を持つ大型異常細胞を認める．左にはドーナツ状と称される明瞭な核内細胞質封入体を認める．核内細胞質封入体は，辺縁の一部が核糸のように引き伸ばされたような形になっている（→）．この核内細胞質封入体の出現は ALCL, ALK$^+$ を疑う重要な所見となる．

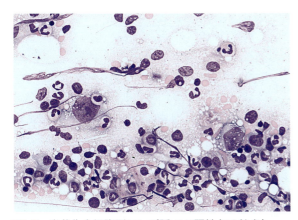

D8-9　未分化大細胞型リンパ腫,ALK 陽性（MG 染色）

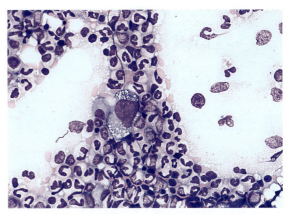

D8-10　未分化大細胞型リンパ腫,ALK 陽性（MG 染色）

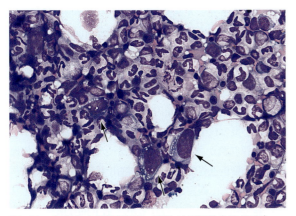

D8-11　未分化大細胞型リンパ腫,ALK 陽性（MG 染色）

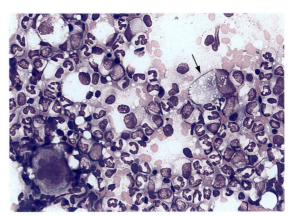

D8-12　未分化大細胞型リンパ腫,ALK 陽性（MG 染色）

D8-9　未分化大細胞型リンパ腫,ALK 陽性（一般型）症例の骨髄生検捺印標本（MG 染色）

　成熟顆粒球の5倍程度の大きさで，細胞質は弱好塩基性を示し，多数の空胞が認められる．左側のリンパ腫細胞では大型の核小体も認められる．

D8-10, D8-11　未分化大細胞型リンパ腫,ALK 陽性（一般型）症例の骨髄生検捺印標本（MG 染色）

　細胞質は好塩基性がやや強く，細胞質には多数の空胞が認められる（D8-11；→）.

D8-12　未分化大細胞型リンパ腫,ALK 陽性（一般型）症例の骨髄生検捺印標本（MG 染色）

　リンパ腫細胞（→）は巨核球とほぼ同じ大きさである．

（佐藤康晴・吉野　正）

9 Burkitt リンパ腫
Burkitt lymphoma

定義および疫学

染色体 8q24 に位置する *MYC* 遺伝子と免疫グロブリン遺伝子の相互転座によって発症する高悪性度 B 細胞性非 Hodgkin リンパ腫である．細胞死を抑制する働きのある *MYC* 遺伝子が転座することにより，その遺伝子産物が過剰発現し腫瘍化すると考えられている．

Burkitt リンパ腫は，流行地型（endemic type；アフリカなど）と非流行地型（sporadic type；日本，欧米など）に分類されている．

発症頻度は，わが国ではリンパ腫全体の 1〜2% 程度であるが，小児リンパ腫に占める割合は 20〜40% と高い．

臨床像

小児と若年成人に多くみられるが，60 歳以上の高齢者にも発症することがある．流行地型と非流行地型とで臨床病理学的特徴が異なる．流行地型は，上顎や下顎の腫瘍で発症することが圧倒的に多く，リンパ節に発症することは非常にまれである．また，リンパ腫細胞に高頻度に Epstein-Barr ウイルス（EBV）の感染が証明される．これに対して非流行地型は，その多くが回盲部，卵巣，後腹膜などの腹腔内腫瘍で発症する．その他に扁桃，リンパ節，骨髄などがある．非流行地型は流行地型とは異なり，EBV はほとんど証明されない．

白血病型で発症するタイプ（ALL；L3）はしばしば中枢神経に浸潤し，aggressive な臨床経過を示す．

先に述べたように，非常に高悪性度のリンパ腫であるため，より強力な高用量多剤併用化学療法を必要とする．予後は，2 年以上寛解が維持できれば再発はまれであり，治癒とみなされる．

病理組織細胞像

組織球の核とほぼ同じ大きさの核と好塩基性の細胞質を持つリンパ腫細胞がびまん性に増殖する．多数の核分裂像やアポトーシスが認められ，その破砕物を貪食したマクロファージ（tingible body macrophage）が多数認められる．このマクロファージが，あたかも夜空に浮かぶ星のようにみえることから星空像（starry sky appearance）と呼ばれている．

リンパ腫細胞の核は類円形もしくは軽度の切れ込みを認め，小型の核小体が数個認められる．好塩基性の細胞質には脂肪滴が認められる．しかしながら MG 染色標本では，染色過程で脂肪成分が溶出するため，打ち抜き状の空胞として観察される．この脂肪空胞は Burkitt リンパ腫で高頻度に認められるが，特異的な所見ではない．増殖スピードの速いリンパ腫細胞でしばしば認められる所見なので，注意する必要がある．

免疫染色では，CD20 陽性，CD3 陰性，CD5 陰性，CD10 陽性，BCL2 陰性，C-MYC 陽性で，Ki-67 labeling index がほぼ 100% に近い陽性率を示すことが特徴である．特に，CD10，BCL2 および Ki-67 labeling index の所見が診断に重要である．

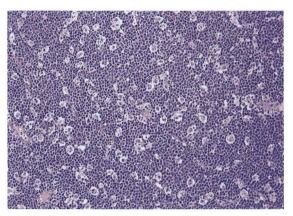

D9-1 Burkitt リンパ腫（HE 染色）

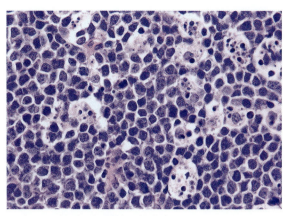

D9-2 Burkitt リンパ腫（HE 染色）

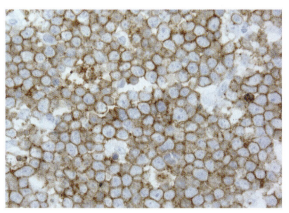

D9-3 Burkitt リンパ腫（CD10 免疫染色）

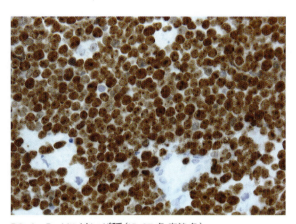

D9-4 Burkitt リンパ腫（Ki-67 免疫染色）

D9-1 Burkitt リンパ腫症例のリンパ節画像（HE 染色）

リンパ節の基本構造は消失し，異型性を示すリンパ球様細胞（lymphoid cell）のびまん性増殖を認める．核破砕物（アポトーシス小体）を貪食したマクロファージ（tingible body macrophage）がリンパ腫細胞の中に介在し，星空像を呈している．

D9-2 Burkitt リンパ腫症例のリンパ節画像（HE 染色）

リンパ腫細胞は組織球の核と比較して同大から小型で，数個の核小体を認める．また，tingible body macrophage も認められる．

D9-3 Burkitt リンパ腫症例のリンパ節画像（CD10 免疫染色）

Burkitt リンパ腫は胚中心を発生母地としているため，リンパ腫細胞は CD10 に陽性を示す．

D9-4 Burkitt リンパ腫症例のリンパ節画像（Ki-67 免疫染色）

Ki-67 免疫染色では，ほぼ全てのリンパ腫細胞は核内に陽性を示している．この所見は Burkitt リンパ腫を診断する上で非常に重要である．

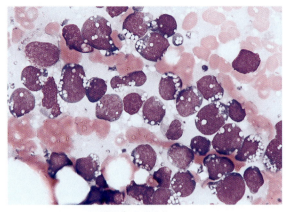

D9-5　Burkittリンパ腫(MG染色)

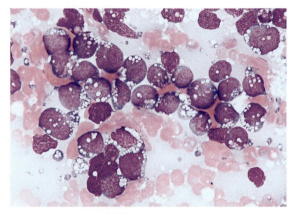

D9-6　Burkittリンパ腫(MG染色)

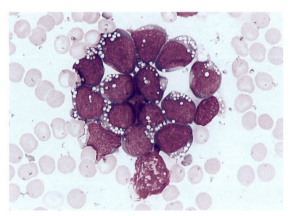

D9-7　Burkittリンパ腫(MG染色)

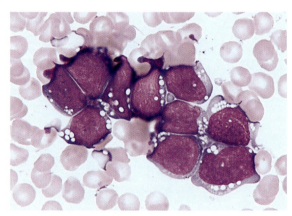

D9-8　Burkittリンパ腫(MG染色)

D9-5　Burkittリンパ腫症例の骨髄画像(MG染色)
　N/C比の大きい異常リンパ球が多数出現している．細胞質は好塩基性が強く，打ち抜き状の空胞が多数認められる．

D9-6　Burkittリンパ腫症例の骨髄画像(MG染色)
　リンパ腫細胞はびまん性大細胞型B細胞リンパ腫よりもやや小さく，赤血球の2～3倍程度の大きさである．細胞質が断片化する所見(lymphoglandular bodies)も認められる．

D9-7　Burkittリンパ腫症例の骨髄画像(MG染色)
　細胞質の好塩基性が強く，核は類円形から軽度不整を認める．

D9-8　Burkittリンパ腫症例の骨髄画像(MG染色)
　クロマチンは他のリンパ腫に比べて繊細で，細胞質内空胞も他のリンパ腫よりも大きい傾向にある．N/C比は非常に大きく，核形不整は軽度，核小体は数個認められ，芽球様の形態を示す．また，lymphoglandular bodiesも認められ，リンパ球系細胞であることが示唆される．

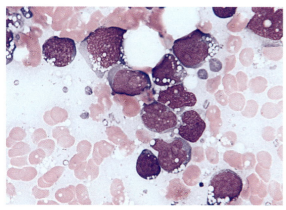

D9-9 Burkittリンパ腫（MG染色）

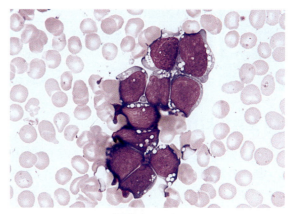

D9-10 Burkittリンパ腫（MG染色）

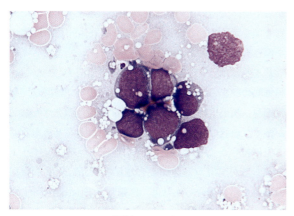

D9-11 Burkittリンパ腫（MG染色）

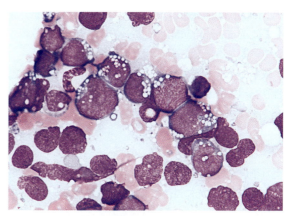

D9-12 Burkittリンパ腫（MG染色）

D9-9～D9-12　Burkittリンパ腫症例の骨髄画像（MG染色）
　赤血球の3倍程度の大きさで，細胞質は好塩基性を示し，多数の打ち抜き状の空胞が認められる．背景にはlymphoglandular bodiesも認められる．

（佐藤康晴・榊原佳奈枝・吉野　正）

D リンパ系腫瘍
10 末梢性T細胞リンパ腫,非特定型
peripheral T-cell lymphoma, not otherwise specified (PTCL, NOS)

定義および疫学

成熟B細胞腫瘍におけるびまん性大細胞型B細胞リンパ腫,非特定型と同様に,除外診断的に分類される成熟T細胞腫瘍である.しかしながら,WHO 2017では,CD10, BCL6, PD1, CXCL13などのT-follicular helperの細胞表面抗原を発現するタイプを明確に区別しており,nodal peripheral T-cell lymphoma with T-follicular helper phenotype, follicular T-cell lymphoma もしくは angioimmunoblastic T-cell lymphoma に分類されている.

成熟T/NK細胞腫瘍の中で最も発生頻度が高く,悪性リンパ腫全体の6%程度を占めている.若年発症は極めてまれであり,中高年の男性に多くみられる.

臨床像

月単位で病勢が進行する中〜高悪性度リンパ腫に分類されているが,先に述べたように除外診断的に分類されているため,臨床的にも多様なものを含んでいる.

通常はリンパ節腫脹で発症する.限局性のリンパ節腫脹は非常にまれであり,全身リンパ節腫脹を来すことが多い.リンパ節腫脹もB細胞リンパ腫とは異なり,小さなリンパ節腫脹(1〜1.5 cm程度)であることが多い.LDHは悪性度によってその程度は様々であるが,高値を示すことが多い.sIL-2RもB細胞リンパ腫とは異なり,数千単位で高値を示すことが多い.

PTCL, NOSは,その遺伝子プロファイリングから*GATA3*を発現するもの,*TBX21*を発現するもの,cytotoxic geneを発現するもの,と少なくとも3タイプに分類されており,cytotoxic geneを発現するものは発現しないものより予後不良とされている.

一般的には,B細胞リンパ腫よりも予後不良であり,5年生存率は20〜30%程度とされている.

病理組織細胞像

除外診断的な疾患単位であるため,形態学的および生物学的にも多彩である.腫瘍細胞の大きさは小型なものから中型,大型のもの,また均一な形態を示すものや多彩な像を示すものなどの他,時にHodgkin様の巨細胞を伴うものなどもある.

基本的には,リンパ組織の基本構造は消失し,リンパ腫細胞のびまん性増殖を特徴とする.また,好酸球,形質細胞,類上皮細胞など多彩な炎症細胞浸潤を伴うことが多く,血管の増生もしばしば認められることもある.

先に述べたようにHodgkin細胞様の巨細胞を伴うこともあるが,リンパ腫細胞そのものがHodgkin細胞様の形態を示す場合もあれば,B細胞にEpstein-Barrウイルス(EBV)が感染してHodgkin細胞に類似した巨細胞が出現することもある.

一般的に,T細胞リンパ腫では立体的な核形不整や切れ込みを特徴とするが,絶対的な所見ではなく,細胞形態のみでは鑑別が困難なことが多い.また,骨髄への浸潤が微小病変の場合は,細胞形態のみでは検出困難なことが多い.そのため,フローサイトメトリーによる細胞表面抗原の発現異常の確認が重要である.通常,正常のT細胞はCD2, CD3, CD5, CD7を均等に発現しているが,T細胞リンパ腫ではしばしばCD2, CD3, CD5, CD7のいずれかの発現を欠いていることがあり,T細胞リンパ腫を疑う重要な所見となる.

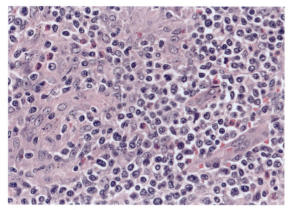
D10-1　末梢性T細胞リンパ腫,非特定型(HE染色)

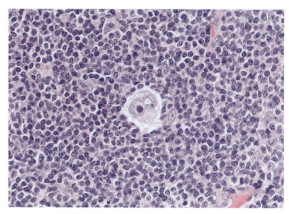
D10-2　末梢性T細胞リンパ腫,非特定型(HE染色)

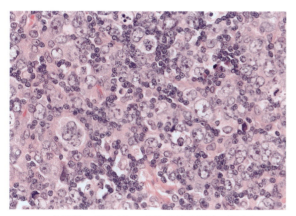
D10-3　末梢性T細胞リンパ腫,非特定型(HE染色)

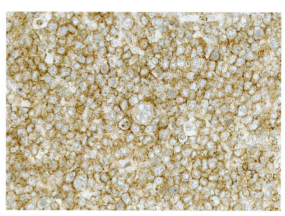
D10-4　末梢性T細胞リンパ腫,非特定型(CD3免疫染色)

D10-1　末梢性T細胞リンパ腫,非特定型症例のリンパ節画像(HE染色)

血管増生，類上皮細胞および好酸球浸潤など多彩な炎症性背景に，小型から中型で異型性を示すリンパ球様細胞(lymphoid cell)の増殖を認める．T細胞リンパ腫ではしばしば多彩な炎症反応を伴うことが多い．

D10-2　末梢性T細胞リンパ腫,非特定型症例のリンパ節画像(HE染色)

写真中央にはReed-Sternberg細胞に類似した巨細胞を認める．しかしながら本例は，背景の小型から中型の細胞がリンパ腫細胞であり，Reed-Sternberg細胞に類似した巨細胞は，B細胞にEBVが感染して大型化したものである．

D10-3　末梢性T細胞リンパ腫,非特定型症例のリンパ節画像(HE染色)

中型から大型のリンパ腫細胞とともに多核の多型巨細胞も認められ，多彩な像を示している．これらは全てT細胞由来のリンパ腫細胞である．

D10-4　末梢性T細胞リンパ腫,非特定型症例のリンパ節画像(CD3免疫染色)

リンパ腫細胞は，T細胞マーカーであるCD3に陽性を示している．

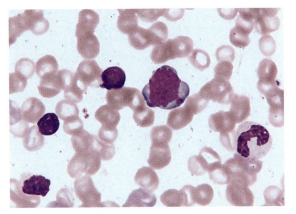

D10-5　末梢性T細胞リンパ腫,非特定型(MG染色)

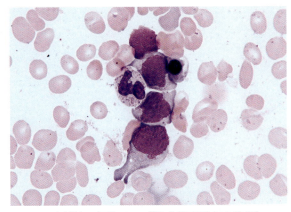

D10-6　末梢性T細胞リンパ腫,非特定型(MG染色)

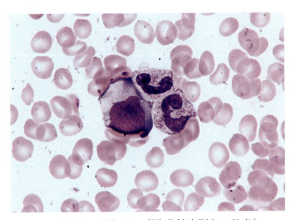

D10-7　末梢性T細胞リンパ腫,非特定型(MG染色)

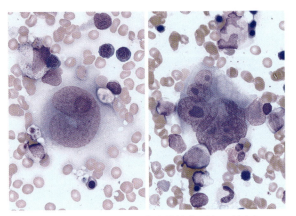

D10-8　末梢性T細胞リンパ腫,非特定型(MG染色)

D10-5　末梢性T細胞リンパ腫,非特定型症例の骨髄画像(MG染色)

赤血球の2倍程度の大きさの異常リンパ球で，細胞質は好塩基性に強く染色されている．PTCLでは浸潤しているリンパ腫細胞の異型性が弱く，細胞数も少ないため，診断が困難なことが多い．

D10-6　末梢性T細胞リンパ腫,非特定型症例の骨髄画像(MG染色)

細胞質辺縁が好塩基性に強く染色される細胞が単調に出現している．

D10-7　末梢性T細胞リンパ腫,非特定型症例の骨髄画像(MG染色)

顆粒球の2倍程度の大きさの異常リンパ球が10％程度出現していた．本例は臨床経過に加えて，フローサイトメトリーでCD3の欠失とCD5の発現低下が認められたことから，PTCLの骨髄浸潤という診断に至った．

D10-8　末梢性T細胞リンパ腫,非特定型症例の骨髄画像(MG染色)

中型から小型のリンパ腫細胞のことが多いが，時に大型のリンパ腫細胞が出現することがある．古典的Hodgkinリンパ腫でみられるようなHodgkinもしくはReed-Sternberg細胞に類似した細胞の浸潤を認める．成人T細胞白血病／リンパ腫でこのような巨細胞が浸潤することもあるが，本例はHTLV-1が陰性であり，リンパ節生検でPTCLと診断された．

10　末梢性T細胞リンパ腫,非特定型

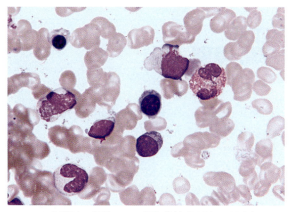

D10-9　末梢性T細胞リンパ腫,非特定型(MG染色)

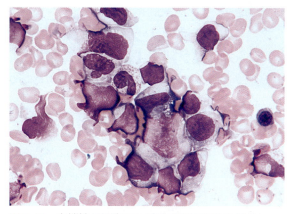

D10-10　末梢性T細胞リンパ腫,非特定型(MG染色)

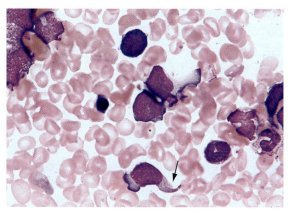

D10-11　末梢性T細胞リンパ腫,非特定型(MG染色)

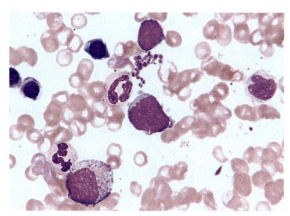

D10-12　末梢性T細胞リンパ腫,非特定型(MG染色)

D10-9　末梢性T細胞リンパ腫,非特定型症例の骨髄画像(MG染色)

好酸球とほぼ同じ大きさで,細胞質は弱好塩基性で核の偏在傾向がみられる.核には不整が認められる.

D10-10　末梢性T細胞リンパ腫,非特定型症例の骨髄画像(MG染色)

赤血球の2〜3倍程度の大きさで,比較的豊富な細胞質を有している.

D10-11　末梢性T細胞リンパ腫,非特定型症例の骨髄画像(MG染色)

細胞質は弱好塩基性で,尾状(tail-like)の細胞質を有している(→).

D10-12　末梢性T細胞リンパ腫,非特定型症例の骨髄画像(MG染色)

成熟顆粒球とほぼ同じ大きさである.細胞質は好塩基性で,N/C比は比較的大きい.

(佐藤康晴・吉野　正)

11 アグレッシブ NK 細胞白血病
節外性 NK/T 細胞リンパ腫, 鼻型

aggressive NK-cell leukemia (ANKL), extranodal NK/T-cell lymphoma, nasal type (ENKTL)

■ 定義および疫学

ANKLは，成熟型のNK細胞に由来すると考えられている超高悪性度腫瘍である．骨髄，末梢血，肝臓，脾臓など広範囲に浸潤し，白血病の病態を示す．ほぼ全ての症例で腫瘍細胞にEBVが証明される．

極めてまれな腫瘍であり，わが国での頻度は1％未満とされている．欧米諸国よりもわが国をはじめとするアジア諸国に多い．10代から若年成人に多くみられ，男性に多い傾向がある．

節外性NK/T細胞リンパ腫，鼻型（extranodal NK-/T-cell lymphoma, nasal type：ENKTL）も，ANKLと同様にNK細胞由来の腫瘍と考えられており，EBVが証明される．また，欧米諸国よりもわが国をはじめとするアジア諸国に多く発症する傾向がある．

ENKTLはそのほとんどが節外臓器に好発し，鼻腔に病変を形成することが多い．リンパ節を原発とすることは極めてまれである．わが国における発生頻度はANKLよりは高く，2～3％とされている．

■ 臨床像

ANKLは，ほとんどの症例で発熱，全身倦怠感，体重減少，肝脾腫などがみられるが，リンパ節や皮膚への浸潤はまれである．血球貪食症候群を伴うことが多いため，高度の貧血，白血球減少ならびに血小板減少を来すことが多い．多くは急激な経過で死に至るため，生存中央値は2ヵ月以内である．

白血病の病態を示すものの，末梢血や骨髄中の腫瘍細胞数は多いものから少ないものまで様々である．特に，腫瘍細胞数が少ないものは見落とす可能性があるため注意する必要がある．先に述べたように，多くの症例で血球貪食症候群を伴うため，血球貪食像が目立つ症例ではNK細胞腫瘍によるリンパ腫関連血球貪食症候群（lymphoma-associated hemophagocytic syndrome：LAHS）も念頭に置いて，詳細に観察することが重要である．

通常，NK細胞に由来する腫瘍はTCR遺伝子の再構成が認められないため，clonalityの証明にはEBVのterminal repeatにおけるmonoclonalityをSouthern blot解析で検索する方法が有効である．

患者の中には，慢性活動性EBV感染症（chronic active EBV infection：CAEBV）と考えられる病態からANKLに進展してくる例も存在する．

ENKTLは，大部分が鼻腔に発生するが，上気道，肺，皮膚，消化管，精巣などにも発生する．鼻腔や皮膚などに発症する例では，広範囲な壊死を伴うことが多い．そのため，鼻腔原発例では鼻出血を来すことも多い．時に壊死が強い例では，進行性鼻壊疽と呼ばれる病態になることもある．

限局期症例（病期ⅠもしくはⅡ）では，化学療法や放射線療法で良好な経過をたどることもあるが，進行例（病期ⅢもしくはⅣ）では予後不良であり，しばしば血球貪食症候群を合併することもある．

なお，ENKTLの白血化した症例では，時にANKLと臨床的および病理学的に明確に区別できない症例が存在することがある．

■ 病理組織細胞像

ANKLは，病理検体として提出される材料の多くは骨髄もしくは肝生検である．骨髄では，腫瘍細胞数が多い例では比較的容易に診断可能であるが，腫瘍細胞数の少ない例では，HE染色標本のみで腫瘍細胞を認識することは困難なことが多い．

一般的に骨髄では過形成髄を示し，血球貪食像を伴っていることが多い．ただし，血球貪食細胞が少ない場合では，HE染色標本でそれを認識することは困難なことが多い．腫瘍細胞は中型から大型で，核形不整が目立っていることが多い．特に，cucumber cellと称される，キュウリのように細長く，立体的不整形核を持つリンパ腫細胞が特徴である．なお，NK細胞腫瘍に特徴とされるアズール顆粒は，病理組織標本（HE染色標本）で観察することはできない．

アズール顆粒の観察は，スメアでのGiemsa染色標本が適しており，その存在は鑑別診断する上で非常に有用な所見となる．その特徴として，NK細胞腫瘍に認められるアズール顆粒は，perforinやgranzyme Bなどの

細胞傷害性蛋白であるため，Golgi 装置に一致してみられることが多い．また，大小不同性の強い顆粒である点も特徴的である．この所見は，myeloid 系腫瘍にみられるような MPO に由来するアズール顆粒とは異なっている．

免疫染色では，CD20 や CD19 などの B 細胞性マーカーは全て陰性で，CD3 陽性，CD5 陰性，CD7 陰性，CD56 陽性，細胞傷害性蛋白陽性を示し，腫瘍細胞に EBV が陽性を示す．なお，免疫染色の CD3 では cytoplasmic CD3 をみているため腫瘍細胞は陽性を示すが，フローサイトメトリーでは surface CD3 をみているため陰性となり，両者の結果に乖離があるので注意する必要がある．

ENKTL は，しばしば血管中心性あるいは血管破壊性に増殖することを特徴とする．そのため，広範囲な壊死を伴うことが多い．腫瘍細胞は多彩で，小型から大型まで様々であるが，ANKL と同様に cucumber cell もしばしば認められる．なお，Giemsa 染色標本による細胞所見や免疫染色所見は ANKL とほぼ同じであるため，ここでは割愛する．

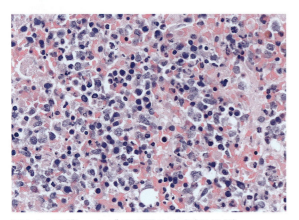

D11-1 アグレッシブ NK 細胞白血病（HE 染色）

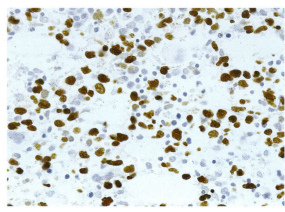

D11-2 アグレッシブ NK 細胞白血病（EBER *in situ* hybridization）

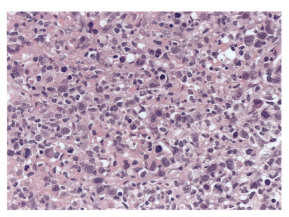

D11-3 アグレッシブ NK 細胞白血病（HE 染色）

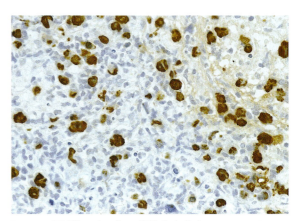

D11-4 アグレッシブ NK 細胞白血病（EBER *in situ* hybridization）

D11-1　アグレッシブ NK 細胞白血病症例の骨髄画像（HE 染色）

骨髄は過形成髄を示し，中型から大型で異型性を示すリンパ球様細胞（lymphoid cell）の増殖を認める．cucumber cell と称される細長い細胞も認められる．血球貪食細胞も散見される．

D11-2　アグレッシブ NK 細胞白血病症例の骨髄画像（EBER *in situ* hybridization）

リンパ腫細胞の核に一致して Epstein-Barr encoding region（EBER）*in situ* hybridization が陽性を示しており，EBV が陽性であることがわかる．また，一部の陽性細胞の核が細長い"キュウリ状"を示している．

D11-3　アグレッシブ NK 細胞白血病症例の肝臓画像（HE 染色）

通常，肝臓では類洞内での増殖を示すが，本例では正常肝組織を破壊性に浸潤・増殖していた．

D11-4　アグレッシブ NK 細胞白血病症例の肝臓画像（EBER *in situ* hybridization）

リンパ腫細胞の核に一致して EBER *in situ* hybridization が陽性を認める．核の大きさは様々であり，顕著な核形不整が認められる．

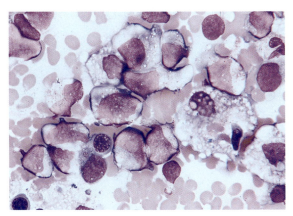

D11-5 アグレッシブ NK 細胞白血病（MG 染色）

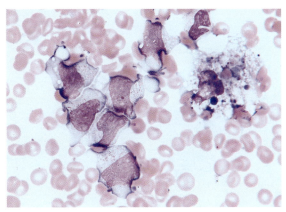

D11-6 アグレッシブ NK 細胞白血病（MG 染色）

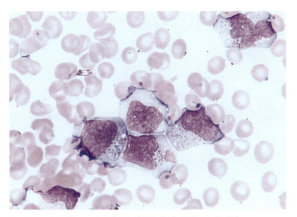

D11-7 アグレッシブ NK 細胞白血病（MG 染色）

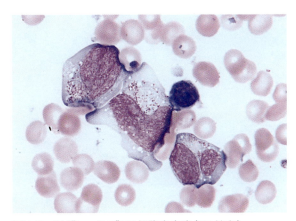

D11-8 アグレッシブ NK 細胞白血病（MG 染色）

D11-5　アグレッシブ NK 細胞白血病症例の骨髄画像（MG 染色）

弱好塩基性の豊富な細胞質を持つ異常リンパ球が多数出現しており，血球を貪食したマクロファージも認められる．

D11-6　アグレッシブ NK 細胞白血病症例の骨髄画像（MG 染色）

lymphoglandular bodies が認められ，リンパ球系の異常細胞であることがわかる．

D11-7　アグレッシブ NK 細胞白血病症例の骨髄画像（MG 染色）

クロマチンは粗剛で，核小体は数個認められる．細胞質の Golgi 領域に大小不同を示すアズール顆粒の集簇を認める．

D11-8　アグレッシブ NK 細胞白血病症例の骨髄画像（MG 染色）

アズール顆粒は Golgi 領域に集まっており，顆粒の大小不同も認められる．NK 細胞腫瘍の特徴を示している．

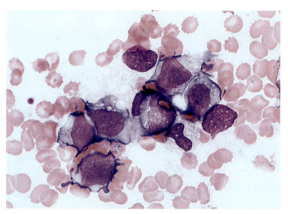

D11-9　アグレッシブ NK 細胞白血病（MG 染色）

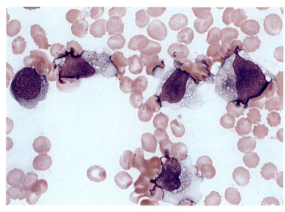

D11-10　アグレッシブ NK 細胞白血病（MG 染色）

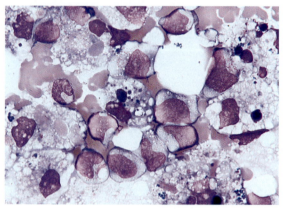

D11-11　アグレッシブ NK 細胞白血病（MG 染色）

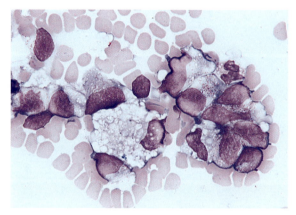

D11-12　アグレッシブ NK 細胞白血病（MG 染色）

D11-9, D11-10 アグレッシブ NK 細胞白血病症例の骨髄画像（MG 染色）

赤血球の 3〜5 倍程度の大きさで，細胞質は弱好塩基性を示している．細胞質内にはアズール顆粒も認められる．

D11-11, D11-12 アグレッシブ NK 細胞白血病症例の骨髄画像（MG 染色）

多数の血球を貪食するマクロファージとともに，主に細胞質内の Golgi 領域にアズール顆粒を持つ異常リンパ球を認める．

（佐藤康晴・榊原佳奈枝・吉野　正）

D リンパ系腫瘍

12 成人 T 細胞白血病 / リンパ腫
adult T-cell leukemia/lymphoma (ATLL)

HTLV-1 感染と ATLL の診断

ATLL の疾患概念は 1977 年に高月らによって提唱され，その後ヒトレトロウイルス［ヒト T リンパ球向性ウイルス I 型（human T-lymphotropic virus type-I：HTLV-1）］が同定された．WHO 分類では mature T- and NK-cell neoplasms に分類されており，HTLV-1 によって引き起こされる，高度の核異型を伴ったリンパ球からなる末梢性 T 細胞腫瘍と定義されている．その予後は極めて不良な部類に入る難治性の白血病・リンパ腫である．他の多くの白血病と異なり，ATLL を規定する染色体異常や遺伝子異常はなく，いずれの異常も症例ごとに多様である．HTLV-1 はウイルス粒子中に 2 コピーの RNA を遺伝子として持ち，感染細胞が標的細胞（主に T 細胞）に直接接触して細胞へ侵入する．逆転写酵素によって DNA に変換され，宿主細胞のゲノムの任意の部位に取り込まれる．この状態をプロウイルスと呼び，細胞分裂後も細胞性遺伝子と同様に維持される．結果，宿主はキャリアとなる．主に母子感染成立後，ウイルス遺伝子が持つ種々の作用が腫瘍化に作用し，数十年を経て数％のキャリアが ATLL を発症するが，そのメカニズムは十分には解明されていない．このような特徴を踏まえると，①抗 HTLV-1 抗体陽性，②末梢血リンパ球の増加（あるいはリンパ節腫大），③プロウイルス量増加，④末梢血リンパ球の特徴的な形態，⑤ T 細胞系の細胞表面抗原，⑥ HTLV-1 Southern blot 解析によって感染細胞のモノクローナルな増殖を証明することが診断に必要である．しかし，これら全ての検査を行うことは現実的ではなく，診断基準も定められていない．日常臨床においては，キャリアが末梢性 T 細胞腫瘍を発症していることで ATLL 診断としている．

ATLL の病型分類

予後因子解析と臨床病態の特徴から急性型，リンパ腫型，慢性型，くすぶり型の 4 臨床病型に分類されている．詳細は『造血器腫瘍診療ガイドライン』（日本血液学会）などを参照されたい．

病型は ATLL 診断後に，くすぶり型，慢性型，リンパ腫型の順に鑑別され，典型的な白血病型の含まれる急性型は除外診断による．病型分類の，形態に関連する部分を抜粋すると表1のようになる．

まず，リンパ球数 4,000/μL が境界である．次に，異常リンパ球（abnormal lymphocyte）が 5％以上であるか判断が求められる．リンパ節病変などがなく，リンパ球数が 4,000/μL 未満で異常リンパ球が 5％未満であれば，キャリアの可能性が高い．一方，5％以上ではくすぶり型の可能性があり，その場合は ATLL の範疇となる．よって病型分類でありながら，診断にも直結する重要な境界である．血球計数装置では ATL 細胞を検出できないことも多く，塗抹標本の目視による異常リンパ球の形態診断が必要となる．

ATL 細胞の形態的特徴

ATLL では flower cell を主体としたリンパ球増加がみられるとされるが，flower cell の厳密な定義はない．典型的な flower cell の出現する ATLL 症例は 20％程度である．急性型以外のくすぶり型や慢性型で認められてもよく，リンパ腫型では認めないとされる（表1）．リンパ腫型を疑う症例であっても flower cell が認められる場合は，慢性型や急性型を考慮する．白血病様の急性

表1 ATLL臨床病型の診断基準(抜粋)

評価項目	くすぶり型	慢性型	リンパ腫型	急性型
リンパ球数($\times 10^3/mm^3$)	< 4	≧ 4	< 4	
異常リンパ球数	≧ 5%	+	≦ 1%	+
flower cell	*	*	no	+

＊：ATLLに特徴的なflower cellが認められてもよい.　　　　　（文献1）より引用改変）

型症例であっても明らかなflower cellが大部分とは限らず，種々の形態異常を伴う異常リンパ球も多い．ATLL集積地域では異常リンパ球とはすなわちATL細胞と理解されていることが多いが，一般に異常リンパ球とは腫瘍性リンパ球のことであり，元来「分化異常を伴う単クローン性増殖」である．細胞質，クロマチン，核構造，核小体などに共通所見を有する細胞が増加する．しかし，特に急性型ATLLにおける異常リンパ球は，単クローン性増殖にもかかわらず形態は単一ではなく多種多様である．目視による形態診断では，多彩な異常リンパ球を捉えることが重要となる．本項では，主に末梢血に多彩な異常リンパ球が出現する急性型の形態を示す．

本稿の作成に当たっては，長崎大学病院血液内科・今泉芳孝先生から多大なご助力を賜った．

● 文　献

1) Shimoyama, M. et al.：Diagnostic criteria and classification of clinical subtypes of adult T-cell leukemia-lymphoma. Br J Haematol 79：428-437, 1991

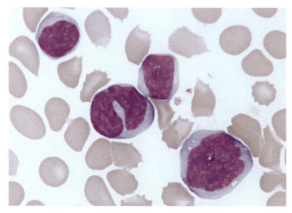

D12-1 成人T細胞白血病/リンパ腫(MG染色)

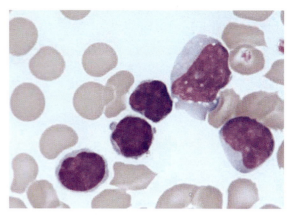

D12-2 成人T細胞白血病/リンパ腫(MG染色)

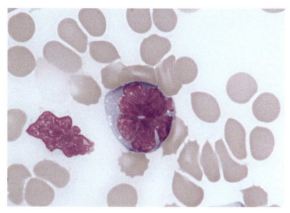

D12-3 成人T細胞白血病/リンパ腫(MG染色)

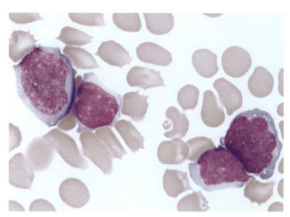

D12-4 成人T細胞白血病/リンパ腫(MG染色)

D12-1～D12-4　成人T細胞白血病/リンパ腫症例1の末梢血画像(MG染色)

慢性型から急性転化した急性型．急性転化した際の末梢血の1枚の標本に認められたATL細胞で多彩な形態を示す．本症例では明らかなflower cellは30%前後で，他の細胞は種々の形態異常を伴う異常リンパ球であった．WBC $63.3×10^3/\mu L$（Ly 3%, Ab-Ly 86%），sIL-2R 181,535 U/mL，抗HTLV-1抗体>45.0，HTLV-1プロウイルス量（慢性時）68.7 copies/100 cells，末梢血細胞表面抗原；CD3 94.1%, CD4 95.2%, CD8 2.3%, HLA-DR 35.6 %, CD25 65.2 %, CD7 11.7 %, CCR4 82.5 %, CD26 0.3 %, TSLC1 90.3 %. HTLV-1のSouthern blot解析では1本のモノクローナルバンドを認めた．

D12-1では中央に核のくびれた異常細胞を認める．5時方向の細胞は赤血球の2倍以上，細胞質は広く，やや塩基性，一部に空胞を認める．核は単球様形態を呈し，クロマチンはやや濃縮している．

D12-2ではN/C比は大，細胞質は少なく，核に切れ込みのある小型の細胞を3個認める．クロマチンの濃染はこのような細胞の特徴である．

D12-3では中央にflower cellを認める．9時方向にはGumprechtの核影が認められる．

D12-4では9時方向の細胞は芽球様であり，著明な核小体を認める．3時方向の細胞は中型のflower cellである．

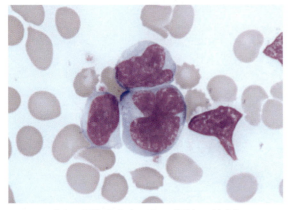

D12-5　成人T細胞白血病/リンパ腫（MG染色）

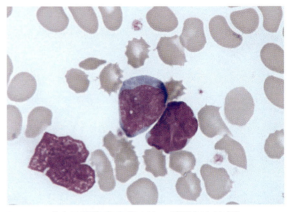

D12-6　成人T細胞白血病/リンパ腫（MG染色）

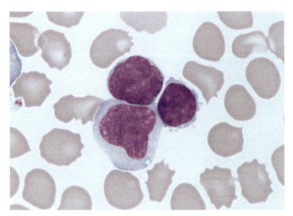

D12-7　成人T細胞白血病/リンパ腫（MG染色）

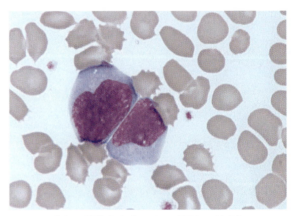

D12-8　成人T細胞白血病/リンパ腫（MG染色）

D12-5～D12-8　成人T細胞白血病/リンパ腫症例1の末梢血画像（MG染色）

　D12-5では中央にflower cellを認める．

　D12-6では中央にflower cell様の細胞を認める．細胞質の塩基性は強く，一部に空胞を認める．右隣にやや小型のflower cellを認める．8時方向にはGumprechtの核影が認められる．

　D12-7の上方の細胞はflower cellの範疇である．下方の細胞は反応性リンパ球を思わせる形態である．右側の細胞はやや小型で，クロマチンの濃染が認められる．3個とも異常細胞である．

　D12-8の9時方向の細胞は反応性リンパ球を思わせる形態を示すが，いずれも異常細胞である．

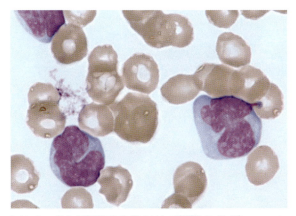

D12-9　成人T細胞白血病/リンパ腫(MG染色)

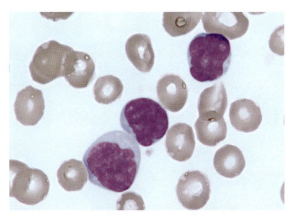

D12-10　成人T細胞白血病/リンパ腫(MG染色)

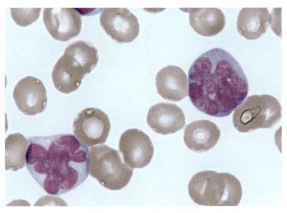

D12-11　成人T細胞白血病/リンパ腫(MG染色)

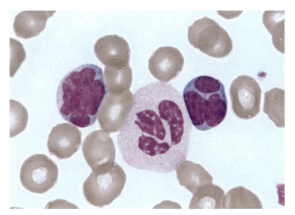

D12-12　成人T細胞白血病/リンパ腫(MG染色)

D12-9～D12-12　成人T細胞白血病/リンパ腫症例2の末梢血画像(MG染色)

慢性型から急性転化した急性型．末梢血の1枚の標本に認められたATL細胞である．本症例では，様々な形態を呈するflower cellが多く認められた．WBC 226.0×10^3/μL(Ab-Ly 89%)，sIL-2R 84,000 U/mL，抗HTLV-1>45.0，HTLV-1プロウイルス量 69.3 copies/100 cells，細胞表面抗原；CD3 99.1%，CD4 98.4%，CD8 0.3%，HLA-DR 11.6 %，CD25 60.7 %，CD7 0.9%，CCR4 97.5%，CD26 0.2%，TSLC1 99.0 %．HTLV-1のSouthern blot解析にて2本のモノクローナルバンドを認めた．

D12-9は2細胞ともに形態の異なるflower cell．9時方向の細胞は深い切れ込みを持つ．いずれも細胞質の塩基性が強い．

D12-10では比較的小型の細胞を3個認める．クロマチンの濃染が認められる．いずれも異常細胞である．

D12-11では，2細胞ともに形態の異なるflower cell．7時方向の細胞の核はねじれが強い．

D12-12では，2細胞ともに形態の異なるflower cell．3時方向の細胞は3分葉である．いずれも細胞質の塩基性が強い．

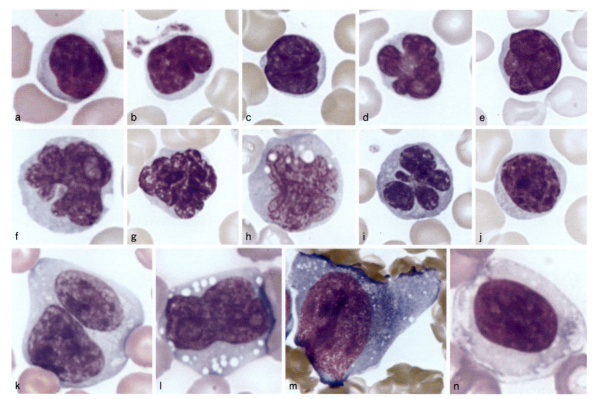

D12-13 成人T細胞白血病/リンパ腫(MG染色)

D12-13 成人T細胞白血病/リンパ腫症例の末梢血画像(MG染色)

様々な症例の標本にみられた多彩なATL細胞の形態異常である．クロマチンの濃染や軽度の核不整は，血球計数装置で異常細胞として検出されないことも多い．抗HTLV-1抗体陽性が判明した後に再検し，異常リンパ球と捉え直した例を示す．クロマチンが濃染しているもの，核の一部に切れ込みを持つものがみられる(a〜c)．flower cellにも多様な形態が認められる．核の切れ込みが軽度なものから2核状や分葉状のものまで多彩である(d〜i)．細胞質にアズール顆粒を持つものもある(j)．大型で細胞質に空胞を持つもの(h, k, l)，2核のもの(k)，塩基性の増強が強いもの(l, m)，Burkittリンパ腫様形態を示すもの(m)，ヘアリー細胞白血病を思わせる形態を示すもの(n)などがある．

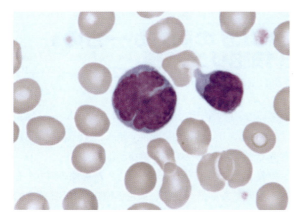

D12-14　成人T細胞白血病/リンパ腫(MG染色)

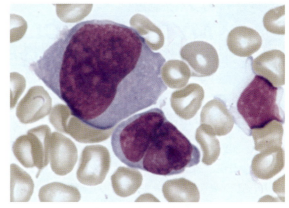

D12-15　成人T細胞白血病/リンパ腫(MG染色)

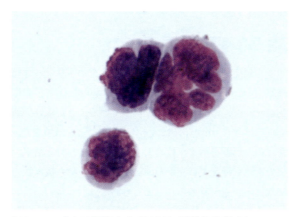

D12-16　成人T細胞白血病/リンパ腫(MG染色)

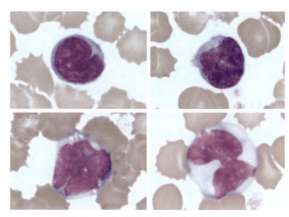

D12-17　健常人のATL様細胞(MG染色)

D12-14〜D12-16　成人T細胞白血病/リンパ腫症例3の末梢血(14)，骨髄(15)，脳脊髄液(16)画像(MG染色)

多臓器浸潤にて急性型の診断となった同一症例における様々な検体のATL細胞である．WBC 14.5×10³/μL (Ly 8%, Ab-Ly 58%)，sIL-2R 111,278 U/mL，抗HTLV-1抗体>45.0，HTLV-1プロウイルス量 43.8 copies/100 cells，細胞表面抗原；CD3 88.3%，CD4 91.6%，CD8 3.7%，HLA-DR 8.0%，CD25 85.2%，CD7 6.7%，CCR4 91.0%，CD26 3.6%，TSLC1 89.7%．HTLV-1のSouthern blot解析にて1本のモノクローナルバンドを認めた．

D12-14では中央にやや小型のflower cellがみられる．3時方向の細胞は小型で核に切れ込みがあり，クロマチンは濃染している．

D12-15では，大型で細胞質の塩基性の強い細胞とflower cellが認められる．

D12-16では，中央右側の細胞は大型で明らかなflower cellである．左側の2個の細胞は小型〜中型で核に切れ込みがあり，クロマチンは濃染している．

D12-17　健常人の末梢血画像(MG染色)

EDTA-2K採血管にて採血後，72時間経過して作製した標本に認められたATL様細胞である．このように，抗凝固薬入りの採血管で採血後，長時間経過した検体では，健常人においても形態的にflower cellに近い核の切れ込みと変形を伴う細胞が観察されることがあるが，アーチファクトである．採血後できるだけ速やかに塗抹標本を作製するべきである．　　　（長谷川寛雄・鶴田一人）

D リンパ系腫瘍

13 MYC および BCL2 と BCL6 の両方か一方の再構成を伴う高悪性度 B 細胞リンパ腫

high-grade B-cell lymphoma (HGBL) with *MYC* and *BCL2* and/or *BCL6* rearrangements

■ 定義および疫学

WHO 2017 で新たに命名された疾患単位である．*MYC/Ig* 転座と *BCL2/Ig* 転座の両方を有する（もしくは *BCL6* 遺伝子異常も有する）高悪性度の B 細胞性非 Hodgkin リンパ腫で，WHO 2008 では"B-cell lymphoma, unclassifiable, with features intermediate between diffuse large B-cell lymphoma and Burkitt lymphoma"に含まれていた．遺伝子異常のパターンから double hit lymphoma（*MYC/Ig* 転座と *BCL2/Ig* 転座の両方を有する），もしくは triple hit lymphoma（*MYC* と *BCL2* の遺伝子異常に *BCL6* 遺伝子異常も加わったもの）とも呼ばれていた．*de novo* に発生するものや，濾胞性リンパ腫から transform するものなどがある．

診断には FISH 法や染色体検査などによる遺伝子異常の確認が必須であり，免疫染色による蛋白発現のみでは診断できない．わが国での正確な発症頻度は不明であるが，悪性リンパ腫全体の数%程度と考えられている．

■ 臨床像

患者は高齢者に多い傾向にあり，若年者での発症はまれとされている．リンパ節のみならず節外臓器にも病変を伴う症例が多く，骨髄浸潤や白血化がしばしば認められる．多くの症例は化学療法抵抗性で，予後は極めて不良とされている．患者の中には濾胞性リンパ腫から transform するものもあり，腹腔内に bulky mass を伴う例や染色体検査で t(8;14;18) がみられる例などもある．

定義上は，*MYC/Ig* 転座と *BCL2/Ig* 転座の両方を有するものであるが，実際に染色体検査や FISH 検査で double hit lymphoma であっても，必ずしも予後不良でない症例が存在している．そのような症例においては，免疫染色において BCL2 や MYC 蛋白の過剰な発現が認められないことが多い．

■ 病理組織細胞像

多くの症例は中型の大きさで異型性を示すリンパ球様細胞（lymphoid cell）のびまん性増殖からなり，星空像（starry sky appearance）を伴っていることが多い．腫瘍細胞は N/C 比が非常に大きく，クロマチンは繊細で，芽球様の形態を示す．核の大小不同はあまり目立たず，核の不整も軽度で目立たないことが多い．打ち抜き状の細胞質内空胞が認められることもある．

免疫染色では CD20 陽性 / 陰性，CD79a 陽性，CD3 陰性，CD5 陰性，CD10 陽性，BCL2 陽性，c-Myc 陽性で，Ki-67 labeling index は 70～80% の陽性率を示す．

形態学的には，Burkitt リンパ腫や B リンパ芽球性白血病 / リンパ腫との鑑別が問題となるが，表1 に示すように，免疫学的所見で鑑別可能である．

表1 免疫学的鑑別所見

	high-grade B-cell lymphoma with *MYC* and *BCL2* and/or *BCL6* rearrangements	Burkitt リンパ腫	B リンパ芽球性白血病 / リンパ腫
CD20	+/−	+	+/−
CD79a	+	+	+
CD3	−	−	−
CD5			
CD10	+	+	+
BCL2	+	−	
c-Myc	+	+	−
TdT	−	−	+
Ki-67 labeling index	70～80%	ほぼ 100%	50～60%

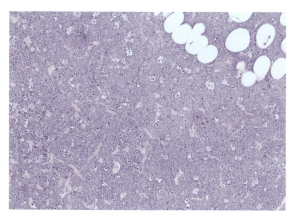

D13-1　MYCおよびBCL2とBCL6の両方か一方の再構成を伴う高悪性度B細胞リンパ腫(HE染色)

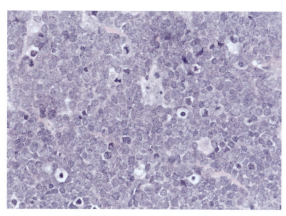

D13-2　MYCおよびBCL2とBCL6の両方か一方の再構成を伴う高悪性度B細胞リンパ腫(HE染色)

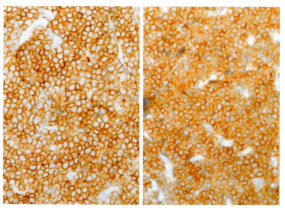

D13-3　MYCおよびBCL2とBCL6の両方か一方の再構成を伴う高悪性度B細胞リンパ腫(左：CD10免疫染色，右：BCL2免疫染色)

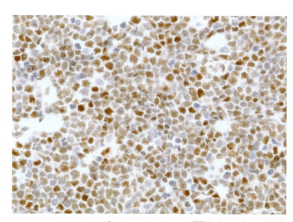

D13-4　MYCおよびBCL2とBCL6の両方か一方の再構成を伴う高悪性度B細胞リンパ腫(c-Myc免疫染色)

D13-1　MYCおよびBCL2とBCL6の両方か一方の再構成を伴う高悪性度B細胞リンパ腫症例のリンパ節画像（HE染色）

　リンパ節の基本構築は消失し，異型性を示すリンパ球様細胞のびまん性増殖を認める．星空像も認められる．

D13-2　MYCおよびBCL2とBCL6の両方か一方の再構成を伴う高悪性度B細胞リンパ腫症例のリンパ節画像（HE染色）

　リンパ腫細胞の大きさは中型程度，繊細なクロマチンパターンで，芽球様の形態を示している．核分裂像が目立っている．

D13-3　MYCおよびBCL2とBCL6の両方か一方の再構成を伴う高悪性度B細胞リンパ腫症例のリンパ節画像（左：CD10免疫染色，右：BCL2免疫染色）

　リンパ腫細胞はCD10とBCL2に陽性を示している．Burkittリンパ腫ではBCL2が陰性になるため，この所見は両者を鑑別する上で重要である．

D13-4　MYCおよびBCL2とBCL6の両方か一方の再構成を伴う高悪性度B細胞リンパ腫症例のリンパ節画像（c-Myc免疫染色）

　ほぼ全てのリンパ腫細胞の核内にc-Mycの陽性所見を認める．

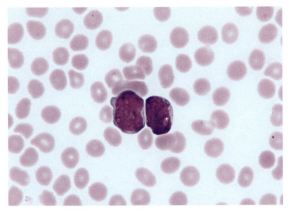

D13-5　*MYC*および*BCL2*と*BCL6*の両方か一方の再構成を伴う高悪性度B細胞リンパ腫（MG染色）

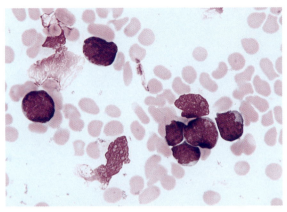

D13-6　*MYC*および*BCL2*と*BCL6*の両方か一方の再構成を伴う高悪性度B細胞リンパ腫（MG染色）

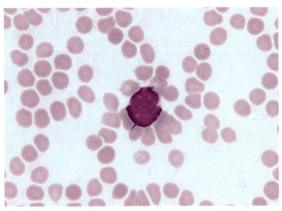

D13-7　*MYC*および*BCL2*と*BCL6*の両方か一方の再構成を伴う高悪性度B細胞リンパ腫（MG染色）

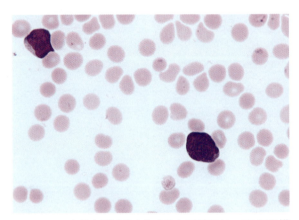

D13-8　*MYC*および*BCL2*と*BCL6*の両方か一方の再構成を伴う高悪性度B細胞リンパ腫（MG染色）

D13-5　*MYC*および*BCL2*と*BCL6*の両方か一方の再構成を伴う高悪性度B細胞リンパ腫症例の末梢血画像（MG染色）

　好塩基性の細胞質，繊細なクロマチンおよび数個の核小体を認め，核形不整は軽度である．N/C比は非常に大きく，芽球様の形態を示している．

D13-6　*MYC*および*BCL2*と*BCL6*の両方か一方の再構成を伴う高悪性度B細胞リンパ腫症例の末梢血画像（MG染色）

　N/C比は非常に大きく芽球様の形態を示しており，一部は集簇している．核形不整は軽度である．

D13-7，D13-8　*MYC*および*BCL2*と*BCL6*の両方か一方の再構成を伴う高悪性度B細胞リンパ腫症例の末梢血画像（MG染色）

　赤血球の2～3倍程度の大きさで，N/C比が大きく，核形不整を示す芽球様細胞を認める．核小体が数個認められる．

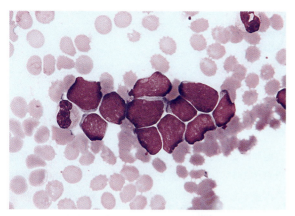

D13-9　MYCおよびBCL2とBCL6の両方か一方の再構成を伴う高悪性度B細胞リンパ腫（MG染色）

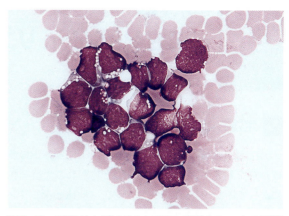

D13-10　MYCおよびBCL2とBCL6の両方か一方の再構成を伴う高悪性度B細胞リンパ腫（MG染色）

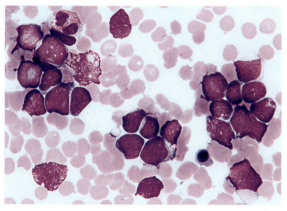

D13-11　MYCおよびBCL2とBCL6の両方か一方の再構成を伴う高悪性度B細胞リンパ腫（MG染色）

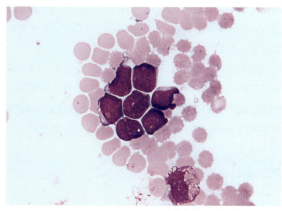

D13-12　MYCおよびBCL2とBCL6の両方か一方の再構成を伴う高悪性度B細胞リンパ腫（MG染色）

D13-9　MYCおよびBCL2とBCL6の両方か一方の再構成を伴う高悪性度B細胞リンパ腫症例の骨髄画像（MG染色）

　赤血球の2～3倍程度の大きさの芽球様細胞が集簇性に出現している．クロマチンは非常に繊細で，2, 3個の核小体を認める．細胞形態学的にはBリンパ芽球性白血病／リンパ腫との鑑別が必要である．

D13-10　MYCおよびBCL2とBCL6の両方か一方の再構成を伴う高悪性度B細胞リンパ腫症例の骨髄画像（MG染色）

　好塩基性の細胞質で，打ち抜き状の空胞を持つ芽球様細胞で，形態的にはBurkittリンパ腫との鑑別が必要である．

D13-11, D13-12　MYCおよびBCL2とBCL6の両方か一方の再構成を伴う高悪性度B細胞リンパ腫症例の骨髄画像（MG染色）

　赤血球の2～3倍程度の大きさで，N/C比が大きく，核形不整を示す芽球様細胞が接着様に出現している．核小体も数個認められる．

（佐藤康晴・吉野　正）

D リンパ系腫瘍
14 古典的 Hodgkin リンパ腫
classic Hodgkin lymphoma (CHL)

定義および疫学

CHLは，単核のHodgkin細胞あるいは2核以上の多核からなるReed-Sternberg細胞と称される大型細胞によって特徴づけられるリンパ腫で，非Hodgkinリンパ腫と明確に区別されている．

CHLは，その病理学的特徴から，結節硬化型(nodular sclerosis：NS)，混合細胞型(mixed cellularity：MC)，リンパ球豊富型(lymphocyte-rich：LR)およびリンパ球減少型(lymphocyte-depleted：LD)の4亜型に分類されている．

発症頻度は，悪性リンパ腫全体の5%程度で，欧米の頻度に比べて低率である．発症年齢は若年層と高齢層の2峰性を示し，若年層はNSが優位で，その多くがEBVが陰性である．これに対して高齢層はMCが優位で，多くはEBVが陽性である．

臨床像

そのほとんどがリンパ節発症であり，リンパ節外での発症は非常にまれである．頸部，縦隔および腋窩など横隔膜から上のリンパ節を侵し，連続性に病変を形成することを特徴とする．LDHやsoluble interleukin-2 receptor (sIL-2R)などは基準値内もしくは軽度上昇程度であり，高悪性度非Hodgkinリンパ腫でみられるような著しい上昇は少ない．

適切な診断と治療がなされれば治癒可能なリンパ腫であり，5年生存率は80%程度である．

病理組織細胞像

亜型によってそれぞれ病理組織像は異なるが，基本形は単核のHodgkin細胞と多核のReed-Sternberg細胞の出現であり，種々の割合でlacunar細胞やミイラ細胞(mummified cell)なども認められる．背景には好酸球や形質細胞，類上皮細胞など多彩な炎症反応を伴うことが多い．

免疫染色では，CD20陰性，CD79a陰性，CD3陰性，CD15陽性/陰性，CD30陽性を特徴とし，MCでは腫瘍細胞にEBVが証明されることが多い．近年，細胞傷害分子を含むT細胞関連マーカーを発現するCHLの存在が明らかになった．病理形態学的にはCHLであってもT細胞関連マーカーを発現するタイプは，発現しないものに比べて予後不良であるとされている．

Hodgkin細胞やReed-Sternberg細胞が診断のhallmarkになっているが，Hodgkin/Reed-Sternberg細胞に類似した大型の腫瘍細胞は非Hodgkinリンパ腫においてもしばしば出現するため注意する必要がある．これまでの筆者らの経験では，EBV陽性びまん性大細胞型B細胞リンパ腫，末梢性T細胞リンパ腫，成人T細胞白血病/リンパ腫，血管免疫芽球性T細胞リンパ腫などにおいて，Hodgkin/Reed-Sternberg細胞に類似した大型の腫瘍細胞を認めている．

Hodgkin/Reed-Sternberg細胞を認めても，全身リンパ節腫脹，節外臓器への浸潤あるいはLDHやsIL-2Rが異常高値を示す例では，安易にCHLとは診断せずに慎重に鑑別診断を行うことが重要である．

14　古典的Hodgkinリンパ腫

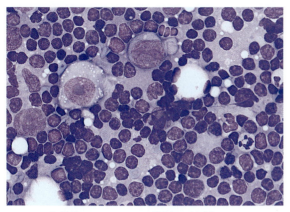

D14-1　古典的Hodgkinリンパ腫（MG染色）

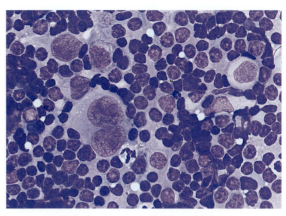

D14-2　古典的Hodgkinリンパ腫（MG染色）

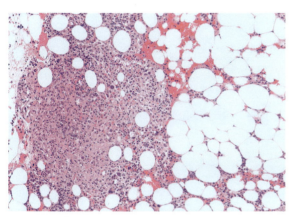

D14-3　古典的Hodgkinリンパ腫（HE染色）

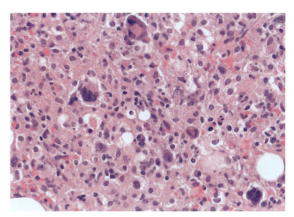

D14-4　古典的Hodgkinリンパ腫（HE染色）

D14-1　古典的Hodgkinリンパ腫症例のリンパ節捺印細胞像（MG染色）

好塩基性の細胞質と，腫大した核小体を持つ大型の単核細胞が散見される．いわゆるHodgkin細胞である．細胞質には小空胞も多数認められる．

D14-2　古典的Hodgkinリンパ腫症例のリンパ節捺印細胞像（MG染色）

鏡面像（mirror image）を示す2核の大型細胞，いわゆるReed-Sternberg細胞を認める．腫大した大型の核小体を伴っている．Reed-Sternberg細胞の上には単核のHodgkin細胞を認める．

D14-3　古典的Hodgkinリンパ腫症例の骨髄画像（HE染色）

骨髄には類上皮肉芽腫の形成を認め，その中に大型細胞が認められる．

D14-4　古典的Hodgkinリンパ腫症例の骨髄画像（HE染色）

類上皮肉芽腫の中には単核のHodgkin細胞や多核のReed-Sternberg細胞を認める．CHLは骨髄に浸潤することは極めてまれであり，骨髄で特徴的な大型細胞が認められても安易に診断を確定せず，臨床像や免疫染色などで詳細な鑑別診断を行う必要がある．

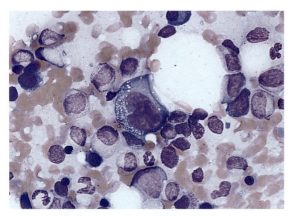

D14-5 古典的 Hodgkin リンパ腫（MG 染色）

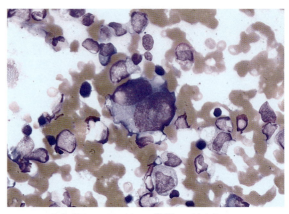

D14-6 古典的 Hodgkin リンパ腫（MG 染色）

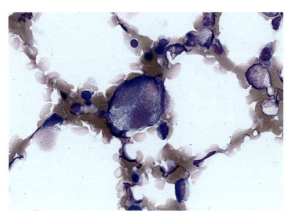

D14-7 古典的 Hodgkin リンパ腫（MG 染色）

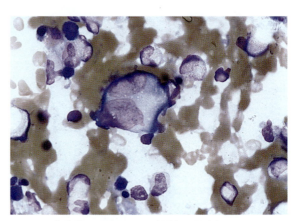

D14-8 古典的 Hodgkin リンパ腫（MG 染色）

D14-5 古典的 Hodgkin リンパ腫症例の骨髄画像（MG 染色）

骨髄に認められた Hodgkin 細胞である．細胞質は好塩基性で小空胞を多数認める．クロマチンは繊細で，大型の核小体が認められる．

D14-6 古典的 Hodgkin リンパ腫症例の骨髄画像（MG 染色）

2核で鏡面像を示しており，Reed-Sternberg 細胞に合致する．しかしながら，CHL 以外でも同様の細胞が出現するため，この細胞の存在のみでの確定診断は困難である．

D14-7 古典的 Hodgkin リンパ腫症例の骨髄画像（MG 染色）

2核で鏡面像を示しており，Reed-Sternberg 細胞であることがわかる．

D14-8 古典的 Hodgkin リンパ腫症例の骨髄画像（MG 染色）

骨髄に認められた Reed-Sternberg 細胞である．クロマチンは繊細で豊富な細胞質を有する．巨核球との鑑別が必要であるが，核や細胞質の所見から鑑別可能である．

（佐藤康晴・吉野　正）

D リンパ系腫瘍

15 多発性骨髄腫，Waldenström マクログロブリン血症，および類縁疾患

multiple myeloma (MM), Waldenström macroglobulinemia (WM), and related diseases

　多発性骨髄腫（MM）は WHO 2017 においては，成熟 B 細胞腫瘍（mature B-cell neoplasms）の中の形質細胞骨髄腫（plasma cell myeloma）の名称で記載されている．前癌病態として，非 IgM 型意義不明の単クローン性ガンマグロブリン血症［non-IgM monoclonal gammopathy of undetermined significance（MGUS）］がある．

　形質細胞腫（plasmacytoma）は，骨の孤立性形質細胞腫（solitary plasmacytoma of bone）と骨外性形質細胞腫（extraosseous plasmacytoma）に分けて記載されている．

　Waldenström マクログロブリン血症（Waldenström macroglobulinemia：WM）は，リンパ形質細胞性リンパ腫（lymphoplasmacytic lymphoma：LPL）の一亜型として記載され，その前癌病態として IgM-MGUS が記載されている．WM/LPL の大多数においては，*MYD88* 遺伝子の L265P 変異が認められ，診断に重要な意義を有するが，病型特異的な遺伝子変異ではない．

　まれな形質細胞腫瘍関連疾患として重鎖病（heavy-chain disease）があり，μ 鎖病，γ 鎖病，α 鎖病の 3 種類に分類されている．また，単クローン性免疫グロブリン沈着病（monoclonal immunoglobulin deposition diseases：MIDD）には，軽鎖沈着病（light chain deposition disease：LCDD），重鎖沈着病（heavy chain deposition disease：HCDD），およびその混合型がある．

　形質細胞腫瘍の分類には，主として表 1 に示す国際骨髄腫作業部会（International Myeloma Working Group：IMWG）による分類が用いられている．

　前癌病態である MGUS は，クローナルな骨髄中形質細胞が 10% 未満，かつ血清 M 蛋白量が IgG または IgA 型の場合は 3 g/dL 未満，24 時間尿中 M 蛋白量が 500 mg 未満である場合と定義されている．

　MGUS が進行すれば MM と診断されるが，骨髄腫診断事象（myeloma defining events：MDE）と呼ばれる CRAB 徴候（高カルシウム血症，腎不全，貧血，骨病変）を有する場合，あるいは骨髄腫診断バイオマーカー（myeloma defining biomarkers：MDB）陽性の場合に多発性骨髄腫（症候性）と定義され治療の対象とされる．ただし，MDB のみ陽性で MDE 陰性の場合には注意深い経過観察も選択肢となる．MDE および MDB の両者を有さない MM はくすぶり型多発性骨髄腫（smouldering MM）に分類され，臨床試験以外では治療対象とはならず経過観察がなされる．ただし，形質細胞腫瘍に AL アミロイドーシスや MIDD のような免疫グロブリン沈着疾患を伴う場合は，治療の適応となることが多い．

表 1 IMWG による形質細胞腫瘍の診断規準

- Non-IgM MGUS：非 IgM 型意義不明の単クローン性ガンマグロブリン血症
    ① 血清中非 IgM 型 M 蛋白＜3 g/dL
    ② クローナルな骨髄中形質細胞＜10%
    ③ 臓器障害（CRAB またはアミロイドーシス）を認めない
  ①〜③の全てを満たす
- IgM MGUS：IgM 型意義不明の単クローン性ガンマグロブリン血症
    ① 血清中 IgM 型 M 蛋白＜3 g/dL
    ② 骨髄中リンパ形質細胞浸潤＜10%
    ③ 次の症候を欠如（貧血，全身症状，過粘稠，リンパ節腫大，肝脾腫とそれ以外の臓器障害）
  ①〜③の全てを満たす
- Light-chain MGUS：軽鎖型意義不明の単クローン性ガンマグロブリン血症
    ① 血清遊離軽鎖比の異常（＜0.26 または＞1.65）
    ② 該当する血清遊離軽鎖の増加
    ③ 免疫固定法にて重鎖発現を認めない
    ④ 臓器障害（CRAB またはアミロイドーシス）を認めない
    ⑤ クローナルな骨髄中形質細胞＜10%
    ⑥ 尿中 M 蛋白量＜500 mg/24 時間
  ①〜⑥の全てを満たす

表1 つづき

- Solitary plasmacytoma of bone/of soft tissue：孤立性形質細胞腫（骨の / 軟部組織の）
    ① 生検にてクローナルな形質細胞からなる骨あるいは軟部組織の形質細胞腫の存在
    ② 骨髄中にクローナルな形質細胞を認めない
    ③ 孤立性形質細胞腫病変以外には骨 X-P，椎体および骨盤 MRI（または CT）で異常を認めない
    ④ 臓器障害（CRAB）を認めない
  ①〜④の全てを満たす

- Solitary plasmacytoma with minimal marrow involvement of bone/of soft tissue：微小骨髄浸潤を有する孤立性形質細胞腫（骨の / 軟部組織の）
    ① 生検にてクローナルな形質細胞からなる骨あるいは軟部組織の形質細胞腫の存在
    ② 骨髄中のクローナルな形質細胞＜10％
    ③ 孤立性形質細胞腫病変以外には骨 X-P，椎体および骨盤 MRI（または CT）で異常を認めない
    ④ 臓器障害（CRAB）を認めない
  ①〜④の全てを満たす

- Smouldering (Asymptomatic) multiple myeloma：くすぶり型（無症候性）多発性骨髄腫
    ① 血清中 M 蛋白（IgG または IgA 型）≧3 g/dL または尿中 M 蛋白≧500 mg/24 時間
    ② クローナルな骨髄中形質細胞が 10％以上で 60％未満
    ③ myeloma defining events（MDE）*またはアミロイドーシスを認めない
  ①または②に加えて③を満たす

- (Symptomatic) multiple myeloma secretory/non-secretory：（症候性）多発性骨髄腫（分泌型 / 非分泌型）
    ①クローナルな骨髄中形質細胞≧10％または生検にて診断された骨性または軟部組織の形質細胞腫を認める
    ② MDE*の 1 つ以上，または biomarker#の 1 つ以上を満たす
  ①と②の両者を満たす
  ①の骨髄中形質細胞が 10％未満の場合は，2 ヵ所以上の骨病変を認めることが必要

- Multiple solitary plasmacytoma：多発性孤立性形質細胞腫
    ① 血清または尿中に M 蛋白を検出しないか，検出しても微量である
    ② クローナルな形質細胞による 2 ヵ所以上の形質細胞腫または骨破壊を認める
    ③ 正常骨髄
    ④ 形質細胞腫病変以外の骨所見に異常を認めない
    ⑤ 臓器障害（CRAB）を認めない
  ①〜⑤の全てを満たす

- Plasma cell leukemia：形質細胞白血病
    ① 末梢血中形質細胞＞2,000/μL
    ② 白血球分画中形質細胞比率≧20％
  ①と②の両者を満たす

- POEMS syndrome：POEMS 症候群
  POEMS 症候群の項参照

- Systemic AL amyloidosis：全身性 AL アミロイドーシス
  全身性 AL アミロイドーシスの項参照

- Myeloma defining events (MDE)*
  形質細胞腫瘍に起因する下記の臓器障害（end organ damage）
  ・高カルシウム血症：血清 Ca＞11 mg/dL または正常上限値よりも 1 mg/dL を超えて増加
  ・腎不全：CrCl＜40 mL/min または血清 Cr＞2.0 mg/dL
  ・貧血：ヘモグロビン値＜10 g/dL または正常下限値よりも 2 g/dL を超えて低下
  ・骨病変：1 つ以上の病変を骨 X-P，CT または PET-CT 検査で認める

- Myeloma defining biomarkers
  下記のバイオマーカー（biomarker）#の 1 つ以上を有する：
    ① 骨髄中のクローナルな形質細胞≧60％
    ② involved/uninvolved FLC（血清遊離軽鎖）比≧100（involved FLC≧100 mg/L であること）
    ③ MRI で 2 ヵ所以上の 5 mm 以上の巣状骨病変あり

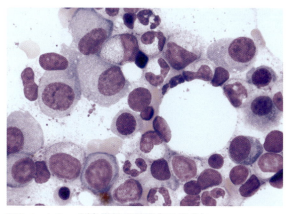

D15-1 IgG-κ型多発性骨髄腫(MG染色)

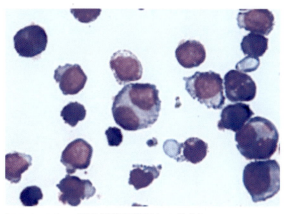

D15-2 IgG-κ型多発性骨髄腫(MG染色)

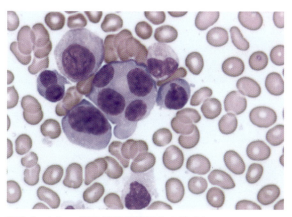

D15-3 IgG-κ型多発性骨髄腫(MG染色)

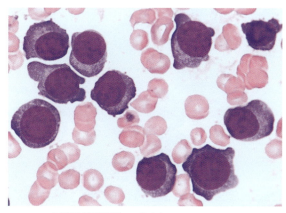

D15-4 多発性骨髄腫(MG染色)

多発性骨髄腫(multiple myeloma：MM)，形質細胞白血病(plasma cell leukemia：PCL)

D15-1　IgG-κ型多発性骨髄腫,t(4;14)(p16;q32)陽性症例1の骨髄画像(MG染色)

典型的な骨髄腫細胞は，正常形質細胞と同様に楕円形で核が偏在しており，核周明庭(perinuclear halo)と称される核周囲の明るい部分を認める．核周明庭は発達したGolgi体に一致している．また，免疫グロブリンを産生する骨髄腫細胞の細胞質はリボソームに富むため，軽度もしくは強い好塩基性を呈することが多い．

D15-2　IgG-κ型多発性骨髄腫,t(4;14)(p16;q32)陽性症例1の髄液サイトスピン画像(MG染色)

D15-1と同一症例が，後に髄膜浸潤を合併した際の髄液細胞所見を示す．[症例提供：厚生連海南病院]

D15-3　IgG-κ型多発性骨髄腫,t(11;14)(q13;q32)陽性症例2の骨髄画像(MG染色)

骨髄腫細胞の核はやや大型で，時に2核や多核の細胞も認め，核小体が目立つ．

D15-4　多発性骨髄腫,t(11;14)(q13;q32)陽性症例3の骨髄画像(MG染色)

t(11;14)(q13;q32)陽性多発性骨髄腫においては，小型のリンパ形質細胞様の細胞も高頻度に認める．[写真提供：通山　薫]

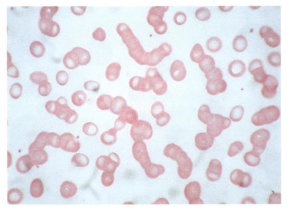

D15-5 多発性骨髄腫（MG 染色）

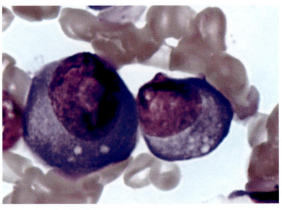

D15-6 IgA-κ型多発性骨髄腫（MG 染色）

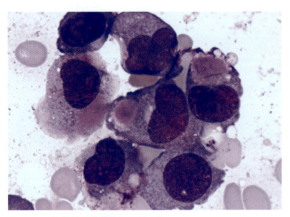

D15-7 多発性骨髄腫（MG 染色）

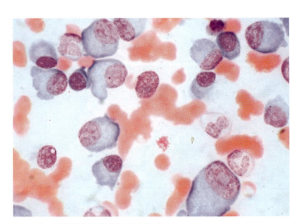

D15-8 多発性骨髄腫（MG 染色）

D15-5 多発性骨髄腫症例4の末梢血画像（MG 染色）
免疫グロブリン高値に伴って赤血球の連銭形成（rouleaux formation）を認める．［写真提供：通山　薫］

D15-6 IgA-κ型多発性骨髄腫，t(4;14)陽性症例5の骨髄画像（MG 染色）
やや未熟な形質細胞様で，大型の核を有する異型形質細胞である．

D15-7 多発性骨髄腫症例6の骨髄画像（MG 染色）
切れ込みのある核と細胞質に綿花状の構造物を認める骨髄腫細胞を示す．

D15-8 多発性骨髄腫症例7の骨髄画像（MG 染色）
核周明庭が発達し，核の位置が偏在した典型的な骨髄腫細胞が増加している．核小体が明瞭な細胞もみられる．［写真提供：通山　薫］

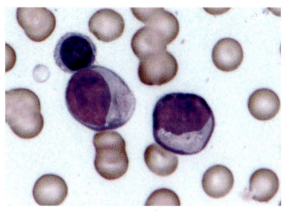

D15-9　IgA-λ型の一次性形質細胞白血病（MG染色）

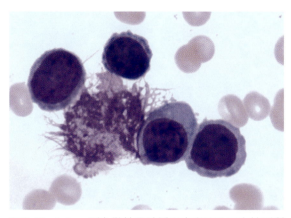

D15-10　IgG-κ型多発性骨髄腫に由来する二次性形質細胞白血病（MG染色）

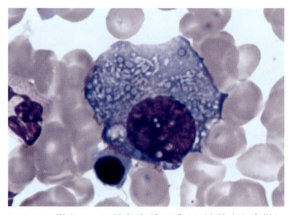

D15-11　単クローン性免疫グロブリン沈着病を合併したIgG-κ型くすぶり型多発性骨髄腫（MG染色）

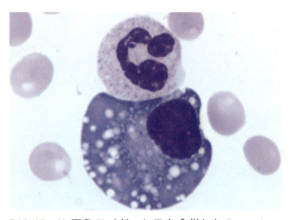

D15-12　ALアミロイドーシスを合併したBence Jones λ型多発性骨髄腫（MG染色）

D15-9　IgA-λ型の一次性形質細胞白血病，t(14;20)(q32;q11)陽性症例8の末梢血画像（MG染色）
　血中に出現した異型形質細胞を示す．［症例提供：名古屋市立西部医療センター］

D15-10　IgG-κ型多発性骨髄腫に由来する二次性形質細胞白血病症例9の末梢血画像（MG染色）
　治療後の再発時に異型形質細胞の白血化を呈した．

D15-11　単クローン性免疫グロブリン沈着病を合併したIgG-κ型くすぶり型多発性骨髄腫症例10の骨髄画像（MG染色）
　細胞質にRussell小体と多量の封入体を有する，胞体の広い異型形質細胞を認める．

D15-12　ALアミロイドーシスを合併したBence Jones λ型多発性骨髄腫症例11の骨髄画像（MG染色）
　広い細胞質を持ち，空胞や細胞質内封入体を認める．

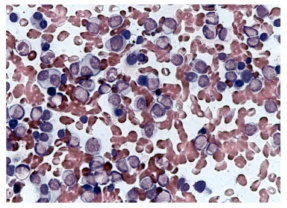

D15-13　Waldenström マクログロブリン血症（MG 染色）

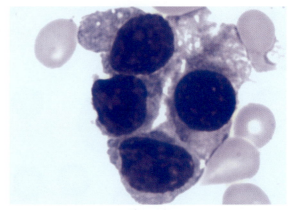

D15-14　Waldenström マクログロブリン血症（MG 染色）

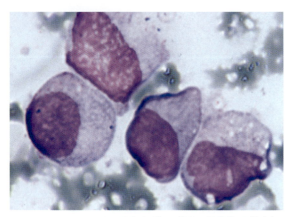

D15-15　Waldenström マクログロブリン血症（MG 染色）

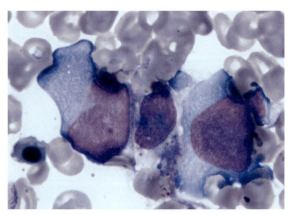

D15-16　Waldenström マクログロブリン血症からびまん性大細胞型リンパ腫に移行した症例（MG 染色）

Waldenström マクログロブリン血症／リンパ形質細胞性リンパ腫（Waldenström macroglobulinemia：WM/lymphoplasmacytic lymphoma：LPL）

D15-13　Waldenström マクログロブリン血症症例 1 の骨髄画像（MG 染色）

骨髄中に小型成熟リンパ球や形質細胞分化を示す中型のリンパ球浸潤を認め，一部に 2 核の形質細胞様細胞を認める．［症例提供：厚生連海南病院］

D15-14　Waldenström マクログロブリン血症症例 2 の骨髄画像（MG 染色）

骨髄中に認められた，リンパ形質細胞様細胞（lymphoplasmacytoid cells）の集簇を示す．

D15-15　Waldenström マクログロブリン血症症例 3 の骨髄画像（MG 染色）

本症例においては，形質細胞分化を示すリンパ形質細胞を認めた．

D15-16　Waldenström マクログロブリン血症にて発症し数年の経過でびまん性大細胞型リンパ腫に移行した症例 4 の骨髄画像（MG 染色）

大型化し，好塩基性の強い細胞質と繊細な核網と核小体を有している．

（飯田真介）

E その他の疾患における骨髄所見
1 代謝性疾患，蓄積病
metabolic disease, storage disease

　代謝性疾患，蓄積病には，頻度は低いが多種多様な疾患が含まれる．その中で，骨髄所見が特徴的で診断に寄与する Gaucher 病と Niemann-Pick 病を取り上げる．

■ Gaucher 病（Gaucher disease）

　Gaucher 病は，グルコセレブロシダーゼの遺伝子変異によりグルコセレブロシダーゼ活性が低下あるいは欠損し，糖脂質であるグルコセレブロシドが組織に蓄積する常染色体劣性（潜性）遺伝形式をとる疾患である．グルコセレブロシドは体中のマクロファージに蓄積し，肝脾腫，骨痛や病的骨折，中枢神経障害を引き起こす．しば

しば白血球減少がみられ，後期には中等度の貧血を呈し，骨髄所見で Gaucher 細胞が特徴的である．

E1-1　Gaucher 病症例の骨髄画像（MG 染色）
　Gaucher 病では，グルコセレブロシドが体内のマクロファージに蓄積し，Gaucher 細胞（→）としてみられる．

E1-2, E1-3　Gaucher 病症例の骨髄画像（MG 染色）
　Gaucher 細胞の核は偏在しており，細胞質はしわ状を呈する．猫が爪で引っかいた傷痕状にもみえる（p183：V-5 の 5-6 参照）．

E1-4　Gaucher 病症例の骨髄画像（PAS 染色）
　PAS 染色ではびまん性に陽性を呈する．

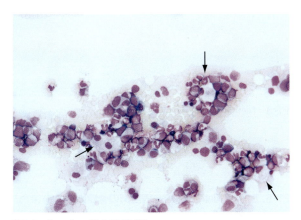

E1-1　Gaucher 病（MG 染色）

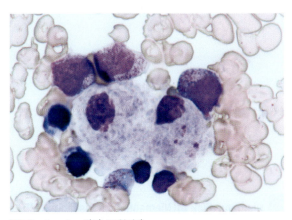

E1-2　Gaucher 病（MG 染色）

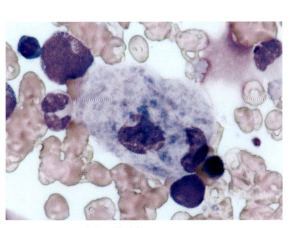

E1-3　Gaucher 病（MG 染色）

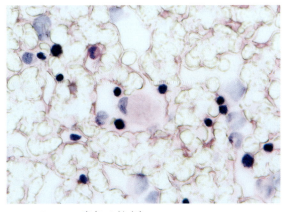

E1-4　Gaucher 病（PAS 染色）

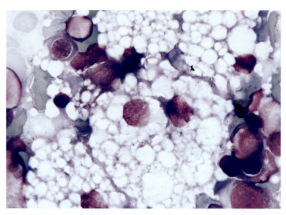

E1-5　Niemann-Pick 病（MG 染色）

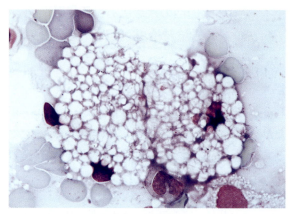

E1-6　Niemann-Pick 病（MG 染色）

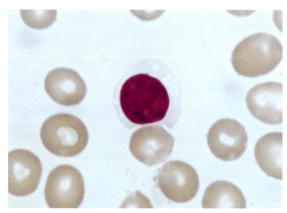

E1-7　Niemann-Pick 病（MG 染色）

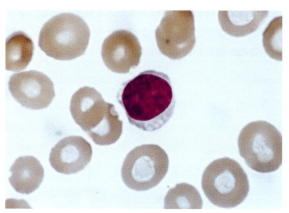

E1-8　Niemann-Pick 病（MG 染色）

■ Niemann-Pick 病（Niemann-Pick disease：NPD）

　NPD は酸性スフィンゴミエリナーゼが欠損し，スフィンゴミエリン（sphingomyelin）が蓄積する A 型，B 型と，NPC1 または NPC2 蛋白の異常による脂肪輸送の欠陥に起因する C 型に分類される．いずれも常染色体劣性（潜性）遺伝形式を示す．肝臓，脾臓，骨髄の網内系細胞と神経細胞にスフィンゴミエリン，コレステロール，糖脂質などが蓄積する．骨髄中の泡沫細胞（Niemann-Pick 細胞）が特徴的である．

E1-5，E1-6　Niemann-Pick 病症例の骨髄画像（MG 染色）
　蓄積したスフィンゴミエリンを貪食したマクロファージが多数みられる．これを Niemann-Pick 細胞と呼ぶ．
［写真提供：柳瀬敏幸氏，第 5 版より転載］

E1-7，E1-8　Niemann-Pick 病症例の末梢血画像（MG 染色）
　E1-5，E1-6 と同一症例の末梢血リンパ球で，細胞質内に空胞がみられるのが特徴的である．写真では少し見にくいかもしれない．［第 5 版より転載］

（真部　淳・平林真介）

E その他の疾患における骨髄所見
2 非造血器腫瘍細胞の骨髄浸潤

　悪性腫瘍の骨髄転移とは，悪性腫瘍が骨髄に多発性に転移を生じることであり，骨髄癌腫症（carcinomatosis of the bone marrow）と呼ばれる．

　骨髄に転移を生じやすい悪性腫瘍は成人では腺癌が多く，乳癌，前立腺癌，肺癌，腎臓癌，甲状腺癌，胃癌などがある．小児では神経芽腫，横紋筋肉腫，Ewing肉腫，骨肉腫などがある．

　末梢血の所見としては，芽球や骨髄球などの幼若顆粒球と赤芽球がみられ，白赤芽球症（leukoerythroblastosis）と呼ばれる．また，播種性血管内凝固（disseminated intravascular coagulation：DIC）を発症し，細血管障害性溶血性貧血（microangiopathic hemolytic anemia：MAHA）によって破砕赤血球が多数みられることも特徴的である．末梢血で非造血器腫瘍細胞が観察されることはまれではあるが，注意深く標本全体を検索すると観察できる場合がある．

　骨髄像の所見は弱拡大で観察することが大切であり，腫瘍細胞は集塊を形成して発見されることが多い．腫瘍細胞の集塊は骨髄組織片と似ているが，骨髄組織片の細胞は造血細胞や間質細胞など様々な細胞の集まりであり，腫瘍細胞の集塊は同一細胞の集塊を形成することで区別が可能である．薄層塗抹標本で観察されない場合でも，圧挫伸展標本や骨髄生検捺印（スタンプ）標本を検索すると観察される場合があるため，圧挫伸展標本や骨髄生検捺印標本作製を行う必要がある．さらには，検査データから推測し，基本的な骨髄塗抹標本の観察手順に従いつつ，腫瘍細胞が出現することも念頭に置き意識的に観察することが重要である．その方法の一つとして，典型的な造血細胞の形態を観察した上で，問題とする細胞がどの細胞系列の特徴とも合致しないことから，別系列の細胞であると判断する除外法を使い，論理的に観察することが必要である．

E2-1 骨髄癌腫症症例1の末梢血（白赤芽球症）画像（MG染色）

　骨髄球（幼若顆粒球）が2個（→）みられ，赤血球がちぎれた状態のヘルメット形，角（つの）形の破砕赤血球が多数みられる．

E2-2 骨髄癌腫症症例1の末梢血（白赤芽球症）画像（MG染色）

　赤芽球が1個（→）みられ，中央には細胞の大きさは約20μmの核形不整，細胞質に空胞を多数持った細胞がみられ，腫瘍細胞と思われる．

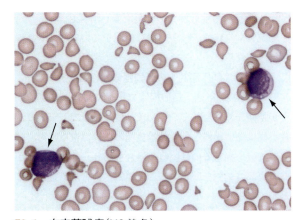

E2-1　白赤芽球症（MG染色）

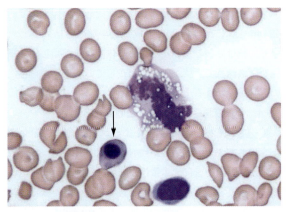

E2-2　白赤芽球症（MG染色）

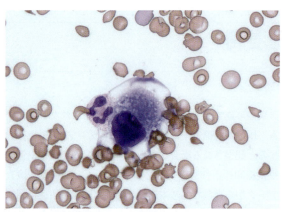

E2-3　骨髄癌腫症（MG染色）

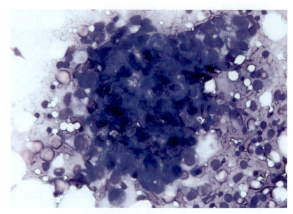

E2-4　骨髄癌腫症（MG染色）

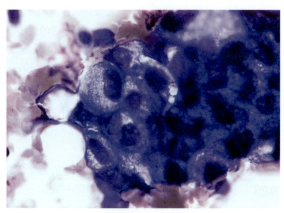

E2-5　骨髄癌腫症（MG染色）

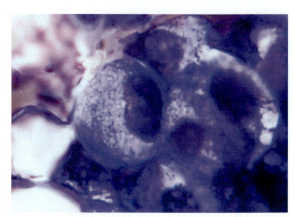

E2-6　骨髄癌腫症（MG染色）

E2-3　骨髄癌腫症症例1の末梢血画像（MG染色）
　末梢血で観察された腫瘍細胞は類円形で，大きさは約40μm，N/C比は約20％で成熟好中球の2倍以上と大きく，核は濃染しているため核小体は識別が難しい．細胞質は泡沫状で，核が一側に偏在していることから粘液の存在が疑われる．

E2-4　骨髄癌腫症症例1の骨髄画像（MG染色）
　症例1はE2-1，2で示したように末梢血で白赤芽球症を呈しており，胃癌の骨髄転移症例である．30個以上のがん細胞が密に，重積性が著明な集塊を形成しているのが観察される．このような集塊を見つけた場合は強拡大で観察し，同一細胞の集塊であるか確認する必要がある．

E2-5　骨髄癌腫症症例1の骨髄画像（MG染色）
　細胞質は泡沫状，核が一側に偏在している細胞が集塊状にみられる．

E2-6　骨髄癌腫症症例1の骨髄画像（MG染色）
　E2-5の強拡大で，造血細胞に比べやや大型の細胞同士が隙間なく結合している．核は偏在し濃縮しており，核小体は識別が難しい．細胞集塊の中央は密なため，細胞の特徴を捉えるのは困難な場合もあり，その際には集塊周辺部の細胞を観察することで細胞の特徴を捉えることができる．

2 非造血器腫瘍細胞の骨髄浸潤 | 401

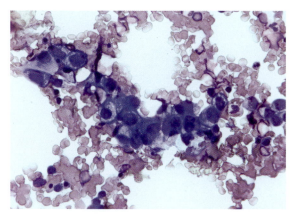

E2-7 骨髄癌腫症（MG 染色）

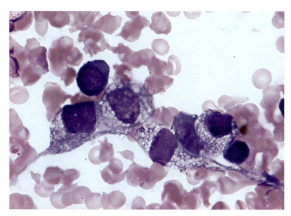

E2-8 骨髄癌腫症（MG 染色）

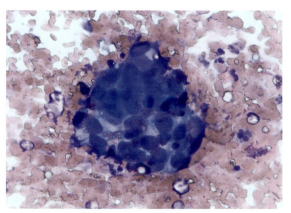

E2-9 骨髄癌腫症（MG 染色）

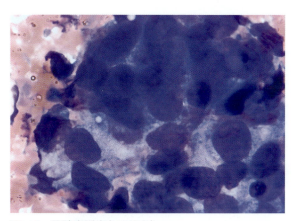

E2-10 骨髄癌腫症（MG 染色）

E2-7 骨髄癌腫症症例1の骨髄画像（MG 染色）
　細胞の境界線が不明瞭で，連なって結合しているのが観察される．

E2-8 骨髄癌腫症症例1の骨髄画像（MG 染色）
　同一症例の中拡大像である．細胞は紡錘状や類円形で結合しており，細胞の大きさは約 20 〜 35 μm，N/C 比は約 40 〜 45％．核は類円形，細胞質は泡沫状で空胞を認め，造血細胞のどの系列にも属さない細胞である．

E2-9 骨髄癌腫症症例2の骨髄画像（MG 染色）
　約 20 〜 30 個の大型のがん細胞が密に，重積性が著明な集塊を形成しているのが観察される．症例2も胃癌の骨髄転移症例である．

E2-10 骨髄癌腫症症例2の骨髄画像（MG 染色）
　E2-9 の中拡大で，がん細胞の細胞間結合が密で重積性を認める集塊を形成しているのが観察される．

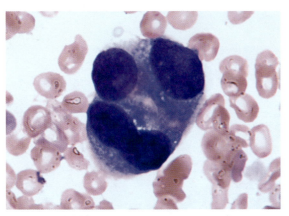

E2-11　骨髄癌腫症（MG 染色）

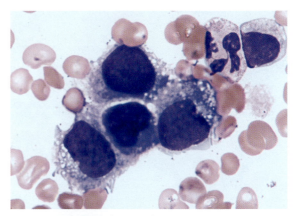

E2-12　骨髄癌腫症（MG 染色）

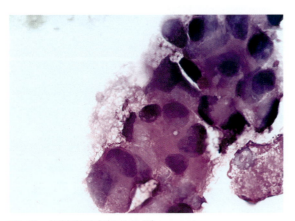

E2-13　骨髄癌腫症（PAS 染色）

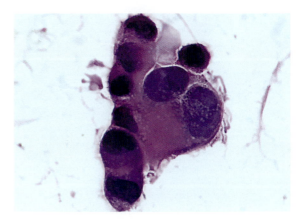

E2-14　骨髄癌腫症（PAS 染色）

E2-11　骨髄癌腫症症例 2 の骨髄画像（MG 染色）
　細胞の大きさは約 20 μm，N/C 比は約 50 〜 70％とやや大型の細胞が結合しており，細胞間の境界線は不明瞭で，核は濃染している．

E2-12　骨髄癌腫症症例 2 の骨髄画像（MG 染色）
　E2-11 と同様，細胞の大きさは約 20 〜 25 μm，N/C 比は約 45 〜 60％で，右上の成熟好中球よりやや大型の細胞が 4 個結合している．

E2-13　骨髄癌腫症症例 2 の骨髄画像（PAS 染色）
　がん細胞が集塊を形成し，細胞質が赤色に陽性に染まっているのが観察される．

E2-14　骨髄癌腫症症例 2 の骨髄画像（PAS 染色）
　核が一側に偏在し，細胞質には赤く強陽性に染まっている粘液が観察される．

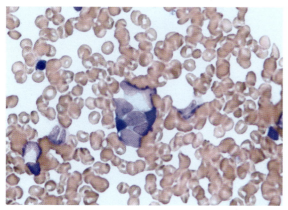

E2-15 骨髄癌腫症（MG 染色）

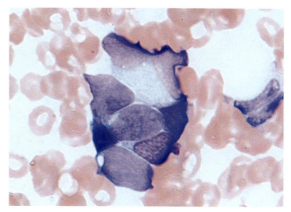

E2-16 骨髄癌腫症（MG 染色）

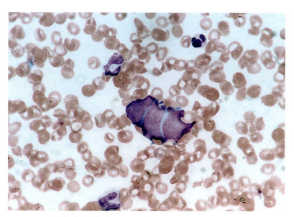

E2-17 骨髄癌腫症（MG 染色）

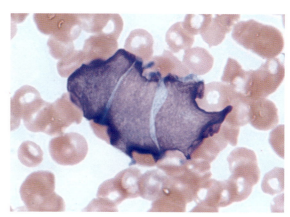

E2-18 骨髄癌腫症（MG 染色）

E2-15　骨髄癌腫症症例 3 の骨髄画像（MG 染色）
　N/C 比の高い細胞が数個，横に連なって結合しているのが観察される．細胞間の境界線は不明瞭である．症例 3 は小細胞癌の骨髄転移症例である．

E2-16　骨髄癌腫症症例 3 の骨髄画像（MG 染色）
　E2-15 の強拡大で，細胞の大きさは約 16 〜 23 μm，クロマチンは繊細で核小体を認める．集塊は重積性がなく，木目込み細工様配列を示している．

E2-17　骨髄癌腫症症例 3 の骨髄画像（MG 染色）
　3 個の N/C 比の高い細胞が横に連なって結合しているのが観察される．細胞間の境界線は不明瞭で，木目込み細工様配列を示す．

E2-18　骨髄癌腫症症例 3 の骨髄画像（MG 染色）
　E2-17 の強拡大で，細胞の大きさは約 21 〜 27 μm，N/C 比は約 90% 以上，クロマチンは繊細で核小体を認めるが，明瞭でないこともある．細胞は木目込み細工様配列を示しているのが特徴的である．

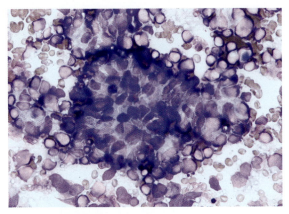

E2-19　骨髄癌腫症（MG 染色）

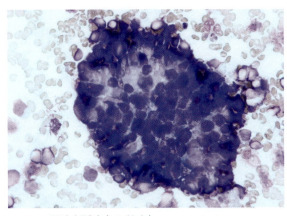

E2-20　骨髄癌腫症（MG 染色）

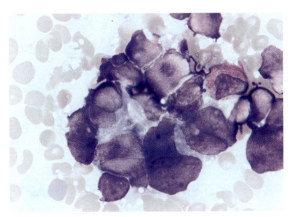

E2-21　骨髄癌腫症（MG 染色）

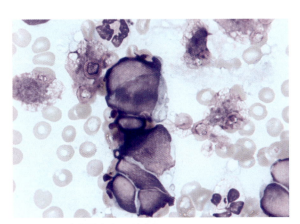

E2-22　骨髄癌腫症（MG 染色）

E2-19　骨髄癌腫症症例 4 の骨髄画像（MG 染色）

N/C 比の高い細胞 50 個以上が集合している．大きな類円形の集団が観察される．細胞間の境界線は不明瞭であるが，重積性はなく，平面的な印象である．症例 4 は神経芽腫の骨髄転移症例である．

E2-20　骨髄癌腫症症例 4 の骨髄画像（MG 染色）

N/C 比の高い細胞が集合している．大きな類円形の集団が観察される．これらの細胞集団は標本の引き終わりや標本の上下の辺縁で観察されることが多く，弱拡大で丹念に観察することが重要である．

E2-21　骨髄癌腫症症例 4 の骨髄画像（MG 染色）

同一症例の中拡大像である．細胞の大きさは約 16 〜 25 μm で，偽ロゼット形成を示しているのが特徴的である．

E2-22　骨髄癌腫症症例 4 の骨髄画像（MG 染色）

同じく中拡大像である．細胞の大きさは約 20 〜 25 μm，N/C 比は約 75 〜 95％ で，クロマチンは繊細，核小体を認める．孤立散在性に観察される細胞は悪性リンパ腫や白血病細胞との鑑別が困難で，偽ロゼット形成を示す細胞集団を見つけることで非造血器腫瘍細胞を疑う契機となる．

（新保　敬）

数字・欧文索引

数字

4q12 欠失　262
4.1 蛋白　189
5q- 症候群　180, 281
13 trisomy　88
37℃加温　131

A

abnormal localization　260
abnormal lymphocyte　235
abnormal segmentation　274
acanthocyte[s]　130, 148, 196, 222
acid phosphatase 染色　15
acquired uniparental disomy（aUPD）　59
acute aplastic anemia　203, 204
acute megakaryoblastic leukemia　292
acute monocytic leukemia　289
acute myeloid leukemia（AML）　74, 283
　—— with cuplike nuclear invagination（AML-cuplike）　302
　—— with maturation　285
　—— with minimal differentiation　283
　—— with myelodysplasia-related changes（AML-MRC）　181
　—— without maturation　284
acute promyelocytic leukemia（APL）　166
　—— variant　166
　——細胞　166
acute unclassifiable leukemia　317
acute undifferentiated leukemia（AUL）　316, 317
adult T-cell leukemia（ATL）細胞　115
adult T-cell leukemia/lymphoma（ATLL）　175, 377, 379
aggressive NK-cell leukemia（ANKL）　175, 372, 374
agranular blast　104
agranulocytosis　232, 233
all nucleated bone marrow cells（ANC）　24
anaplastic large cell lymphoma（ALCL）　177
　——, ALK-positive（ALCL, ALK$^+$）　360, 361
anaplastic lymphoma kinase（ALK）　360
anemia of chronic disease（ACD）　219
anisocytosis　186
annexin A1　337
aplastic anemia（AA）　203, 211, 217
　—— -paroxysmal nocturnal hemoglobinuria（AA-PNH）症候群　203, 206
aplastic crisis　163
APL 細胞　166
apoptotic cell　94
artifact　148
ATL 細胞　115
atypical chronic myeloid leukemia, *BCR-ABL1*-negative（aCML, *BCR-ABL1*$^-$）　265, 268
atypical chronic lymphocytic leukemia（CLL）　331
Auer 小体　142, 166, 285, 286, 293, 295
autoimmune hemolytic anemia（AIHA）　193, 194

B

β-thalassemia　189, 192
bancroftiasis　228
bancroftosis　228
band neutrophil　84
basophil　90
basophilic erythroblast（erbl.）　25, 96, 98
basophilic megaloblast　199
basophilic metamyelocyte　111
basophilic myelocyte　111
basophilic promyelocyte　111
basophilic stippling　132, 222
BCL2　340, 341
BCL2　384
BCL6　384
BCR-ABL1　142
BDCA-2　312, 315
Bence Jones λ型多発性骨髄腫　395
Berlin blue 法　17
Bernard-Soulier 症候群　146
blastic plasmacytoid dendritic cell neoplasm（BPDCN）　311
bleb　292, 309
blood lake　338
B-lymphoblastic leukemia/lymphoma, not otherwise specified（NOS）　321, 323
B-lymphoblastic leukemia/lymphoma with hyperdiploidy（hyperdiploid B-ALL）　322

B-lymphoblastic leukemia/
　lymphoma with hypodiploidy
　(hypodiploid B-ALL)　322, 327
B-lymphoblastic leukemia/
　lymphoma with recurrent
　genetic abnormalities　321
B-lymphoblastic leukemia/
　lymphoma with t(1;19)(q23;
　p13.3);*TCF3-PBX1*　322, 327
B-lymphoblastic leukemia/
　lymphoma with t(4q21;
　11q23.3);*KMT2A* rearranged
　326
B-lymphoblastic leukemia/
　lymphoma with t(9;22)(q34.1;
　q11.2);*BCR-ABL1*　321, 324
B-lymphoblastic leukemia/
　lymphoma with t(12;21)(p13.2;
　q22.1);*ETV6-RUNX1*　322,
　325
B-lymphoblastic leukemia/
　lymphoma with t(v;11q23.3);
　KMT2A rearranged　321
BRAF-V600E 変異　337, 344
Brecher 法　132
Burkitt リンパ腫(BL)　174, 364,
　365
burr cell　129
B 細胞性悪性腫瘍の表面抗原　68
B 細胞リンパ腫　76
B リンパ芽球性白血病(急性 B リン
　パ芽球性白血病)/リンパ腫　321
　t(1;19)(q23;p13.3);*TCF3-
　　PBX1* を伴う──　322, 327
　t(4q21;11q23.3);*KMT2A* 再構
　　成を伴う──　326
　t(9;22)(q34.1;q11.2);*BCR-
　　ABL1* を伴う──　321, 324
　t(12;21)(p13.2;q22.1);*ETV6-
　　RUNX1* を伴う──　322, 325
　他に分類されない──　321, 323

C

Cabot 環　133
CALR　37, 256
carcinomatosis of the bone mar-
　row　399
Castleman 病　220
　多中心性──　220
CD5, CD23 陽性　329
CD34　35, 40
CD41　292
CD123　312, 315
CD169　36
cDNA マイクロアレイ　50
cellularity　22
central pallor　20, 84, 186
centroblast　340
centroblastic 型　173
centrocyte　340
centrocyte 様　172
CEP1-FGFR1 陽性　263
Chédiak-Higashi 症候群　138, 139
chromatin immunoprecipitation
　(ChIP)　61
chronic aplastic anemia　203, 204
chronic eosinophilic leukemia, not
　otherwise specified (CEL, NOS)
　245, 261, 263
chronic kidney disease (CKD)
　219
chronic lymphocytic leukemia
　(CLL)　329, 330
　──/prolymphocyte (PL)　334
　──/small lymphocytic lym-
　　phoma (CLL/SLL)　170
　atypical ──　331
chronic myeloid leukemia (CML)
　178
　──, *BCR-ABL1*-positive　245,
　　246
chronic myelomonocytic leukemia
　(CMML)　265, 266

chronic neutrophilic leukemia
　(CNL)　245, 251
classic Hodgkin lymphoma (CHL)
　388, 389
cloud like　258
　──核異常　260
codocyte　127, 191, 196
cold agglutination　131
comparative genomic hybridiza-
　tion (CGH) アレイ解析　55
congenital agranulocytosis　234
congenital dyserythropoietic
　anemia (CDA)　211, 215
crenated cell　130, 148
crystal violet 染色　133
cucumber cell　372, 373, 374
cyclin D1　335

D

dacryocyte　129, 192
dehydrated hereditary stomato-
　cytosis (DHSt)　189, 191
dense cluster　260
Diamond-Blackfan 貧血(DBA)
　211, 214
diffuse large B-cell lymphoma, not
　otherwise specified (DLBCL,
　NOS)　173, 352, 353
dimorphism　126
DNA マイクロアレイ法　50
Döhle 小体　135
Döhle 様小体　137, 146
double positive　287
Downey Ⅰ型　93
Downey Ⅱ型　93
Downey Ⅲ型　94
Down 症候群関連一過性異常骨髄造
　血　307, 308
Down 症候群関連骨髄性白血病
　307, 309
drepanocyte　129, 191
drumstick　88

dry tap　29
duodenal-type FL　340

E

early T-cell precursor（ETP）ALL　322
echinocyte[s]　130, 148, 222
elliptocyte　127, 190
emperipolesis　178, 181, 245, 253
endomitosis　114, 178
eosinophil　89
eosinophilic metamyelocyte　110
eosinophilic myelocyte　110
eosinophilic promyelocyte　110
Epstein-Barr ウイルス（EBV）　235, 239, 364
　　── -positive diffuse large B-cell lymphoma, NOS　79, 352
　　──関連血球貪食症候群（HPS）　240, 241
　　──陽性びまん性大細胞型 B 細胞リンパ腫, 非特定型　79, 352
erythroblastic island（islet）　103
erythrocyte　85
essential thrombocythemia（ET）　181, 245, 253
esterase（EST）染色　15
ethylenediaminetetraacetic acid（EDTA）依存性偽性血小板減少症　95, 143, 144
ETV6-PDGFRB 融合遺伝子　261
Evans 症候群　145
exome sequencing　60
extranodal marginal zone lymphoma of mucosa-associated lymphoid tissue（MALT-lymphoma）　172
extranodal NK/T-cell lymphoma, nasal type（ENKTL）　176, 372

F

faggot 細胞　142, 166, 295, 297
falciparum malaria　223
familial platelet disorder/acute myeloid leukemia（FPD/AML）　211, 216
Fanconi 貧血　212
fat cell　119
Ferrata 細胞　153
Fe 染色　17
FGFR1 遺伝子再構成　261
　　──を伴う骨髄性・リンパ性腫瘍　261, 263
fibroblast　121
　　── growth factor receptor（FGFR）　37
fibrocyte　121
FIP1L1-PDGFRA 融合遺伝子　261
FIP1L1-PDGFRA 陽性　262
FISH 法　49
flow cytometry（FCM）　63
flower cell　377, 379, 380, 381, 382, 383
foam cell　121, 182, 183
　　── syndrome　121
follicular lymphoma（FL）　172, 340, 341
forward scatter（FSC）　63
　　── -side scatter（SSC）サイトグラム　64
fried eggs-like　334, 338

G

Gaucher 細胞　27, 183
Gaucher 病　397
giant band neutrophil　165, 202
giant metamyelocyte　165, 201
giant proerythroblast　163, 210
Giemsa 染色　10
　　──原液　11
　　──（載せガラス法）　11
glycoprotein（GP）　292
　　── Ⅱb/Ⅲa　292
glycosylphosphatidylinositol（GPI）アンカー膜蛋白　203
Golgi 装置　117
granular blast　105
granular lymphocyte（GL）　84, 92, 116
granule　5
granulocytopenia　231
grape cell　117
Gumprecht の核影　330, 379, 380

H

hairy cell　337
　　── leukemia（HCL）　171, 333, 337, 338, 344
　　── projection　337, 339
Heinz 小体　133
hematogone[s]　116, 324
hematopoietic stem cell（HSC）　40
hemoglobin S disease（HbS 症）　189, 191
hemolytic uremic syndrome　196
hemophagocyte　182
hemophagocytic lymphohistiocytosis（HLH）　239
hemophagocytic syndrome（HPS）　239
hemosiderosis　18
hepatosplenic T-cell lymphoma（HSTL）　176
hereditary elliptocytosis（HE）　189, 190
hereditary spherocytosis（HS）　188, 190
hereditary stomatocytosis（HSt）　189, 191
high-grade B-cell lymphoma（HGBL）with *MYC* and *BCL2*

and/or *BCL6* rearrangements　384
histiocyte　120
histiocytic medullary reticulosis　183
Hodgkin 細胞　370, 388, 389, 390
Hodgkin 様巨細胞　368
Hodgkin リンパ腫　76, 78, 81
Howell-Jolly 小体　131, 158, 198
human parvovirus B19 感染　163
human T-lymphotropic virus type-I（HTLV-1）　377
hypereosinophilic syndrome（HES）　261, 264
hypersegmented neutrophil　202
hypogranular neutrophils　271
hypolobated megakaryocyte　281
hypo-segmented mature neutrophils　271

I

idiopathic dysplasia of undetermined（uncertain）significance（IDUS）　147, 282
idiopathic pure red cell aplasia（PRCA）　207
idiopathic thrombocytopenic purpura（ITP）　178
IgA-κ型多発性骨髄腫　394
IgG-κ型多発性骨髄腫　393
immunoblastic 型　173
immunoblast 様　172
infectious mononucleosis（IM）　93, 235, 236
inherited bone marrow failure syndrome（IBMFS）　211, 212
International Council for Standardization in Hematology（ICSH）　24
intravascular large B-cell lymphoma（IVLBCL）　174, 356, 357
inv（3）（q21.3q26.2）または t（3;3）（q21.3;q26.2）;*GATA2, MECOM* を伴う急性骨髄性白血病　301
inv（16）（p13.1q22）または t（16;16）（p13.1;q22）;*CBFB-MYH11* を伴う急性骨髄性白血病　299, 300
iron-deficiency anemia（IDA）　186

J

JAK2　256
───-V617F 変異　180, 265
juvenile myelomonocytic leukemia（JMML）　265, 269

K

karyorrhexis　280
Kostmann 症候群　234

L

large granular lymphocyte（LGL）　92
large granular lymphocytic（LGL）leukemia-associated PRCA　207, 208
large lymphocyte　116
large size neutrophil　274
leptocyte　186
leukemic non-nodal mantle cell lymphoma（MCL）　348
leukoerythroblastosis　399
LE 細胞　141, 221
loose cluster　260
loss of heterozygosity（LOH）　58
lupus erythematosus（LE）細胞　141, 221
lymphocyte　92, 116
lymphocytic variant of hypereosinophilic syndrome（L-HES）　261
lymphoglandular bodies　342, 343, 346, 353, 358, 359, 366, 375
lymphoid cell　352, 361, 365, 369, 374, 384
lymphoma-associated hemophagocytic syndrome（LAHS）　121, 239, 243, 244, 356
lymphomatous polyposis　348
lymphoplasmacytic lymphoma/Waldenström macroglobulinemia（LPL/WM）　170
lymphoplasmacytoid cells　396

M

M0　283
M1　284
M2　285
M4　286
M5a　288
M5b　289
M7　292
macrocyte　85, 127
macrophage　103, 120
macropolycyte　274
MALT リンパ腫　79, 172
mantle cell lymphoma（MCL）　173, 335, 348, 349
mast cell　118
───　leukemia　254
mastocytosis　245
May-Grünwald-Giemsa（MG）［二重］染色　10, 12
May-Grünwald 染色原液　11
May-Hegglin 異常　137, 146
mean corpuscular volume（MCV）　21
megakaryoblast　114
megakaryocytes with cytoplasmic vacuolation and hypogranularity　275
megaloblastic anemia　197
megaloblastic change　156, 160

megaloblastoid cell 215
megaloblastoid change 160, 201
megalocyte 85
Mentzer index 189
metachromasia 84
metamyelocyte 25, 109
MG 染色 10, 12
microcyte 85
micromegakaryocytes 271
microspherocyte 190
minimal residual disease (MRD) 56, 70
mirror image 389
mixed phenotype acute leukemia (MPAL) 65, 316
── ,B/myeloid,not otherwise specified (NOS) 317, 319
── ,not otherwise specified (NOS)-rare types 317
── ,T/myeloid,not otherwise specified (NOS) 317
── with t(4q21;11q23); AF4-KMT2A 318
── with t(9;22)(q34.1;q11.2); BCR-ABL1 317, 318
── with t(v;11q23.3);KMT2A rearranged 317
monoblast 112
monoclonal B-cell lymphocytosis (MBL) 329
monocyte 91
MPL 256
MPO 染色 13
mucosa-associated lymphoid tissue (MALT) リンパ腫 79, 172
multiple myeloma (MM) 393
MYC 384
── および BCL2 と BCL6 の両方か一方の再構成を伴う高悪性度 B 細胞リンパ腫 80, 384, 385
myeloblast 25, 104
myelocyte 25, 108

myelodysplastic/myeloproliferative neoplasm[s] (MDS/MPN) 72
── ,unclassifiable (MDS/MPN,U) 180, 265
── with ring sideroblasts and thrombocytosis (MDS/MPN-RS-T) 265, 270
myelodysplastic syndrome[s] (MDS) 72, 178, 271
── ,unclassifiable (MDS-U) 272
── with excess blasts (MDS-EB) 147, 272, 277
── with isolated del(5q) 272, 281
── with multilineage dysplasia (MDS-MLD) 272, 273
── with ring sideroblasts (MDS-RS) 272
── ── and multilineage dysplasia (MLD) 276
── with single lineage dysplasia (MDS-SLD) 272, 273
myelogram 23
myeloid and lymphoid neoplasms with FGFR1 rearrangement 261
myeloid and lymphoid neoplasms with PDGFRA rearrangement 261, 262
myeloid and lymphoid neoplasms with PDGFRB rearrangement 261
myeloid leukemia associated with Down syndrome (ML-DS) 307, 309
myeloperoxidase (MPO) 染色 13
── 陰性好中球 169
myeloproliferative neoplasms (MPN) 71, 256
MYH9 異常症 146

N

NaF 阻害 267
naked germinal center[s] 348, 349
NAP 染色 14
natural killer (NK)-lymphoblastic leukemia/lymphoma 322, 328
neoplastic lymphocyte 235
nested PCR 52
neutrophil 86
── alkaline phosphatase (NAP) 245, 246, 251
── ── 染色 14
new methylene blue 85
── 染色 132
next generation sequencing (NGS) 59
Niemann-Pick 細胞 183, 398
Niemann-Pick 病 (NPD) 398
nodal marginal zone lymphoma (nodal MZL) 172
non-erythroid cells (NEC) 24
nuclear projection 88
nucleus 2

O

orthochromatic erythroblast (erbl.) 25, 96, 100
orthochromatic megaloblast 158
osteoblast 122
osteoclast 123
ovale malaria 227
ovalocyte 127
ovalocytic type 189
overhydrated hereditary stomatocytosis (OHSt) 189, 191

P

panmyelosis 252

Pappenheimer 小体　133
particle　22, 31
PAS 染色　15
PCR 法　52
PDGFRA 遺伝子再構成を伴う骨髄性・リンパ性腫瘍　261, 262
PDGFRB 遺伝子再構成を伴う骨髄性・リンパ性腫瘍　261, 263
Pearson 症候群　213
Pelger-Huët 核異常　136
　——好中球　136
Pelger 核異常　268, 270
perinuclear halo　117, 393
periodic acid Schiff (PAS) 染色　15
　——陽性赤芽球　162
peripheral T-cell lymphoma, not otherwise specified (PTCL, NOS)　177, 368
pernicious anemia　197
plasma cell　103, 117
　—— leukemia (PCL)　393
　—— myeloma　171
plasmacytoid dendritic cell (pDC)　311
platelet　95
pleomorphic cell　330
PML-RARA　142
　——を伴う急性前骨髄球性白血病, variant 型　298
polychromasia　126
polychromatic erythroblast (erbl.)　25, 96, 99
polychromatic megaloblast　157, 200
polycythemia vera (PV)　245, 252
polymerase chain reaction (PCR) 法　52
primary myelofibrosis (PMF)　245, 256, 258
proerythroblast　25, 96, 97
prolymphocytic leukemia (PLL)　329, 336
promegakaryocyte　114

promegaloblast　199
promonocyte　113
promyelocyte　25, 106
pseudo-elliptocyte　150
pseudo Pelger-Huët nuclear anomaly　271
pseudopods　313
pseudosinus pattern　338
pure erythroid leukemia　167, 290
pure red cell aplasia (PRCA)　207
　thymoma-associated ——　207

R

reactive lymphocyte　84, 93
red blood cell (RBC) agglutination　131
red blood cell (RBC) fragment　130
red cell distribution width (RDW)　21
red cell fragmentation　196
Reed-Sternberg 細胞　370, 388, 389, 390
Reed-Sternberg 細胞に類似した巨細胞　369
refractory anemia with excess blasts (RAEB)　147
refractory anemia with ring sideroblasts associated with marked thrombocytosis (RARS-T)　265
refractory cytopenia of childhood (RCC)　211, 218, 272
reticulocyte　85
reverse transcription (RT)-PCR 法　52
ribosome-lamellar complex (RLC)　339
ring sideroblast[s]　18, 161, 271
rod-shaped type　189
rouleaux formation　129, 394

S

Schüffner 斑点　225, 227
sea-blue histiocyte　121
segmented neutrophil　84
sepsis　229
Sézary 症候群 (SS)　176
SF3B1 変異　265
sickle cell　129
　—— anemia　189, 191
side scatter (SSC)　63
　——-CD45 サイトグラム　64
sideroblastic anemia　18
siderocyte　161, 276
single nucleotide polymorphism[s] (SNP) アレイ　55, 59, 60
small lymphocyte　116
smudge cell　330, 331
spherocyte　127, 190
splenic conditioning　189
splenic marginal zone lymphoma (SMZL)　170, 335, 344, 345
staghorn　258
　—— like 核異常　260
　——過分葉核　253
starry sky appearance　364, 384
stomatocyte[s]　130, 190, 222
stomato-spherocyte　190
systemic lupus erythematosus (SLE)　141, 221
systemic mastocytosis (SM)　118, 254

T

tail-like の細胞質　371
target cell[s]　127, 191, 196, 222
tart cell　141
T-cell large granular lymphocytic leukemia (T-LGL)　175
T-cell prolymphocytic leukemia

（T-PLL） 174
TCL1 315
teardrop cell 129
testicular FL 340
therapy-related AML 304
therapy-related MDS 305
thrombocytopenia 143
thrombotic microangiopathy（TMA） 145
thrombotic thrombocytopenic purpura（TTP） 193, 196
thymoma-associated PRCA 207
tingible body macrophage（TBM） 340, 364, 365
T-lymphoblastic leukemia（acute T-lymphoblastic leukemia）/lymphoma（ALL/T-LBL） 322, 327
toluidine blue 255
　——染色 263
torocyte 149

toxic granule 135
TP53 37
transient abnormal myelopoiesis associated with Down syndrome（TAM-DS） 307, 308
TおよびNK細胞性悪性腫瘍の表面抗原 69
T細胞前リンパ球性白血病 174
T細胞大顆粒リンパ球性白血病 175
T細胞リンパ腫 76
Tリンパ芽球性白血病（急性Tリンパ芽球性白血病） 322
　——/リンパ腫 327

V

vague nodular pattern 348
virus-associated hemophagocytic syndrome（VAHS） 239, 240, 242

vivax malaria 225

W

Waldenströmマクログロブリン血症 391
　——/リンパ形質細胞性リンパ腫（WM/LPL） 396
WG染色 10
WHO 2017 71, 76
WHO分類 76
　——（骨髄系腫瘍） 71
　——（リンパ系腫瘍） 77
Wright-Giemsa（WG）［二重］染色 10
　——（染色用バット法） 11
　——（載せガラス法） 11
Wright染色 10
　——原液 11
　——（載せガラス法） 11

和文索引

あ

アーチファクト　148
悪性貧血　156, 197, 198
アグレッシブNK細胞白血病　175, 372, 374
アズール顆粒　5, 209, 297
アゾ色素法　15
圧挫伸展標本　23
アポトーシス　140
　　――細胞　94
アメーバ体　226, 227
アメリカトリパノソーマ病原体　28
アレイCGH　58

い

いが状赤血球　129
胃癌　400
異形成　271
　　――の形態学的所見　271
異型リンパ球　235, 235
異常細胞　27
異常な造血　260
異常な分葉　274
異常リンパ球　140, 235, 377, 378, 379, 382
異染性　84, 255, 262, 300
一次性血球貪食性リンパ組織球症（HLH）　239
遺伝子検査　48
遺伝性球状赤血球症　188, 190
遺伝性口唇状（有口）赤血球症　189, 191
遺伝性骨髄不全症候群　211, 212
遺伝性楕円赤血球症　189, 190

インターロイキン6　219

う

ウイルス関連血球貪食症候群　239, 240
打ち抜き状　387
ウニ状赤血球　130, 148, 222

え

衛星現象　142
栄養体　226, 227
エクソームシークエンス　60
エステラーゼ染色　15
エピゲノム　61
エリスロフェロン　46
円形核　209

お

大型巨核球集簇　260
大型血小板　95
オリゴヌクレオチドアレイ　50
温式自己免疫性溶血性貧血（AIHA）　194, 195

か

芽球　142, 147
　　――増加を伴う骨髄異形成症候群　272, 277
　　――増加を伴う不応性貧血　147
芽球性形質細胞様樹状細胞腫瘍（BPDCN）　311, 313
　　――診断のためのスコアリングシステム　312
核　2

　　―― - 細胞質成熟乖離　156, 200
　　――の左方移動　135
核間架橋　280
核間染色質橋　278, 280
核酸増幅法　48
　　その他の――　53
核酸プローブ法　48
核糸形成　84, 86, 87
核周明庭　117, 122, 393, 394
核小体　2
核断片　280
　　――を有する赤芽球　278
核内細胞質封入体　361, 362
核分裂　102
核辺縁不整　278
　　――の赤芽球　278
核崩壊　278, 280
核融解像　160, 162, 278
過形成　23, 164
　　――髄　374
火傷　128
可染鉄　187
家族性Pelger-Huët核異常好中球　136
家族性血球貪食性リンパ組織球症（HLH）　239
家族性血小板異常症　211, 216
活性化マクロファージ　182
過分葉核（好酸球）　262
過分葉核巨核球　178, 181
過分葉好中球　136, 156, 165, 169, 197, 202, 279
鎌状赤血球　129, 191
　　――貧血　189, 191
過ヨウ素酸Schiff染色　15
カラ・アザール病原体　28
顆粒　5
　　――リンパ球　84, 92, 116

顆粒球　35
　——減少症　231
　——の成熟段階　26
肝障害　222
桿状型(楕円赤血球)　189
環状赤芽球　213
環状体　223, 224, 225
環状鉄芽球　18, 161, 270, 272, 276
　——と血小板増加を伴う骨髄異形成／骨髄増殖性腫瘍　270
　——を伴う骨髄異形成症候群　272, 276
感染症　135, 222
感染性疾患　223
貫入現象　178, 181, 253
肝脾T細胞リンパ腫　176
寒冷凝集　131

き

偽 Pelger-Huët 核異常　136, 147, 168, 218, 271, 273, 293, 304, 305, 306
奇形・破砕赤血球の報告・記載方法　134
奇形赤血球　188
　——の表現方法　134
偽似 LE 細胞　141
寄生赤血球　223
寄生虫症　28
偽足様の細胞質突起　313
偽楕円赤血球　150
木目込み細工様配列　403
吸引不能　29
球菌　230
球状化傾向を示す口唇状(有口)赤血球　190
球状赤血球　127, 128, 190, 194
急性Tリンパ芽球性白血病　322
急性型再生不良性貧血　203, 204
急性巨核芽球性白血病　147, 292
急性骨髄性白血病　74, 166, 167, 283

　——と関連疾患の病型分類　73
inv(3)(q21.3q26.2) または t(3;3)(q21.3;q26.2)；*GATA2*, *MECOM* を伴う——　301
inv(16)(p13.1q22) または t(16;16)(p13.1;q22)；*CBFB-MYH11* を伴う——　299, 300
t(8;21)(q22;q22.1)；*RUNX1-RUNX1T1* を伴う——　293
急性骨髄単球性白血病　286
急性前骨髄球性白血病　295
急性単芽球性白血病　288
急性単球性白血病　289
急性白血病の表面抗原　68
急性未分化白血病　316, 317
凝集像　195
強制乾燥　330
　——標本　332, 333
胸腺腫　207
　——関連赤芽球癆　207
鏡面像　389, 390
巨核芽球　114, 167
巨核球　36, 115, 178
　——形態　260
鋸歯状　227
巨赤芽球　197
巨赤芽球性貧血　197, 198, 199
巨赤芽球性変化　156, 159, 160
巨赤芽球様細胞　215
巨赤芽球様変化　160, 201, 212, 218, 276, 280, 304, 305
巨赤血球　21, 85, 157
巨大桿状核球　156
巨大血小板　95, 137, 143, 145, 146, 245
巨大後骨髄球　156, 165, 201
巨大好中球　274
　——桿状核球　165, 198, 199, 202
巨大前赤芽球　163, 210
偽ロゼット形成　404

く

空胞　90, 91, 93
　——形成　120
くすぶり型多発性骨髄腫　395
雲状　258, 260
クローバー状　150, 175
グロビン　186
クロマチン構造　2
クロマチン免疫沈降法　61

け

軽鎖制限　70
形質細胞　103, 117, 122
　——骨髄腫　171
　——腫瘍の診断規準　391
　——腫瘍の分類(IMWG)　391
　——白血病　393, 395
形質細胞性腫瘍　79
形質細胞様細胞　396
形質細胞様樹状細胞　311
経時的変化　148
系統不明な急性白血病　316
血管内大細胞型B細胞リンパ腫　174, 356, 357
血管免疫芽球性T細胞リンパ腫　80
血球貪食　182
　——細胞　121
　——症候群　239, 240, 356
　続発性——　239
　二次性——　239
　リンパ腫関連——　121, 239, 356
血球貪食性リンパ組織球症　239
　——(血球貪食症候群)の診断指針　239
　一次性——　239
　家族性——　239
血小板　95, 143
　——衛星現象　142

──機能低下症　143
──凝集　95, 144, 153
──形態　22
──減少症　143
血小板数偽低値　143
血清フェリチン　186
血栓性血小板減少性紫斑病　145, 193, 196
血栓性微小血管症　145
ゲノム解析　58
ゲノム変異　71
健常者骨髄像　23
嫌色庭　122
原発性骨髄線維症　145, 245, 260
──（線維化期）　256, 259
── ──の診断基準　256
──（前線維化期／早期）　256, 258
── ──の診断基準　256

こ

好塩基球　90
好塩基性顆粒　10, 84, 90
好塩基性巨赤芽球　157, 159, 199
好塩基性後骨髄球　111
好塩基性骨髄球　111
好塩基性赤芽球　25, 96, 98
好塩基性前骨髄球　111
好塩基性斑点　132, 222
膠原線維　257
後骨髄球　25, 109
好酸球　89
──増加症候群　261, 264
──増加を伴う全身性肥満細胞症　264
好酸性顆粒　10, 84, 89
好酸性後骨髄球　110
好酸性骨髄球　110
好酸性前骨髄球　110
口唇状（有口）化から球状化　190
口唇状（有口）赤血球　130, 190, 191
厚層標本　7

好中球　86, 135
──アルカリホスファターゼ　245
── ──染色　14
──顆粒　10
──桿状核球　84, 86
──減少症　231
──分葉核球　84, 86
好中性顆粒　10, 84, 86
後天性片親性ダイソミー　59
高2倍性急性Bリンパ芽球性白血病　322
高2倍体を伴うBリンパ芽球性白血病／リンパ腫　322
酵母様真菌　229
小型球状赤血球　190
小型巨核球　178, 179, 301
小型ゴルフクラブ形小突起　88
骨芽細胞　122
骨髄異形成／骨髄増殖性腫瘍　72
──の病型　72
環状鉄芽球と血小板増加を伴う──　270
骨髄異形成症候群　72, 178, 179, 271
──の病型　73
芽球増加を伴う──　272, 277
環状鉄芽球を伴う──　272, 276
骨髄異形成変化を伴う急性骨髄性白血病　181
骨髄芽球　25, 104
骨髄癌腫症　399
骨髄球　25, 108
骨髄巨核球　123
骨髄クロット　29, 30
骨髄系腫瘍　71
──の分類　71
骨髄小粒子　22
骨髄生検　31, 34, 206
骨髄線維化　37
──のグレード分類　256, 257
骨髄線維症　204
骨髄穿刺　31

──と骨髄生検　29
骨髄全有核細胞　24
骨髄像　23, 29
骨髄増殖性腫瘍　71, 256
──の病型　71
骨髄転移　399
骨髄塗抹標本　22, 23
骨髄マクロファージ　182
骨内膜　34
骨梁　37
固定不良　149
古典的Hodgkinリンパ腫　388, 389
ゴルジ装置　117
混合表現型急性白血病　316
　t(4q21;11q23);*AF4-KMT2A*を伴う──　318
　t(9;22)(q34.1;q11.2);*BCR-ABL1*を伴う──　317, 318
　t(v;11q23.3);*KMT2A*再構成を伴う──　317
　他に分類されないB細胞性／骨髄性の──　317, 319
　他に分類されないT細胞性／骨髄性の──　317
　他に分類されないまれなタイプの──　317
金平糖状赤血球　130, 148

さ

再生不良性貧血　203, 204, 211, 217
──-発作性夜間ヘモグロビン尿症症候群　203, 206
サイトカイン　42
細胞質　2
──異常を有する巨核球　275
細胞小器官　3
細胞内核分裂　114
細胞密度　22, 34
最未分化型急性骨髄性白血病　283, 283
細網細胞　34

細網線維　257
サザン・ハイブリダイゼーション法　50
左方移動　135, 246
サンガー法　54
酸ホスファターゼ染色　15

し

自己免疫疾患による貧血　219
自己免疫性好中球減少症　233
自己免疫性溶血性貧血　193, 194
　　温式——　194, 195
雌性生殖母体　225
次世代シークエンサー　54
次世代シークエンス法　59
自然乾燥標本　331, 332, 333, 337, 338, 346
脂肪細胞　119, 205, 206
脂肪髄　203, 204
脂肪滴　23
若年性骨髄単球性白血病　265, 269
重症感染症　222
種痘様水疱症類似リンパ増殖異常症　80
腫瘍性リンパ球　140, 235
漿液性脂肪萎縮　219, 221
使用緩衝液　11
小球性貧血　186
小赤血球　85
小突起　88
小児全身性EBV陽性T細胞リンパ腫　80
小児の骨髄不全症　211
小児白血病　324
小児不応性血球減少症　211, 218, 272
静脈洞　34
小リンパ球　92, 116
神経芽腫　404
進行性鼻壊疽　372
人工的変化　148, 150
人工的変化（赤血球）　148

人工的変化（白血球）　150
真性赤血球増加症　245, 252
　　——多血症期　252
腎性貧血　219
腎臓形　91

す

スペクトリン　188

せ

正形成　23
成熟T細胞およびNK細胞腫瘍　77
成熟巨核球　115
正常血小板　95
正常骨髄　96
正常赤血球　85
正常末梢血　84
成人T細胞白血病／リンパ腫　175, 377, 379
正染性巨赤芽球　158, 200, 201
正染性赤芽球　25, 96, 100
赤芽球　36, 187
　　——過形成　156, 198, 199
　　——島（赤芽球小島）　36, 45, 103
　　——と形質細胞との鑑別　103
　　——の異形成　162
　　——の核分裂　98, 99, 102
　　——の成熟段階　26
　　——の脱核　101
赤芽球系過形成　194
赤芽球系細胞　25
赤白血病　290
節外性NK/T細胞リンパ腫, 鼻型　176, 372
節外性濾胞辺縁帯（粘膜関連リンパ組織）リンパ腫　79
赤血球　85, 126
　　——凝集　131
　　——形態　21
　　——断片　130

　　——の大小不同　128, 186
　　——容積粒度分布幅　21
節性辺縁帯リンパ腫　172
線維芽細胞　121
線維細胞　121
前巨核球　114
前巨赤芽球　156, 159, 199
全ゲノム解析　60
前骨髄球　25, 106
染色原理　10
染色体検査　48
全身性エリテマトーデス　141, 221
全身性肥満細胞症　118, 254
　　好酸球増加症を伴う——　264
前赤芽球　25, 96, 97
前線維化期／早期原発性骨髄線維症（PMF）診断基準　72
前単球　113, 167
先天性赤血球系異形成貧血　211, 215
先天性無顆粒球症　234
先天性溶血性貧血　188
セントラルパラー　20, 84, 186
前方散乱光　63
前リンパ球性白血病　329, 336

そ

早期T前駆細胞性急性リンパ芽球性白血病　322
造血幹細胞　40
　　——ニッチ　40
造血細胞の異形成　271
造血分化モデル　41
造骨細胞　122
続発性血球貪食症候群　239
側方散乱光　63
組織球　120, 182
　　——および樹状細胞腫瘍　78, 81
組織切片標本　23
その他の核酸増幅法　53

た

ターゲット・シークエンス　55
大顆粒リンパ球　92
大顆粒リンパ球性白血病　207
　──関連赤芽球癆　207, 208
大球性貧血　197, 222
太鼓のばち　88
大小不同　128
　──症　192
大食細胞　120
大赤血球　21, 85, 127
大リンパ球　92, 116
楕円赤血球　127, 189, 190, 192
多核巨細胞　353
多核巨赤芽球　160
多核赤芽球　160, 277
多形細胞　330
多系統に異形成を有する骨髄異形成症候群　272, 273
多色素性　126
多染性巨赤芽球　157, 159, 200
多染性赤芽球　25, 96, 99
多染性赤血球　84, 132
　──の増加　132
多中心性 Castleman 病　220
脱核　101
多発性骨髄腫　391, 393
　　Bence Jones λ型──　395
　　IgA-κ型──　394
　　IgG-κ型──　393
タルト細胞　141
単一系統に異形成を有する骨髄異形成症候群　272, 273
単芽球　112, 167
単核巨核球　268
単球　35, 91
単球系細胞　25
単クローン性 B リンパ球増加症　329
担鉄赤血球　133, 161, 276
単独 5 番染色体長腕欠失を伴う骨髄異形成症候群　272
断片化　196
断片赤血球　128

ち

中央淡染部分　20, 84, 186
中毒性顆粒　135, 222
中毒性機序による無顆粒球症　232
超生体染色　85
著明な血小板増加と環状鉄芽球を伴う不応性貧血　265
治療関連急性骨髄性白血病　304
治療関連骨髄異形成症候群　305

て

低栄養　221
低顆粒好中球　137, 168, 169, 271, 274, 279, 304
低形成　23
低 2 倍性急性 B リンパ芽球性白血病　322
低 2 倍体を伴う B リンパ芽球性白血病／リンパ腫（低 2 倍性 B-ALL）　322, 327
低分葉　275
　──核巨核球　178, 180, 281
　──好中球　168, 218, 271, 273
手鏡状（様）　320, 323
鉄芽球性貧血　18, 46, 161
鉄欠乏性貧血　164, 186
　　鉄剤不応性──　47
鉄染色　17, 187
転写因子　43
伝染性紅斑　163
伝染性単核球症　93, 235, 236, 241

と

統一的 cluster of differentiation (CD)　63
銅欠乏性貧血　219, 222

洞様血管　34
ドーナツ形赤血球　149
ドーナツ状　361, 362
特発性血球異形成　147, 282
特発性血小板減少性紫斑病　144, 178, 179
特発性赤芽球癆　207
特発性慢性 PRCA　207
塗抹標本　19
塗抹用［スライド］ガラス　7
トランスフェリン飽和度　47
貪食　120

な

ナチュラルキラー細胞リンパ芽球性白血病／リンパ腫　322, 328

に

二次性血球貪食症候群　239
二相性　126
日本検査血液学会血球形態標準化小委員会　25
乳幼児自己免疫性好中球減少症　233

ね

熱帯熱マラリア　223
　──原虫　28
粘膜関連リンパ組織型節外性辺縁帯リンパ腫（MALT リンパ腫）　172

の

濃塗（厚層）標本　7

は

敗血症　229
胚細胞系列の素因　73
胚中心芽細胞　340

胚中心細胞　340, 341
白赤芽球症　245, 399
薄層塗抹標本　7
破骨細胞　123
破砕赤血球　130, 196, 399
白血球形態　20
白血球百分率　19
白血球目視分類の共用基準範囲案　19
馬蹄形　91
バンクロフト糸状虫　28
　——症　228
半月体　223
バンド3　188
反応性リンパ球　84, 93, 139, 235, 235, 237, 242, 380
反復性の遺伝子異常を伴うBリンパ芽球性白血病／リンパ腫　321

ひ

非Hodgkinリンパ腫　76
比較ゲノムハイブリダイゼーションアレイ解析　55
引きガラス(塗抹用ガラス)　7
脾腫　335
微小巨核球　178, 179, 180, 272, 274, 277, 280, 301, 305
微小残存病変　56
尾状の細胞質　371
非赤芽球系細胞　24
脾臓による条件づけ　189
非定型慢性骨髄性白血病, BCR-ABL1陰性　265, 268
非典型的慢性リンパ性白血病　331
ヒトTリンパ球向性ウイルスI型　377
非特定型慢性好酸球性白血病　245
ヒトパルボウイルスB19感染　163, 210
非トランスフェリン結合鉄　47
菲薄赤血球　126, 186
脾辺縁帯リンパ腫　170, 335, 344,

345
肥満細胞　37, 118, 254, 262
　——症　245
　——白血病　254
びまん性大細胞型B細胞リンパ腫, 非特定型　79, 173, 352, 353
標的細胞　222
標的赤血球　127, 191, 192, 196
標本乾燥不良　149
表面抗原　68, 69

ふ

封入体　5
フェリチン　46, 47, 239
普通染色　10
フッ化ナトリウム(NaF)阻害試験　16
ブドウ球菌　230
フラワー状　175
ブレブ　292, 309
フローサイトメーター　63
フローサイトメトリー　63
分化型急性骨髄性白血病　285
分離多核巨核球　178, 181, 275, 280
分類困難な細胞　28
分類不能型骨髄異形成／骨髄増殖性腫瘍　180, 265
分類不能型骨髄異形成症候群　272
分裂小体　226
分裂体　224, 226

##

ヘアリー細胞　337
　——白血病　171, 337, 338, 344
平均赤血球容積　21
βサラセミア　189, 192
ヘテロ接合性の消失　58
ヘプシジン　45
ヘマトゴン　116
ヘム　186
ヘモグロビン　186

　——S症　189
ヘモクロマトーシス　47
ヘモジデリン　46, 187
ヘモシデローシス　18

ほ

泡沫細胞　121, 182, 183
　——症候群　121
他に分類されないB細胞性／骨髄性の混合表現型急性白血病　317, 319
他に分類されないBリンパ芽球性白血病／リンパ腫　321, 323
他に分類されないT細胞性／骨髄性の混合表現型急性白血病　317
他に分類されないまれなタイプの混合表現型急性白血病　317
星空像　364, 365, 384, 385
保存緩衝液　11
本態性血小板血症　145, 181, 245, 253

ま

マクロファージ　36, 103, 120, 182, 240, 241, 242, 243, 244
末梢血液塗抹標本　19
末梢性T細胞リンパ腫, 非特定型　177, 368
マラリア(熱帯熱マラリア)　223
マラリア(三日熱マラリア)　225
マラリア(卵形マラリア)　227
慢性アルコール中毒　222
慢性炎症による貧血　219
慢性型再生不良性貧血　203, 204
慢性好酸球性白血病, 非特定型　261, 263
慢性好中球性白血病　245, 251
慢性骨髄性白血病　178, 179, 245
　——, BCR-ABL1陽性　245, 246
　——移行期　248, 249
　——急性転化期　249

――慢性期　246, 247
慢性骨髄単球性白血病　265, 266
慢性腎臓病　219
慢性リンパ性白血病　329, 330
　　――/小リンパ球性リンパ腫
　　　76, 170
マントル細胞リンパ腫　79, 173,
　　335, 348, 349

み

ミエロペルオキシダーゼ染色　13
三日熱マラリア　225
未分化型急性骨髄性白血病　284
未分化大細胞型リンパ腫　80, 177
　　――, ALK 陽性　360, 361
未分類急性白血病　317

む

無顆粒球症　232, 233
無顆粒好中球　168

め

メタクロマジー　84, 90
目玉焼き様　334, 338
メロゾイト　226, 227
免疫学的機序による無顆粒球症
　　233
免疫グロブリン　117
免疫不全関連リンパ増殖異常症
　　78
免疫不全関連リンパ増殖性疾患
　　81

も

網赤血球　85, 132, 194

ゆ

有棘赤血球　130, 148, 196, 222
有口赤血球　130
雄性生殖母体　224
有毛状突起　344

よ

溶血性尿毒症症候群　196

ら

裸核　115
卵円型（楕円赤血球）　189
卵形マラリア　227

り

リアルタイム PCR 法　52
離心率（赤血球）　190
輪状核（好酸球）　262
輪状核好中球　169, 270, 274, 279,
　　306
――の分裂像　274
リンパ球　92, 116
　　――関連性好酸球増加症候群
　　　264
リンパ球様細胞　352, 357, 361,
　　365, 369, 374, 384, 385
リンパ形質細胞性リンパ腫　79
　　――/Waldenström マクログロ
　　ブリン血症　170
リンパ形質細胞様細胞　396
リンパ系腫瘍の分類　76, 77
リンパ腫　76
　　――関連血球貪食症候群　121,
　　239, 356
　　――細胞　244

る

涙滴赤血球　129, 145, 192, 245

れ

連銭形成　129, 394

ろ

鹿角状　258, 260
　　――過分葉核　253
濾胞性 T 細胞リンパ腫　80
濾胞性リンパ腫　79, 172, 340, 341

検印省略

血液細胞アトラス

定価（本体 10,000円＋税）

1971年 1 月10日	第1版	第1刷発行
1976年 9 月21日	第2版	第1刷発行
1981年 9 月19日	第3版	第1刷発行
1990年 6 月 5 日	第4版	第1刷発行
2004年 3 月30日	第5版	第1刷発行
2018年 2 月 3 日	第6版	第1刷発行
2019年12月 3 日	同	第3刷発行

編 者　通山　薫・張替 秀郎
　　　　(とおやま かおる)(はりがえ ひでお)
発行者　浅井 麻紀
発行所　株式会社 文光堂
　　　　〒113-0033　東京都文京区本郷7-2-7
　　　　TEL （03）3813-5478（営業）
　　　　　　（03）3813-5411（編集）

© 通山　薫・張替秀郎, 2018　　印刷：公和図書, 製本：ブロケード

ISBN978-4-8306-1426-2　　　　　　　　　　Printed in Japan

・本書の複製権，翻訳権・翻案権，上映権，譲渡権，公衆送信権（送信可能化権を含む），二次的著作物の利用に関する原著作者の権利は，株式会社文光堂が保有します．
・本書を無断で複製する行為（コピー，スキャン，デジタルデータ化など）は，私的使用のための複製など著作権法上の限られた例外を除き禁じられています．大学，病院，企業などにおいて，業務上使用する目的で上記の行為を行うことは，使用範囲が内部に限られるものであっても私的使用には該当せず，違法です．また私的使用に該当する場合であっても，代行業者等の第三者に依頼して上記の行為を行うことは違法となります．
・JCOPY〈出版者著作権管理機構 委託出版物〉
本書を複製される場合は，そのつど事前に出版者著作権管理機構（電話 03-5244-5088，FAX 03-5244-5089，e-mail：info@jcopy.or.jp）の許諾を得てください．

| 造血幹細胞 | 多能性前駆細胞 | 造血前駆細胞 | 分化した血液細胞 |

造 血 器 中

- 未分化赤血球系前駆細胞 BFU-E : burst-forming unit-erythroid (SCF, IL-3, GM-CSF)
- 分化赤血球系前駆細胞 CFU-E : colony-forming unit-erythroid (EPO)
- 前赤芽球 proerythroblast

- 顆粒球, 単球・マクロファージ系前駆細胞 CFU-GM : colony-forming unit-granulocyte-macrophage (IL-3, GM-CSF)
  - CFU-M (M-CSF, IL-3, GM-CSF) → 単芽球 monoblast → 前単球 promonocyte
  - CFU-G (G-CSF, IL-3, GM-CSF) → 骨髄芽球 myeloblast → 好中性前骨髄球 neutrophilic promyelocyte

- 骨髄球系共通前駆細胞 myelopoietic progenitor (IL-3, SCF, TPO)
  (混合コロニー形成細胞 CFU-GEMM : colony-forming unit-granulocyte, erythroid, megakaryocyte and macrophage)

- 好酸球系前駆細胞 CFU-Eo : colony-forming unit-eosinophil (IL-5, GM-CSF, IL-3) → 骨髄芽球 myeloblast → 好酸性前骨髄球 eosinophilic promyelocyte

- 好塩基球系前駆細胞 CFU-Ba : colony-forming unit-basophil (IL-3) → 骨髄芽球 myeloblast → 好塩基性前骨髄球 basophilic promyelocyte

顕微鏡下では区別できない

- 肥満細胞前駆細胞 CFU-Mast : colony-forming unit-mast cell (SCF)

- 巨核球系前駆細胞 CFU-Meg : colony-forming unit-megakaryocyte (IL-3, TPO) → 巨核芽球 megakaryoblast → 前巨核球 promegakaryocyte

造血幹細胞 multipotential hematopoietic stem cell (SCF, FL, TPO)

自己複製

- リンパ球系共通前駆細胞 lymphopoietic progenitor
  - Tリンパ球系前駆細胞 pro-T lymphocyte → Tリンパ芽球 T lymphoblast
  - Bリンパ球系前駆細胞 pro-B lymphocyte → Bリンパ芽球 B lymphoblast

顕微鏡下では区別できない